ここが知りたい

急性心不全の救急・集中治療管理

編著 佐藤幸人
兵庫県立尼崎総合医療センター
循環器内科部長

中外医学社

●執筆者 (執筆順)

佐藤 直樹	日本医科大学武蔵小杉病院循環器内科教授
梶本 克也	関川病院循環器内科副院長
大西 勝也	大西内科ハートクリニック院長
小山 智史	京都大学大学院医学研究科循環器内科
谷口 達典	大阪大学大学院医学系研究科循環器内科
坂田 泰史	大阪大学大学院医学系研究科循環器内科教授
小笹 寧子	京都大学大学院医学研究科循環器内科
山本絵里香	京都大学大学院医学研究科循環器内科
蔵垣内 敬	兵庫県立尼崎総合医療センター循環器内科
新妻晋一郎	日本大学病院循環器内科
岩永 善高	近畿大学医学部循環器内科准教授
佐藤 幸人	兵庫県立尼崎総合医療センター循環器内科部長
芝本 恵	関西電力病院循環器内科
辻川 恵美	関西電力病院臨床検査科
石井 克尚	関西電力病院循環器内科主任部長
小林 泰士	兵庫県立尼崎総合医療センター循環器内科
青山 直善	北里大学医学部附属新世紀医療開発センター救急内科科長
西井 基継	北里大学医学部循環器内科
横山 広行	横山内科循環器科医院院長
末永 祐哉	フローニンゲン大学循環器内科リサーチフェロー

加藤 貴雄	京都大学大学院医学研究科循環器内科
加藤 真帆人	日本大学医学部内科学分野循環器内科
猪又 孝元	北里大学医学部循環器内科学講師
加藤 祐子	心臓血管研究所循環器内科医長
山下 武志	心臓血管研究所所長
絹川 弘一郎	富山大学第2内科教授
片岡 裕貴	兵庫県立尼崎総合医療センター呼吸器内科医長
佐賀 俊介	兵庫県立尼崎総合医療センター循環器内科医長
柴 昌行	兵庫県立尼崎総合医療センター循環器内科
黒田 揮志夫	順天堂大学医学部附属浦安病院心臓血管外科
加藤 倫子	順天堂大学医学部附属病院ハートセンター准教授
肥後 太基	九州大学大学院医学研究院循環器内科学
福原 怜	兵庫県立尼崎総合医療センター循環器内科医長
江本 憲昭	神戸薬科大学臨床薬学教授/神戸大学大学院医学研究科循環器内科客員教授
大北 亜樹	関西医科大学附属枚方病院看護部副師長/慢性心不全看護認定看護師
黒住 祐磨	兵庫県立尼崎総合医療センター循環器内科医長
中山 寛之	兵庫県立尼崎総合医療センター循環器内科
谷口 良司	兵庫県立尼崎総合医療センター循環器内科医長
加藤 尚子	東京大学大学院医学系研究科重症心不全治療開発講座/リンショーピン大学社会福祉研究科

序

　高齢化社会を迎え心不全患者は増加している．慢性心不全と急性心不全の状態を繰り返しながら，心不全は徐々に悪化するため，慢性心不全患者の治療は，急性心不全を再発しないように生存率を改善させるように治療が行われる．一方，急性心不全患者ではまず救命が中心となり，その後に慢性心不全の管理に準じた治療，指導が行われる．

　従来，急性心不全の成書での記述は，カテコラミンや血管拡張薬などの薬剤と酸素化の記述，血行動態の記述などが中心であった．しかし最近では短期効果としてバイタルサインの安定，症状の改善，BNPの改善などを評価し，長期効果として心血管イベントを検討するようになっている．Worsening heart failure や worsening renal function という概念や心腎連関，心肝連関も論じられるようになってきた．初期対応はクリニカルシナリオにしたがって行い，長期効果を狙った薬剤の治験も始まっている．また実際の臨床現場における急性心不全患者は，系統だった集中・救急治療管理を必要とすることが多く，致死性不整脈への対応，機械的補助の知識の他，栄養管理，せん妄管理などの包括した知識が必要である．さらに慢性心不全では多職種チーム医療の概念が普及してきたが，急性心不全にもチーム医療の視点は必要である．

　従来，心不全は難解な領域とされていたが，心不全とは，学問的にも社会的にも奥が深い領域であり，今後ますます時代に即して進化し，形態を変えていく領域と考えている．本書は，急性心不全を集中・救急治療の視点より捉え，多職種とともに治療目標を設定できるような書とした．

　　2016年2月

　　　　　　　　　　　　　　　　　　　　　　　　　　　　佐藤　幸人

目 次

1章 急性心不全の疫学・病態

1. 疫 学 〈佐藤直樹〉 1
1. 日本の急性心不全患者背景 2
2. 国際間比較 3
3. 疫学研究から得られた本邦の課題 6
4. レジストリー研究の今後の展開 7
5. 大規模臨床試験のあり方 8
6. 大規模臨床試験結果を実臨床に活かす 10

2. 病 態 12
A. 予後予測指標としてのバイタルサインの活用法 〈梶本克也〉 12
1. 入院時収縮期血圧と予後の関係: 欧米と日本のデータの比較 13
2. 入院時収縮期血圧と左室駆出率の関係 14
3. 入院時収縮期血圧と年齢の関係 15
4. 入院時心拍数と院内予後の関係 16

B. 肺うっ血をきたす血行動態異常 〈大西勝也〉 19
1. 急性心不全と慢性心不全の血行動態 19
2. 肺うっ血の発症様式 22
3. 肺うっ血の胸部X線所見 23
4. 肺毛細管・肺間質の生理 26

C. 心腎連関 〈小山智史〉 29
1. 心不全と腎不全 29
2. 急性心不全における心腎連関 30
3. 急性心不全における予後予測因子としての意義 33

  4. 心腎連関のバイオマーカーとその課題 …………………………………… 35

 D. 心肝連関 ………………………………………………〈谷口達典　坂田泰史〉 43
  1. 肝臓の解剖 ……………………………………………………………………… 43
  2. 急性心不全でみられる肝障害 ………………………………………………… 44
  3. liver stiffness ………………………………………………………………… 51

 E. Worsening heart failure ……………………………………〈小笹寧子〉 55
  1. WHF の概念 …………………………………………………………………… 55
  2. WHF の頻度 …………………………………………………………………… 57
  3. WHF の意義 …………………………………………………………………… 57
  4. WHF の予測とその予防 ……………………………………………………… 58

2章　心不全の集中治療に必要な検査

1. 評価項目としての身体所見 ……………………………〈山本絵里香〉 61
 1. 治療効果指標としての身体所見 ………………………………………………… 62
 2. 予後予測指標としての身体所見 ………………………………………………… 64

2. 酸素飽和度と血液ガス分析 ……………………………〈蔵垣内　敬〉 68
 1. ヘモグロビンによる酸素の運搬と酸素解離曲線 ……………………………… 68
 2. 低酸素血症の機序 ………………………………………………………………… 71
 3. パルスオキシメーターとは ……………………………………………………… 73
 4. 酸塩基平衡異常の評価 …………………………………………………………… 74

3. 胸部 X 線写真 ………………………………………………〈大西勝也〉 81
 1. 胸部 X 線写真を評価する前に …………………………………………………… 81
 2. 心疾患の胸部 X 線写真を読む順序 ……………………………………………… 82
 3. 心不全の胸部 X 線写真の読みかた ……………………………………………… 82
 4. 心不全における心陰影の評価 …………………………………………………… 84
 5. 心不全における肺血管陰影の評価 ……………………………………………… 87
 6. 心不全の治療効果の判定 ………………………………………………………… 93

4. BNP，NT-proBNP 〈新妻晋一郎　岩永善高〉 96
1. バイオマーカーとしての BNP，NT-proBNP の基礎知識 …… 96
2. 急性心不全の診断における BNP，NT-proBNP ……………… 100
3. 急性心不全の予後予測，治療効果判定における BNP，NT-proBNP ……………………………………………………… 102
4. BNP，NT-proBNP に関する最近の話題 ……………………… 104

5. 救急における高感度心筋トロポニン測定 〈佐藤幸人〉 107
1. 心筋梗塞の診断基準の歴史 ……………………………………… 107
2. ガイドライン推奨のトロポニン測定系について ……………… 108
3. 日本のガイドラインと診療報酬に関する記載 ………………… 110
4. 心不全におけるトロポニン測定 ………………………………… 111
5. 心筋炎におけるトロポニン測定 ………………………………… 112

6. 心エコー法 〈芝本　恵　辻川恵美　石井克尚〉 115
1. 収縮機能評価 ……………………………………………………… 118
2. 拡張機能評価 ……………………………………………………… 125
3. 左室充満圧の推定 ………………………………………………… 131
4. 肺動脈圧の評価 …………………………………………………… 135
5. 右室機能の評価 …………………………………………………… 139
6. 機能的僧帽弁逆流症の評価 ……………………………………… 142
7. 治療効果判定 ……………………………………………………… 151

7. Swan-Ganz カテーテル検査 〈小林泰士〉 156
1. Swan-Ganz カテーテルの挿入方法と正常圧・圧波形 ………… 156
2. ベッドサイドモニタリング ……………………………………… 160
3. 臨床での Swan-Ganz カテーテルの必要性に関して ………… 163
4. その他の低侵襲血行動態モニタリング（フロートラックシステム） ……………………………………… 164

3章　初期救急治療

1. 初期対応，クリニカルシナリオ　〈青山直善　西井基継〉167
1. 早期治療の重要性とプレホスピタルケア……167
2. 初期評価と対応……168

2. 初期治療に必要な呼吸管理　〈横山広行〉185
1. 急性心不全治療における呼吸管理の手順……186
2. 急性心不全治療におけるNIPPVの使用……189
3. 急性心不全に対するPEEPの効果……190
4. NIPPVの初期設定と効果判定……192
5. NIPPVの離脱方法……195

3. 初期治療に必要な基本薬剤……198
A. 利尿薬　〈末永祐哉〉198
1. 各ガイドラインでの利尿薬の位置づけ……198
2. 利尿薬の作用機序……200
3. 利尿薬の種類・特徴……201
4. 利尿薬の投与方法……202
5. 利尿薬抵抗性……204
6. トルバプタンの位置づけ……205

B. カテコラミン　〈加藤貴雄〉210
1. 短期的効果から長期予後重視へ……210
2. では，どういうときが出番なのか……210
3. 悪くなる前から内服していたβ遮断薬はどうする？……212
4. 心原性ショックとは？……212
5. 各論……212

C. PDE Ⅲ阻害薬　〈加藤真帆人〉220
1. 強心薬の適応……220
2. 強心薬の種類……221

   3．病態に応じた選択と投与方法 223
   4．効果の評価 225

  D．血管拡張薬 〈猪又孝元〉227
   1．急性心不全の治療標的は何か
    ―血管拡張薬の立ち位置を考えるうえで 227
   2．基本病態に基づく血管拡張薬 228
   3．血管拡張薬―各論 230
   4．新たな「失敗しない治療」の考え方～急性期での
    血管拡張薬の守備範囲 236

4．初期治療に必要な不整脈の知識 238

  A．致死性心室性不整脈の治療 〈加藤祐子　山下武志〉238
   1．致死性心室性不整脈に対する考え方 238
   2．致死性心室性不整脈に対する治療 238
   3．致死性心室性不整脈治療で使われる薬剤 240

  B．頻脈性上室性不整脈の治療 〈絹川弘一郎〉248
   1．なぜ心拍数コントロールが必要なのか？ 249
   2．至適な心拍数とは？ 249
   3．心拍数コントロールに使用する薬剤 251
   4．J-Land 試験 252
   5．静注β遮断薬の臨床的意義 258

4章　機器管理

1．人工呼吸器 〈片岡裕貴〉260
  1．基本的概念，回路，設定 260
  2．適応と設定 262
  3．離脱のタイミング 263
  4．その他，実際の管理でトラブルになりそうな点 264
  5．症例の解説 265

2. 大動脈内バルーンパンピング　〈佐賀俊介〉267
1. 基本的概念 267
2. IABPの管理 271
3. 適応と禁忌 272
4. 合併症 273

3. PCPS　〈柴 昌行　佐藤幸人〉277
1. 基本的概念，回路，設定 277
2. 適応 280
3. 離脱のタイミング 281
4. 合併症・その対策 281

4. ECUM，CHDF　〈黒田揮志夫　加藤倫子〉286
1. 基本的概念，回路，設定 286
2. 適応 296
3. 離脱のタイミング 298

5. VAD　〈肥後太基〉302
1. 補助循環における補助人工心臓（ventricular assist device: VAD）の位置づけ 302
2. VADの分類 303
3. VAD使用の目的 305
4. VADの適応 308
5. VADの管理と合併症 313
6. VAD離脱のタイミング 316

5章　特殊な心不全

1. CS4: 急性冠症候群　〈福原 怜〉320
1. STEMIに伴う心不全の病態生理とその対処法 320

2. **CS 5：右心不全** 〈江本憲昭〉327
   1. CS5 に分類される右心不全の病態 327
   2. 右心不全の症状・所見 328
   3. 急性右心不全に対する治療の原則 329
   4. 基礎疾患別の対応 330

6章　急性心不全に対する多職種管理

1. **看　護** 〈大北亜樹〉334
   1. 急性心不全患者の呼吸管理 334
   2. 急性心不全患者の栄養管理 342
   3. 急性心不全患者の心臓リハビリテーション 344
   4. 急性心不全患者のせん妄予防と看護 346
   5. 急性心不全患者における患者指導 348

2. **病院関連肺炎（HAP），人工呼吸器関連肺炎（VAP）予防**
   〈黒住祐磨〉350
   1. 院内肺炎と人工呼吸器関連肺炎について 350
   2. 定義と診断 351
   3. 発症機序 352
   4. 治療と予防 353

3. **心不全集中治療領域における栄養管理** 〈中山寛之〉358
   1. 集中治療室での栄養管理 359
   2. 急性心不全特有の病態を考える 365

4. **急性心不全における急性期心臓リハビリテーション**
   〈谷口良司〉370
   1. 心不全の心臓リハビリとは？ 370
   2. 急性心不全における急性期心臓リハビリとは？ 375
   3. 当院での急性心不全における急性期心臓リハビリの取り組み 378

5. 心不全集中治療領域における疼痛・不穏・せん妄管理
〈中山寛之〉383
1. 疼痛管理 383
2. 不穏管理 386
3. せん妄管理 387
4. 症例提示 390
5. 解説 391

6. 慢性期につなぐ患者指導
〈加藤尚子〉394
1. 退院前に調節されるべき生命予後改善薬：ACE阻害薬とβ遮断薬 394
2. 退院に向けた患者指導 400

7. 終末期心不全
〈佐藤幸人〉410
1. 救急・集中治療における終末期の定義と判断 411
2. 終末期心不全治療の考え方 412
3. 終末期心不全における緩和ケア 413
4. カルテの記載と死後カンファレンス 415

索 引 417

1章 急性心不全の疫学・病態

1 疫学

> **ここがポイント**
> - よりよい臨床を行うためにレジストリー研究は必須である．
> - レジストリー研究の最も重要な目的は，臨床ガイドラインをよりよくすることである．
> - 各国・地域のレジストリー研究結果を踏まえて，大規模臨床試験を行うことが重要である．
> - 薬剤に関する大規模臨床試験を成功させるためには，薬剤特性を考慮した対象を適切に選択し，かつ，時間軸を考慮に入れて迅速にランダム化することである．

　心不全は世界各国の入院の主要原因であり，欧米では全入院の1～2%を占めるといわれている．日本でも心不全患者は100万人を超え，循環器関連施設に年間10万人が入院をしているのが現状である．今後ますます増加することが予測され，その予後はきわめて不良でがんに匹敵する．急性心不全患者の再入院を含めた予後をいかに改善するかが循環器領域において最も重要な課題である[1]．このような背景により，世界各地域で盛んにレジストリーが行われ，それぞれの地域でガイドラインがどの程度遵守され，予後がどうであるが明らかにされてきている．その一方で，地域較差をより明確にするためにより広い領域でのレジストリーも行われ始めている．日本でも急性心不全の代表的疫学調査であるATTEND（Acute Decompensated Heart Failure Syndromes）レジストリーが行われ，その結果が広く公表されている[2]．この試験により，日本における急性心不全の患者背景・診療の全貌が明らかにされた．この結果によって得られた急性心不全の患者背景や情報から，急性心不全の疫学と今後の臨床試験について概説する．

1　日本の急性心不全患者背景

　2007年から2011年にかけて全国の大学病院あるいは市中病院の53施設の参加により，急性心不全患者の前向き多施設コホート研究であるATTENDレジストリーが行われ，その結果が報告されている[1]．平均年齢は73歳，男性が58%，併存症として高血圧を69%，糖尿病，脂質異常症を3～4割の患者に認める．心不全の原因としては，虚血性31%，高血圧性心疾患18%，心筋症13%，弁膜症19%であった．新規心不全入院が約60%と多く，65%前後の患者で入院時，起座呼吸，末梢浮腫を呈していた．起座呼吸の割合に対して，非侵襲的陽圧呼吸管理の割合が，24%と低値であった．脳性ナトリウム利尿ペプチド（BNP）は中央値で707 pg/mLであった．入院時収縮期血圧は146 mmHgで，心拍数は99/分であり，収縮能低下例（左室駆出率40%以下）が約半数を占めていた．治療に関しては，急性期治療とて，カルペリチドが58%，フロセミドが76%と高率に使用されていた（図1）．退院時は，レニン-アンジオテンシン系抑制薬が7割強，β遮断薬は7割に使用されていた．日本に特徴的な点は，アンジオテンシンⅡ受容体拮抗薬がアンジオテンシン変換酵素阻害薬よりも多

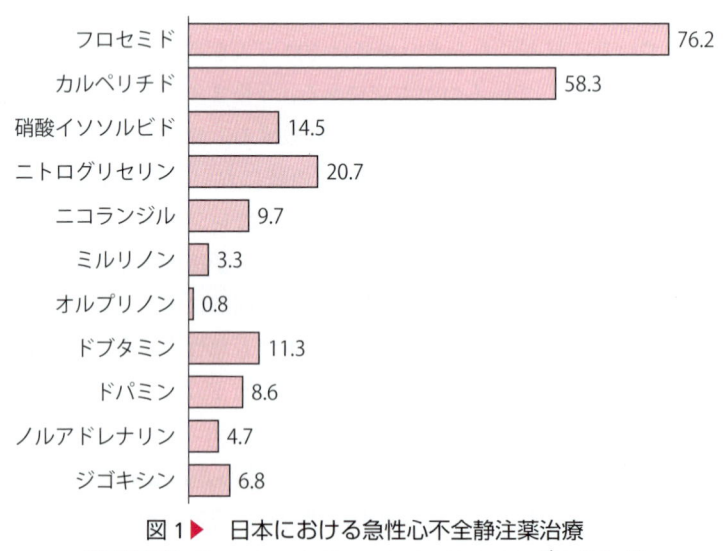

薬剤	%
フロセミド	76.2
カルペリチド	58.3
硝酸イソソルビド	14.5
ニトログリセリン	20.7
ニコランジル	9.7
ミルリノン	3.3
オルプリノン	0.8
ドブタミン	11.3
ドパミン	8.6
ノルアドレナリン	4.7
ジゴキシン	6.8

図1 ▶ 日本における急性心不全静注薬治療
（数値は%）（Sato N, et al. Circ J. 2013; 77: 944-51[2]より作成）

く処方されている点である．**入院期間は中央値で 21 日，平均で 30 日ときわめて長いことが特徴であった．**入院期間が長いことが，予後改善につながっているか否かは興味深い点であったが，残念ながら **1 年死亡率は約 20%，心不全再入院を含めると約 40% が 1 年間にイベントを起こしていることが明らかにされた**[3]．一方で，非心臓死も重要であり，院内死亡の約 30% を占めており，ますます高齢化が進むにつれてこの点についての今後の検討および対策も重要である[4]．

2 国際間比較

国別，あるいは地域別に急性心不全患者の背景がどのように異なるかは，今後，国際的な治験や共同研究を行う上できわめて重要なポイントとなる．本稿では，過去の疫学研究に基づく比較を行うが，注意していただきたい点は，これらのレジストリーは同じプロトコールで施行されたものではなく，各項目の定義も異なることからその解釈には十分に注意を払う必要がある．たとえば，虚血性心疾患について，ATTEND レジストリーでは，米国心臓学会の用語の定義に準じて，心筋虚血を証明し得た場合に診断されたが，欧米の多くのレジストリーは，既往歴や心電図のみで判断されていることが多く，当然，その頻度については単純には比較できない．このような限界を踏まえたうえであえて比較を行っていることを念頭においておいていただきたい．

まず，きわめて相違のある入院期間について，図 2 に示した[5]．前述したように日本の急性心不全患者の入院期間は，平均で 1 カ月であることは注目すべきことで，それにより予後が良好であれば，医療経済的にも許容できるかもしれない．しかし，現実はそうではなく，死亡率も再入院率も高かった．入院期間が長くなれば当然，高齢者の活動性は低下し，寝たきりを増やすことになる．それを防ぐためには，早期に介入し改善させ，心臓リハビリテーションを念頭において早期離床と退院後の状況に応じた運動能をしっかりと保つ治療戦略が求められる．心臓リハビリテーションの設備がないと行えないような状況では限界があり，そのような環境のない施設でも，ベッドサイドから，しかも，どこでも施行し得るプログラムとそれを支持する診療保険体制を整える必要があると考える．寝たきり高齢者がきわめて多い日本の現状を医療スタッフひとりひとりが認識するとともに，行政もぜひその改善策を早急に講じていただきた

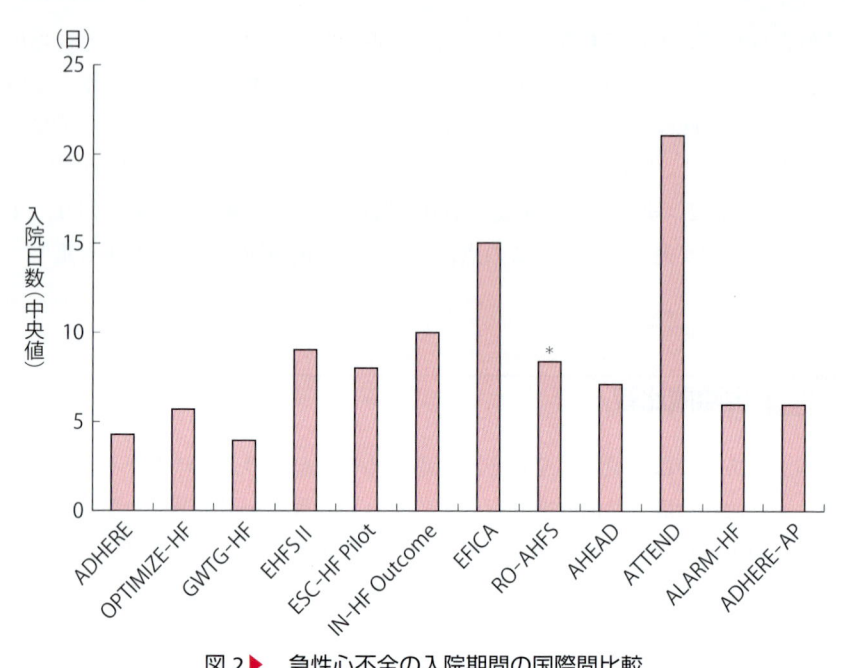

図 2 ▶ 急性心不全の入院期間の国際間比較
(Ambrosy AP, et al. J Am Coll Cardiol. 2014; 63: 1123-33[5]より一部改変)

いと思う．

　表1に患者背景の比較を示す[5-7]．総じて，欧米と日本とは類似している．韓国やアルゼンチンにおける平均年齢が若干低いが，他のアジア諸国でもその傾向があり，要因として，生活習慣などの社会的要因によるものと，一部はレジストリーに参加した施設によるバイアスも考慮に入れる必要があるかもしれない．表2に，急性期の静注薬による治療の相違を示す．急性期にフロセミドを代表とする利尿薬の使用は7～9割を占め共通している．一方で，米国では硝酸薬の使用頻度は低く，日本ではカルペリチドの使用がきわめて多く，一方，韓国では強心薬の使用頻度が高いことが注目される．このような相違がありながら，急性心不全患者の予後は総じて不良であることから，今後の急性期治療のあり方を考える必要がある．この点は，過去10年以上，予後改善という意味において新規の急性心不全治療薬は開発されていないことからもいえることである．これらを総じて検討した結果，予後改善の重要なポイントとして，急性期介入の時間軸があげられる．たとえば，東京CCUネットワークでデータベー

■ 表1 ■ 急性心不全疫学研究：国際間比較―患者背景

レジストリー名	ADHERE (n=32,229)	EHFS II (3,580)	Italian AHF (n=2,807)	Argentina (n=2974)	KorAHF (n=2066)	ATTEND (n=4,842)
国・地域	米国	欧州	イタリア	アルゼンチン	韓国	日本
年齢（歳）	75	70	73	68	69	73
年齢>75歳（%）	50	—	46	—	—	53
男性（%）	48	61	60	59	55	58
左室駆出率<40%	47	48	66	74	56	53
心不全入院歴（%）	76	63	56	50	50	36
冠動脈疾患（%）	57	54	—	—	38	31
心筋梗塞（%）	30	—	36	22	—	—
高血圧（%）	74	62	66	66	59	70
糖尿病（%）	44	33	38	23	36	34
脳卒中/一過性脳虚血（%）	17	13	9	—	—	14
心房細動（%）	31	39	21	27	27	40

（文献5～7より作成）

■ 表2 ■ 急性心不全疫学研究：国際間比較―静注薬

レジストリー名	ADHERE (n=187,565)	EHFS II (3,580)	Italian AHF (n=2,807)	Argentina (n=2974)	KorAHF (n=2066)	ATTEND (n=4,842)
国・地域	米国	欧州	イタリア	アルゼンチン	韓国	日本
利尿薬	92	72	95	—	72	76
ナトリウム利尿ペプチド	13	—	—	—	—	58
硝酸薬	9	38	51	29～35	40	21
ドブタミン	6	10	13	11～35	24	11
ドパミン	6	11	19	—	18	9
ホスホジエステラーゼ阻害薬	3	4	—	—	1.5	4

（文献5～7より作成）

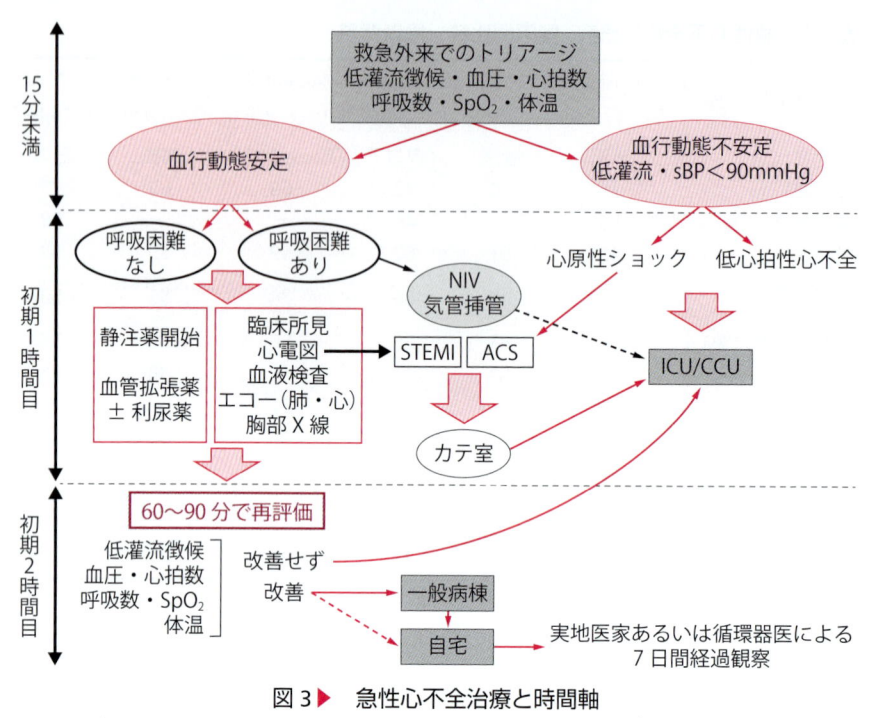

図3 ▶ 急性心不全治療と時間軸
(Mebazaa A, et al. Int Care Med. 2015. [Epub ahead of print][9]より一部改変)

スを用いた解析では，急性心不全患者の搬送時間が院内死亡率に関与していることがわかった[8]．その他，急性心不全の介入に関して，急性心筋梗塞と同様に時間軸を念頭におくべきとの見解を支持する研究結果があり，最近，図3に示すような時間軸を強調した実臨床における治療戦略に関する報告が公表されている[9]．これらの実臨床に則した治療戦略は，過去のレジストリー研究や治験の失敗の反省を踏まえた成果によるものである．

3 疫学研究から得られた本邦の課題

日本に限っていえば，以下の4点が疫学研究から得られた主な課題と考える．それは，1) 高血圧あるいは糖尿病患者の心不全発症一次予防の強化，2) 肺水腫による起座呼吸に対する非侵襲的陽圧人工呼吸使用の推進，3) 使用頻度の高いカルペリチドおよびアンジオテンシンⅡ受容体拮抗薬のエビデンス構築，

4）入院期間の見直し，の4点である．高血圧患者について背景因子をマッチングした解析により高血圧を有する患者は入院時に左室駆出率や脳性ナトリウム利尿ペプチド値は良好であるが，有意な腎機能低下が認められた．このような観点から，入院前のレニン-アンジオテンシン系薬剤による腎保護治療と急性期は，多くが肺水腫で入院してくるため，尿素比を加味した腎保護も，予後改善には重要なポイントとなると考えられる．糖尿病患者においても，入院時腎機能は糖尿病を有しない患者に比して，背景因子をマッチングさせても有意に悪化していた．この結果より心不全一次予防の観点から，レニン-アンジオテンシン系薬剤などによる腎保護治療が重要であると考えられる．次に，急性期治療として肺水腫に伴う低酸素血症の改善は，非侵襲的陽圧人工呼吸（NPPV）と硝酸薬による加療が推奨されているが，NPPVの導入率は24％ときわめて低く，今後その普及が重要な課題である．3点目の課題は，積極的に使用されているカルペリチド（使用率58.2％）と退院時処方におけるアンジオテンシンⅡ受容体拮抗薬の処方率が高いことである（46％，アンジオテンシン変換酵素阻害薬は30.6％）．いずれも，日本国内での確固たるエビデンスはなく，今後，何らかの形で構築していくことがよりよい心不全診療につながると考えられる．最後の主要課題として，入院期間があげられる．図2に示し，前述したように，この長い入院期間を今後どのように改善していくべきかは大きな課題である．

4 レジストリー研究の今後の展開

図4に示すように，レジストリーは今後ガイドラインへのフィードバックによる，よりよい臨床ガイドライン作成にも必須である[1]．しかも，周期的に行うことが重要であり，今後，日本においてもがん登録のように国全体で登録をするようなナショナルレジストリーを実現できるシステム構築が最も望ましく，実際，日本循環器学会がその実現に向けて検討を開始している．それが実現した暁には，それよる診療改善効果，医療費削減効果は多大なものになることは間違いない．また，血液検査のみならず，心電図，心臓超音波検査などの詳細なデータの集積/解析をしていくことも重要である．さらに，登録施設選定や登録データの信頼性の確認など，レジストリーの質も問われる時代が到来しつつあり，現に厳密に登録施設を無作為抽出するなどの施行方法を厳格にして施行されているレジストリーもある．そうすることによって，今後はレジスト

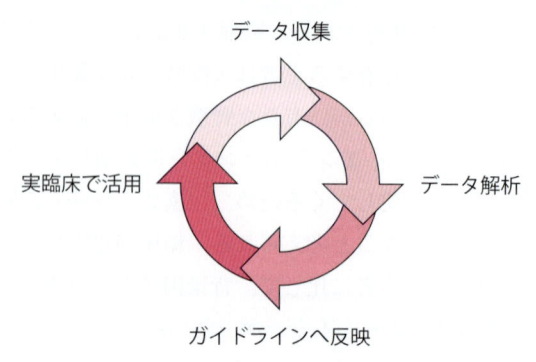

図4▶ レジストリー研究の最も重要な目的
(Sato N. J Cardiol. 2013; 62: 140-1[1])より一部改変)

リーの解析結果のエビデンスレベルをますます高め，より重要な研究手法としていくことが必要である．

5 大規模臨床試験のあり方

　急性心不全の新規治療薬は過去10年以上にわたって予後改善という観点からは世の中に出されていない．その反省として広く議論され問題点としては，表3に示した点があげられている．このような反省点を踏まえて現在，進行中の急性心不全治験で実際に反映されている点は，以下の2点があげられる．1) 急性心不全の病態が時間軸を考慮することの重要性を認識し，患者来院から治験薬開始までの時間の短縮，2) 薬剤特性にあった対象患者の選択，である．治験における主要評価項目は，依然として予後改善が最終目標として掲げられている点は，変化がないが，総じて患者のうっ血所見の改善度を総合的に評価してその改善度が注目されるようになっている．

　かつて多くの臨床試験がランダム化に時間がかかり，48時間としている治験が多くを占めていた．しかし，最近の急性心不全の治験をみると，総じてランダム化までの時間，投薬までの時間が短縮されている（図5)[12]．ただし，ただ早ければよいのというのではなく，あくまで病態を加味し，その変化に適切に応じる研究計画が重要である．特に，血管拡張薬による早期介入はよいが，急激な血圧低下は腎機能悪化を招くなどの問題を引き起こすこともあり十分な注意を要する[12]．

■ 表 3 ■ 過去の急性心不全疫学研究の不成功要因

1. 新規治療の有効性・安全性の欠如
2. 入院を要する心不全の原因や病態に関する知見の欠如
3. 非心臓血管死や併存症の予後への影響
4. 治験薬の特性に基づく対象選定の欠如
5. 対象患者の地域較差
6. 入院を要する心不全患者の治療戦略の相違
7. 参加施設間の相違
8. エンドポイントの限界
    新規介入の感受性
    非心臓血管因子への依存度

（文献 10, 11 を参考に作成）

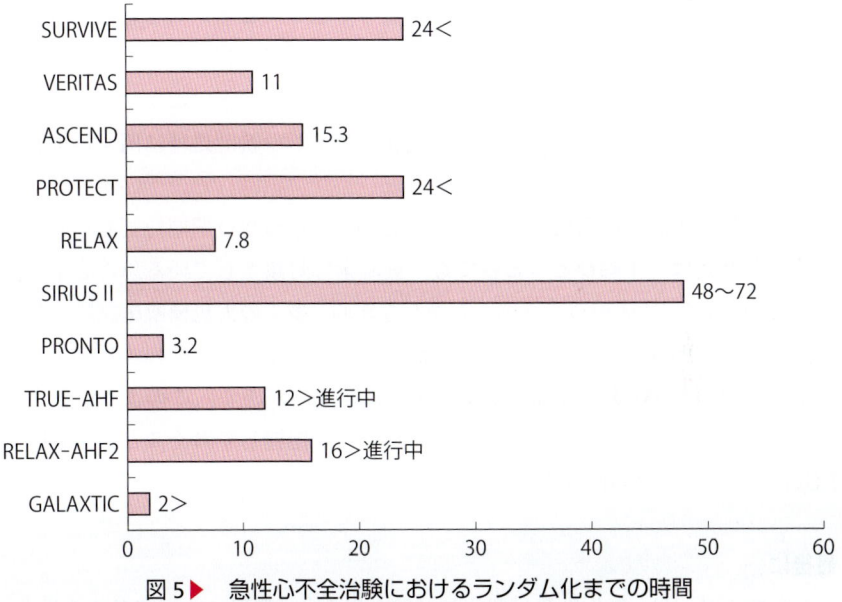

試験	時間
SURVIVE	24<
VERITAS	11
ASCEND	15.3
PROTECT	24<
RELAX	7.8
SIRIUS II	48〜72
PRONTO	3.2
TRUE-AHF	12>進行中
RELAX-AHF2	16>進行中
GALAXTIC	2>

図 5 ▶ 急性心不全治験におけるランダム化までの時間
（Mebazaa A, et al. Eur J Heart Fail. 2015; 17: 652-64[12]）を参考に作成）

6 大規模臨床試験結果を実臨床に活かす

　大規模臨床試験の結果を踏まえて，臨床ガイドラインが各国・地域で作成されている．ガイドラインに記載されている推奨度分類の重みは非常に大きい．しかし，ガイドラインを参考に実臨床を行う際に，ガイドラインには記載されていない盲点がある．そもそも，エビデンスに基づく医療（evidence-based medicine: EBM）の基本は，三位一体，すなわち，患者背景，医師の技量，エビデンスとそれぞれを踏まえた上での医療である．したがって，エビデンスは知っていなければならない常識として捉える必要があるが，それを目の前の患者に本当に適応するかどうかは，三位一体を考慮して決めることが重要である．すなわち，目の前の患者の背景を考慮してそのエビデンスを適応できるかをしっかりと判断する必要がある．大規模臨床試験でエビデンスレベルが高いといわれているのは，ランダム化試験であるが，当然，そのなかには除外基準がある．各エビデンスにおいて，その試験デザインや統計処理に関する批判的吟味ももちろん重要であるが，除外基準をしっかり把握して，その研究結果をどのような対象患者に適応できるものであるかをしっかり把握しておく必要がある．たとえば，年齢ひとつとっても，実臨床で対象としている急性心不全患者の平均年齢は74歳前後である．しかしながら，多くの大規模臨床試験の登録患者の平均年齢はそれよりも若いことが多い．したがって，そのエビデンスを高齢化社会の EBM を行う際の根拠とするには危険がある．このように数あるエビデンスを，年齢を含む除外項目に注目して，把握しておくことが実臨床で EBM を実践するためには重要な点である．

最後に

　レジストリーは，無作為化対照比較試験と異なり，登録において多くの場合，除外項目がないため，real-world の状況把握のためには最も重要な研究である．このレジストリーも今後，登録方法などが工夫されより質の高い研究へと進化させていくことが必要であり，それによって得られる知見の価値は今後もますます高まっていくことが予測される．そして，その結果を上手に利用してより効率のよい大規模臨床試験が行われ，本当に役立つ臨床ガイドラインが作成されることが望まれる．

■文献

1) Sato N. The critical issue in the cardiovascular field: Hospitalization for heart failure. J Cardiol. 2013; 62: 140-1.
2) Sato N, et al. Clinical features and outcome in hospitalized heart failure in Japan (From the ATTEND registry). Circ J. 2013; 77: 944-51.
3) Kajimoto K, et al. Association of age and baseline systolic blood pressure with outcomes in patients hospitalized for acute heart failure syndromes. Int J Cardiol. 2015; 191: 100-6.
4) Wakabayashi K, et al. ATTEND investigators. Incidence and predictors of in-hospital non-cardiac death in patients with acute heart failure. Eur Heart J Acute Cardiovasc Care. 2015 [Epub ahead of print].
5) Ambrosy AP, et al. The global health and economic burden of hospitalizations for heart failure: lessons learned from hospitalized heart failure registries. J Am Coll Cardiol. 2014; 63: 1123-33.
6) Teerlink JR. Diagnosis and management of acute heart failure. In: Libby P, editors. Braunwald's heart disease, A textbook of cardiovascular medicine. 8th ed. Philadelphia: Saunders; 2007. p.584-7.
7) Lee SE, et al. A multicentre cohort study of acute heart failure syndromes in Korea: rationale, design, and interim observations of the Korean Acute Heart Failure (KorAHF) registry. Eur J Heart Fail. 2014; 16: 700-8.
8) Takahashi M, et al. Association between prehospital time interval and short-term outcome in acute heart failure patients. J Card Fail. 2011; 17: 742-7.
9) Mebazaa A, et al. Acute heart failure and cardiogenic shock: a multidisciplinary practical guidance. Int Care Med. 2015.[Epub ahead of print].
10) Vaduganathan M, et al. Clinical trials in hospitalized heart failure patients: targeting interventions to optimal phenotypic subpopulations. Heart Fail Rev. 2015; 20: 393-400.
11) Greene SJ, et al. Designing effective drug and device development programs for hospitalized heart failure: a proposal for pretrial registries. Am Heart J. 2014; 168: 142-9.
12) Mebazaa A, et al. Agents with vasodilator properties in acute heart failure: how to design successful trials. Eur J Heart Fail. 2015; 17: 652-64.

<佐藤直樹>

1章 急性心不全の疫学・病態

2 病　態

A. 予後予測指標としてのバイタルサインの活用法

> **ここがポイント**
> - 急性心不全症候群（AHFS）の初期治療の目標は，「患者の自覚症状，症候および血行動態を速やかに改善させて，その安定を維持すること」である．
> - AHFS症例の入院時収縮期血圧（SBP）は院内および退院後予後の予測因子，また初期治療の選択時の重要なバイタルサインの1つである．
> - 入院時SBPのみでなく心エコーによる速やかな評価により超急性期薬物治療を迅速に選択することが予後改善に影響する可能性がある．
> - 入院時心拍数（洞調律）もSBPと同様，院内予後の予測因子となる可能性があるが，心拍数の活用についてはさらなる議論を要する．

　急性心不全症候群（acute heart failure syndromes: AHFS）とは，「心臓に器質的および機能的異常が生じて急速に心臓のポンプ機能の代償機転が破綻して，心室充満圧の上昇や主要臓器への灌流不全をきたし，それに基づく症状や徴候が急速に出現した病態」をいう．AHFSの初期治療の目標は，まず**「患者の自覚症状，症候および血行動態を速やかに改善させて，その安定を維持すること」**である．さらに，急性期のみならず慢性期の予後も改善するような治療戦略を検討すべきである．最近，急性心不全患者における入院時収縮期血圧と予後の関係について報告がされている[1,2]．本稿では，AHFSに対するバイタルサイン（収縮期血圧と心拍数）と予後の関連性について概説する．

1 入院時収縮期血圧と予後の関係: 欧米と日本のデータの比較

急性心不全症例の入院時の収縮期血圧の値と予後（院内死亡率または退院後死亡率）についてはこれまでに欧米からいくつか報告がある[1,2]．これらの報告のうちGheorghiadeらは入院時の収縮期血圧と院内死亡率および退院後死亡率の両方の関連性を報告している（図1)[2]．次に，ATTEND registryにおける急性心不全症例（n＝4,842）の入院時の収縮期血圧の値と院内死亡率と退院後死亡率の関連性を図2に示す．わが国における急性心不全症例においても入院時血圧が高くなるにつれて院内および退院後死亡率が有意に低下しており，入院時収縮期血圧の臨床的意義が欧米と同様高いことが示唆された[3]．急性心不全の短期および長期予後の改善のためには，収縮期血圧のような非侵襲的パラメーターをいかに活用して治療戦略を検討するかが今後の重要な課題であると考える．特に，入院時収縮期血圧が低い（120 mmHg 未満）症例に対してどのような治療を施すと院内および退院後の予後が改善する可能性があるかに焦点を当てて議論する必要がある．

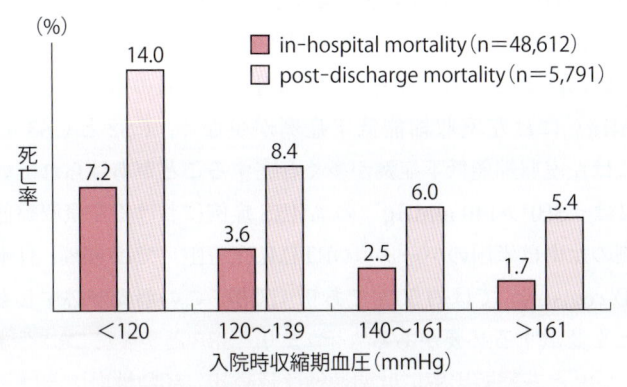

図1▶ 入院時収縮期血圧と院内死亡率および退院後死亡率
（OPTIMIZE-HF）（Gheorghiade M, et al. JAMA. 2006; 296: 2217-26[2]を参照して作成）

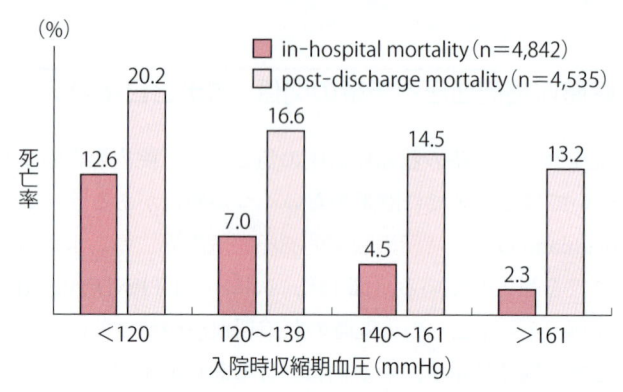

図2 ▶ 入院時収縮期血圧と院内死亡率および退院後死亡率
（ATTEND registry）(Sato N, et al. Circ J. 2013; 77: 944-51)[3]

2　入院時収縮期血圧と左室駆出率の関係

　2006年にGheorghiadeらがAHFSにおける入院時の収縮期血圧（SBP）と院内および退院後予後が強く関連することを報告し[2]，さらに2007年にはShinらとFilippatosらが急性心不全症候群を"Hypertensive group"，"Normotensive group"，そして"Hypotensive group"の3つに分類して各々の病態と予後の特徴を報告した[4,5]．そして2008年にMebazaaらがこの3つの分類をさらに進化させてAHFSに対するクリニカルシナリオ（CS）という概念を報告した[6]（表1）．この分類で特にフォーカスが当てられているのは入院時SBPによる3分類，CS: 1～3である．なお，この3分類の定義の前提としてCS1（SBP>140 mmHg）には左室収縮能低下症例が少なく，CS2とCS3（SBP≦140 mmHg）には左室収縮能低下症例が多く存在することがあげられている．しかし，実際には"SBP>140 mmHg"のAHFS症例における左室収縮能が保たれている症例の比率は米国のデータ（OPTIMIZE-HF）では66%，日本のデータ（ATTEND registry）では約50%であり（図3），この前提が必ずしも当てはまらないことを認識する必要がある[7]．つまり，SBPと予後については関連性を認めるが，SBPと左室駆出率には関連性は認めず，超急性期における迅速な心エコーによる評価が必要であることを認識する必要がある．

■ 表1 ■　急性心不全症候群に対するクリニカルシナリオ

CS 1: 収縮期血圧　＞140 mmHg
CS 2: 収縮期血圧　100〜140 mmHg
CS 3: 収縮期血圧　＜100 mmHg
CS 4: 急性冠症候群
CS 5: 右室不全（肺水腫認めず）

（Mebazaa A, et al. Crit Care Med. 2008; 36: S129-39[6]）を参照して作成）

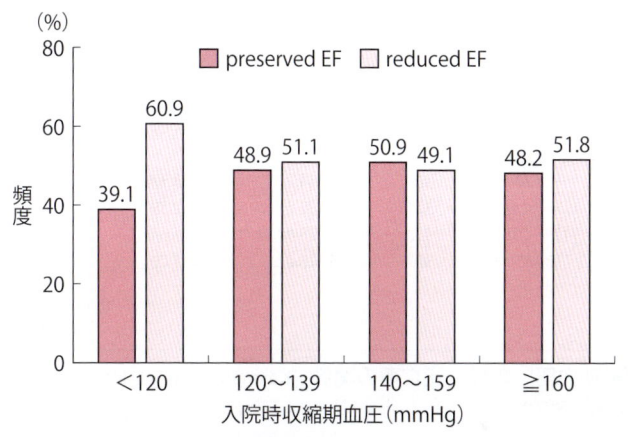

図3 ▶ 収縮期血圧と左室駆出率の関係 （Kajimoto K, et al. Int J Cardiol. 2013; 168: 4790-5[7]）改変）

3　入院時収縮期血圧と年齢の関係

　AHFS症例は高齢者が多く，高齢の心不全患者の死亡率は若年の患者と比較して当然ながらきわめて高い[8,9]．また，収縮期血圧および拡張期血圧は年齢とともに変化すると報告されている[10]．したがって，入院時SBPと予後の関係は年齢により相違を認める可能性があると我々は推測した．これを検証するために，我々は年齢別に入院時SBPと予後との関連性を評価した[11]．図4のように，65歳未満，65〜75歳，および76〜82歳の急性心不全患者では入院時SBP＜112またはSBP＜120にてのみ死亡率は有意に高くなることが示された．一方，83歳以上の急性心不全患者では入院時SBPの減少に伴い段階的に死亡率

年齢：4分割 （歳）	収縮期血圧：4分割 （mmHg）	患者数	イベントを有する 患者数	多変量解析		
				ハザード比	95%信頼区間	p値
<65	<112	292	48 (16.4)	4.07		<0.001
	112〜<138	292	15 (5.1)	1.41		0.410
	138〜<168	288	11 (3.8)	1.02		0.960
	≧168	298	11 (3.7)	1.00		
65〜75	<120	300	68 (22.7)	3.52		<0.001
	120〜<142	318	30 (9.4)	1.52		0.104
	142〜<170	281	25 (8.9)	1.36		0.293
	≧170	338	25 (7.4)	1.00		
76〜82	<120	262	86 (32.8)	2.68		<0.001
	120〜<140	274	41 (15.0)	1.29		0.265
	140〜<169	312	35 (11.2)	0.80		0.342
	≧169	288	44 (15.3)	1.00		
≧83	<122	309	137 (44.2)	3.37		<0.001
	122〜<142	321	104 (32.4)	2.39		<0.001
	142〜<165	332	83 (25.0)	1.64		0.010
	≧165	322	58 (18.0)	1.00		

図4▶ 収縮期血圧，年齢，死亡率の関係（Kajimoto K, et al. Int J Cardiol. 2015; 191: 100-6[11]改変）

が高くなることが示された．このように，入院時SBPと予後の関係は年齢により影響されるため，この関連性を活用する時は，個々の患者の年齢を念頭に入れて活用すべきであると考える．

4 入院時心拍数と院内予後の関係

"血圧＝1回心拍出量×心拍数×末梢血管抵抗"という血圧の定義から，血圧と心拍数は通常正の相関を認めると考えられている[12-14]．実際，ATTEND registryのデータから入院時のSBPと心拍数（HR）は図5のような相関関係を認めている．また，上記したように入院時SBPと死亡率は逆相関を認めることを考慮すると，入院時HRもSBP同様に死亡率と逆相関を認める可能性があると我々は推測した．これを検証するために，我々は入院時HR（洞調律のみ）と院内予後との関連性を評価した[15]．図6のように，入院時HRが低くなると

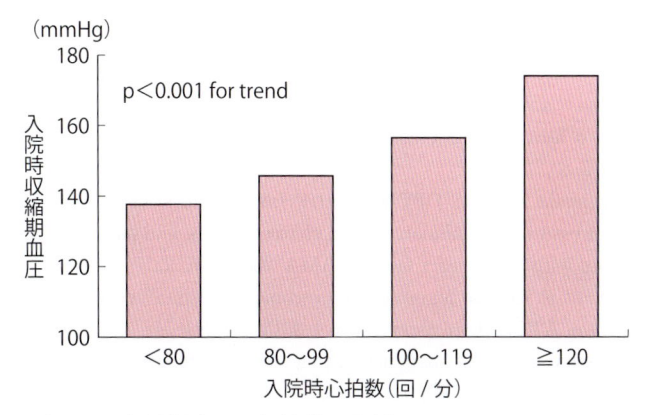

図 5 ▶ 収縮期血圧と心拍数の関係（Kajimoto K, et al. Int J Cardiol. 2013; 168: 4790-5[7]改変）

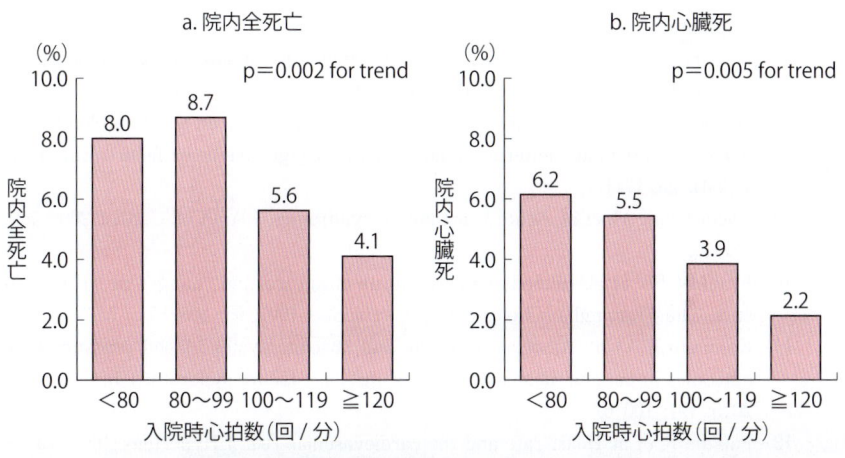

図 6 ▶ 心拍数と院内死亡率の関係（Kajimoto K, et al. Int J Cardiol. 2014; 171: 98-100[15]改変）

死亡率が上昇することが示された．特に心臓死においては入院時 HR と死亡率は逆相関を認めた．しかし，この所見は洞調律のみの急性心不全症例であり，また心拍数に影響する薬物（β遮断薬，ジゴキシンなど）を入院時内服下の症例を含んでいることから，入院時 HR と短期または長期予後との関連性については今後さらになる詳細な臨床研究が必要である．

■ 文献

1) Fonarow GC, et al. for the ADHERE Scientific Advisory Committee, Study Group, and Investigators. Risk stratification for in-hospital mortality in acutely decompensated heart failure. Classification and regression tree analysis. JAMA. 2005; 293: 572-80.
2) Gheorghiade M, et al. OPTIMIZE-HF Investigators and Coordinators. Systolic blood pressure at admission, clinical characteristics, and outcomes in patients hospitalized with acute heart failure. JAMA. 2006; 296: 2217-26.
3) Sato N, et al. Clinical features and outcome in hospitalized heart failure in Japan (from the ATTEND registry). Circ J. 2013; 77: 944-51.
4) Filippatos G, et al. An introduction to acute heart failure: definition and classification. Heart Fail Rev. 2007; 12: 87-90.
5) Shin DD, et al. Reviews of current and investigational pharmacologic agents for acute heart failure syndromes. Am J Cardiol. 2007; 99: 4A-23A.
6) Mebazaa A, et al. Practical recommendations for prehospital and early in-hospital management of patients presenting with acute heart failure syndromes. Crit Care Med. 2008; 36: S129-39.
7) Kajimoto K, et al. Relationship between systolic blood pressure and preserved or reduced ejection fraction at admission in patients hospitalized for acute heart failure syndromes. Int J Cardiol. 2013; 168: 4790-5.
8) Gustafsson F, et al. DIAMOND study group. Effect of age on short and long-term mortality in patients admitted to hospital with congestive heart failure. Eur Heart J. 2004; 25: 1711-7.
9) Gheorghiade M, et al. Acute heart failure syndromes. J Am Coll Cardiol. 2009; 53: 557-73.
10) Franklin SS, et al. Hemodynamic patterns of age-related changes in blood pressure. The Framingham Heart Study. Circulation. 1997; 96: 308-15.
11) Kajimoto K, et al. Association of age and baseline systolic blood pressure with outcomes in patients hospitalized for acute heart failure syndromes. Int J Cardiol. 2015; 191: 100-6.
12) Palatini P, et al. Heart rate and the cardiovascular risk. J Hypertens. 1997; 15: 3-17.
13) Francis GS, et al. Relative attenuation of sympathetic drive during exercise in patients with congestive heart failure. J Am Coll Cardiol. 1985; 5: 832-9.
14) Peterson PN, et al. A validated risk score for in-hospital mortality in patients with heart failure from the American Heart Association get with the guidelines program. Circ Cardiovasc Qual Outcomes. 2010; 3: 25-32.
15) Kajimoto K, et al. Low admission heart rate is a marker rather than a mediator of increased in-hospital mortality for patients with acute heart failure syndromes in sinus rhythm. Int J Cardiol. 2014; 171: 98-100.

<梶本克也>

1章 急性心不全の疫学・病態

2 病態
B. 肺うっ血をきたす血行動態異常

> **ここがポイント**
> - 急性心不全と慢性心不全の急性増悪は機序が異なる．
> - 急性心不全では，左室拡大があまりなくても肺水腫となりうる．
> - 慢性心不全では，左室拡大が著明でも肺水腫とならない場合もある．
> - 肺うっ血の機序には，fast pathway と slow pathway が関与する．
> - 肺うっ血安全率（pulmonary edema safety factor）に応じて肺うっ血の閾値が決まる．

　急性心不全において，肺うっ血の予防および治療は重要であるが，肺うっ血が進行した状態で，やっと肺うっ血と認識されるということも少なくない．急性心筋梗塞後に生じる急性心不全は比較的理解しやすいが，慢性心不全の急性増悪の場合は，様々な要因が絡み合い，病態を複雑にしている．急性心不全の分類に用いられる Forrester 分類にて，肺動脈楔入圧が 18 mmHg でうっ血の境を作られているため，肺うっ血がなければ肺動脈楔入圧は 18 mmHg 以下であるという誤解を持っている方も少なくない．この稿では，急性心不全あるいは慢性心不全の急性増悪時に生じる肺うっ血について，血行動態的観点から解説する．

1　急性心不全と慢性心不全の血行動態

　心血行動態を理解するうえで，最も重要な概念は，いかに全身に酸素の運搬者としての血液を送り届けるかということである．すなわち，心拍出量をいかに確保するかということである（図1）．健常人では，心拍出量が低下した場

図1 ▶ 心機能曲線

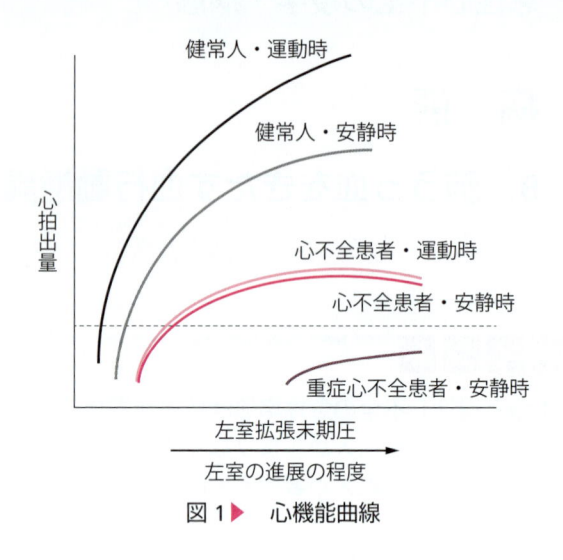

合，左室に血液を送り込むこと，すなわち左室の前負荷を増やすことにより，心拍出量を増加させることができる．一方，心不全患者においては，同様に左室前負荷を増やしても，心拍出量を増加させることはできない．心拍出量が足りない分，心収縮力を上げようと交感神経が賦活化するが，交感神経に対する左室の応答性が，急性心不全では限界に達しており，また慢性心不全では鈍っており，結果として左室の収縮力はあまり増加しない．左室前負荷をさらに増加させようとするため，左室拡張末期圧が上昇し，左房圧，肺静脈圧が上昇し，肺うっ血をきたす．肺うっ血を生じる際の急性心不全と慢性心不全の急性増悪時における血行動態の相違について言及する．

a．急性心不全

急性心不全では，急性心筋梗塞後の肺水腫を想像すると理解しやすい[1-3]．心収縮力が急激に低下するため，心拍出量が低下し，血圧も低下する（図2）．血圧低下に伴い交感神経系，レニン-アンジオテンシン系が賦活化され，動脈収縮，静脈収縮が生じ，血圧を維持しようとする．静脈系には体内の血液の約90％プールされているため，その収縮により大量の血液が静脈系から右室・左室に急速に還ってくる．急速な血液の増加に対して，右心系の拡大が起こり，また左室は心外膜の進展を伴う拡張を生じる時間的余裕がなく，Frank-Starlingの法則を用いて心拍出量を増加させることができない．心拍出量が増加し

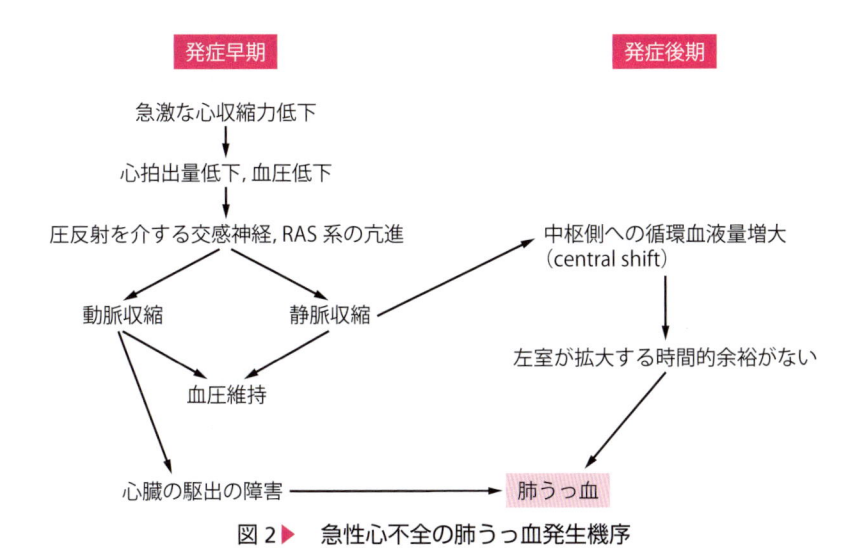

図2 ▶ 急性心不全の肺うっ血発生機序

ないため，左室の前負荷を増やして心拍出量を確保しようと，さらに静脈系から血液が右心系に戻され，左房圧の上昇，肺静脈圧の上昇が生じ，肺うっ血をきたす．

b．慢性心不全の急性増悪

　慢性心不全では，慢性的な交感神経やレニン-アンジオテンシン系の亢進が認められる（図3）[1-3]．さらに，圧受容体や化学受容体の感受性の低下が起こっており，さらに交感神経やレニン-アンジオテンシン系が活性化する．そのため，ゆっくりと循環血液量は増加し，左室は心外膜を押し広げながら拡大していく．左室の拡大により，左室壁を押す力（左室壁応力）は増大し，さらに左室拡大は進行する．ゆっくりと左室が拡大するため，初期には左室拡張末期圧の上昇は認めないが，やがて慢性的な左室拡張末期圧や左房圧の上昇状態となる．左室拡張末期圧の上昇が始まれば，左室壁応力がさらに増大し，左室拡大の進展速度が上昇する．左房圧が閾値を超えると，肺静脈圧が上昇し，肺うっ血が始まる．このように，急性心不全では，左室拡大が著明ではないのに，臨床的うっ血所見は顕著で，逆に慢性心不全では，左室拡大が著明な割に臨床的うっ血所見は乏しい（表1）．

```
交感神経,RAS系の慢性的な亢進 ──────→ 中枢側への循環血液量増大
           │                                    │
           ↓                                    ↓
   圧受容体や化学受容体の感受性低下          左室が拡大する時間的余裕がある
   レセプターの down regulation                  │
           │                                    │
           ↓                                    ↓
     心血行動態の慢性破綻 ──────────→ 左室拡大（肺うっ血軽度）←─┐
                                              │              │
                                              ↓              │
                                         左室壁応力の増大 ────┘
                                              │
                                              ↓
                    肺うっ血 ←────────── 左室拡張末期圧上昇
```

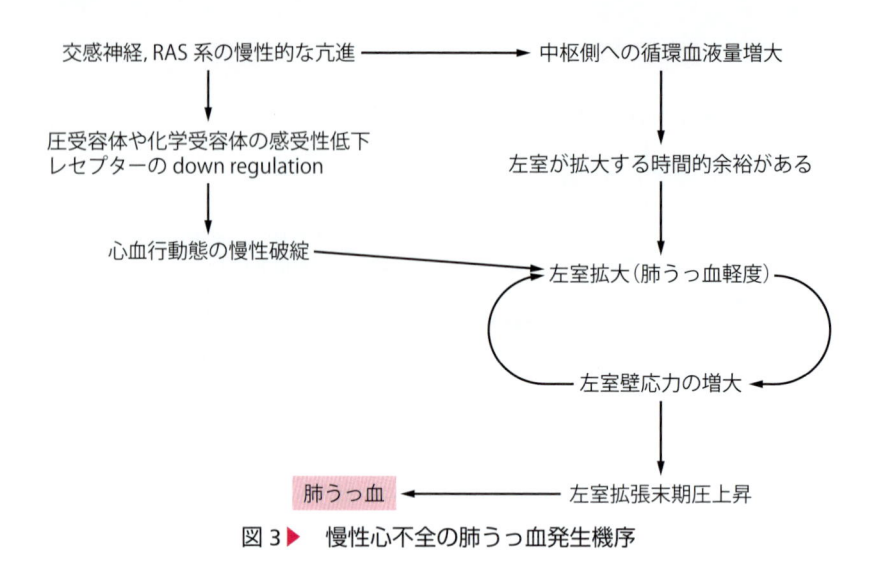

図 3 ▶ 慢性心不全の肺うっ血発生機序

■ 表 1 ■ 急性心不全と慢性心不全の病態の違い

	急性心不全	慢性心不全
心収縮能低下	軽度-高度	中等度-高度
左室拡大	軽度	高度
左室拡張末期圧の上昇	高度	中等度
肺うっ血	高度	軽度-なし
発生機序	血液の central shift	体液量の増大 （増悪時は血液の central shift）
血管収縮	中等度-高度	軽度

2　肺うっ血の発症様式

肺うっ血の発症様式には，fast pathway と slow pathway がある（図 4）[4]．炎症や興奮など様々な原因で交感神経が賦活化される．交感神経の刺激により，レニン-アンジオテンシン系が賦活化され，体内に塩分・水分が蓄積し，肺うっ血を生じる．これは，slow pathway を介した肺うっ血の発症様式で，うっ血をきたすまでに約 2 週間かかるといわれている．一方，fast pathway を介した系では，同様な交感神経の刺激により，血液の約 90％がプールされている静

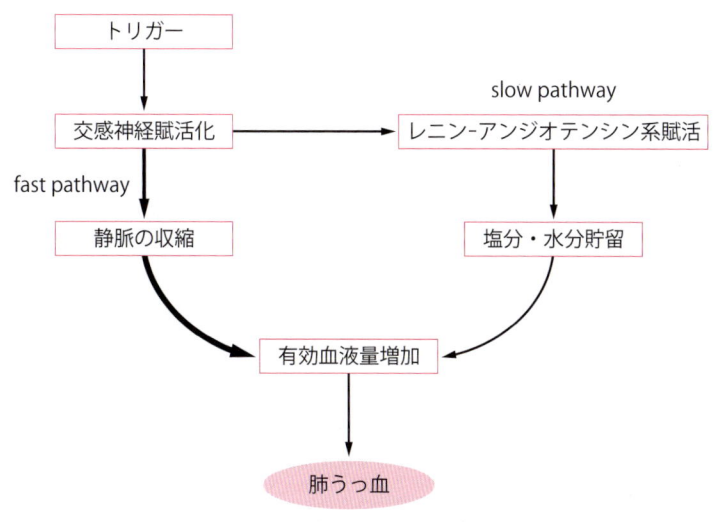

```
         ┌──────────┐
         │ トリガー  │
         └────┬─────┘
              ↓                    slow pathway
         ┌──────────────┐        ┌─────────────────────┐
         │ 交感神経賦活化 │───────→│ レニン-アンジオテンシン系賦活 │
         └────┬─────────┘        └──────────┬──────────┘
    fast pathway                             ↓
         ┌──────────┐                 ┌──────────────┐
         │ 静脈の収縮 │                │ 塩分・水分貯留 │
         └────┬─────┘                 └──────┬───────┘
              │      ┌──────────────┐        │
              └─────→│ 有効血液量増加 │←──────┘
                     └──────┬───────┘
                            ↓
                       ╭─────────╮
                       │ 肺うっ血 │
                       ╰─────────╯
```

図4▶　肺うっ血の発症様式

脈系から血液が心臓の方に急速に流れ込む．そのため，2〜3日で肺うっ血をきたす．急性心不全の発症時には，fast pathway を介する場合が多い．一方，慢性心不全の急性増悪時には，slow pathway の進展のみで肺うっ血をきたす場合と，slow pathway で体液量が増えている状態で，さらなるトリガーにより fast pathway を介して肺うっ血をきたす場合がある．

3　肺うっ血の胸部 X 線所見

　肺うっ血の重要な所見である肺血管陰影を胸部 X 線写真で評価することは難しい．患者が座位であるか立位であるかといった撮影条件から，左心不全の約 30% に併存するといわれている COPD など基礎肺疾患の存在や重要度により，大きく影響を受ける．うっ血のある心不全患者において，胸部 X 線写真で肺うっ血の所見を認めるのは約 60% といわれている[5]（表2）．しかし，それでも胸部 X 線写真は肺うっ血を評価する重要な検査である．

　胸部 X 線写真の読影法は，個人により異なるが，ある一定のルールをもってみることが重要である．上葉と下葉の血管陰影の差に注目する（図5）．通常は，下葉の血管陰影は上葉に比べ太い．上葉と下葉の血管陰影の比較には，肺を肺門部から胸壁のところまでを 3 分画した真ん中で評価するとわかりやす

■ 表2 ■ うっ血の臨床マーカーの診断価値

sign or symptom	sensitivity	specificity	PPV	NPV
労作時呼吸困難	66	52	45	27
起座呼吸	66	47	61	37
浮腫	46	73	79	46
頸静脈怒張	70	79	85	62
S3	73	42	66	44
胸部X線				
心拡大	97	10	61	-
肺血管再分布	60	68	75	52
間質浮腫	60	73	78	53
胸水	43	79	76	47

（Gheorghiade M, et al. Eur J Heart Fail. 2010; 12: 423-33)[5]

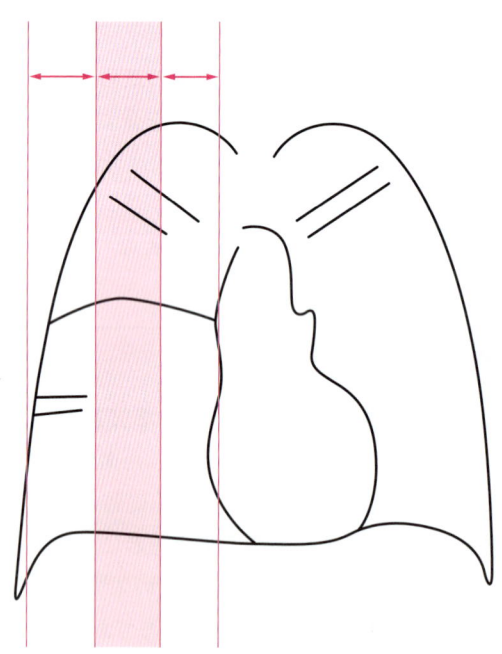

図5▶ 胸部X線での肺うっ血の所見
肺を肺門部から胸壁のところまでを3分画した真ん中で，肺血管は評価しやすい．うっ血が始まると3分画した外側（胸壁側）の血管陰影が目立つようになる．KerleyのB lineは胸壁側に認められる．

い．ちなみに，健常人では，3分画した外側（胸壁側）では血管陰影は認めにくい．肺静脈は 0.3 mm と細いので，肺静脈の拡張がない場合は胸部 X 線や胸部 CT では認められない．

肺動脈血流が増加した場合と肺動脈圧が上昇した場合に肺血管陰影の増強が認められる．

a．肺動脈血流が増加した場合

肺血管陰影が，3分画した外側（胸壁側）のような末梢で著明となる．血管は均一に太く，血管の辺縁が明瞭となり，胸膜付近までたどることができる．病態としては，甲状腺機能亢進症，重症貧血，妊娠のような高心拍出量状態が一般的で，心室中隔欠損症のような左-右シャント疾患もあげられる．

b．肺血管抵抗が増加したとき

肺血管陰影が，3分画した外側（胸壁側）のような末梢で著明となる．血管は下葉では収縮し細くなり，上葉では拡張して太くなる．血管の辺縁が不鮮明になるが，胸膜付近までたどることができる．病態としては，左室拡張末期圧あるいは左房圧（肺動脈楔入圧）が上昇したときがあげられる．左房圧の上昇に伴い，肺の間質浮腫所見，肺うっ血所見を認めるようになる．

胸部 X 線で肥厚した肺静脈が見えてきて線状影に見えるのを，Kerley's B line という．Kerley's B line は肺静脈のうっ血，間質の肥厚以外にもリンパ管の肥厚でも認めることがあるが，臨床上は肺静脈の肥厚と捉える．

c．肺動脈楔入圧と肺血管陰影

急性心不全において，肺血管陰影と肺動脈楔入圧（PCWP）とは相関がある[6]．PCWP が 8 mmHg 以下では肺血管陰影は正常である．PCWP が 10～12 mmHg まで上昇すると，肺下葉の血管陰影が肺上葉の血管陰影と同等あるいはそれ以下になる．PCWP が 12～18 mmHg となると，間質に水が漏れ出るため血管陰影の辺縁が徐々に不鮮明となっていく．Kerley の B line を認めるようになる．PCWP が 18～20 mmHg を超えると肺水腫が生じる．

4 肺毛細管・肺間質の生理

a．肺毛細管の特徴

　肺毛細血管圧は約 7 mmHg と全身の毛細血管に比べ低く，肺間質圧は約 −5〜−8 mmHg の陰圧である[5]．肺毛細血管は透過性が高く，蛋白質も通過しやすい状態であるため，肺間質の膠質浸透圧は 14 mmHg と高い．肺胞壁はきわめて薄く，その上皮は弱いため，肺間質が陽圧となると，容易に穴が開いてしまい，肺胞内に液体が流れ込む．肺胞を虚脱させないためにも肺間質は陰圧でないといけない．肺毛細間から間質に向かう濾過圧が約 1 mmHg とわずかにあるため，絶えず肺間質に体液は移動するが，間質内のリンパ管によりドレナージされる（図6）．このリンパ管のドレナージ機構により，肺間質は陰圧となっており，肺胞は dry に保たれている．

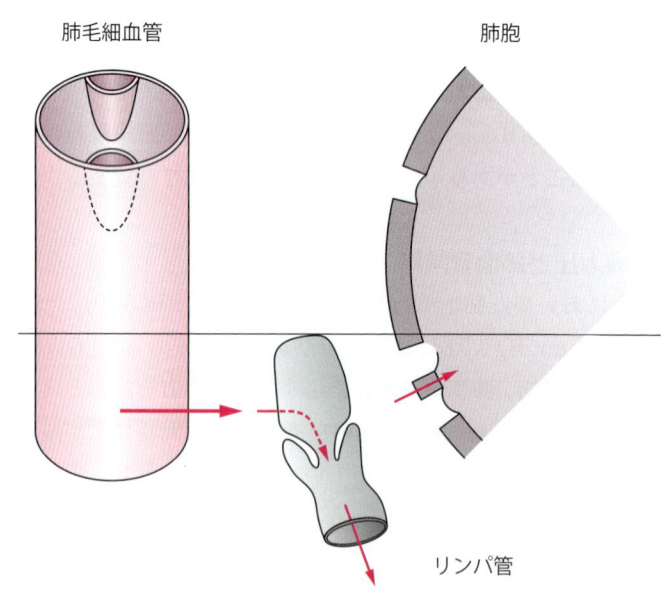

図6▶ 肺毛細血管・肺間質・肺胞の関係
肺間質にあるリンパ管が，肺毛細血管から流出した体液をドレナージする．

b．肺うっ血

肺うっ血を生じるには，肺間質が陰圧から陽圧になる必要がある．左心不全のように肺静脈圧の上昇，肺毛細血管圧の上昇による肺間質への体液の移動か，肺炎のように肺毛細血管の障害による血管から肺間質への体液のリークが起こっている．

c．肺うっ血安全率（pulmonary edema safety factor）

肺毛細血管圧が肺毛細血管の膠質浸透圧より上昇すると肺うっ血が起こる．通常，健常人では，膠質浸透圧は 28 mmHg 程度であるため，肺うっ血を生じるためには肺毛細血管圧は通常の 7 mmHg から 28 mmHg 以上に上がる必要がある．肺毛細血管圧は，通常左房圧より 1〜2 mmHg 高いので，左房圧が 26 mmHg を超えると肺うっ血が生じる（図7）．肺うっ血を生じない左房圧・肺毛細血管圧に達するまでどの程度かということを示す指標を肺うっ血安全率（pulmonary edema safety factor）という[5]．急性心不全の pulmonary edema safety factor は 28−7＝21 mmHg となる．慢性心不全では，慢性的に肺毛細血管圧は上昇しているため，肺間質のリンパ管のドレナージ能力は 10 倍以上となり，肺間質に体液が流れ込んでもドレナージすることができる．慢性心不全の進行の程度や速度にもよるが，肺毛細血管圧が 40〜45 mmHg となっても

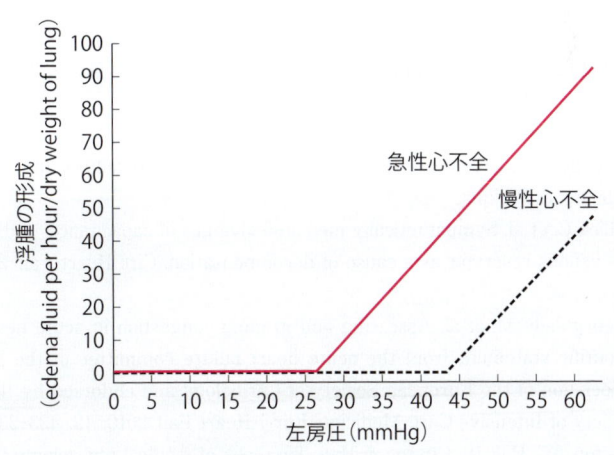

図7 ▶ 肺うっ血安全率（pulmonary edema safety factor）
急性心不全では，肺動脈楔入圧が 26 mmHg 以上で浮腫の形成が始まり，慢性心不全では 43 mmHg 以上で始まる．

肺うっ血は生じない．慢性心不全の pulmonary safety factor は 45－7＝38 mmHg となる．このように，肺動脈楔入圧が 40 mmHg を超えても，慢性心不全の場合は pulmonary safety factor が高いため肺うっ血をきたさない．

　臨床上，肺うっ血を認めることを「臨床上うっ血（clinical congestion）」といい，肺うっ血は認めない状態を「血行動態的うっ血（hemodynamic congestion）」という．血行動態的うっ血状態では，肺うっ血はないが，左室拡張末期圧や左房圧は著しく増加しており，左室からみればうっ血状態である．実際，この状態では BNP も著しく増加している．血行動態的うっ血の状態で治療に介入しなければ，急性増悪したときに，左室充満圧の著しく高い電撃性肺水腫となり，治療に難渋することも危惧される．

おわりに

　肺うっ血の生じるメカニズムについて解説した．肺うっ血安全率をみると，肺うっ血がなくても，左室充満圧が高い場合が想定される．さらに，肺うっ血の発症様式や肺うっ血の発症様式により，体液貯留が主原因であれば利尿薬，血液の central shift が主因であれば血管拡張薬を中心に治療を考慮できる．このように，肺の生理，肺うっ血の血行動態を理解したうえで，急性期の肺うっ血の治療にあたることが望ましい．

■文献

1) 大西勝也．カテーテル時代に知っておきたい新しい心血行動態入門．大阪: メディカ出版; 2014.
2) Braunwald's heart disease. 9th ed. Saunders; 2012.
3) Hosenpud JD, Greenberg BH. editors. Congestive heart failure. 2nd ed. Lippincott Williams & Wilkins.
4) Fallick C, et al. Sympathetically mediated changes in capacitance: redistribution of the venous reservoir as a cause of decompensation. Circ Heart Fail. 2011; 4: 669-75.
5) Gheorghiade M, et al. Assessing and grading congestion in acute heart failure: a scientific statement from the acute heart failure committee of the heart failure association of the European Society of Cardiology and endorsed by the European Society of Intensive Care Medicine. Eur J Heart Fail. 2010; 12: 423-33.
6) Guyton AC, Hall JE. Guyton & Hall. Textbook of medical physiology. 11th ed. Elsevier Saunders; 2006.

〈大西勝也〉

1章 急性心不全の疫学・病態

2 病　態
C. 心腎連関

> **ここがポイント**
> - 急性心不全において腎機能障害は高頻度に合併する．
> - 急性心不全における様々な要素が腎機能に影響を及ぼす．
> - 基礎腎機能の不良な急性心不全症例は予後不良である．
> - 急性心不全加療中の腎機能の変動の意義については今後さらなる検討が必要である．
> - 糸球体濾過量マーカーのみでなく新規の腎機能指標も有用である．

1 心不全と腎不全

　心臓と腎臓は血行動態の維持に深く関わるという点で緊密な関係にある臓器である．血管により直接接続され，また神経系・内分泌系を介して互いに影響を及ぼしあっている．このような緊密な関係にある2つの臓器はやはり他方の影響を受けやすい．また糖尿病や高血圧といった動脈硬化性の基礎疾患は心臓および腎臓に共通の疾患基盤を形成するため2つの臓器障害が併存することもまれではない．

　このような背景から心臓と腎臓について一方の臓器の機能不全が他方の臓器の機能不全を誘発することが知られており，これを心腎連関とよぶ．心腎連関を原因と結果および慢性と急性の観点から分類したものが心腎症候群（cardiorenal syndrome: CRS）として提唱されている．心腎症候群の概念を図1に示す[1]．

　本稿の内容はこの分類でのCRS type 1が中心になるが，急性心不全を管理するにあたってはCRS type 3を見逃さないことが重要である．CRS type 3の

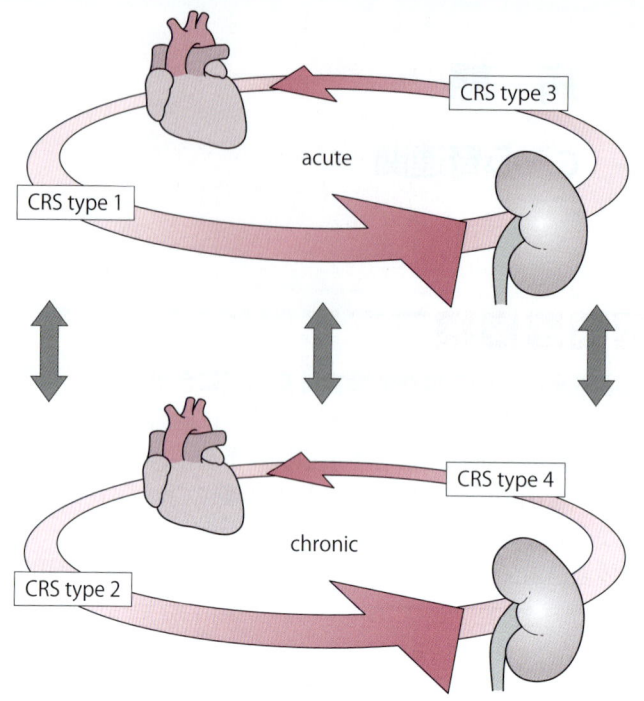

図1▶ CRSの概念（Ronco C, et al. Contrib Nephrol. 2010; 164: 33-8[1]）

　鑑別疾患として，腎梗塞や原発性急性糸球体腎炎・ネフローゼ症候群，造影剤腎症などがあげられる．このような基礎疾患を背景に急性の肺水腫，下腿浮腫や起座呼吸といった所見を呈する症例が存在することには注意が必要である．これらの疾患は特異的な治療が存在する場合があるため，腎機能低下を伴う心不全症候群で心機能が比較的保たれている場合には尿所見にも注意を払い異常所見がみられる場合には腎臓専門医へのコンサルトを検討するなど十分な注意が必要である．

2 急性心不全における心腎連関

　心不全状態やそれに伴う治療介入は血行動態に様々な影響を与え，腎機能に悪影響を及ぼす．このような心不全に関連して生じる腎機能悪化の病態生理に

ついて現時点での想定されている機序を以下に記す．

a．低灌流仮説

　心機能低下による低心拍出量は全身臓器の低灌流をもたらす．特に腎臓は血液灌流量の多い臓器であり低灌流の悪影響を受けやすい．このような観点から心不全における腎機能障害の責任の多くの部分を臓器低灌流が負っていると考えられてきた．この仮説を裏付けるように，末期心不全状態から左室補助デバイスを装着し心機能が改善した患者は装着前に比べて各種の腎機能指標が改善することが知られている[2]．また，心室再同期療法も腎機能を改善させる効果があるとされる[3]．このように低灌流は急性心不全における腎機能障害の一端を占めているのは間違いないが，CRSの発症は低灌流のみでは説明ができないというデータも蓄積されてきている．一例として急性心不全患者の血行動態を右心カテーテル検査によって詳細に検討したESCAPE試験がある．この試験では心係数とCRSの発症に関連がないことが示された[4]．このデータからもCRSの成因について低灌流以外の原因に目を向ける必要性が示唆される．

b．腎うっ血仮説

　心不全の病態形成において低灌流と並んで重要な要素が体うっ血である．体うっ血は低心拍出に対する代償機構によって蓄えられた水分が血管内に貯留し静脈圧を上昇させることで生じる．右心系のうっ血は大静脈系を介して腎静脈のうっ血に至る．腎静脈の圧上昇が尿量の低下につながることははるか昔にイヌの摘出腎の実験で示されている[5]．この知見はESCAPE試験でみられた高い中心静脈圧と不良な腎機能との関連により裏付けられており興味深い[6]（図2）．
　また，これに付随して近年では腹腔内圧の腎機能に対する影響も注目されている．腹腔内圧の上昇はときに腹部外傷の患者などで問題となる．上昇した腹腔内圧は腎動静脈や尿管などを圧迫し腎機能に悪影響を与えるとされる．心不全患者においては腹腔内臓器のうっ血による容量の増大や胸腹水の貯留が腹腔内圧の上昇につながるとされている．実際に心不全患者での腹腔内圧を測定した研究では急性心不全患者の60%では腹腔内圧が上昇しており，利尿薬を用いた治療によりこの腹腔内圧が低下することが示された[7]．また，この研究において治療中にみられた腹腔内圧の低下と腎機能指標の改善の間には相関関係があり，ヒトにおいても上昇した腹腔内圧が腎機能の低下に寄与している可能性

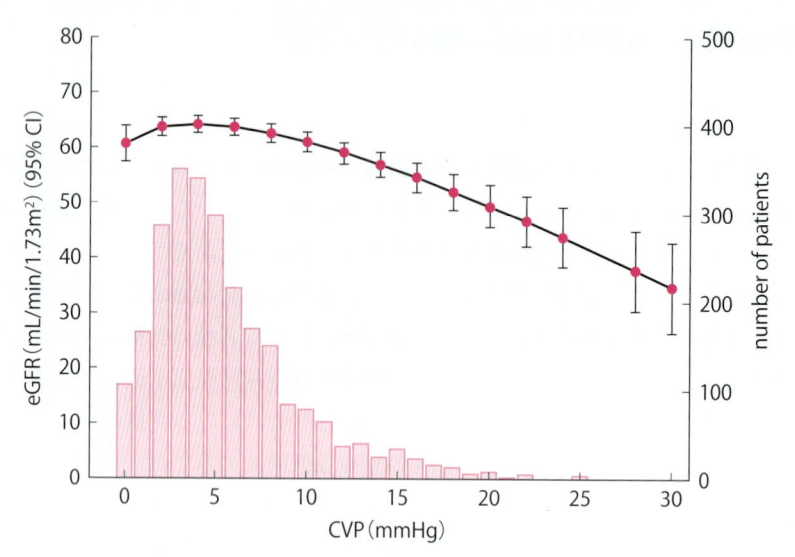

図2▶ 中心静脈圧とeGFRの関係（Damman K, et al. J Am Coll Cardiol. 2009; 53: 582-8）[6]

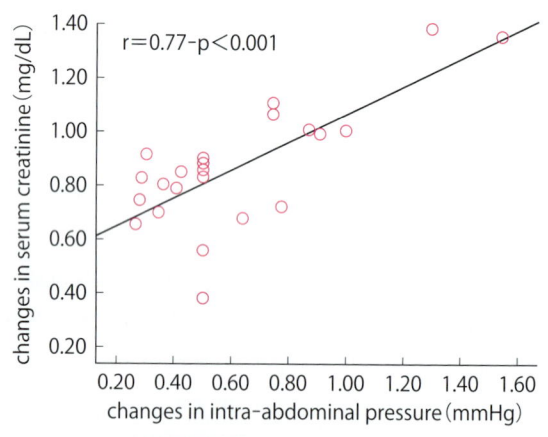

図3▶ 心不全治療経過における腹腔内圧とeGFRの変動の相関（Mullens W, et al. J Am Coll Cardiol. 2008; 51: 300-6）[7]

が示唆されている（図3）.

c．治療介入による影響

　急性心不全患者が入院直後に投与される薬剤として最も多いものが利尿薬である．利尿薬は直接的に血管内容量を低下させる．これにより腎灌流量が低下し腎機能の低下がみられることはきわめて一般的に遭遇する事象である．

　また，心不全患者に対して生命予後改善効果が示されており，頻用されるレニン-アンジオテンシン系（RAS）阻害薬も腎機能に影響を及ぼす．腎臓においてこれらの薬剤は輸出入細動脈の血管収縮のバランスを調整し，長期的に腎保護に働く．しかし，この作用は糸球体濾過量（glomerular filtration rate: GFR）の低下を代償にもたらされる．入院中に RAS 阻害薬の投与が開始される場合もあり，これによる GFR の低下も腎機能低下としてとらえられている可能性もある．

　このように心不全におけるさまざまな事象が腎機能へ影響を及ぼす．このような作用によってみられる腎機能の変動が患者予後に及ぼす影響については下記に記すように様々な臨床データが得られている．

3　急性心不全における予後予測因子としての意義

a．基礎 GFR が予後に与える影響

　急性心不全で入院を要した患者群について，入院時 GFR が通常，軽度障害，中等度〜高度障害に分類して予後を検討したメタアナリシス[8]では，1 年間のフォローアップ期間中の総死亡率はそれぞれ 24％，38％，51％と階段状に悪化することが示された（図 4）．また，わが国で行われた急性心不全に対する多施設レジストリである ATTEND 研究に登録された患者群でも同様の傾向を示しており，入院中の全死亡について GFR が 50 mL/min を下回る場合の調整後オッズ比は 2.36（95％信頼区間 1.75-3.18）であったと報告されている[9]（図 5）．

　以上のデータは基礎腎機能が不良な心不全症例は予後が悪く，基礎腎機能が良好な例よりも注意が必要であることを端的に示している．このような情報から臨床的には基礎腎機能不良の患者が心不全で入院加療を要するときに，より積極的な治療を早期に開始する必要性があることを示唆している．

b．心不全の経過中の GFR 低下が予後に与える影響

　基礎腎機能に加えて心不全入院加療中の腎機能の変動も重要な予後予測因子

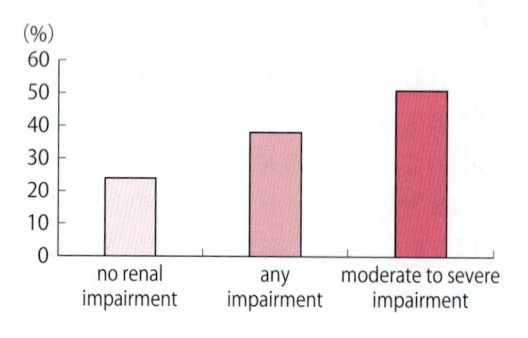

図4▶ 腎機能障害の有無による1年間死亡率（Smith GL, et al. J Am Coll Cardiol. 2006; 47: 1987-96[8]）を参考に作図）

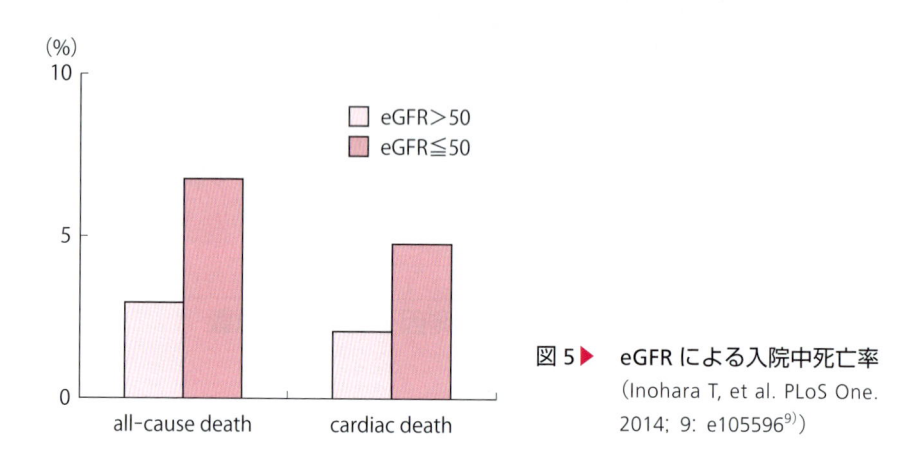

図5▶ eGFRによる入院中死亡率
（Inohara T, et al. PLoS One. 2014; 9: e105596[9]）

であることが以前から知られている．前述したような理由により急性心不全の入院加療中に腎機能指標が変動，特に悪化することは比較的頻繁に遭遇する状況である．このような心不全加療中の腎機能の悪化が不良な予後と関連するという報告が多くある．

定義にもよるが急性心不全の加療中にみられる腎機能悪化（worsening renal function: WRF）の発症率はおおむね30%程度と考えられており，その多くは入院後3〜5日以内に生じるとされている[10]（図6）．この時期は利尿薬などの積極的な治療が行われ体液量が大幅に変動する時期であり，また入院後の治療が無効で悪化の一途をたどる症例が存在する時期でもある．このようなWRFが生じた症例はハイリスク群であることが知られている．8つの前向き研究のメタアナリシスではWRFを血清クレアチニン値の0.2 mg/dL以上の上昇と定義した場合，WRFが生じた症例の全死亡率のオッズ比は1.62であったとされて

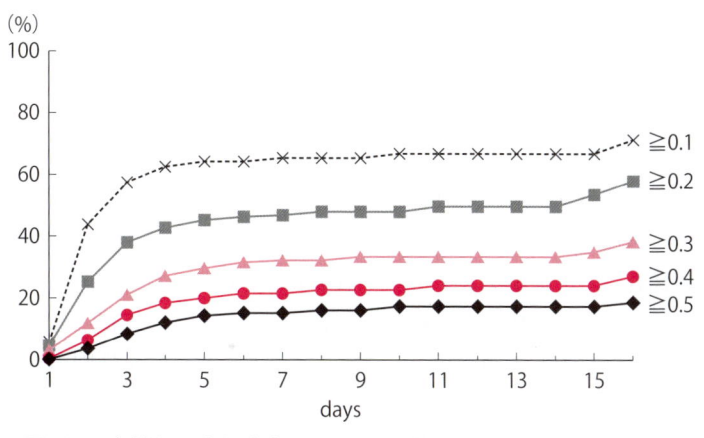

図6 急性心不全加療中のWRFの累積発症率（Gottlieb SS, et al. J Card Fail. 2002; 8: 136-41[10]）

いる[11]．WRFのリスクファクターとして，高齢，合併症（糖尿病，高血圧，貧血），薬剤投与（RAS系阻害薬，利尿薬，強心薬投与），肺水腫の存在やKillip分類，不良な駆出率などが知られている．

以降も心不全加療中のWRFは心不全患者のリスク因子であるという報告が相次いだが，近年ではこの見解に異議を呈する報告も散見される．うっ血指標が残存していない症例ではWRFが予後不良因子にならないというMetraらの報告[12]や，WRFのみでなく，加療中に腎機能が改善する（improving renal function: IRF）ことも予後不良の指標であるといった報告[13]である．また，入院中のGFR低下の原因として重要であると考えられる利尿薬の投与戦略に関して行われたDOSE試験では一過性の腎機能悪化が利尿薬高用量投与群で多い傾向がみられたが，予後について低用量群と高用量群に有意差はみられなかった[14]．以上のように，WRF・IRFの予後における意味合いについては結論が出ておらず，さらなる詳細な検討が必要であると考えられる．

4　心腎連関のバイオマーカーとその課題

上記のように，心不全における腎機能の評価は予後の推測や治療方針の計画においてきわめて重要であり，信頼のおける指標が必要である．腎臓には糸球体濾過，各種物質の再吸収，尿濃縮など様々な機能があるが，ここではGFRの

マーカーとそれ以外に分類して紹介する.

a．GFRマーカー
1）血清クレアチニン

　GFRのゴールドスタンダードは1日蓄尿におけるクレアチニン量であるが，急性期の腎機能を評価する上で測定に24時間を要することは現実的ではない．このため代替として血清クレアチニン値が汎用されている．クレアチニンは年齢・性別によって基準値が異なるため，補正式によってeGFRとして評価されることが多い．しかしこの式によって補正されるのは年齢・性別のみである．クレアチニンの供給源である筋肉量は栄養状態の影響を大きく受けるため，栄養状態不良の患者が多く含まれる心不全患者ではeGFRが過大評価されている恐れがある．

2）血清シスタチンC

　GFRの指標として近年臨床応用されている血清シスタチン値はクレアチニンと比較して筋肉量の影響などを受けにくく，栄養状態不良の患者を多く含む群でも正確なGFRの推定が可能であるとされている．また，軽度の腎障害の時点から上昇がみられ，早期の腎機能障害の検出に有用であるとされている[15]．今後，WRFをはじめとする急性腎障害（acute kidney injury: AKI）においてより鋭敏なマーカーとなりえるかどうか，さらなる検討が必要である．

b．GFR以外の腎機能指標

　心腎連関の重要な指標として用いられてきたGFRマーカーであるが，上述したように近年ではこれらのマーカーの悪化が必ずしも予後不良ではないという矛盾したデータもみられている．腎機能の観点から心不全治療を考える際にGFRマーカー以外の腎機能指標が必要であることが示唆される．このような背景から，各種の新規腎機能マーカーについて心不全での臨床研究が行われている．

1）近位尿細管マーカー

　AKIにおいてその急激な腎機能の変動の主体は近位尿細管であると考えられており，近位尿細管へのダメージを直接観察できるマーカーがこの観点から有用であると考えられ，検討されている．N-acetyl-β-D-glucosaminidase (NAG), neutrophil gelatinase-associated lipocalin (NGAL), kidney injury molecule-1（KIM-1）などが代表的な尿細管マーカーである．

　a）N-acetyl-β-D-glucosaminidase（NAG）

　NAGは近位尿細管のリソソームに存在する酵素で，近位尿細管へダメージが及ぶと尿中へと逸脱する．尿中NAG濃度は周術期患者などでAKIの予測因子となることが報告された．また，いくつかの慢性心不全患者を対象とした研究においてeGFRと独立して予後予測因子であることが示された[16,17]．これらの結果から，慢性心不全患者においてWRFの予知指標として期待され，GISSI-HFにおいてその有用性が評価されたが，残念ながらその予測能は後述するKIM-1に劣るとされた[18]．しかし，BNPをはじめとする各種のうっ血指標と強く相関し，利尿薬投与によるうっ血解除により速やかに尿中への漏出が低下するということも示されており[19]，うっ血が心不全患者の腎機能悪化の一端を担っているという昨今の見解と一致する興味深いマーカーである．

　b）kidney injury molecule-1（KIM-1）

　KIM-1は細胞膜に存在する糖蛋白で，障害された血管内皮のアポトーシスに伴って発現する．正常腎では発現がみられないが，尿細管障害に伴って24時間以内に発現が上昇し，尿中で測定可能となる．尿中KIM-1はNAG同様心不全患者の予後予測因子[16,17]となると考えられている．また，慢性心不全患者におけるWRF発症の予測能において他の2つのマーカーよりも優れているとされている[18]．

　c）neutrophil gelatinase-associated lipocalin（NGAL）

　NGALは障害を受けた腎において誘導され血中および尿中の濃度が上昇する．他の尿細管マーカーと同様に慢性心不全患者における検討において血清NGAL濃度が高値である症例は予後が不良であることが知られている[17]．急性心不全患者における検討では，入院時に血清NGALが高値であった群のWRF発症のオッズ比は7.4であったとされ，血清NGAL濃度は急性心不全におけるWRFの予測因子であるとされている（図7）[20]．

2）その他の指標

　a）尿中アルブミン

　尿中に流出するアルブミンは糸球体および尿細管障害の両方の指標であるとされ，各種腎疾患では重要な評価指標である．糖尿病性腎症においても尿中アルブミンの出現と治療による消失は予後にかかわる非常に重要な指標として考えられている．心不全患者においても予後予測の指標であることが示されてお

図7▶ 血清 NGAL 濃度と WRF （Aghel A, et al. J Card Fail. 2010; 16: 49-54[20]）

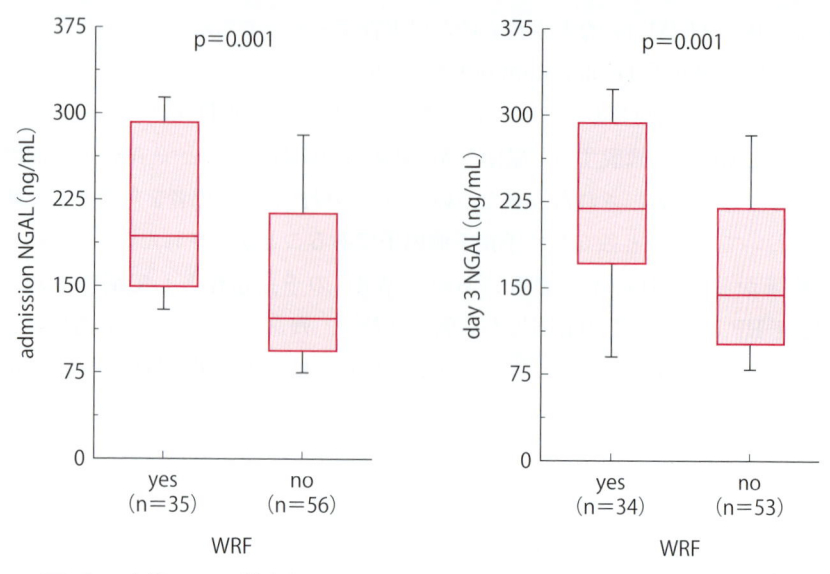

り，慢性心不全患者を対象とした大規模臨床試験である CHARM 試験[21]および GISSHI-HF 試験[22]において評価されている（図8）．いずれの試験においても尿中へのアルブミンの流出量は心不全患者の予後と相関がみられた．我々はこのような尿中アルブミン濃度の急性心不全患者における動態を検討した[23]（図9）．この検討では心不全の急性非代償期では尿中へのアルブミンの流出が著明に亢進しており，治療によってすみやかな減少がみられることが示された．このような急性期の変動から尿中へのアルブミンの流出は心不全による臓器への負荷を反映している可能性が考えられる．今後は心不全の臓器障害の指標として尿中アルブミン濃度の測定が有用かどうかの検討が必要であると考えている．

　b）尿浸透圧

　尿浸透圧は様々な要素で規定されるが，心不全患者における検討は少なくその病的な異議は明らかではなかった．近年，今村らは急性心不全で入院した患者について尿浸透圧を測定し，その値がトルバプタンへの反応性と相関することを報告した[24]．同様に我々は急性心不全で入院した患者の入院時の尿浸透圧と予後との関連を評価した[25]．心不全患者の尿浸透圧は GFR マーカーや入院前の利尿薬投与，血清電解質濃度などによって規定されていた．そして，入院

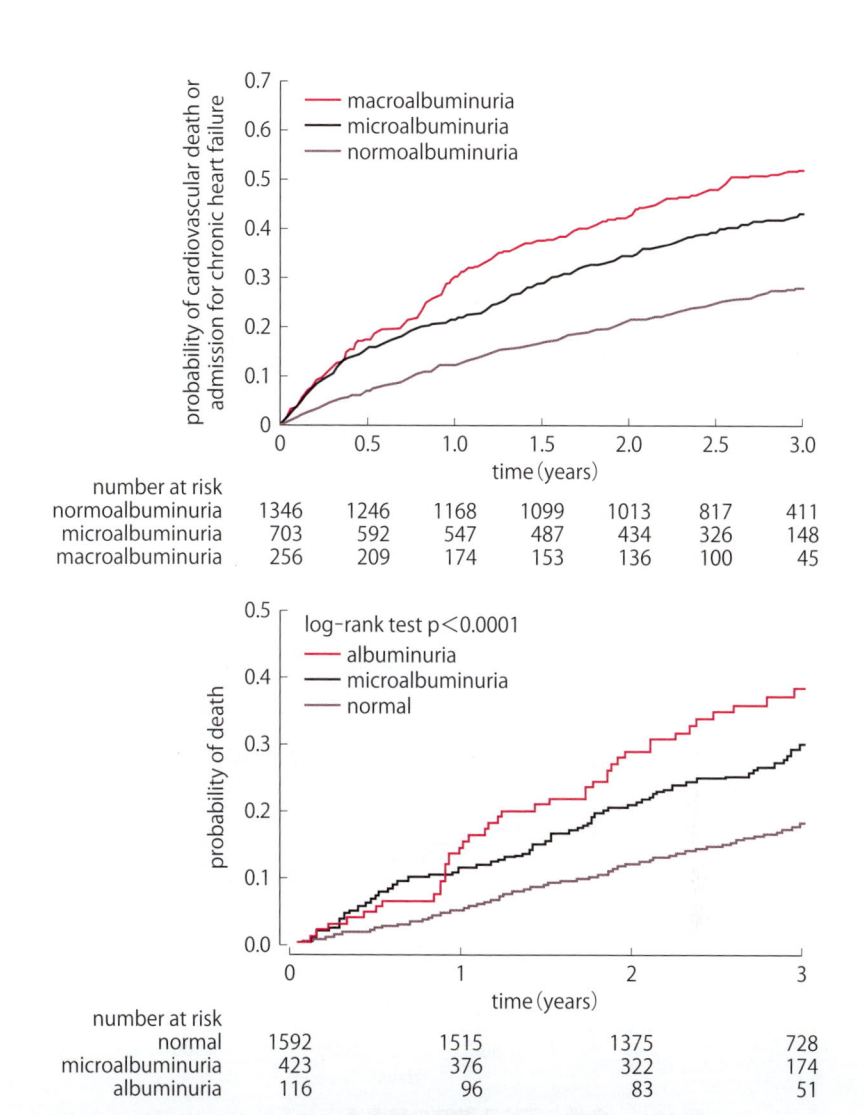

図8▶ 尿中アルブミンと心不全患者の予後（Jackson CE, et al. Lancet. 2009; 374: 543-50[21]、Masson S, et al. Heart Fail. 2010; 3: 65-72[22]）

時の尿浸透圧低値は基礎腎機能などの従来の予後指標と独立した予後不良因子であった（図10）．

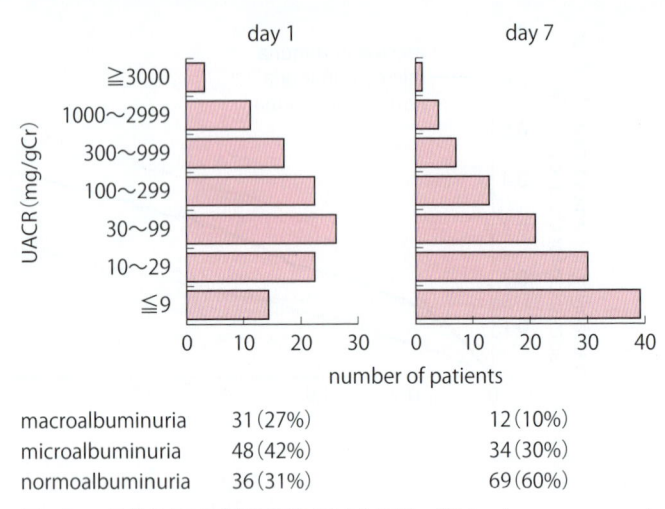

	day 1	day 7
macroalbuminuria	31 (27%)	12 (10%)
microalbuminuria	48 (42%)	34 (30%)
normoalbuminuria	36 (31%)	69 (60%)

図9 ▶ 急性心不全加療前後の尿中アルブミン（Koyama S, et al. Circ Heart Fail. 2013; 6: 227-32[23]）

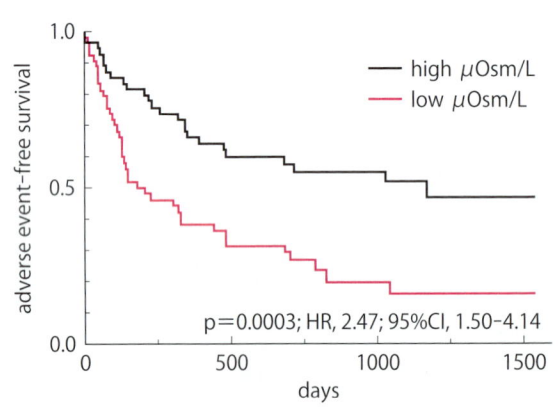

図10 ▶ 急性心不全入院時の尿浸透圧と予後（Koyama S, et al. Int J Cardiol. 2014; 174: 158-9[25]）

おわりに

　心不全診療において腎機能は重要な要素であるが，これを腎臓の多面的な要素を評価するにあたってGFRマーカーのみで議論するのは難しい．このため，心腎連関においても多様なマーカーが提案され，検討されている．**これらの**

マーカーを適切なタイミングで測定しデータを蓄積していくことで，今後心不全急性期における心腎連関の病態生理への理解が深まることが期待される．

■文献

1) Ronco C, et al. Fluid overload: Diagnosis and management. Contrib Nephrol. 2010; 164: 33-8.
2) Brisco MA, et al. Prevalence and prognostic importance of changes in renal function after mechanical circulatory support. Circulation: Heart Failure. 2014; 7: 68-75.
3) Boerrigter G, et al. Cardiac resynchronization therapy improves renal function in human heart failure with reduced glomerular filtration rate. J Card Fail. 2008; 14: 539-46.
4) Nohria A, et al. Cardiorenal interactions. J Am Coll Cardiol. 2008; 51: 1268-74.
5) Winton FR. The influence of venous pressure on the isolated mammalian kidney. J Physiol. 1931; 72: 49-61.
6) Damman K, et al. Increased central venous pressure is associated with impaired renal function and mortality in a broad spectrum of patients with cardiovascular disease. J Am Coll Cardiol. 2009; 53: 582-8.
7) Mullens W, et al. Elevated intra-abdominal pressure in acute decompensated heart failure. J Am Coll Cardiol. 2008; 51: 300-6.
8) Smith GL, et al. Renal impairment and outcomes in heart failure. J Am Coll Cardiol. 2006; 47: 1987-96.
9) Inohara T, et al. Prognostic impact of renal dysfunction does not differ according to the clinical profiles of patients: Insight from the Acute Decompensated Heart Failure Syndromes (ATTEND) Registry. PLoS One. 2014; 9: e105596.
10) Gottlieb SS, et al. The prognostic importance of different definitions of worsening renal function in congestive heart failure. J Card Fail. 2002; 8: 136-41.
11) Damman K, et al. Worsening renal function and prognosis in heart failure: Systematic review and meta-analysis. J Card Fail. 2007; 13: 599-608.
12) Metra M, et al. Is Worsening renal function an ominous prognostic sign in patients with acute heart failure? The role of congestion and its interaction with renal function. Circulation: Heart Failure. 2012; 5: 54-62.
13) Testani JM, et al. Clinical characteristics and outcomes of patients with improvement in renal function during the treatment of decompensated heart failure. J Card Fail. 2011; 17: 993-1000.
14) Felker GM, et al. Diuretic strategies in patients with acute decompensated heart failure. N Engl J Med. 2011; 364: 797-805.
15) Shlipak MG, et al. Cystatin C versus creatinine in determining risk based on kidney function. N Engl J Med. 2013; 369: 932-43.
16) Jungbauer CG, et al. Kidney injury molecule-1 and N-acetyl-β-d-glucosaminidase

in chronic heart failure: possible biomarkers of cardiorenal syndrome. Eur J Heart Fail. 2011; 13: 1104-10.
17) Damman K, et al. Clinical outcome of renal tubular damage in chronic heart failure. Eur Heart J. 2011; 32: 2705-12.
18) Damman K, et al. Tubular damage and worsening renal function in chronic heart failure. JACC: Heart Failure. 2013; 1: 417-24.
19) Damman K, et al. Volume status and diuretic therapy in systolic heart failure and the detection of early abnormalities in renal and tubular function. J Am Coll Cardiol. 2011; 57: 2233-41.
20) Aghel A, et al. Serum neutrophil gelatinase-associated lipocalin(NGAL)in predicting worsening renal function in acute decompensated heart failure. J Card Fail. 2010; 16: 49-54.
21) Jackson CE, et al. Albuminuria in chronic heart failure: prevalence and prognostic importance. Lancet. 2009; 374: 543-50.
22) Masson S, et al. Prevalence and prognostic value of elevated urinary albumin excretion in patients with chronic heart failure: Data from the GISSI-Heart Failure Trial. Circ: Heart Fail. 2010; 3: 65-72.
23) Koyama S, et al. Early evolution and correlates of urine albumin excretion in patients presenting with acutely decompensated heart failure. Circ Heart Fail. 2013; 6: 227-32.
24) Imamura T, et al. Novel criteria of urine osmolality effectively predict response to tolvaptan in decompensated heart failure patients. Circ J. 2013; 77: 397-404.
25) Koyama S, et al. Prognostic contribution of urine osmolality in patients presenting with acute heart failure. Int J Cardiol. 2014; 174: 158-9.

<小山智史>

1章 急性心不全の疫学・病態

2 病態
D. 心肝連関

> **ここがポイント**
> - うっ血性肝障害では主に胆道系酵素が，虚血性肝障害では主にトランスアミナーゼやLDHが上昇する．
> - うっ血性肝障害では，右房圧上昇に続く類洞の拡張から肝細胞が圧排され，胆道閉塞機転が疑似的に形成される．
> - 虚血性肝障害は，肝血流の低下のみからではなく，肝静脈圧上昇による肝うっ血と肝血流障害両方が存在して生じる．
> - 心不全において，肝酵素異常プロファイルは血行動態把握の一助となる．
> - liver stiffnessは右房圧上昇に伴い増加し，肝疾患を有さない心不全患者においては右房圧のモニターができる新しい指標となる可能性がある．

急性心不全において，肝酵素の上昇はクレアチニンの上昇と並び，頻繁に認められる検査所見である[1]．ASTやALTなどのトランスアミナーゼ優位の上昇が認められる症例，胆道系酵素優位に上昇を認める症例，そしてその両者を認める症例など肝障害の表現形は様々である．しかし，皆さんはどういった心不全症例において，どういった肝障害が現れるかを詳しく観察したことはあるだろうか．本稿では，肝臓の解剖から考察し，急性心不全における肝障害のメカニズム，そして病態把握のためのバイオマーカー・新しい検査について述べる．

1 肝臓の解剖

肝臓は，様々な蛋白の合成や物質の分解などの機能を担う主要臓器の1つで

あり，全心拍出量の約1/4の血液が灌流する．肝臓はその内部の複雑な血管走行や，高い代謝能力のために血行動態の変化により特に影響を受けやすい臓器である．どのような肝障害が起こるか，そして，その肝障害の程度に関してはいずれの血管系が巻き込まれているかであったり，うっ血，もしくは臓器灌流の低下がそれぞれどれだけ病態に関与しているかによって決定される．

　急性心不全に伴う肝障害は大きく分けて2つ（うっ血性肝障害，虚血性肝障害）あり，3つの機序（肝静脈圧上昇，肝血流低下，動脈血酸素化低下）に由来する．うっ血性肝障害は，右心不全患者においてよくみられ，受動的肝うっ血による肝臓の障害である．これに対し，虚血性肝障害（低酸素性肝障害）は肝血流低下や動脈血酸素化低下により引き起こされる．しかし，心不全においてこれらはしばしば同時に認められ，合わさって相乗的に肝障害を引き起こすことがある．

2　急性心不全でみられる肝障害

a．うっ血性肝障害
1）病理病態

　肝静脈は解剖学的に弁を有さないため，右房圧が上昇するとそれは下大静脈，肝静脈へと波及し，最終的に肝小葉中心静脈における圧上昇へとつながる．これによって類洞は拡張し，周囲の肝細胞を圧迫することにより微小胆管の狭小化，閉塞が引き起こされる．このようにして，いわゆる胆道閉塞機転が疑似的に形成され，胆道系酵素の上昇が認められると考えられている[2]（図1）．したがって，右室充満圧上昇をきたすような疾患であればどのようなものであってもうっ血性肝障害をきたし得る．そしてこれはさらに肝細胞への酸素や栄養分の供給の障害へとつながり，その結果として肝細胞壊死やDisse腔へ蛋白成分の多い液の漏出が生じる．

　臨床的には，心不全の管理中や日常診療の血液検査での肝機能異常で初めて指摘されることが多い．症状としては，早期には無症候性であることが多く，右季肋部違和感，嘔気，食欲低下など，非特異的なものが多く，肝胆道系や消化管に伴う症状との区別が困難である．また，末期においても特に両心不全，重症三尖弁逆流，拘束性心筋症，収縮性心膜炎に伴う重症な症例においては，慢性肝疾患や肝硬変の患者と区別が困難な場合がある．身体所見は，肝腫大，

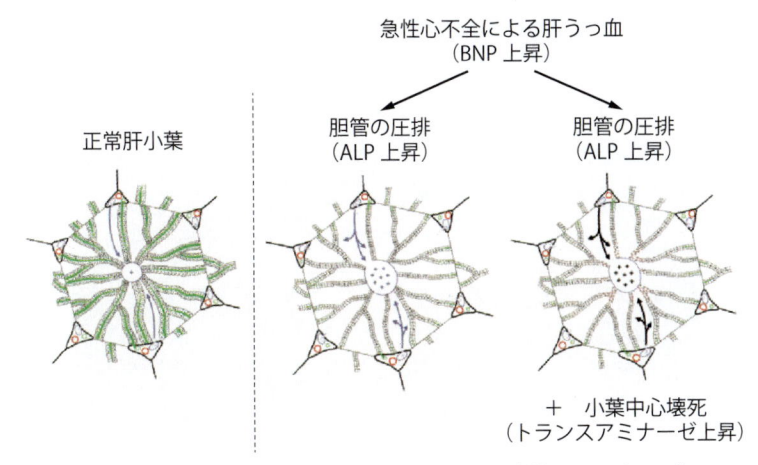

図1 ▶ 急性心不全における胆汁うっ滞と細胞壊死のメカニズム

腹水，下肢浮腫などがあるが，これらも明らかには認められない（特に若い患者において）こともあるため注意を要する．したがって，肝機能異常を認める患者は常に心不全を疑っておく必要がある．頸静脈怒張や肝頸静脈逆流などの身体所見はこのような際に他の肝疾患やBudd-Chiari症候群との鑑別に有用である．

2）組織学的所見

肉眼的には「ニクズク肝（nutmeg liver）」とよばれるように，赤いまだら様所見を呈する（図2）．顕微鏡的には小葉中心性壊死がほぼ必ず生じており，他には類洞の拡大と変性，また様々な程度の出血性壊死もみられる[3]．これらの所見は特に肝小葉の中心 1/3（Zone 3）において著明であり，心不全が増悪するにつれて末梢に向け壊死が拡がり，右房圧が低下するにつれて改善がみられる（図3）[3]．これは辺縁部（Zone 1）に比べ，Zone 3では酸素化された血液供給が少ないことによると考えられる．また，様々な程度の胆汁うっ滞がみられ，ときに毛細胆管内に胆汁栓を伴う．長期に心不全が持続した場合には，コラーゲンなどがZone 3に蓄積し，中心静脈から辺縁部にかけて線維帯を形成し，偽小葉を形成する．ただし，近年では心不全管理が改善されてきているため，肝硬変をきたすような症例は減少してきている．

3）検査所見

上記のように，中心静脈圧の上昇は最終的に微小胆管の狭小化へとつなが

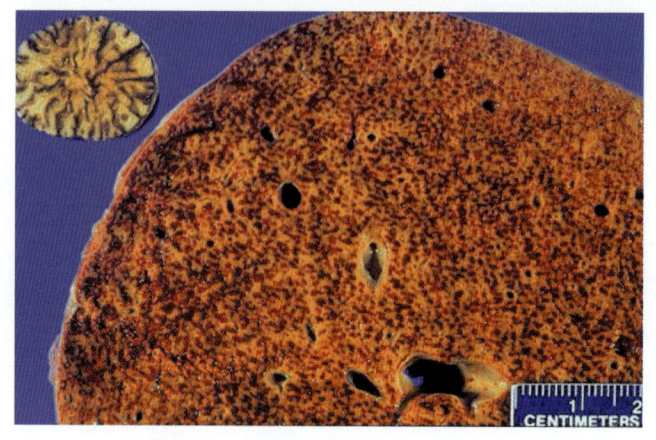

図2▶ ニクズク肝（nutmeg liver）
(Friedlander MD（ed.），LIVER AND BILIARY DISEASE ホームページ．)
(http://www.pathguy.com/lectures/liver.htm)：Nutmeg and nutmeg liver
(http://www.pathguy.com/lectures/nutmeg3.jpg)（2016年1月閲覧）

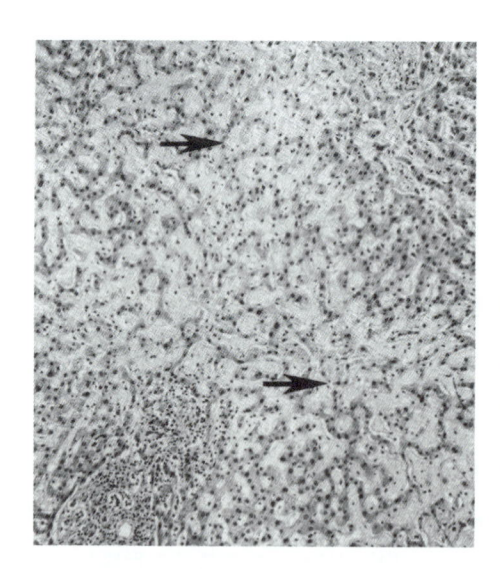

図3▶ 受動的肝うっ血（H-E染色，100倍）
門脈域周辺の肝実質は保持されているのに対し，中心静脈（矢印）周辺は肝細胞の萎縮や，類洞の拡張が認められる．
(Arcidi JM, et al. Am J Pathol. 1981; 104: 159-66[3])より改変）

り，胆道系酵素の上昇が認められる．したがって，最もよくみられる異常検査所見は胆道系（γ-GTP，ALP，ビリルビン）の肝酵素異常であり，心拍出量の高度の低下を伴わない限りトランスアミナーゼの上昇は軽度に留まることが多

い．Kuboらの133人のDCM患者における肝機能異常に関する報告では，頻度は高いがその程度は大きくなく，主に心係数が1.5 L/min/m^{2}以下の症例に限られていた[4]．また，重症心不全における患者の後ろ向き解析を行った報告では，肝機能異常は胆汁うっ滞の様式を呈しており，これらの胆道系酵素と三尖弁逆流の重症度との間に相関が認められたという報告もある[5]．CHARM試験では，慢性心不全においてみられる胆汁うっ滞性の肝機能異常に加え，臨床的にeuvolemicな患者に比し，volume overloadの所見を認める患者において総ビリルビン値の有意な上昇がみられた[1]．Poelzlらもまた安定心不全において胆汁うっ滞パターンの肝機能異常と肝酵素とNYHA機能分類との相関を報告し，特に，総ビリルビン値，ALP，γ-GTPは独立して，頸静脈怒張や末梢性浮腫，そして三尖弁逆流などの右心不全の徴候と相関を認めた[6]．これらのデータは，肝機能異常と三尖弁逆流との関係とともに，右室充満圧の上昇は心拍出量の低下よりも慢性心不全において胆道系酵素異常に寄与していることを示唆する．

b．虚血性肝障害
1）病理病態

　虚血性肝障害は肝細胞の代謝需要を十分に満たすだけの心拍出量が保たれない状態，すなわち心原性ショックの際によくみられる．この「虚血性」肝障害はその名のごとく，ショック直後の肝酵素の急激な上昇（そして，その後の血行動態の回復に続く急激な改善）を指しており，臓器低灌流がその主な原因と考えられてきた．しかし，近年この病態は肝血流の急激な変化のみによって生じているのではない可能性が考えられている．Henrionらが行ったCCUに入院した低心拍出患者の検討では，虚血性肝障害を認めない患者に比し，虚血性肝障害を認めていた患者では有意に右室充満圧が高値であった[7]．また，虚血性肝障害患者と長時間にわたって致命的低血圧を呈した外傷患者の比較においては，低血圧のみでは急性肝障害はみられなかった（図4）[8]．また，虚血性肝障害を伴った患者は全員心疾患を有しており，31人中29人が右心不全徴候を認めていた．その他のいくつかの大規模研究では，虚血性肝障害は急性心不全，呼吸不全，敗血症に多くみられたが，これらの研究における対象患者の39～70％は慢性心不全を伴っていた．以上から，虚血性肝障害は単一の血行動態異常のみからではなく，肝静脈圧上昇による肝うっ血と肝血流障害の両方が存在して生じるということが示唆される（図5）[9]．

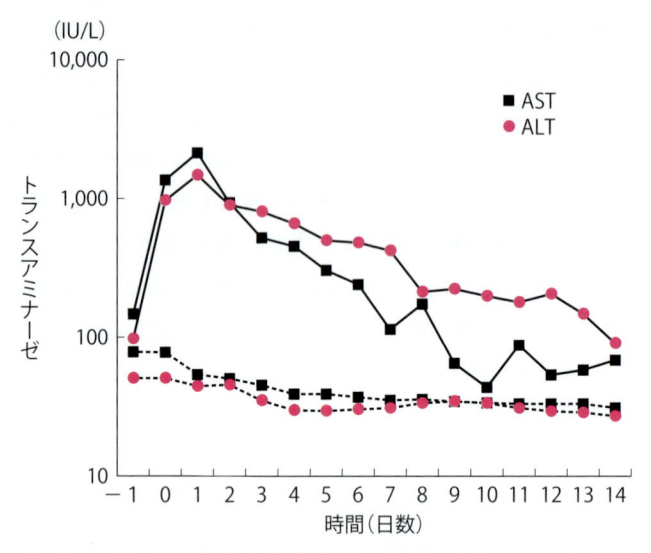

図4 ▶ 虚血性肝障害を伴う症例と外傷によるショック症例におけるトランスアミナーゼ値の推移

虚血性肝障害を伴う症例（実線）ではトランスアミナーゼ値が著明に上昇するのに対し，外傷性ショック症例では上昇を認めない．

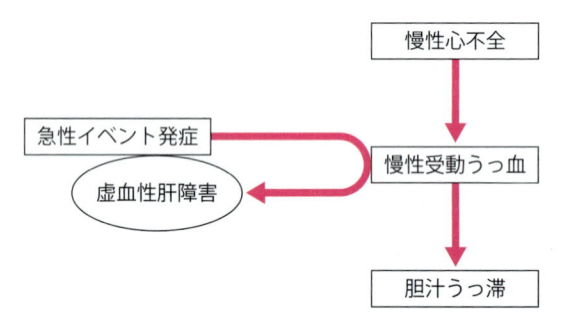

図5 ▶ 心不全における肝障害のメカニズム

　虚血性肝障害では肝臓組織は酸素化不全を起こし，肝細胞死に反応して肝臓蛋白が放出される．症状としては，衰弱，無気力，精神的混乱，振戦，肝昏睡，そして黄疸などがある．これらの肝障害に関連した症状は，血行動態改善の2〜24時間後にも出現し得る．凝固因子の生産障害による血液凝固異常に伴う易出血性が進行することもある．また，これらの異常は1〜3日でピークに達し，5〜10日かけて正常化する．

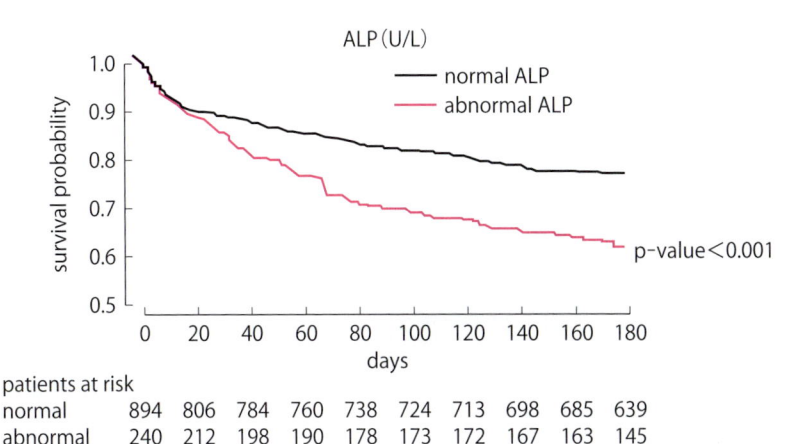

図6▶ 入院時のALP，トランスアミナーゼ値により分類した生命予後曲線
（SURVIVE試験）

　Survival of Patients with Acute Heart Failure in Need of Intravenous Inotropic Support（SURVIVE）試験に登録された1,134人の患者では，46%の患者において肝機能異常がみられた．これらの患者のうち，11%はALPのみが上昇しており，26%はトランスアミナーゼのみが，9%は両方が上昇していた[2]．そして，ALPの上昇は，うっ血による症状や右室充満圧の上昇と関連がみられたのに対し，トランスアミナーゼの上昇は低灌流の臨床所見と関連がみられた．また，180日でトランスアミナーゼが30日，180日の死亡率の両方と関連があったのに対し，ALPは180日の死亡率とは関係がみられたが，30日ではその差は明らかではなかった（図6）[2]．これは，ALPが細胞死というよりも胆汁うっ滞を反映しているため，短期生命予後との関係性がなかったものと考えられる．

2）組織学的所見

　虚血性肝障害の組織学的所見はcentrilobular necrosis（CLN）とよばれており，小葉中心静脈周囲（Zone 3）における低酸素のために同部位の肝実質細胞の壊死とされる（図7）[3]．

3）検査所見

　肝機能異常としては，血行動態破綻の1〜3日後よりLDHが正常値の10〜20倍近くまで上昇し，血行動態の改善が得られた後は7〜10日間で正常値まで改善する．早期，かつ迅速なLDHの上昇は虚血性肝障害の特徴的な所見であり，

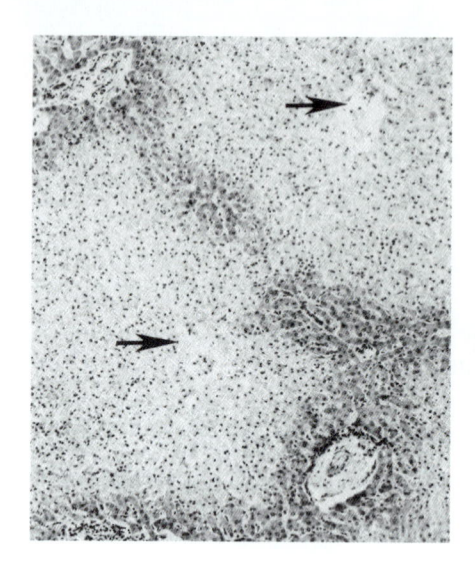

図 7 ▶ 小葉中心性壊死（H-E 染色，100倍）
門脈域周辺の肝実質は保持されており色濃く染色されている．一方中心静脈（矢印）周辺の肝細胞の大部分は凝固壊死し，染色が薄くなっている．（Arcidi JM, et al. Am J Pathol. 1981; 104: 159-66[3)]より改変）

　肝障害早期に ALT/LDH 比が 1.5 よりも小さいことは肝炎をきたす他疾患と異なる所見である[10)]．また，AST，ALT も正常値の 10 倍程度まで上昇し，総ビリルビン値も上昇，プロトロンビン時間は延長する．実際，プロトロンビン活性の 50％の低下が約 8 割の虚血性肝障害患者において認められ[11)]，こういった変化は，ウイルス性肝炎ではまれである．もちろん胆道系酵素の上昇も認められるが，うっ血性肝障害に比べると，トランスアミナーゼ，LDH の急激な上昇が特徴である．

　Van Deursen らは 323 人の心不全患者において，Swan-Ganz カテーテルを用いて測定した心係数，CVP のデータと，肝酵素との関係を検討した．CVP はすべての肝酵素と関連があったが，CVP 高値は特に γ-GTP と直接ビリルビンとの関連が強かった．また，AST，ALT，総ビリルビン値は心係数と関連が強かった（表1）[12)]．

　このように，急性心不全患者の初期治療，そして集中治療管理を行っていくうえで，肝酵素異常所見に着目することにより，ある程度血行動態のプロファイリングを行うことができる可能性が考えられる．例えば，胆道系酵素優位に上昇している患者においては，血管拡張薬，利尿薬を用いて，うっ血の改善（decongestion）を積極的に図るのに対し，トランスアミナーゼ優位の上昇を認めている心不全患者においては，強心薬，機械的循環補助装置などを積極的に

■ 表1 ■ 血行動態異常と予想される肝酵素上昇

	低 CVP	高 CVP
高 CI	γ-GTP → ALP → 総ビリルビン → 直接ビリルビン → AST → ALT → LDH →	γ-GTP ↑↑ ALP ↑ 総ビリルビン ↑ 直接ビリルビン ↑ AST ↑ ALT ↑ LDH ↑
低 CI	γ-GTP → ALP → 総ビリルビン ↑ 直接ビリルビン → AST ↑↑ ALT ↑ LDH →	γ-GTP ↑↑ ALP ↑ 総ビリルビン ↑↑ 直接ビリルビン ↑↑ AST ↑↑ ALT ↑↑ LDH ↑↑

考慮するといった治療も行うことができる．もちろん，身体所見，その他の画像検査が基本となることは間違いないが，治療選択の参考にはなるだろう．

3 liver stiffness

　近年，transient elastography 法を用い，臓器の硬度を非侵襲的に推定する方法が開発されている．これは消化器内科領域において，肝硬変のステージングを非侵襲的に行うのに利用されている．メカニズムとしては，臓器内に剪断波を流し，その速度を Doppler 法で計測することにより，その臓器の弾性特性を評価する．Fibroscan® というデバイスを用い測定するが，検査時間は 3〜5 分以内であり，痛みを伴わない（図8）．検査方法としては，プローブの先端を第 8 または第 9 肋間から皮膚面に当て，自由呼吸下呼気終末で測定を行う．この操作を，有効測定値が 10 回得られるまで継続し，その中央値を採用する．IQR（四分位間範囲）/中央値比が 0.25 を超える場合，または成功率が 60% を下回る場合は肝硬度測定困難とし，解析対象とはしない．現在，消化器領域において主に肝硬変のステージングに利用されているが，心不全患者においては疑陽性を示すことが問題とされてきた．解剖学的に，肝臓は被膜に覆われているため，

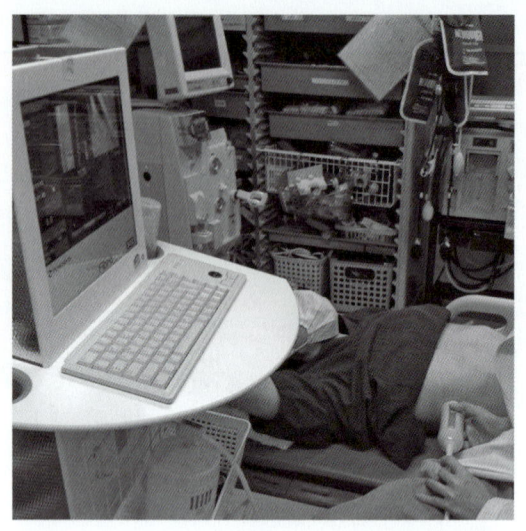

図8▶ Fibroscan® を用いた liver stiffness 測定

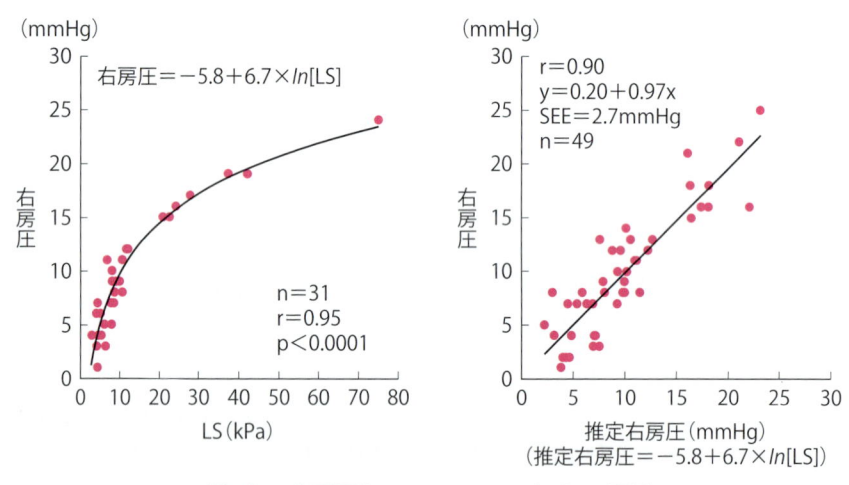

図9▶ 右房圧と liver stiffness（LS）の関係

左図：右房圧＝−5.8＋6.7×ln[LS]，n＝31，r＝0.95，p＜0.0001

右図：r＝0.90，y＝0.20＋0.97x，SEE＝2.7mmHg，n＝49（推定右房圧＝−5.8＋6.7×ln[LS]）

　CVP上昇に伴う肝静脈の圧上昇は肝臓の弾性特性を変化させることが考えられる．Millonigらは，ブタの肝臓を取り出し，血管内に静水圧をかけることにより中心静脈圧を上昇させ，liver stiffness が上昇することを観察した[13]．我々はこれを逆手にとり，liver stiffness から CVP を逆に推定することができない

か，80例の器質的肝疾患を有さない心不全症例において検討した．その結果，右心カテーテル法にて測定した右房圧と liver stiffness が良好に相関し，右房圧を精度高く推定できることを見出した[14]（図9）．心不全において右房圧上昇に伴う臓器うっ血は，臓器障害をきたす可能性があり，この liver stiffness は臓器うっ血評価の有用な指標となることが期待される．

おわりに

急性心不全の肝障害のメカニズムと病態把握のためのバイオマーカー・新しい検査について概説した．しかし，急性心不全に伴う肝酵素の上昇も肝臓の不可逆的な臓器障害をきたしているのか，もしくはただ単に右房圧が高いということを反映しているだけということなのかは，いまだわかっていない．

心不全は全身疾患であり，心臓だけに限らず，脳，肺，肝，腎と様々な臓器との関わりを考えながら治療をする必要がある．今後，他の臓器とともに「心肝連関」に関するさらなる研究が期待される．

■文献

1) Allen LA, et al. Liver function abnormalities and outcome in patients with chronic heart failure: data from the Candesartan in Heart Failure: Assessment of Reduction in Mortality and Morbidity (CHARM) program. Eur J Heart Fail. 2009; 11: 170-7.
2) Nikolaou M, et al. Liver function abnormalities, clinical profile, and outcome in acute decompensated heart failure. Eur Heart J. 2013; 34: 742-9.
3) Arcidi JM, et al. Hepatic morphology in cardiac dysfunction: A clinicopathologic study of 1000 subjects at autopsy. Am J Pathol. 1981; 104: 159-66.
4) Kubo SH, et al. Liver function abnormalities in chronic heart failure. Influence of systemic hemodynamics. Arch Intern Med. 1987; 147: 1227-30.
5) Lau GT, et al. Type of liver dysfunction in heart failure and its relation to the severity of tricuspid regurgitation. Am J Cardiol. 2002; 90: 1405-9.
6) Poelzl G, et al. Liver dysfunction in chronic heart failure: prevalence, characteristics and prognostic significance. Eur J Clin Invest. 2012; 42: 153-63.
7) Henrion J, et al. Hypoxic hepatitis in patients with cardiac failure: incidence in a coronary care unit and measurement of hepatic blood flow. J Hepatol. 1994; 21: 696-703.
8) Seeto RK, et al. Ischemic hepatitis: clinical presentation and pathogenesis. Am J Med. 2000; 109: 109-13.
9) Samsky MD, et al. Cardiohepatic interactions in heart failure: an overview and

clinical implications. J Am Coll Cardiol. 2013; 61: 2397-405.
10) Cassidy WM, et al. Serum lactic dehydrogenase in the differential diagnosis of acute hepatocellular injury. J Clin Gastroenterol. 1994; 19: 118-21.
11) Henrion J, et al. Hypoxic hepatitis: clinical and hemodynamic study in 142 consecutive cases. Medicine (Baltimore). 2003; 82: 392-406.
12) Van Deursen VM, et al. Abnormal liver function in relation to hemodynamic profile in heart failure patients. J Card Fail. 2010; 16: 84-90.
13) Millonig G, et al. Liver stiffness is directly influenced by central venous pressure. J Hepatol. 2010; 52: 206-210.
14) Taniguchi T, et al. Usefulness of transient elastography for noninvasive and reliable estimation of right-sided filling pressure in heart failure. Am J Cardiol. 2014; 113: 552-8.

<谷口達典　坂田泰史>

1章 急性心不全の疫学・病態

2 病態

E. Worsening heart failure

> **ここがポイント**
> - Worsening heart failure（WHF）は急性心不全患者の短期的な治療効果を示す指標の1つである．
> - WHFの判定には入院治療開始後24時間以降の心不全症状・徴候・肺うっ血を評価する．
> - WHFは入院期間の延長，心血管死亡，再入院と関連する．
> - WHFの予測因子として尿素窒素（BUN）値に注意したい．
> - 日常診療においても，WHFの発症に注意したい．

急性心不全診療では，入院後治療を開始しても良好な反応が得られず，なんらかの追加治療を必要とする症例を経験する．近年，このような状況を"worsening heart failure（WHF）"とよび，急性心不全の短期的な治療効果を示す指標の1つと考えられるようになった．本稿では，WHFの概念・頻度・意義について解説する．

1 WHFの概念

心不全は，慢性心不全と急性心不全の状態を繰り返しながら，徐々に悪化する．WHFを直訳すると，「心不全が増悪すること」であり，以前は慢性心不全の急性増悪の意味で用いられることが多かった[1]．WHFが急性心不全の急性期診療における心不全症状・徴候の持続または増悪の意味で用いられるようになったのは最近のことである[2-5]．

WHFの定義は研究によって若干違いはあるが，およそ以下のように考えられている．入院後治療を開始しているにもかかわらず心不全症状・心不全徴候

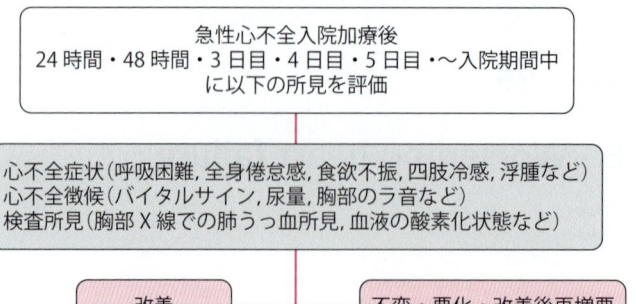

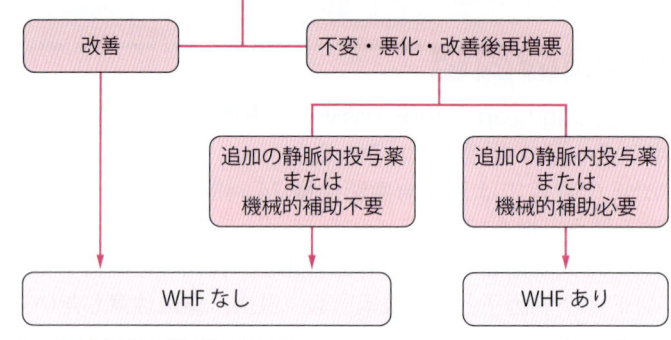

```
┌─────────────────────────┐
│  急性心不全入院加療後      │
│ 24時間・48時間・3日目・4日目・5日目・～入院期間中 │
│    に以下の所見を評価      │
└─────────────────────────┘
              │
┌─────────────────────────┐
│ 心不全症状（呼吸困難,全身倦怠感,食欲不振,四肢冷感,浮腫など） │
│ 心不全徴候（バイタルサイン,尿量,胸部のラ音など）        │
│ 検査所見（胸部X線での肺うっ血所見,血液の酸素化状態など）  │
└─────────────────────────┘
       │              │
    ┌─────┐    ┌──────────────┐
    │ 改善 │    │ 不変・悪化・改善後再増悪 │
    └─────┘    └──────────────┘
       │           │           │
       │    ┌──────────┐  ┌──────────┐
       │    │追加の静脈内投与薬│ │追加の静脈内投与薬│
       │    │  または    │  │  または    │
       │    │機械的補助不要│  │機械的補助必要│
       │    └──────────┘  └──────────┘
       │           │           │
    ┌────────┐        ┌────────┐
    │ WHFなし │        │ WHFあり │
    └────────┘        └────────┘
```

図1 ▶ 急性心不全診療における worsening heart failure（WHF）

- 静脈内投与薬: 利尿薬［フロセミド（ラシックス®）など］，強心薬［ドブタミン，ノルエピネフリン，血管拡張薬［亜硝酸薬（ニトロール®），カルペリチド（ハンプ®）など］
- 機械的補助: 人工呼吸・補助循環・血液透析など

が持続する場合，あるいは入院時よりも心不全症状・心不全徴候や肺うっ血が増悪し心原性ショックに至るような場合，そして初期治療によりいったん落ち着いた後に再増悪する場合である．さらに，これらのいずれかの状況において，追加の静脈内投与薬，人工呼吸，または血液透析などの機械的補助治療の追加治療を必要とする場合に WHF と定義している研究が多い．図1に，代表的な WHF の判定法を示す．WHF は容易に確認でき，同じ診療環境においては再現性のある指標である．一方で，WHF には厳密な判断基準はなく，主治医の主観的評価で判定されるものであり，絶対的なものではない．WHF の判定は診療環境や主治医の経験によって変動しうる．また，患者の症状の訴え方，それに対する主治医の対応の違いも WHF の判定と関連する．したがって，WHF はその性質上，診療環境に依存する指標であるといえる．

■ 表1 ■ WHFの頻度—これまでの報告

発表年	研究（研究デザイン）	国	評価期間	WHFの頻度，n/N（%）
2009[2]	Single-center cohort study	米国	7日間	99 /337（29%）
2010[3]	PROTECT-pilot（RCT）	米国	7日間	29 /305（9%）
2010[7]	Pre-RELAX-AHF（RCT）	欧州・米国	5日間	34 /234（15%）
2010[6]	PROTECT（RCT）	米国	7日間	189/2033（9%）
2013[4]	RELAX-AHF（RCT）	欧州・米国	5日間	157/1161（14%）
2015[5]	PROTECT and RELAX-AHF (pooled analysis)	欧州・米国	5日間	461/3691（13%）

RCT: ランダム化比較試験（randomized controlled trial）

2　WHFの頻度

　上述のように，WHFの判定そのものが診療環境に依存するものであり，またこれまでの報告ではWHFの判定方法や評価期間にばらつきがあるが，入院後1週間でWHFを認めた症例は9〜29%とされている[2,3,6]．表1に，これまでにWHFの頻度を報告している主な研究をあげる．ただし，これらの報告は，いずれも欧米での報告であること，わが国とは医療事情も患者背景も異なっていることに注意する必要がある．また，ランダム化比較試験（randomized controlled trial: RCT）での解析結果の報告が多いが，RCTに参加した患者では試験に参加する理解力があり，比較的全身状態の良好な患者であることが多い可能性がある．わが国におけるWHFの頻度についてはまだ十分な症例数を対象とした報告はないが，高齢心不全患者が多いわが国においては，治療に難渋する症例がかなり多い印象がある．現在，わが国の急性心不全入院患者の多施設共同前向き観察研究が進行中であり（UMIN000015238），今後わが国におけるWHFの頻度や患者の特徴など，急性心不全患者の診療に携わるうえで重要なデータが明らかにされることが期待される．

3　WHFの意義

　急性心不全診療におけるWHFは，急性心筋梗塞診療における再梗塞に匹敵する新しい臨床指標である．WHFはそれ自体が望まれない結果であるが，急

性心不全患者の入院期間の延長・心血管死亡・短期間での再入院と関連すること，さらにはより長期間の予後とも関連することが示されており，現在では急性心不全治療の短期的な治療効果を示す1つの指標と考えられるようになっている[2-5]．PROTECT 試験と RELAX-AHF 試験のプール解析では，5日間でWHF を発症した症例では半年後の死亡率が WHF を認めなかった症例の実に2倍であった[5]．

4　WHF の予測とその予防

WHF の発症とかかわりの深い因子について，入院時の尿素窒素(blood urea nitrogen: BUN)，ヘマトクリット，呼吸数，収縮期血圧に注意したい[5]．BUN は，腎機能指標や低灌流の指標であるだけではなく，心不全患者の神経体液性因子の活性化を反映している可能性が示されている[8]．WHF が入院時より重症化のリスクを有していた患者で起こりやすいことは容易に想像できる．では，急性心不全診療において，WHF を予防し，さらには長期予後を改善させる手段はあるのだろうか．

ループ利尿薬は急性心不全の標準治療薬として古くから用いられているが，実は急性心不全におけるループ利尿薬の有用性について検証した研究は少ない．Dose 試験は[9]，308 例の急性心不全患者においてループ利尿薬のフロセミド（ラシックス®）の最適用量（低用量または高用量），投与方法（12 時間毎のボーラス投与または持続点滴投与）について検証した，RCT である．この試験では，72 時間後の症状，クレアチニン値には群間に有意差を認めず，セカンダリエンドポイントとして評価された WHF および 60 日後の死亡・再入院・救急外来受診の複合エンドポイントにも有意差は認められなかった．

ヒトレラキシン2の遺伝子組換え型蛋白質である serelaxin は，新しい急性心不全治療薬として注目されている．RELAX-AHF 試験では，1,161 例の急性心不全患者を対象とした RCT が実施された結果，ループ利尿薬を中心とする通常治療に加えて serelaxin を 48 時間持続点滴投与された群において，プライマリエンドポイントの5日間での呼吸困難の改善を認めた．一方で，セカンダリエンドポイントの 60 日間の心血管死亡や心不全・腎不全による再入院には有意差を認めなかった．しかし，予め規定されたその他のエンドポイントの1つである 14 日間の WHF は serelaxin 投与群で 30％の低下が示され，また 180 日

間の心血管死亡および全死亡も serelaxin 投与群で低かったことが示されている[4]．わが国では serelaxin はまだ治験段階であるが，治験では日本人における安全性・忍容性・薬物動態が評価される予定であり，近い将来臨床で使用できるようになる可能性がある．

　バソプレシン受容体拮抗薬であるトルバプタン（サムスカ®）の効果を検証した EVEREST 試験では，急性心不全患者 4,133 例を対象にトルバプタン（サムスカ®）またはプラセボ薬（ループ利尿薬を中心とする通常治療は継続）がランダムに割付けられた[1]．トルバプタン（サムスカ®）は経口投与薬であり，急性期から退院後にわたって，最低 60 日間投与が継続された．結果として，トルバプタン（サムスカ®）群ではプラセボ群に比較して，セカンダリエンドポイントの 24 時間後の体重減少，24 時間後および退院時の呼吸困難症状の改善，退院時の浮腫の改善が有意に認められたが，プライマリエンドポイントの 9.9 カ月間の死亡，心血管死亡と心不全再入院の複合エンドポイントのいずれにおいても有意差は認められなかった．また，院内死亡率にも両群間で有意差は認められなかった．

　以上のように，現時点では急性心不全患者の WHF を予防し，予後を改善する有用な薬剤として，ループ利尿薬（ラシックス®）を中心とする通常治療を上回る効果が示された薬剤はない．また，ループ利尿薬（ラシックス®）の投与方法にも確立されたものはなく，さらに，有効性がある可能性が示されているいくつかの新薬についても，日本人患者，特に高齢心不全患者における有効性が十分に検証されているわけではない．しかし，臨床に携わる医療者が，日常診療において個々の急性心不全症例の病態の理解に努め，WHF の発症に注意してゆくことは重要と考えられる．

■文献

1) Konstan MA, et al. Effects of oral tolvaptan in patients hospitalized for worsening heart failure. JAMA. 2007; 297: 1319-31.
2) Weatheley BD, et al. Early worsening heart failure in patients admitted with acute heart failure-a new outcome measure associated with long term prognosis? Fandam Clin Pharmacol. 2009; 23: 633-9.
3) Cotter G, et al. Physician-determined worsening heart failure: a novel definition for early worsening heart failure in patients hospitalized for acute heart failure-

association with signs and symptoms, hospitalization duration, and 60-day outcomes. Cardiology. 2010; 115: 29-36.
4) Teerlink JR, et al. Serelaxin, recombinant human relaxin-2, for treatment of acute heart failure (RELAX-AHF): a randomised, placebo-controlled trial. Lancet. 2013; 381: 29-39.
5) Davison BA, et al. Worsening heart failure following admission for acute heart failure. A pooled analysis for the PROGECT and Relax-AHF Studies. J Am Coll Cardiol HF. 2015; 3: 395-403.
6) Massie BM, et al. Rolofylline, an adenosine A1-receptor antagonist, in acute heart failure. N Engl J Med. 2010; 363: 1419-28.
7) Metra M, et al. Dysopnea and worsening heart failure in patients with acute heart failure: results from the Pre-RELAX-AHF study. Eur J Heart Fail. 2010; 12: 1130-9.
8) Kazory A. Emergence of blood urea nitrogen as a biomarker of neurohormonal activation in heart failure. Am J Cardiol. 2010; 106: 694-700.
9) Felker GM, et al. Diuretic strategies in patients with acute decompensated heart failure. N Engl J Med. 2011; 364: 797-805.

<小笹寧子>

2章 心不全の集中治療に必要な検査

1 評価項目としての身体所見

> **ここがポイント**
> - 身体所見は，治療効果指標でもあり予後予測指標でもある．
> - 急性心不全では，"呼吸困難"は主要な治療効果指標である．
> - "うっ血"の所見は強力な予後予測因子である．

　心不全では，様々な身体所見が出現する．Framingham うっ血性心不全診断基準では，図1のように様々な身体所見があげられており，これらを組み合わせて心不全の診断を下すことを提案している．しかし，エコーやバイオマーカー採血が簡便に施行できるようになった現在，身体所見だけで心不全を診断する機会は少なくなり，なかなかじっくりと身体所見について考えることは少ないのではないだろうか．

大項目	小項目	大または小項目
・発作性夜間呼吸困難あるいは起座呼吸 ・頸静脈怒張 ・ラ音 ・心拡大 ・急性肺水腫 ・Ⅲ音 ・静脈圧上昇（>16cmH$_2$O） ・循環時間≧25秒 ・肝頸静脈逆流	・足の浮腫 ・夜間咳嗽 ・労作時呼吸困難 ・肝腫大 ・胸水 ・肺活量低下（最大量から1/3） ・頻脈（心拍数≧120bpm）	・治療に反応して5日で4.5kg以上体重が減少した場合

図1 ▶ Framingham 心不全診断基準
大項目を2項目，大項目を1項目および小項目を2項目以上で心不全と診断
(MacKee PA, et al. N Engl J Med. 1971; 285: 1441-6)

そのように，ややもすれば疎かになりがちな身体所見であるが，実は，予後予測指標や治療効果指標としての側面から，近年再注目されているのである．

1 治療効果指標としての身体所見

まず，心不全の治療効果を判断するうえでの評価項目について時間軸で整理すると，長期的には生命予後や再入院，中期的には入院日数や院内死亡などが，また短期的には血行動態の改善や自覚症状の改善などが評価項目としてあげられる[1]．短期的な項目は改善したが，長期予後は改善しないなどの乖離も多くみられ，統一の完璧な評価項目は存在しないため，病期にあわせて適切な評価項目を設定する必要がある．

従来，急性心不全の短期的な治療効果の判定には，肺動脈楔入圧など血行動態の改善やバイオマーカーの改善などが使われることが多かった．しかし，それらの改善が必ずしも長期予後や症状の改善に繋がらないことから，最近では症状のなかでも特に患者のQOLにダイレクトに影響する"呼吸困難の改善"を治療効果指標として使用することが増えている．

ただ，ここで問題なのが，呼吸困難は非常に主観的なものであり定量的な評価が困難であるという点である．そこで使用されるのが，Likert（ライカート，リッカート）スケールや，VASなどの評価尺度である．

Likertスケールは，元々アンケートなどで使われる主観的回答尺度の一種であり，心不全の場合は，"著明に悪化"～"不変"～"著明に改善"，までの7段階で評価を行う．このLikertスケールは，トルバプタンvsプラセボのEVERESTをはじめ，多くの臨床試験で使用されている[2]．また，Likert以外にもVAS（visual analog scale）が使われることもある[3]（図2）．VASは，緩和ケアでの疼痛コントロールなどで広く使われている手法であるが，100 mmの線をひき，その両端が「最も楽」「最も苦しい」と仮定した場合，今の状態がどこか図示してもらう，というものである．

また，呼吸困難感という自覚症状だけでなく，浮腫などの他覚所見もスコア化し，治療効果指標として用いられることがある[4]（図3）．

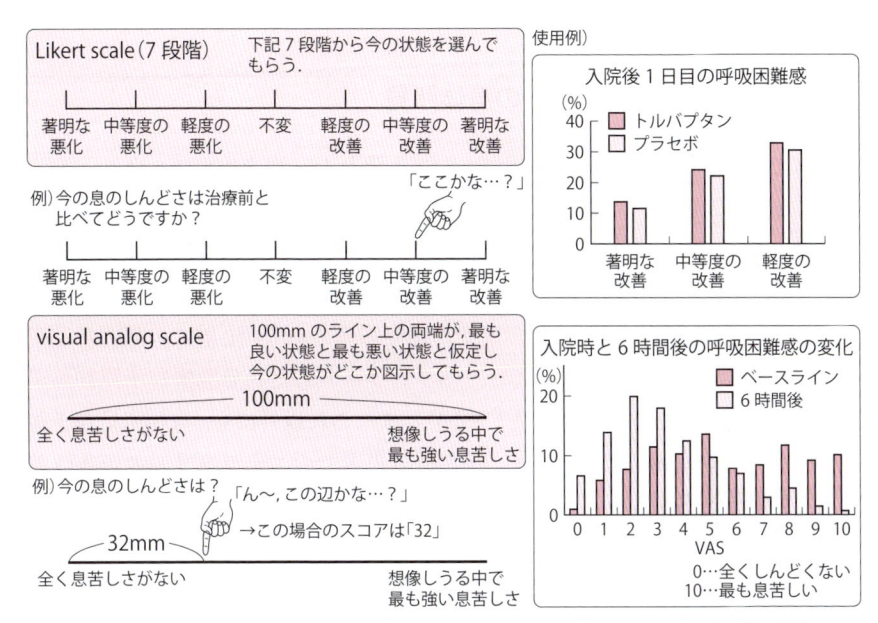

図2 ▶ Likert スケールと VAS（visual analog scale）による呼吸困難の評価
(Gheorghiade M, et al. JAMA. 2007; 297; 1332-43[2]), Mebazaa A, et al. Eur Heart J. 2010; 31; 832-41[3]）より改変）

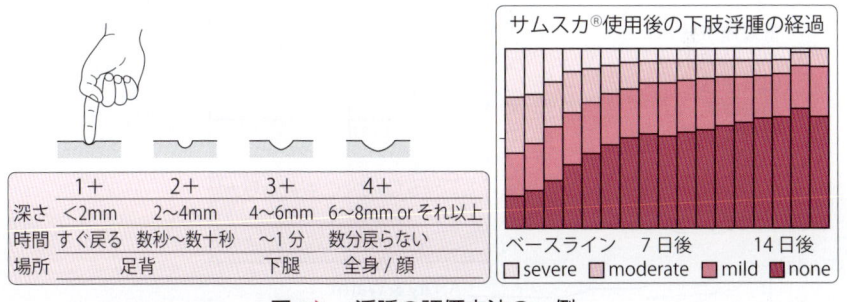

図3 ▶ 浮腫の評価方法の一例
統一された評価方法はなく，グレード表は一例である．
サムスカ® の市販後調査においては"none"から"severe"までの4段階評価が行われた．
(Kinugawa K, et al. Circ J. 2014; 78; 844-52[4]）より改変）

2　予後予測指標としての身体所見

一方で，身体所見は予後予測指標としても優れた一面をもっている．

ここ10年ですっかり臨床現場に定着したNohria-Stevenson分類であるが，これは身体所見を，"うっ血"と"低灌流"の2つの指標の有無で4群に分類し，予後の比較を行ったものである．この研究では，C（Wet & Cold），B（Wet & Warm），A（Dry & Warm）の順で1年生存率が低く（L群に分類される患者は少ないため統計的意義はない），ベッドサイドでとれる簡単な所見から予後を予測できることが報告された[5]（図4）．またこれ以外にも，身体所見が予後と相関するという報告は多数あり，EF低下患者でのエナラプリルの予後改善効果を検討したSOLVD試験においては，頸静脈圧の上昇とⅢ音が予後と相関すると報告されており[6]，またEVEREST試験においても，退院1週後の時点で残存しているラ音と末梢浮腫は1年後の死亡率と相関があったと報告されて

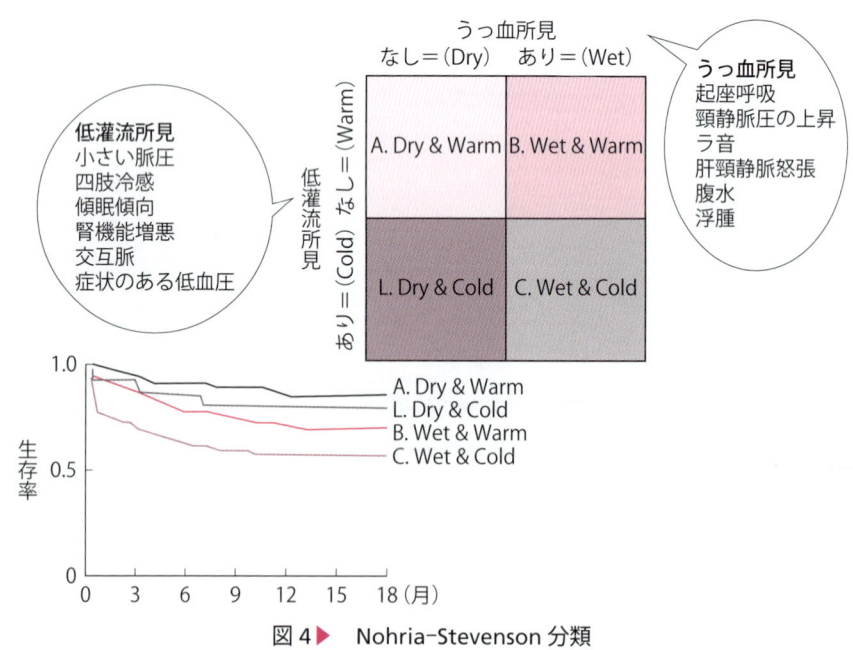

図4 ▶ Nohria-Stevenson分類

(Nohria A, et al. J Am Coll Cardiol. 2003; 41; 1797-804[5]より改変)

うっ血スコア	0	1	2	3
身体所見				
呼吸困難	none	seldom	frequent	continuous
起座呼吸	none	seldom	frequent	continuous
倦怠感	none	seldom	frequent	continuous
頸静脈圧 (cmH$_2$O)	≦6	6〜9	10〜15	≧15
ラ音	none	bases	to<50%	to>50%
浮腫	absent/trace	slight	moderate	marked

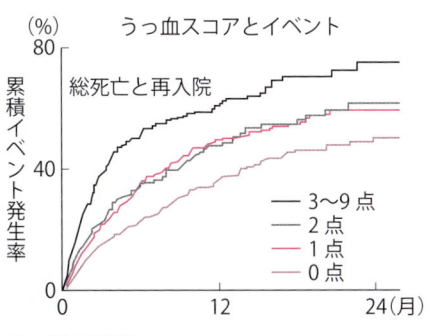

図5 ▶ うっ血スコアと予後
(Ambrosy AP, et al. Eur Heart J. 2013; 34; 835-43[8]より改変)

いる[7]. 2014年に発表されたAF-CHF trialのsub解析においても，末梢浮腫とラ音が，多変量解析においても独立した心臓死の予測因子であり，ガイドライン遵守率の高い患者群においても，古典的な身体所見が，いまだ予後予測因子として有用であることが示されている．さて，ここで注目したいのは，上記で予後予測因子となっているのが，"うっ血"の所見である，という点である．

そもそも，OPTIMIZE-HFなどの大規模レジストリーでも示されているように，心不全患者における主徴候は，低灌流ではなく，"うっ血"である．そして，その血管内外のうっ血の所見が予後評価指標でもあるのである．当然と言えば当然のことではあるが，心不全における最大の問題点である再入院や，ひいては生命予後を考える上で，この"うっ血"を正しく評価し，"decongestion"（うっ血解除）を行うことが非常に重要なポイントとなってくる．

では，実際日常診療において，どのように身体所見を活用/評価していけばよいであろうか．先ほども述べたように，身体所見に関しては確立した評価法がなく定量的な評価ができないこと，また，単一の指標だけでは評価が困難であるという点が問題としてあげられる．そこで，心不全界の大御所であるGheorghiadeらがEVEREST試験のpost-hoc解析中で使用したのが，うっ血スコア（composite congestion score）である．これは，うっ血を表す身体所見（呼吸困難，起座呼吸，倦怠感，頸静脈圧，ラ音，浮腫）をそれぞれ0点から3点でスコアリングし，合計点数と予後の相関をみたものであるが，退院時のうっ血スコアが高いほど，平均10カ月のフォロー期間中の死亡率や再入院率が高いという結果であった[8]（図5）．また，この論文中では身体所見のみをスコアリングの対象としていたが，Gheorghiadeらは，これ以前から，身体所見やバイオ

	−1	0	1	2	3
身体所見					
起座呼吸		なし (普通に寝られる)	軽度 (枕を1つ使用)	中等度 (1つ以上の枕を使用)	重度 (座位でないと寝られない)
頸静脈圧(cmH₂O)*¹	<8 肝頸静脈逆流なし*²	8〜10 肝頸静脈逆流なし	11〜15	>16	
肝腫大		なし	肝辺縁	軽度腫大	著明な腫大
浮腫		なし	1+	2+	3+
検査データ(どちらか1つ)					
BNP		<100	100〜299	300〜500	>500
NT pro-BNP		<400	400〜1500	1500〜3000	>3000
血行動態検査					
起立試験	収縮期血圧低下 またはHR上昇	血圧/HR 変化なし			
6分間歩行	>400m	300〜400m	200〜300m	100〜200m	<100m
Valsalva試験*³		正常波形		overshoot波形の欠落	square wave pattern

<1点：うっ血なし　1〜7点：軽度　8〜14点：中等度　>15点：重度

*¹ 頸静脈圧　　$JVP = a + 5 (cmH_2O)$

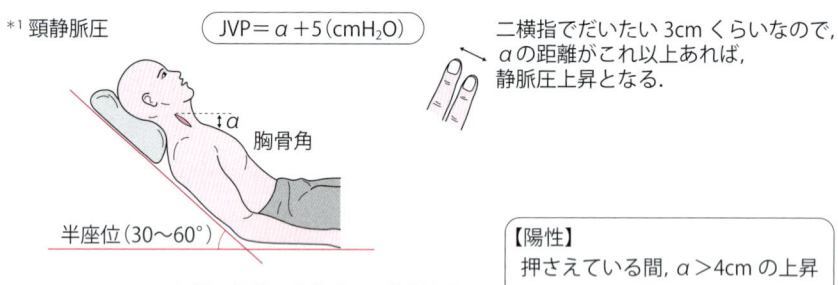

二横指でだいたい3cmくらいなので，aの距離がこれ以上あれば，静脈圧上昇となる．

胸骨角

半座位(30〜60°)

*² 肝頸静脈逆流　上記の体位でお腹を10秒押さえる．
(必ずしも肝臓でなくてもよい)

【陽性】
押さえている間，$a > 4cm$の上昇
or
手を離したときに4cm以上下がる

*³ Valsalva試験
息を吸った後に息を止めてこらえる．
※血行動態が不安定な患者では施行しない．

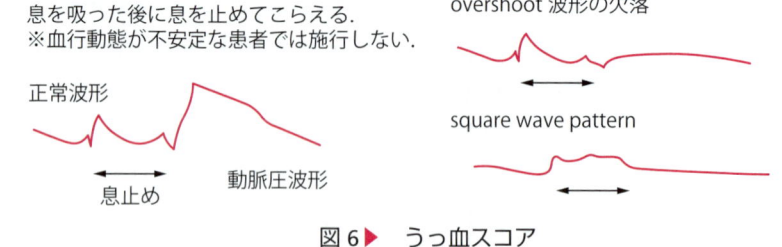

正常波形

息止め　　動脈圧波形

overshoot波形の欠落

square wave pattern

図6 ▶ うっ血スコア
(Gheorghiade M, et al. Eur J Heart Fail. 2010; 12: 423-33[9])より改変)

マーカーなどを組み合わせたスコアリングシステムも提唱しており（図6），入院中や退院時などに評価を行い，適切な decongestion を行うことの重要性を説いている[9]．

日常診療において身体所見をみる際には，ただ漫然とみるのではなく，治療評価指標や予後予測指標という観点を意識し，また上記のようなツールを上手く日常診療に取り入れ，しっかりと評価していきたいものである．

■文献

1) Allen LA, et al. End points for clinical trials in acute heart failure syndromes. J Am Coll Cardiol. 2009; 53: 2248-58.
2) Gheorghiade M, et al. Short-term clinical effects of tolvaptan, an oral vasopressin antagonist, in patients hospitalized for heart failure: the EVEREST Clinical Status Trials. JAMA. 2007; 297: 1332-43.
3) Mebazaa A, et al. The impact of early standard therapy on dyspnoea in patients with acute heart failure: The URGENT-dyspnoea study. Eur Heart J. 2010; 31: 832-41.
4) Kinugawa K, et al. Efficacy and safety of tolvaptan in heart failure patients with volume overload. Circ J. 2014; 78: 844-52.
5) Nohria A, et al. Clinical assessment identifies hemodynamic profiles that predict outcomes in patients admitted with heart failure. J Am Coll Cardiol. 2003; 41: 1797-804.
6) Cayley WE. Prognostic importance of elevated jugular venous pressure and a third heart sound in patients with heart failure. N Engl J Med. 2001; 345: 1912. author reply 1913.
7) Dunlay SM, et al. Critical elements of clinical follow-up after hospital discharge for heart failure: Insights from the EVEREST trial. Eur J Heart Fail. 2010; 12: 367-74.
8) Ambrosy AP, et al. Clinical course and predictive value of congestion during hospitalization in patients admitted for worsening signs and symptoms of heart failure with reduced ejection fraction: Findings from the EVEREST trial. Eur Heart J. 2013; 34: 835-43.
9) Gheorghiade M, et al. Assessing and grading congestion in acute heart failure: a scientific statement from the acute heart failure committee of the heart failure association of the European Society of Cardiology and endorsed by the European Society of Intensive Care Medicine. Eur J Heart Fail. 2010; 12: 423-33.

<山本絵里香＞

2章 心不全の集中治療に必要な検査

2 酸素飽和度と血液ガス分析

> **ここがポイント**
> - 血液ガス分析は換気・酸素化・酸塩基平衡の状態について有用な情報を与える.
> - 低酸素血症の4つの成立機序を理解する.
> - SpO_2のモニタリングに用いるパルスオキシメーターの注意点を理解する.
> - 酸塩基平衡の異常を5つのステップを用いて的確に評価し治療へ結びつける.

血液ガス分析は様々な疾患を理解するために必須の検査であり,酸素化,換気,酸塩基平衡異常の評価を行うことを目的とする.血液ガス分析の解釈は臨床の場において基本的なことの1つであるが,いざ評価となれば,詳細に評価することを省いてしまいがちであると思われ,本稿では基本的なことを中心に述べる.

まず,酸素化,換気などの呼吸状態を評価する上での用語の整理を行う.

血液ガス分析では酸素分圧や二酸化炭素分圧はPaO_2や$PaCO_2$で表す.Pは"pressure"の意味で"圧"を,小文字のaは"arterial"を示し"動脈"の意味である.

また,$PvCO_2$のvは"venous"で静脈を,P_ACO_2のAは"alveolar"で肺胞内の意味で用いられる.

1 ヘモグロビンによる酸素の運搬と酸素解離曲線

呼吸により体内へ取り込まれた酸素はヘモグロビンと結合し,動脈血により

■ 表1 ■ 覚えておくと役に立つ酸素飽和度（SpO₂）から推定できる PaO₂

PO₂	SpO₂	
100 mmHg	98%	
60 mmHg	90%	組織への酸素供給において最低限必要
40 mmHg	75%	混合静脈血の分圧

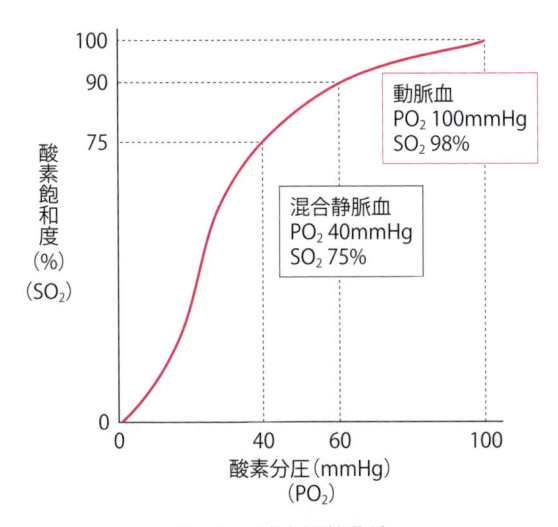

図1▶ 酸素解離曲線

末梢組織へと運搬される．動脈血酸素飽和度（SaO_2）は赤血球中のヘモグロビンのうち酸素と結びついているヘモグロビン（酸化ヘモグロビン）の割合を示したもので，PaO_2 と SaO_2 は一定の関係にあり（表1），その関係を示したものがヘモグロビン酸素解離曲線（図1）である．動脈血酸素飽和度（SaO_2）は酸素分圧とともに増加し，両者は直線ではなく **S字状の関係** を描く．

酸素解離曲線は **pH，PCO_2，体温，2-3DPG** などの **変化により左右に移動する**．アシドーシス，高 CO_2 血症，体温上昇，2-3DPG の上昇では右方へ移動し，右方移動では酸素とヘモグロビンの親和度が低くなり，組織に酸素を放出しやすくなる．

反対にアルカローシス，低 CO_2 血症，低体温，2-3DPG の低下では左方へ移

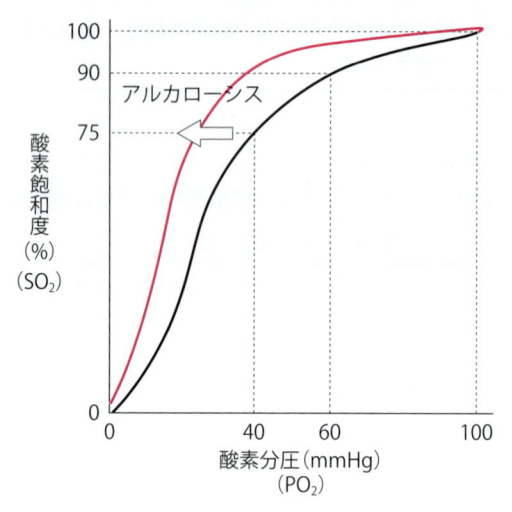

図2 ▶ アルカローシスによる左方移動により同じ PaO_2 でも見かけ上の SpO_2 は高くなる

動し，酸素とヘモグロビンの親和度が高いために組織で酸素を放出しにくくなる．これらは，酸素運搬のための合理的な仕組みであるが，酸素解離曲線の移動に伴う注意点として左右への移動により SaO_2 と PaO_2 の関係が変化する．

例をあげるとアルカローシスによる左方移動により，同じ PaO_2 でも SpO_2 は見かけ上高くなり，極度のアルカレミアでは，パルスオキシメーターの値（SpO_2）だけをみて酸素化が保たれていると安心してはいけない（図2）．

a．酸素化の評価

PaO_2 は FiO_2，拡散障害の程度，換気血流比，混合静脈血酸素含量，年齢などにより規定され，投与された酸素濃度と肺胞内気酸素分圧（PAO_2）の関係は

$$PAO_2 = FiO_2 \times (大気圧 - 水蒸気圧) - PaCO_2/(呼吸商: 0.8)$$

の式で得られる．

b．換気の評価

$PaCO_2$ は換気量により規定される．毛細血管から肺胞までの CO_2 の移行は拡散によってなされるが，CO_2 は O_2 よりも20倍拡散しやすいために拡散障害の影響はなく，

肺胞気のCO_2分圧　$P_ACO_2 \fallingdotseq PaCO_2$となり
$PaCO_2 = 0.863 \times$ 二酸化炭素産生量（VCO_2）/肺胞換気量（V_A　L/分）で表される．

2　低酸素血症の機序

低酸素血症の機序に関して，肺からの酸素の取り込みは換気による肺胞への酸素の取り込み，肺胞から動脈への酸素の受け渡しの2段階で行われ，これらの過程が障害を受けると低酸素血症を生じる．低酸素血症を生じる原因の代表的なものとして下記の4つがあげられる（図3）．

1) 換気血流比不均等（V/Qミスマッチ）
2) シャント
3) 拡散障害
4) 肺胞低換気

a．換気血流比の不均等

肺胞でガス交換を行う際には，換気（V_A）と血流（Q）のバランス換気血流比（V_A/Q）が重要である．換気が血流に比べて大きければ余分な換気は死腔になり，逆に換気が血流に比べて小さければ十分な酸素を受け取ることができない．立位・座位では上肺野に比べて下肺野の血流が多く，正常人でも肺胞ごとのV_A/Qには幅があるが，呼吸器疾患でV_A/Qの不均等分布が大きくなり，特にV_A/Qが低下した部分が増えるとPaO_2は低下する．

b．シャント

肺炎・無気肺による肺内シャント，心臓内での右左シャントなど酸素化されない静脈血が動脈血へ混入し，低酸素血症を生じる．シャントによるPaO_2の低下の特徴は100%酸素投与によってもPaO_2の改善が乏しいことである．

c．拡散障害

肺胞腔と毛細血管の間の酸素の通過が障害された状態である．拡散能は肺胞と毛細血管の間の距離に反比例しガス交換が行われる肺胞の面積に比例し，間質性肺炎のように肺胞の肥厚を生じると拡散距離が増大し，肺気腫のように肺

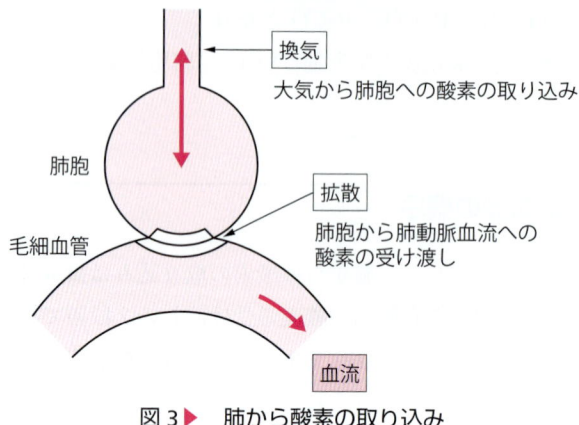

図3 ▶ 肺から酸素の取り込み

胞の破壊が生じると拡散面積が減少し，拡散障害をきたし PaO_2 は低下する．

d．肺胞低換気

肺胞内へ空気が出入りしないために酸素化が障害される病態で，呼吸筋疲労や呼吸中枢の障害などが原因となり，CO_2 分圧の上昇をきたしやすい．

低酸素血症の原因と考える際は，これら1つ1つが独立していることは少なく，複合して低酸素を引き起こしていることが多い．このため，低酸素の原因としてどの病態がもっとも寄与しているかを考えてそれに対して改善を図ることが重要である．

コラム　Aa–DO₂ alveolar–arterial oxygen difference

$Aa-DO_2$ は肺胞と動脈血の酸素分圧の差を表し，肺内に酸素が届いた後に血液を酸素化する過程が障害されていれば開大する．低酸素血症の評価のファーストステップとして用いられ，15 mmHg 以上であれば肺胞レベルでのガス交換が障害していると推定できる．上の4つの機序では肺胞低換気以外では $Aa-DO_2$ は大きくなる．ただし，$Aa-DO_2$ は年齢，吸入酸素濃度の影響を受ける．

$$Aa-DO_2 = 150 - PaCO_2/0.8 - PaO_2 \quad 正常値（10\,mmHg\,以下）$$

3 パルスオキシメーターとは

　ヘモグロビンのなかで酸素に結合したヘモグロビンの割合が動脈血酸素飽和度（SaO_2）であり SaO_2 を体外から簡便に測定するモニターがパルスオキシメーターである．
　低酸素血症の評価としての動脈血液ガス分析は侵襲のある検査でありパルスオキシメーターにより，**侵襲なく経時的にモニタリングが可能**となった（図4）.
　パルスオキシメーターは赤色光（波長 600 nm 付近）と赤外光（波長 940 nm 付近）での酸化ヘモグロビンと還元ヘモグロビンの吸光度の違いを利用し，この2つの光を，LED を交互に発光させて，その吸光度の比より求められている．パルスオキシメーターで得られた酸素飽和度は経皮的動脈血酸素飽和度とよばれ，SpO_2（p: pulse oximetry）と表示する．
　健常者では概ね 96〜99％の範囲にあり，95％以下であれば何らかの疾患が疑われ，90％以下となれば呼吸不全の存在が疑われる．

a．パルスオキシメーターの注意点

- パルスオキシメーターは酸素解離曲線の性質から **SpO_2 が 100％に近いところでは情報量は多くない**．つまり，SpO_2 100％の場合に PaO_2 が 100 mmHg なのか 200 mmHg なのかが区別できない．

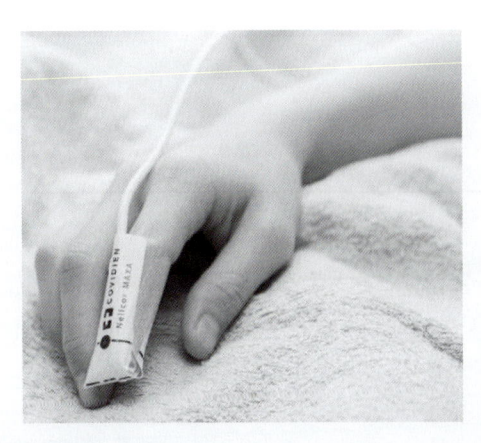

図4 ▶ 指に装着したパルスオキシメーター

- PaO_2 は推定できるが，$PaCO_2$ は推定できない（CO_2 ナルコーシスの危険性は予測できない）．
- 貧血の患者では，酸素を運搬するヘモグロビン自体が不足しているため，低酸素状態でも SpO_2 が正常値を示す恐れがある．
- 末梢循環不全の患者では，指尖部の血流が不十分でありあてにならないことがある．

> **コラム　前額部センサ（マックスファスト™）（図5）**
>
> 末梢血管収縮の影響を受けないように前額部で SpO_2 を測定する方法を紹介する．頭部の皮膚のほとんどは外頸動脈により血液が供給されているが，前額部の一部は内頸動脈から分岐する眼窩上動脈により供給されている．このために低灌流状態においても SpO_2 の測定に有用であるとされる．

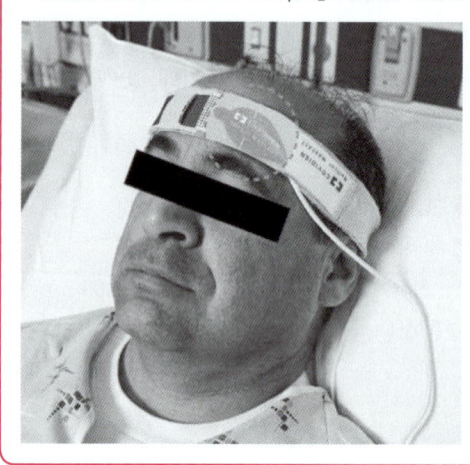

図5▶ 前額部センサ（マックスファスト™）
提供：コヴィディエンジャパン株式会社

4　酸塩基平衡異常の評価

生体では血液の酸塩基の状態を一定に保とうとする働きがあり，血液の pH は 7.40 ± 0.05 の狭い範囲に保たれている．pH は Henderson-Hasselbalch の式より $PaCO_2$ と HCO_3^- で図6のように表され，酸塩基平衡はおもに肺と腎臓でコントロールされている．

$$pH = 6.1 + \log \frac{(HCO_3^-)}{0.03 \times PCO_2}$$ 　代謝性因子（主として腎）
　　　　　　　　　　　　　　呼吸性因子（肺）

pH 変化の原因	分類
pH↓ (HCO₃⁻)↓	代謝性アシドーシス
PCO₂↑	呼吸性アシドーシス
pH↑ (HCO₃⁻)↑	代謝性アルカローシス
PCO₂↓	呼吸性アルカローシス

図6 ▶ Henderson-Hasselbalch の式と酸塩基平衡の4つの型

表2 酸塩基平衡に関する基準値

pH	7.35〜7.45
PaCO₂	35〜45 mmHg
HCO₃⁻	22〜26 mEq/L
BE	−2〜+2 mEq/L

　酸塩基平衡異常の考え方には従来の血液ガス解釈（physiological approach, base excess approach）と新しい解釈 physicochemical approach（Stewart approach）があることが知られている．Stewart approach に関しては聞き慣れない方も多いと思われるが，①PaCO₂，②強イオン差，③弱酸の総和を Stewart approach 因子として酸塩基を評価する方法で，従来の血液ガス解釈（physiological approach）と異なり，血清アルブミンやリン酸を考慮することでより詳細な異常を捉えることができるとされる．ただし，計算が煩雑でありエラーも多いとされ，ここでは，基本的な従来の血液ガス分析（physiological approach）に関して述べることとする．

　血液ガス分析では実際に直接測定しているのは pH，PaCO₂，PaO₂とヘモグロビンのみであり HCO₃⁻ や BE は推定式で導いている．表2に基準値を示す．

a．酸塩基平衡の解釈に対する段階的アプローチ

　Step 1）アシデミア（acidemia）かアルカレミア（alkalemia）か．
　Step 2）HCO₃⁻ の変化（代謝性）によるものか，PaCO₂ の変化（呼吸性）によるものか．

Step 3）代償性変化（pHを正常に戻す働き）は妥当な範囲か．
Step 4）アニオンギャップの開大はあるか．
Step 5）結果が臨床経過に合うかどうか．

＜Step 1＞

pHの値よりアシデミアかアルカレミアかを判断する．

アシデミアとはpH 7.35以下の酸性の状態，アルカレミアとはpH 7.45以上のアルカリ性の状態をさす．これに対してアシドーシス（acidosis），アルカローシス（alkalosis）とは酸塩基平衡異常の病態を示し，アシドーシスとは酸性へ，アルカローシスとはアルカリ性へ向かうベクトルを表す．これらの用語は区別して使用する必要がある．

＜Step 2＞

アシデミアもしくはアルカレミアがHCO_3^-の変化（代謝性）によるものか，$PaCO_2$の変化（呼吸性）によるものかを判定する．

一次性のpHの変化がHCO_3^-による場合は代謝性障害であり，HCO_3^-の低下は代謝性アシドーシス，HCO_3^-の上昇は代謝性アルカローシスとよぶ．一方，$PaCO_2$による場合は呼吸性障害であり，$PaCO_2$の上昇は呼吸性アシドーシス，$PaCO_2$の低下は呼吸性アルカローシスとよぶ．

＜Step 3＞

代償性変化が一次性の酸塩基平衡に対し予測された範囲にあるかどうかを判定する．

代償性変化とはpHを一定に保とうとする機構であり，呼吸性の異常（$PaCO_2$の変化）は常に代償性の代謝反応（HCO_3^-の変化）を引き起こし$PaCO_2$の上昇（呼吸性アシドーシス）にはHCO_3^-の上昇を伴う．ただし代償反応は遠ざかったpHを7.40に戻そうとする反応であり7.40を超えて過剰には起きず一次性変化によるpHの変動を緩和するにとどまる．

代償反応にも限界があり，呼吸性代償による$PaCO_2$の変動は最大でも10〜60 mmHg程度の範囲内とされ，呼吸性アシドーシスの代謝性代償では，HCO_3^-の最大値が$PaCO_2 \times 0.3 + 18$ mEq/L程度，呼吸性アルカローシスでは最大に代償しても，$PaCO_2 \times 0.6$ mEq/L程度とされている[1]．

代償のスピードもそれぞれの臓器により異なり，肺における代償は呼吸中枢からの換気量の調整により生じ，数時間で起こるとされる．一方，腎臓による代償は近位尿細管におけるHCO_3^-再吸収の調節が関与する．このために肺

おける代償より時間がかかり，呼吸性アシドーシスや呼吸性アルカローシスの腎臓での代償は6〜12時間後より始まり，完成するのに数日を要する．

代償の度合いには，様々な予測式が知られており（表3），代償性変化が予測範囲を外れている場合は，他の酸塩基平衡異常が存在していることを意味し，**混合性障害（2つ以上のアシドーシス/アルカローシスの存在）を疑う．**

混合性酸塩基平衡障害
- 代償性変化が予測値よりも大幅にずれている場合．
- 臨床的には明らかな高度酸塩基平衡障害があるにもかかわらず，pHが正常値の場合．
- pH<7.2の高度なアシドーシス，またはpH>7.6の高度なアルカローシスがある場合．
- アニオンギャップ上昇があり補正HCO_3^-を計算したときに24 mEq/Lから大きくずれる場合．

＜Step 4＞

アニオンギャップを計算する．

アニオンギャップ（AG）＝ $Na^+ - (Cl^- + HCO_3^-)$ で示される（基準値12±2 mEq/L）

アニオンギャップとは測定された陽イオンと陰性イオンの差であり（図7），代謝性アシドーシスの鑑別に用いられる．アニオンギャップが増加していれば，ケトンや乳酸などの不揮発酸が増加していることが原因として考えられ，アニオンギャップが正常の場合は，主に消化管や尿中へのHCO_3^-の喪失が原因として考えられる（表4）．

注意点としてアニオンギャップの構成（測定されない陰イオン）の多くはアルブミンとリンであり，**低アルブミン血症**では上記のアニオンギャップの計算式では正しい解釈ができずアルブミン・リンを用いて補正する必要がある．

補正アニオンギャップ ＝ $\{(Na^+ + K^+) - (Cl^- + HCO_3^-)\} - \{2 \times Alb\ (g/dL) + 0.5 \times P\ (mg/dL)\}$ （基準: 0）

この補正により低アルブミン血症においても上述のStewart approachと比較して診断に差がないとされる[2]．

さらにアニオンギャップが上昇していれば，補正HCO_3^-を計算する．

補正HCO_3^-は，アニオンギャップが上昇する代謝性アシドーシスに隠れている他のHCO_3^-を動かす病態がないかどうかを確認する目的で行い，以下の

表3 酸塩基平衡障害と代償反応

病態	一次変化	代償	代償の範囲	代償の限界
代謝性アシドーシス	$[HCO_3^-]↓$	$PCO_2↓$	$\Delta PCO_2 = 1.2 \times \Delta [HCO_3^-] \pm 5$	$PCO_2 = 10～15\,mmHg$
代謝性アルカローシス	$[HCO_3^-]↑$	$PCO_2↑$	$\Delta PCO_2 = 0.7 \times \Delta [HCO_3^-] \pm 5$	$PCO_2 = 60\,mmHg$
呼吸性アシドーシス	$PCO_2↑$	$[HCO_3^-]↓$	急性期（～4日） $\Delta [HCO_3^-] = 0.1 \times \Delta PCO_2 \pm 3$	$[HCO_3^-] = 30\,mmHg$
			慢性期（5日～） $\Delta [HCO_3^-] = 0.4 \times \Delta PCO_2 \pm 4$	$[HCO_3^-] = 42\,mmHg$
呼吸性アルカローシス	$PCO_2↓$	$[HCO_3^-]↑$	急性期（～4日） $\Delta [HCO_3^-] = 0.1 \times \Delta PCO_2 \pm 3$	$[HCO_3^-] = 18\,mmHg$
			慢性期（5日～） $\Delta [HCO_3^-] = 0.2～0.5 \times \Delta PCO_2$	$[HCO_3^-] = 12\,mmHg$

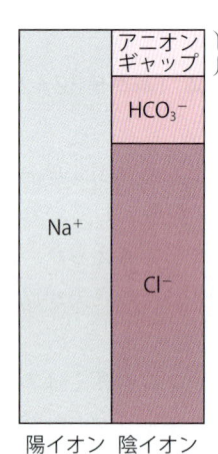

アニオンギャップ ｝測定されない陰イオン＝蛋白, リン酸, クエン酸, 硫酸

HCO_3^-

Na^+

Cl^-

陽イオン　陰イオン

図7▶ アニオンギャップ

ように評価する．

　　補正 HCO_3^- ＝HCO_3^-の実測値＋（AG－12）　（基準値: 24～26）
　　補正 HCO_3^- ＞28　⇒代謝性アルカローシスの合併
　　補正 HCO_3^- ＜23　⇒アニオンギャップの開大しない代謝性アシドーシスの合併

表4　代謝性アシドーシスの鑑別

高アニオンギャップ性アシドーシス (不揮発性酸の蓄積)	正常アニオンギャップ性アシドーシス (消化管や尿中への HCO_3^- の喪失)
乳酸アシドーシス	下痢
ケトアシドーシス	生理食塩水の輸液
末期腎不全	尿細管性アシドーシス
メタノール摂取	アセタゾラミド

<Step 5>

Step 1~4よりどのような病態が生じているのかを，病歴，現症から判定し，臨床経過と照らし合わせながら，適切な治療方針を設定する．

結論としては，静脈血ガスは動脈血ガスのpH, HCO_3^- を推定するのには有用であるが，乳酸やPCO₂に関しては基準値以外のときは静脈血と動脈血での一致率は低いとされ注意が必要である．

コラム　静脈血ガスと動脈血ガス

血液ガス分析は動脈血で行うことが基本となるが，より低侵襲で可能な静脈血で評価可能であれば経時的な評価にも役に立つ．静脈血ガス分析の値から動脈血ガスの値を推定する際にどの程度の信頼性があるかどうかを調べたメタ解析を報告する（表5）[3]．

表5　動脈血と静脈血ガスの関係

	動脈血-静脈血 (95%信頼区間)
pH	0.03 (0.027~0.039)
PCO_2	-4.41 (-6.27~-2.55)
HCO_3^-	-1.03 (-1.5~-0.56)
lactate	-0.25 (-0.35~-0.15)

■文献

1) Goldberg M, et al. Computer based instruction and diagnosis of acid base disorders: A systematic approach. JAMA. 1973; 223: 269-75.
2) Dubin A, et al. Comparison of three different methods of evaluation of metabolic acid-base disorders. Crit Care Med. 2007; 35: 1264-70.
3) Bloom BM, et al. The role of venous blood gas in the emergency department: a systematic review and meta-analysis. Eur J Emerge Med. 2014; 21: 81-8.

<蔵垣内 敬>

2章 心不全の集中治療に必要な検査

3 胸部X線写真

ここがポイント

- 胸部X線写真の撮影条件を確認する．
- 心血管陰影だけではなく，写っているものすべて評価する．
- 心胸郭比を中心に心陰影を評価する．
- 肺血管陰影の評価には肺の胸郭側をチェックする．
- 肺のうっ血や間質浮腫所見は，肺動脈楔入圧と相関する．
- 心不全の診断だけではなく，治療効果判定にも有用である．

胸部X線写真は，心不全の診断，重症度の判定，治療効果の判定に重要な検査である．心陰影が大きくなっているかといった構造的なものから，肺うっ血があるといった機能的なものまでわかる．ここでは，よくみかける心不全の胸部X線写真について段階を追って解説する．

1 胸部X線写真を評価する前に

胸部X線写真の読影をする前に，胸部X線写真がどのような状態で撮られているか，きちんと撮られているかを確認する必要がある[1,2]．

＜確認事項＞
1) 患者の名前，撮影日時
2) 撮影体位

通常は後前撮影（postero-anterior: PA）を行うが，ポータブルX線の場合は前後撮影（antero-posterior: AP）を行う．AP撮影では，PA撮影に比べて心臓が大きく写り，座位や臥位の場合，鎖骨はかなり下にくるので比較的鑑別はしやすい．

3）撮影姿勢

胸骨と鎖骨の関節（胸鎖関節）を見て，左右の胸鎖関節が脊椎の真ん中（正中線）から同じ距離にあるか確認する．

4）読影条件

心陰影の中に椎体が明瞭にみえるように，デジタル胸部正面X線写真の明るさを調節する．心臓の後ろに脊椎や血管影が認められ，血管陰影が中下肺野で末梢まで認められるような濃度に調節することが重要である．透過度が低いと肺水腫様に，逆に高いと肺が黒くなりすぎて，血管陰影が把握しにくくなる．

2 心疾患の胸部 X 線写真を読む順序

基本的には，肺や心臓の陰影だけではなく，骨や軟部組織まですべてのみえる部分を網羅するよう，個々で見落としのない方法をみつければいいが，胸部X線写真の見る順序の一例を紹介する．

1) 横隔膜下（上腹部を含む）を見る．
2) 胸部の軟部組織や骨を見る．
3) 縦隔を見る（心陰影，心外膜，大動脈など）．
4) 肺野を見る．

過去に行った心臓手術のサイン（胸骨のワイヤー陰影，内胸動脈剝離時につけたホチキス陰影，人工弁陰影）や血管形成術のサイン（ステント陰影）を認めると，心不全の原疾患が推測可能な場合がある．また，心外膜に石灰化を認め，収縮性心外膜炎と診断がつくこともある．

3 心不全の胸部 X 線写真の読みかた

胸部 X 線写真を読む前に，最初に最小限の解剖を覚える必要がある．図1は胸部 X 線写真の正面像，図2は側面像である．心陰影は，右縁は上大静脈と右心房がなだらかに形成し，正常では弓状をなすことはない．左縁は大動脈弓，左肺動脈主幹部，左肺動脈，左心耳，および左心室であるが，正常では左縁中部（肺動脈主幹部，左肺動脈，左心耳）は凸型の弓状を呈することはなく，逆にくびれのようになる．

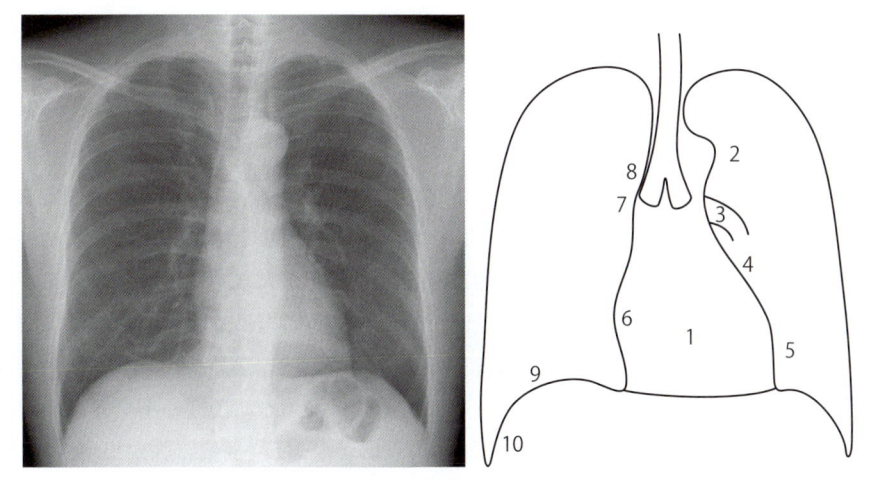

図1▶ 正常胸部単純正面X線（57歳男性）
1: 心陰影, 2: 大動脈弓, 3: 左肺動脈主管部, 4: 左心耳, 5: 左心室, 6: 右心房（右心辺縁）, 7: 上行大動脈, 8: 上大静脈, 9: 横隔膜, 10: 肋骨横隔膜角

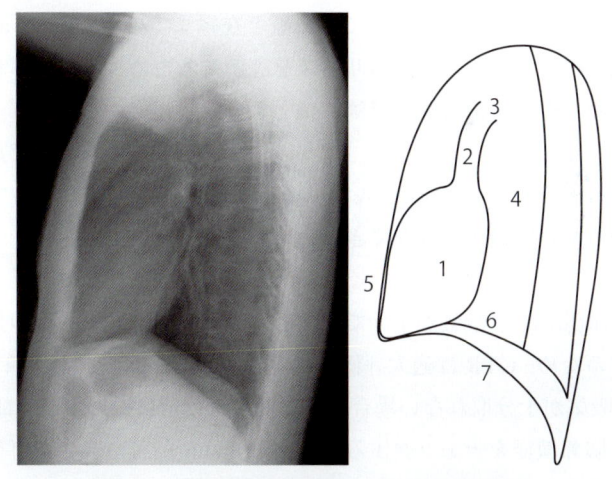

図2▶ 正常胸部単純側面X線（57歳男性）
1: 心陰影, 2: 上行大動脈, 3: 大動脈弓, 4: 肺門部, 5: 胸骨, 6: 右横隔膜, 7: 左横隔膜

3. 胸部X線写真

4 心不全における心陰影の評価

　心臓のポンプ機能の中心となる左心室の収縮力が弱まると，左室から全身に血液を送る量（心拍出量）が低下する．心拍出量が低下すると，全身から血液が心臓の方に還ってきて（静脈還流量の増加），心拍出量を確保しようとする．急性期であれば，静脈還流量の増加に対して，左室が大きくなる時間的余裕がないため，血液が左房，肺静脈と渋滞を起こす．そのため，肺の血管陰影は増強し，水分が血管に漏れ，肺の間質に水分貯留が起こる．慢性期であれば，ゆっくりと静脈還流量が増えるため，左室は徐々に拡大する．慢性心不全の急性増悪期であれば，急性期と同様急激に肺血管陰影が増強し，間質浮腫が出現する．心陰影拡大と肺間質浮腫をいかに評価するかということが重要である．

a．心胸郭比

　心胸郭比（cardiothoracic ratio: CTR）は，図3の胸郭横径（c）に対する心横径（胸骨中心より心陰影右縁までの距離と左縁までの距離の和: a＋b）の比率を表した指標であり，心陰影のサイズを評価するためよく用いられる．一般的に，立位吸気撮影（後前像）では，50％以下を正常とするが，ポータブル撮影時の仰臥位撮影（前後像）では，60％以下を正常とする．ここで重要なことは，心横径は，心臓の拡大をみているのか，心臓のまわりに溜まっている心嚢水の増加をみているのか区別ができないということである（図4）．心拡大あるいは心嚢水増加のいずれもありうるという意味で，"心陰影の拡大"という．

　胸部X線撮影時に，吸気が十分でないと心尖部が挙上して心臓の長軸が横方向に移動するため，CTRは過大評価されることがある．心不全状態では，息苦しいため，吸気が十分取れない場合もままある．以前に撮影した胸部X線写真があれば，胸郭横径をチェックすると，あるいは横隔膜の高さが何番目の肋骨のところにあるかをチェックすると，吸気が十分であったかわかる．また，以前と比べて胸郭横径は変わらないが心横径が1cm以上大きいようであれば，それだけでも心陰影が拡大しているといえる．肥満の人も，同様に横隔膜が挙上して同様にCTRが過大評価されるため，注意が必要である．

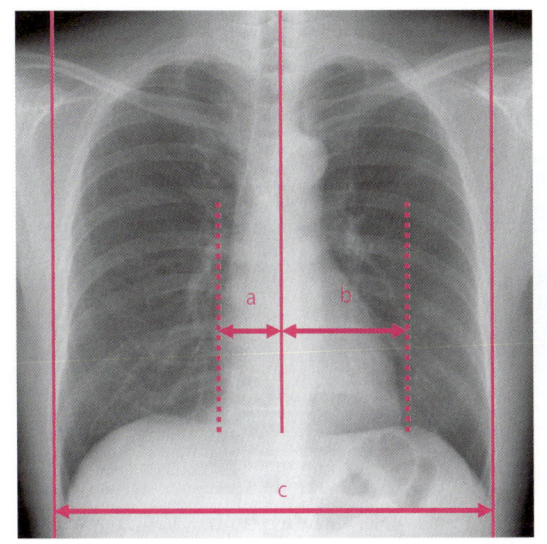

図 3 ▶ 心胸郭比（CTR）による心陰影の評価
a: 胸骨中心より心陰影右縁までの距離，b: 胸骨中心より心陰影左縁までの距離，c: 胸郭横径．CTR は a＋b を c で割った数値である．

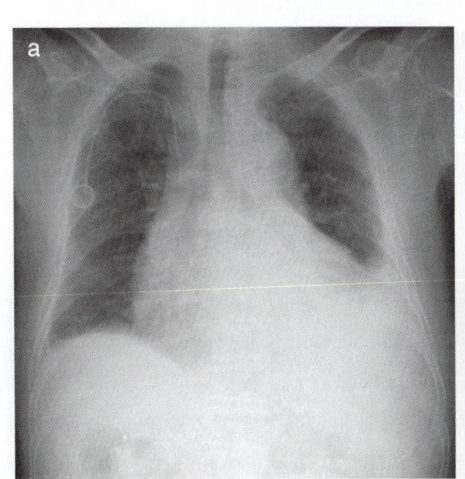

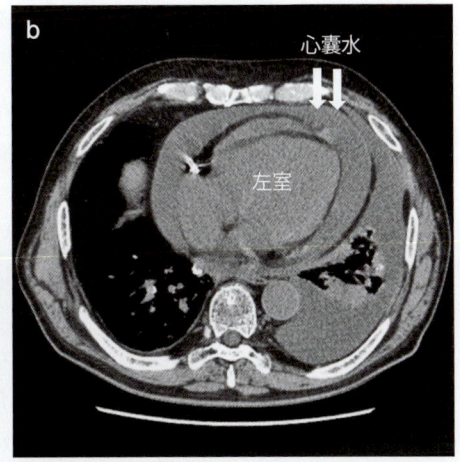

図 4 ▶ 心嚢水による心胸郭比の拡大
胸部単純正面 X 線（a）にて心胸比の拡大が認められ，胸部単純 CT（b）にて心嚢水が確認される．

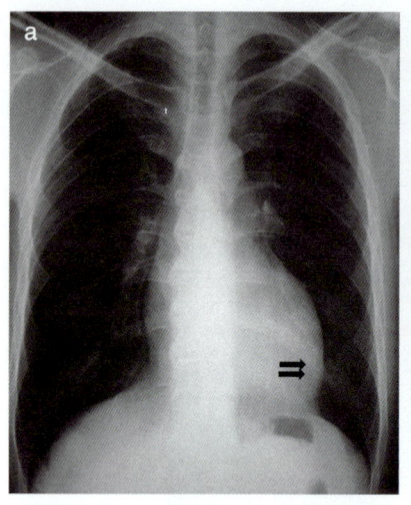

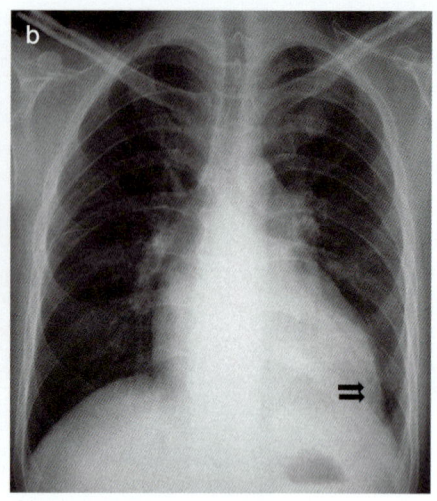

図 5 ▶ 心拡大前（a）後（b）の胸部 X 線
心拡大後心尖部（矢印）は左下方に垂れ下がったような形になっている．

b．左室拡大

　解剖上，左室は左後方，右室は右前方にある．左室が拡大すると，正面像で心陰影の左縁は左側方に移動し，心尖部は左下方に移動するため，左第 4 弓が左下方に垂れ下がったような形となる（図 5）．そのため，心陰影の左縁中部のくびれは強調される．側面像でみると左室辺縁は後下方に移動する．

c．右室拡大

　正面像では，評価が難しいことが多いが，健常者では心陰影の右縁は椎骨のやや右側にあるが，右室拡大ではさらに右に突出しており，また右室拡大の影響で心尖部が拳上する場合が多くなる．心陰影の左縁はなだらかに膨隆し，そのため左縁中部のくびれは消失する．左側面像において，右室は前上方に拡大するため，正常では右室が肋骨横隔膜角から胸骨角の高さまでの距離の下 1/3 以下までしか胸骨後面に接しないのに対し，右室拡大ではその距離の上 1/3 以上に接し，また，多くの場合 1/2 まで接する（図 6）．

d．左房拡大

　正面像において，正常の左心耳は凸型ではなく，凹型である．左房拡大では

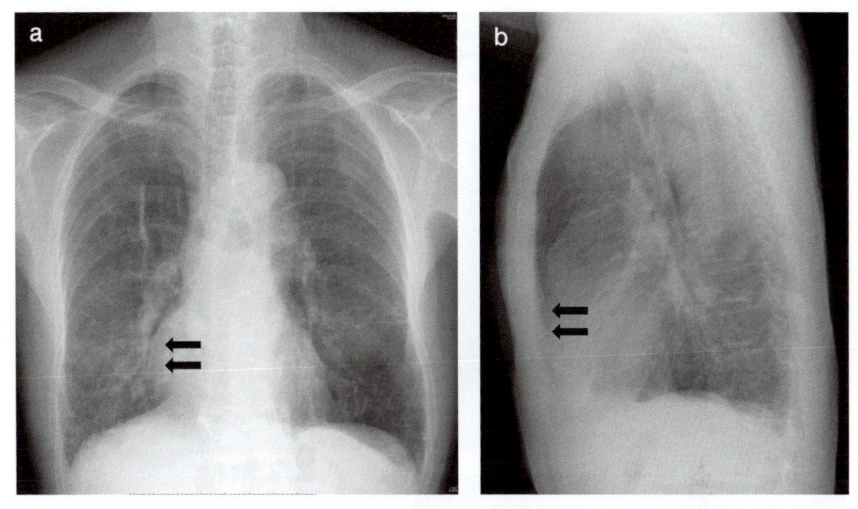

図6▶ 慢性閉塞性肺疾患に伴う右心拡大
正面像（a）にて心陰影右縁が右方に突出している（矢印）．側面像（b）にて右室が肋骨横隔膜角から胸骨角の半分くらいの高さまで胸骨後面に接している（矢印）．

心陰影の左縁が直線的になり，左房拡大が進むと左側方に突出するようになる（図7）．心陰影右縁において二重陰影を示すこともある．また，気管分岐部（carina）の拡大（90°以上）を認めることもある．側面像において，後方に突出する．

e．右房拡大
胸部X線においてうまく評価ができないことが多い．

5 心不全における肺血管陰影の評価

a．肺動脈の評価
急性心不全の診断および治療効果判定に肺血管陰影の読影は重要である．肺動脈の拡張の有無，肺血管陰影の分布異常，うっ血に伴う肺間質性・肺胞性水腫の評価が重要である（図8）．肺動脈の拡張は，右肺動脈下行枝の幅で判定するが，成人では肋骨の太さとほぼ等しく（16 mm以下），並走する気管支の太さともほぼ等しいといわれている[3,4]．

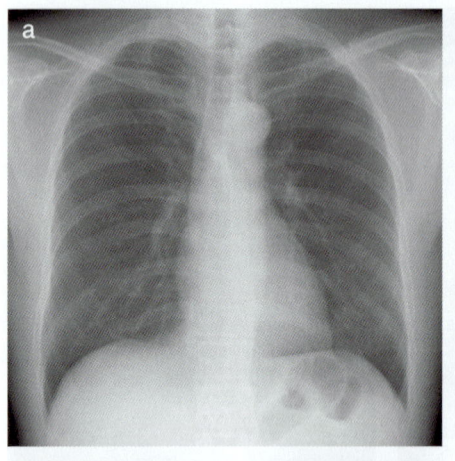

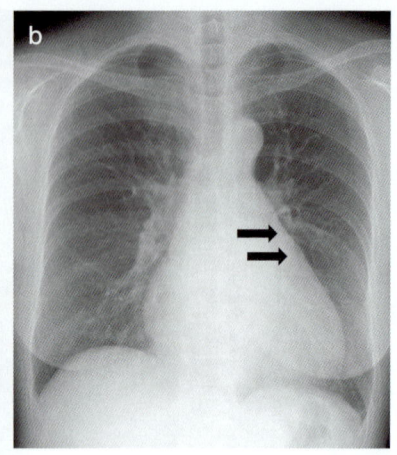

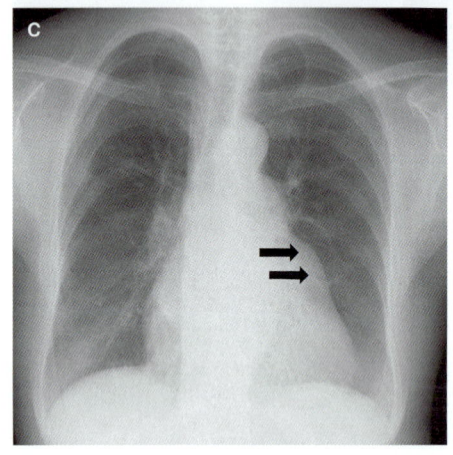

図7▶ 左心耳の突出を認める
a: 正常，b: 僧帽弁狭窄症，心陰影の左縁が直線的，c: 僧帽弁狭窄症，左第3弓の突出（矢印）．

b．肺血管陰影の評価

　肺血管陰影の読影では，血管陰影の増強と，上葉と下葉の肺血管陰影の差に注目する．血管陰影の評価には，肺を肺門部から胸壁のところまでを3分画した真ん中で評価するとわかりやすい（図9）．ちなみに，健常人では，3分画した外側（胸壁側）では血管陰影は認めにくい．肺静脈は0.3 mmと細いので，肺静脈の拡張がない場合は胸部X線では認められない．正常の肺血管陰影は，上肺野肺血管と下肺野肺血管の血液分布の比が1：2となり，下肺野の血管陰影が目立つ（図10）．肺うっ血が進行すると，肺の上葉の血管陰影が，3分画した外側（胸壁側）でも認められるようになる．シャント疾患でも，肺血管陰影

心不全の重症度	心肺構造・機能的変化	胸部X線写真	
		心陰影	肺野
心機能障害	左室拡大（収縮不全）	左縁の突出 CTR増大	
	左房拡大	左心耳の突出	
軽度	左房圧上昇（肺静脈圧上昇）		
心不全	軽度（肺うっ血）		上肺野肺血管陰影増強
	中等度（間質性肺水腫）		肺血管陰影が不鮮明 Kerley's B line
重度	重度（肺胞性肺水腫）		バタフライ様陰影

図8▶ 心不全の重症度と胸部X線陰影

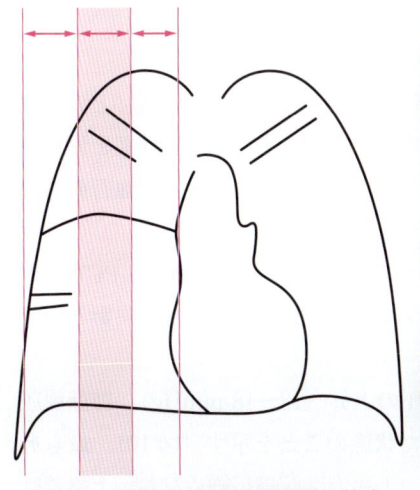

図9▶ 胸部X線写真の読影の仕方
肺門部から胸郭までを3分画して，中央の1/3で肺上葉と下葉の肺血管陰影の量を比較する．胸郭側1/3で肺血管陰影が増強していないか評価する．

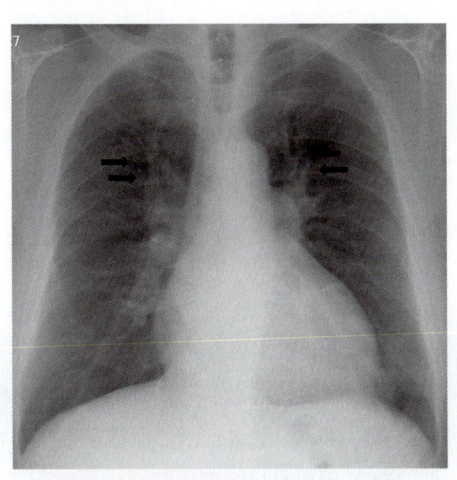

図10▶ 肺上葉の血管陰影の増強

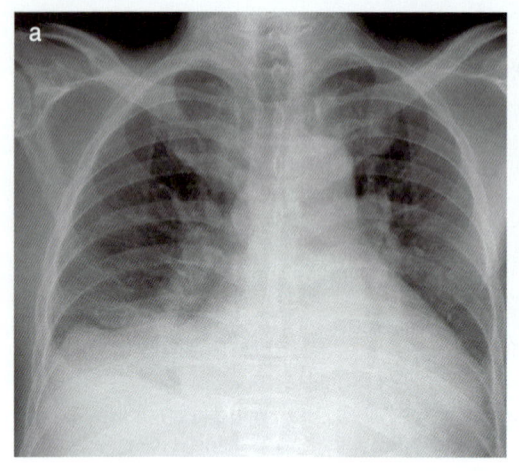

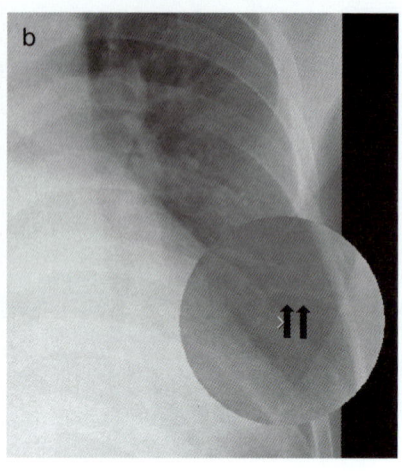

図 11 ▶ 慢性心不全急性増悪
肺の間質の浮腫が肺静脈が走行する小葉間隔壁に生じ，横方向に走る Kerley's B line を認める(矢印)．

の増強は認めるが，上葉と下葉の血管陰影に差が少なく，鑑別が可能である．

c．うっ血の評価

　左心不全は，典型的には，肺うっ血，間質性肺水腫，肺胞性肺水腫と重症になるにつれて進展していく（図8）．肺うっ血の進展の仕方は，急性期と慢性期とでは異なるため注意が必要である（「1 章 2-B．肺うっ血をきたす血行動態異常」参照）．急性心不全において，肺血管陰影と肺動脈楔入圧（PCWP）とは相関がある[4]．PCWP が 8 mmHg 以下では肺血管陰影は正常である．PCWP が 10〜12 mmHg まで上昇すると，肺下葉の血管陰影が肺上葉の血管陰影と同等あるいはそれ以下になる．

　肺うっ血は，左心不全において，左房圧の上昇（12〜18 mmHg），肺静脈圧の上昇に伴い，肺血管内に血液が貯留した状態のことを示す（図10）．最も典型的な X 線所見は肺血管陰影の再分布で，下葉では収縮し細くなり，上葉では拡張して太くなるため，正常とは反対に肺尖部を含む上肺野肺血管が目立つようになる（図10）．さらに，肺血管陰影が3分画した外側（胸壁側）のような末梢で著明となり，血管の辺縁が不鮮明になるが，胸膜付近までたどることができる．

　肺静脈圧が 17〜27 mmHg になると，血漿膠質浸透圧を超えるため肺の間質

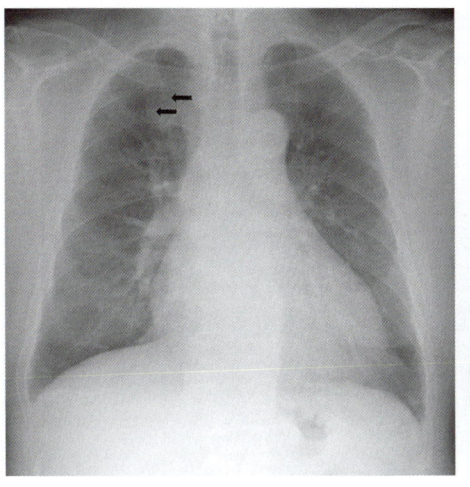

図 12 ▶ bronchial cuffing
肺血管内の血液量が増加すると血管が太くなり，気管支周辺の浮腫が生じ，気管支の壁を厚くし，輪郭をぼやけさせる（peribronchial cuffing）．

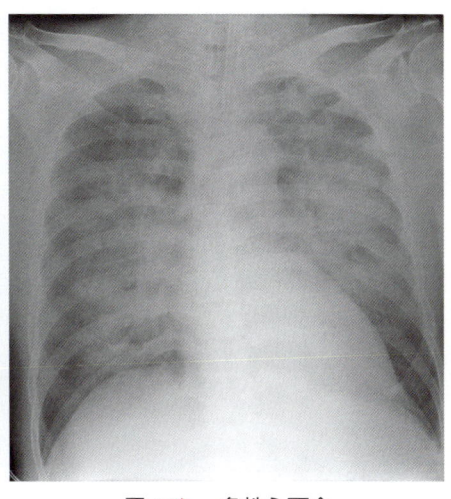

図 13 ▶ 急性心不全
肺胞性浮腫が両肺門中心に均等影となり，いわゆるバタフライ様の陰影を認める．

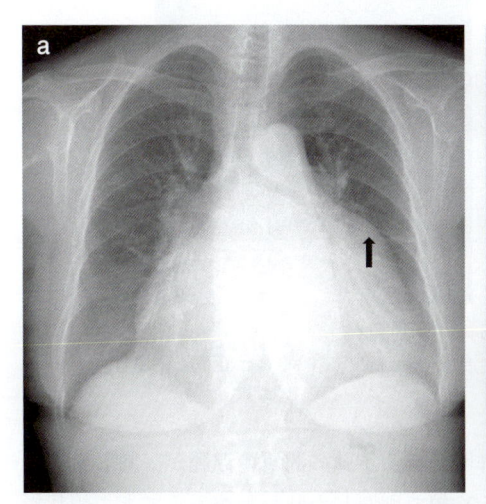

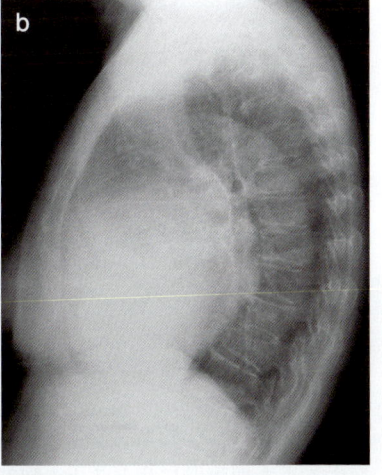

図 14 ▶ 僧帽弁狭窄症
左第 3 弓が著しく突出しており（矢印），心陰影も著明に拡大し，肺上葉の血管陰影も目立つが，肺間質の浮腫は予想される心機能の低下に比べ著しくない．

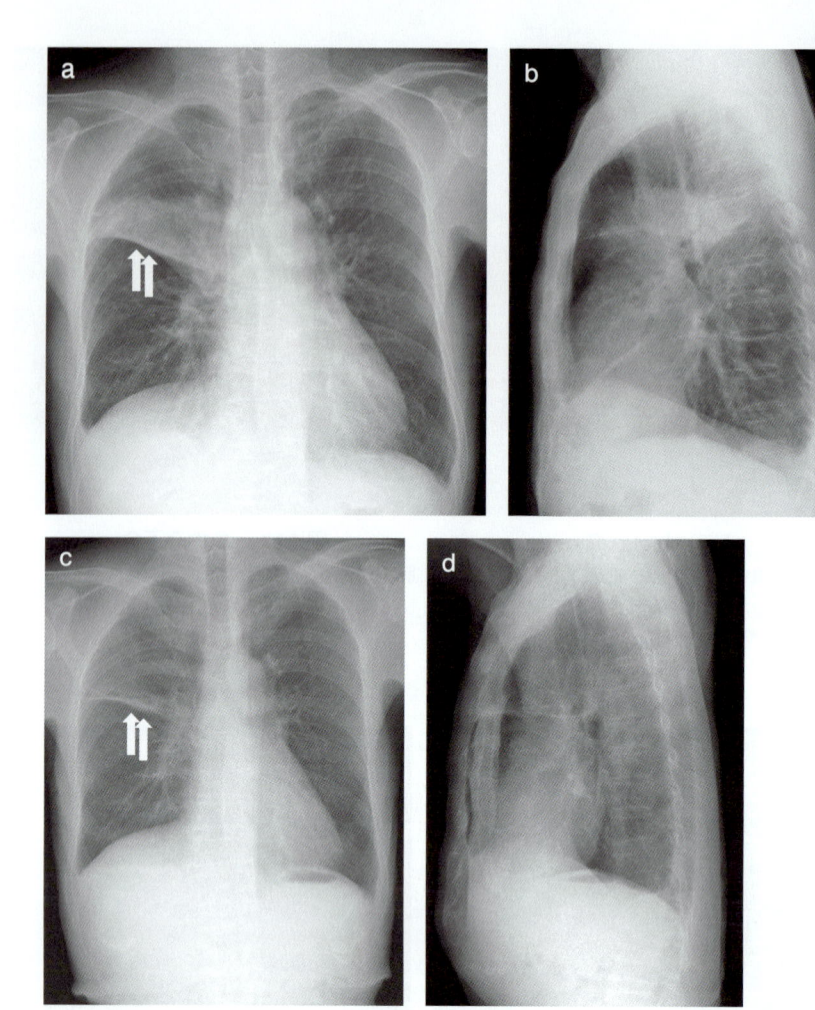

図 15 ▶ 葉間胸水
大量の胸水（a: 正面，b: 側面）が心不全治療後，減少している（c: 正面，d: 側面）．

に浮腫が起こり，肺血管陰影が不鮮明となる．肺の間質の浮腫が，肺静脈が走行する小葉間隔壁に生じると，胸部 X 線で肥厚した肺静脈がみえてきて線状影にみえる．これを，Kerley's B line という（図 11）．

さらに肺静脈圧が上昇し，27 mmHg 以上になると，間質を越え，境界不明瞭な肺胞性浮腫を生じ（図 12），これが両肺門中心に融合して均等影になると，いわゆるバタフライ様の陰影となる（図 13）．肺炎でも間質の浮腫が起こり，

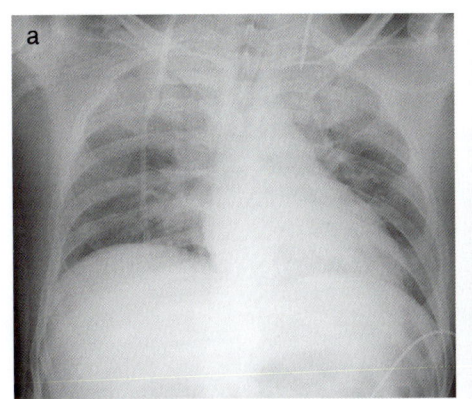

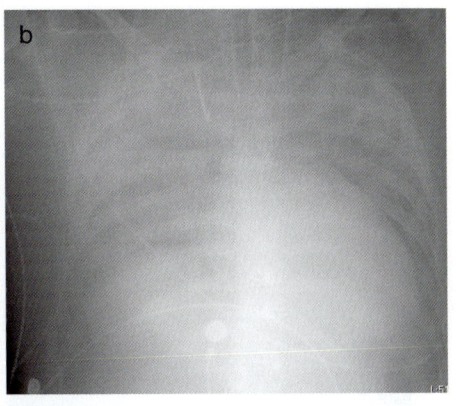

図 16 ▶ 急性心筋炎
入院後，バタフライ様の陰影（a）から，肺水腫の進展および胸水の貯留により，肺野が真っ白となる（b）．

急性心不全との鑑別が困難なことがある．この場合は心機能異常，血行動態異常の確認が肺炎と急性心不全の鑑別手段となる．肺炎と急性心不全との合併もあるため注意が必要である．

慢性心不全では，肺間質のリンパ管のドレナージ機能が増強しているため，PCWP が 40 mmHg となっても肺間質の浮腫を認めないことがあり，いったん肺間質浮腫が生じると，PCWP の高い治療に難渋することがあるので，より注意が必要である（図 14）[4]．

d．胸水の評価

胸水の有無を評価することも重要である．正面像にて，肋骨横隔膜角（costo-phrenic angle: CP angle）が鈍化してくる．胸水が少量の場合，側面像での評価も重要となる．側面像での葉間胸水（major fissure）の有無の評価も有用である（図 15）．

肺胞性肺水腫が進行すると，胸水の貯留を伴い，肺野は真っ白になる（図 16）．

6　心不全の治療効果の判定

胸部 X 線写真は，診断に有用であるだけでなく，治療効果の判定にも有用で

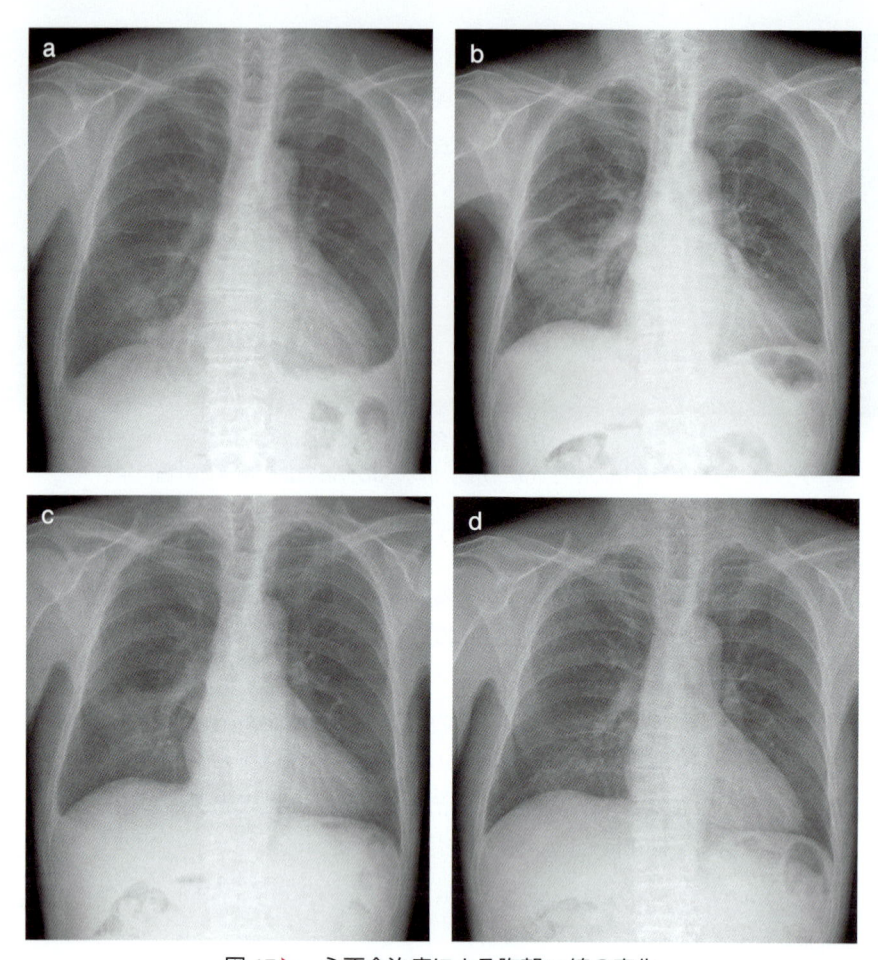

図 17 ▶ 心不全治療による胸部 X 線の変化

心不全の増悪に伴い，葉間胸水が腫瘍状に描出され（a: vanishing tumor），さらに肺葉間胸水が増加してくる（b）．心不全治療により，徐々に葉間胸水は減少し（c），vanishing tumor は消失し，心不全症状は消失した（d）．

ある．血管拡張薬や利尿薬の使用により，適切に肺静脈圧が低下すれば，肺のうっ血は解除される（図 17）．PCWP と臨床症状に比べ，胸部 X 線写真の肺血管陰影や，特に胸水は遅れて回復する場合が多いので，治療が過剰にならないよう注意が必要である．

おわりに

　心不全における胸部X線の位置づけを説明した．胸部X線は心不全の診断および治療効果判定に，簡易で有用な検査である．胸部X線には正常値が記載されていないため，ある程度の修練が必要である．普段からたくさん胸部X線写真を眺める習慣をつけることで，読影精度が上がり，心不全の診断および治療に役立つと思われる．

■文献

1) Goodman LR. Felson's principles of chest roentgenology. A programmed text. 3rd ed. Elsevier Saunders; 2007.
2) Jenkins PE. Making sence of the chest X-ray: a hands-on guide. 1st ed. Medical Sciences International; 2006.
3) Bonow RO, et al. editors. Braunwald's heart disease. 9th ed. Saunders; 2012.
4) Guyton AC, et al. editors. Guyton & Hall. Textbook of medical physiology. 11th ed. Elsevier Saunders; 2005.

<大西勝也>

4 BNP, NT-proBNP

ここがポイント

- BNPとNT-proBNPはともに心筋により産生・分泌されるホルモンであり，基本的には心筋へのストレス増大によりその血中濃度は上昇を認める．ただし両者の比較・評価においては注意が必要である．
- BNP・NT-proBNPは心不全の診断・予後予測に有用なバイオマーカーである．なかでも急性心不全におけるその有用性は多くの研究で明らかになっている．
- BNP・NT-proBNPの値は，心臓のみならず心外性の様々な要因により影響を受けるため，解釈の際にはその点を考慮することが必要である．
- 心不全治療のガイドとして用いることができる可能性も示されている．

1 バイオマーカーとしてのBNP, NT-proBNPの基礎知識

現在の日常心不全診療にて使用されているバイオマーカーには，ナトリウム利尿ペプチド（brain natriuretic peptide: BNP, N-terminal proBNP: NT-proBNP, atrial natriuretic peptide: ANP），心筋トロポニンなどがあげられる．心不全診療の場におけるバイオマーカー測定に関するガイドラインが米国にて2007年に発表されている[1]．①心不全の診断，②心不全のリスク評価，③心機能障害スクリーニング，④バイオマーカーガイド下管理から構成されているが，そのほぼすべてがBNP・NT-proBNPに関する記述で占められている．本稿においてはそのBNPおよびNT-proBNPについて解説する．

図1 ▶ B型ナトリウムペプチドとは

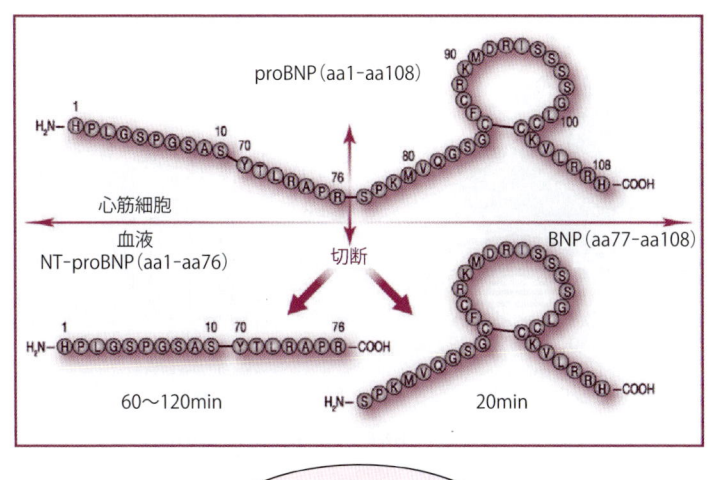

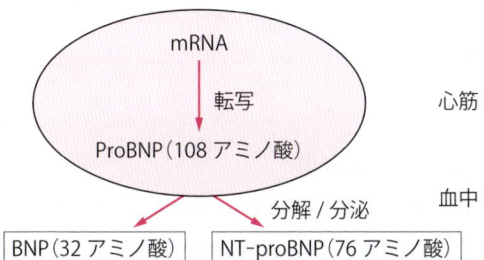

	BNP	NT-proBNP
半減期	20分	120分
生理活性	あり	なし
代謝	NPR-C, NEP, 腎排泄	腎臓
加齢による増加	＋	＋＋＋
GFRとの相関	−0.20	−0.60
腎機能の影響	＋＋	＋＋＋＋
透析による除去	〜30%	〜10%
添付文書基準値	≦18.4pg/mL	≦55pg/mL

　B型ナトリウム利尿ペプチドは，心筋にて最初pre proBNPの形で合成された後signal peptideが除かれproBNP（108個のペプチド）になるが，さらに蛋白分解酵素furinにより生理活性を有するBNP（32個のペプチド）と非生理活性型のNT-proBNP（76個のペプチド）に分解され血中に放出される（図1）．

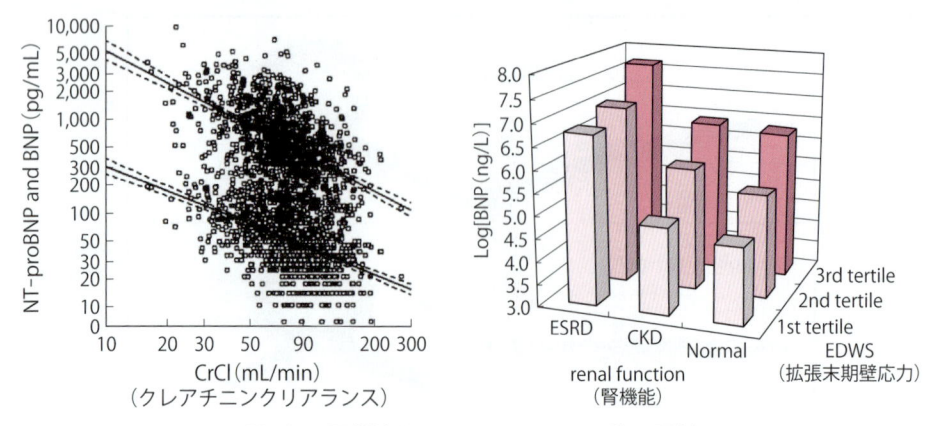

図2 ▶ 腎機能と BNP・NT-proBNP 値の関係
(Richards M, et al. J Am Coll Cardiol. 2006; 47: 52-60, Niizuma S, et al. Clin Chem. 2009; 55: 1347-53[3])

a. BNP versus NT-proBNP

　もともと生理活性を有する BNP の測定系が開発され，臨床応用されてきたが，近年では非生理活性型の NT-proBNP の測定系も普及し両者がほぼ互角に利用されている状況である．図1に BNP と NT-proBNP の比較を示す．BNP は半減期が約 20 分と短く，蛋白分解酵素（neutral endopeptidase: NEP），クリアランスレセプター（natriuretic peptide receptor C: NPRC），腎臓からの排泄と，いくつかのメカニズムにより代謝されている．それに比較して NT-proBNP は半減期が 1〜2 時間と長く，代謝は腎臓からのみと考えられている．したがって両者とも腎機能の影響を受けるが，NT-proBNP はより腎臓の影響を受けるようである．一般的には，半減期および代謝の影響にて，健康な成人では BNP<18.4 pg/mL，NT-BNP<55 pg/mL が正常であると報告されており，NT-proBNP 値は BNP 値の約 3〜10 倍の血中濃度を示す．現時点では心不全のバイオマーカーとしての両者の優越性に関する結論は出ていない．また，両者の相関性は高いとされてきたが，わが国では相関係数が必ずしも高くないという報告も散見される．理論上 BNP と NT-proBNP は 1:1 で血中に分泌されるが，腎機能低下例ではその関係は大きく崩れる．NT-proBNP は腎機能の影響を強く受けることにより BNP に比べて高くなってくる（図2）．BNP は血管拡張作用や Na 利尿作用などの生理活性を有するため，常にその結果は心臓

での産生にフィードバッグをかけている．したがって生理活性を有し，また半減期も短いBNPのほうが刻々と変動する心臓の状態をより反映している可能性もある．

b．BNP・NT-pro BNP値は何を反映しているのか？

従来，BNP値は左室拡張末期圧の代用とされてきたが，胸部X線所見や肺動脈楔入圧がBNP値と解離することが報告された．我々は，慢性心不全患者においてLaplaceの法則から求められる左室拡張末期壁応力（壁応力＝心室内圧×半径/壁の厚さ）が他の血行動態指標（左室収縮能，拡張末期圧など）と比較して，BNP値と非常に強い相関を認めることを報告している[2]．心筋へのストレスのなかで左室拡張末期壁応力は最もBNP・NT-proBNP値上昇と関連が深い指標と考えられる．

c．BNP・NT-pro BNP値に影響する因子

健康な男性よりも女性，若年よりも高齢者でBNPは高値である．しかしその差は10〜50 pg/mLである．また肥満ではやせに比べ20〜40％低値である．肺血栓塞栓症や閉塞性肺疾患などでもBNP値は上昇するが左心不全と比べて一般的に軽度である．おそらく右室心筋が主たる産生源であるためと推測される．心房細動，貧血，肥大型心筋症でも心不全の合併がなくても基礎値が上昇している．特に心房細動合併時に，洞調律例よりも約30〜100 pg/mL高値であると報告されている（表1）．

また，明らかな心不全がある場合でも，収縮性心膜炎，僧帽弁狭窄症，電撃性肺水腫の初期には，BNP値は比較的低値に出るので診断時には留意する必要

表1 BNP・NT-proBNP値解釈時のピットフォール

臨床所見に比べ低値に出る場合	臨床所見に比べ高値に出る場合
肥満	高齢，女性
僧帽弁狭窄症	腎機能障害
収縮性心膜炎	貧血症
電撃性の肺水腫の初期	心房細動
	心筋虚血
	肥大型心筋症

がある．

d．BNP・NT-pro BNP 値と腎機能障害

　慢性腎臓病の罹患率の増加に伴い，心腎連関症候群がクローズアップされている．BNP 値と腎機能障害との関連は複雑であるが，BNP 値と推定糸球体濾過率（GFR）が弱く逆相関することが報告されている．推定 GFR が 60 mL/min 未満の患者において心不全診断の BNP カットオフ値は約 200 pg/mL であると報告している研究がある．また，NT-proBNP は BNP と違い腎臓での代謝のみであり，腎機能障害の影響を強く受ける．このため NT-proBNP と腎機能の相関は強く，腎機能障害患者では NT-proBNP 値の解釈はより難しい．しかし慢性腎臓病患者での心不全診断の NT-proBNP カットオフ値を 1,200 pg/mL と設定することができるという報告もある．我々は心不全患者での腎機能，BNP 値，左室拡張末期壁応力の関係を報告した[3]．腎機能低下および拡張末期壁応力の増加により BNP 値の上昇を認め，末期腎不全で壁応力が高値である患者群で BNP が 1 番高値であった（図 2）．やはり心筋への直接ストレスとは独立して腎機能低下と BNP 上昇は関連していると考えられる．

2　急性心不全の診断における BNP，NT-proBNP

　心不全診断における BNP および NT-proBNP 測定の意義は，ほぼ確立されたといえる．急性心不全に限って考えてみた場合，いくつかの初期の研究にてそれは明らかにされている．具体的には，急な呼吸困難を訴えて救急外来を受診する患者において，BNP・NT-proBNP 値と臨床的な心不全診断とが一致するかどうか報告されている．例えば，Maisel らは，呼吸困難による救急受診症例から導かれた心不全診断に対する感度，特異度は BNP カットオフ値を 100 pg/mL とすると 90％ および 76％，カットオフ値を 150 pg/mL とすると 85％ および 83％ と報告している[4]．また McCullough らは，呼吸困難の患者において，心不全を BNP＞100 pg/mL で診断したグループと従来の臨床所見から診断したグループで比較すると，前者と後者それぞれの感度は 90％ vs 49％，特異度は 73％ vs 96％ となっており，BNP 診断と従来の臨床診断を組み合わせることにより，診断正確率が 74％ から 81％ に上昇すると報告している[5]（図 3）．また NT-proBNP に関しては，カットオフを 50 歳未満の患者で 450 pg/mL，50

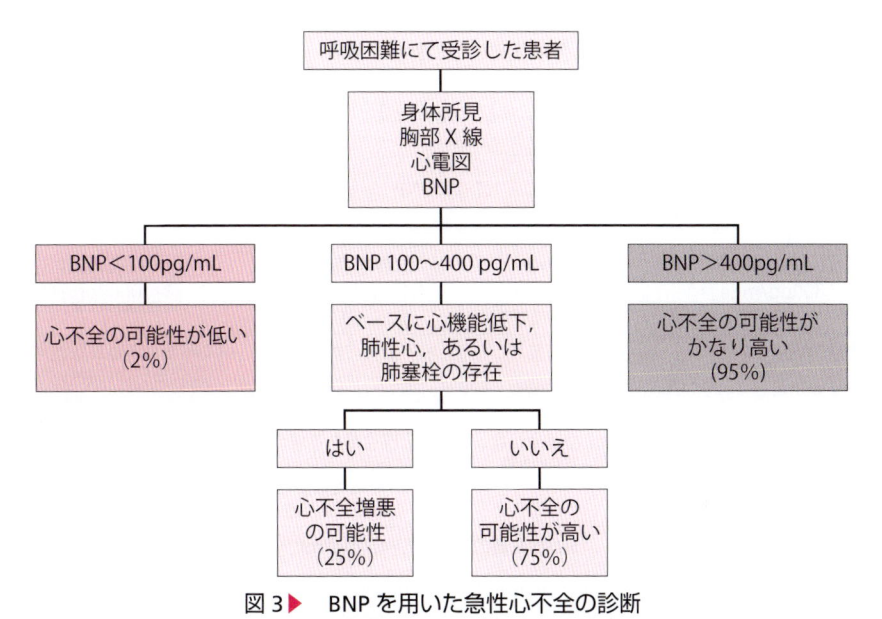

```
                呼吸困難にて受診した患者
                          │
                     身体所見
                     胸部X線
                     心電図
                      BNP
        ┌─────────────┼─────────────┐
   BNP＜100pg/mL  BNP 100～400 pg/mL  BNP＞400pg/mL
   心不全の可能性が低い  ベースに心機能低下，   心不全の可能性が
       (2%)       肺性心，あるいは      かなり高い
                  肺塞栓の存在        (95%)
                     ┌──┴──┐
                    はい   いいえ
                  心不全増悪  心不全の
                  の可能性   可能性が高い
                   (25%)    (75%)
```

図3▶ BNPを用いた急性心不全の診断
(Maisel A. Rev Cardiovasc Med. 2002; 3 Suppl 4: S10-7)

歳以上の患者で900 pg/mLとした場合，高い感度，特異度である．さらにNT-proBNPが300 pg/mL未満ならば99％の正診率で心不全の除外診断が可能であるという報告もある．診断閾値はその後の追加研究でも再現性が高い（図4）．

上述したようにNT-proBNPは100％腎臓で代謝されるため，軽度腎機能障害の段階から影響をうける．腎機能および年齢で決めたカットオフ値（GFR60 mL/min/1.73 m^2 以上・50歳未満カットオフ値＝450 pg/mL，GFR 60以上・50歳以上カットオフ値＝900 pg/mL，GFR 60未満カットオフ値＝1,200 pg/mL）を用いて心不全診断を行った場合，GFR 60以上で感度85％・特異度88％，GFR 60未満で感度89％・特異度72％とであったという報告がある[6]．なおBNPにおいてもGFR 60未満の際は，カットオフ値を＞200 pg/mLとするとよいという報告もある．ただし，透析患者におけるBNP・NT-proBNP値は非常に複雑に制御されていると考えられており，心不全診断におけるデータは少なく，明らかなカットオフ値は提唱されておらず診断に用いるのは難しいものと考えられる．

このように，BNP・NT-proBNPを急性心不全の診断に用いるときには，1）身体所見やX線だけでは鑑別が難しい場合に，特に心不全の除外診断として有

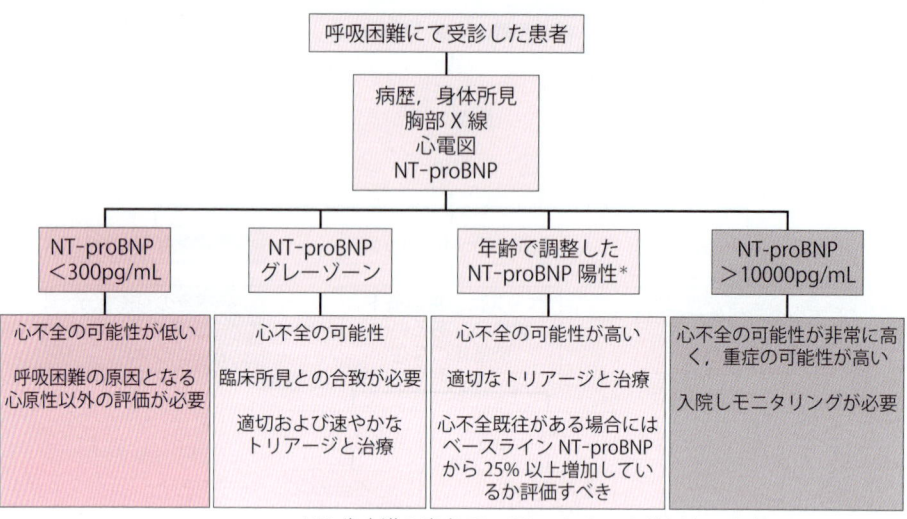

```
                    ┌─────────────────────┐
                    │ 呼吸困難にて受診した患者 │
                    └──────────┬──────────┘
                               │
                    ┌──────────┴──────────┐
                    │    病歴，身体所見     │
                    │      胸部X線        │
                    │       心電図         │
                    │     NT-proBNP       │
                    └──────────┬──────────┘
```

図4 ▶ NT-proBNPを用いた急性心不全の診断
(Januzzi JL Jr, et al. Am J Cardiol. 2008; 101: 29-38)

分岐:
- **NT-proBNP <300pg/mL**: 心不全の可能性が低い／呼吸困難の原因となる心原性以外の評価が必要
- **NT-proBNP グレーゾーン**: 心不全の可能性／臨床所見との合致が必要／適切および速やかなトリアージと治療
- **年齢で調整したNT-proBNP 陽性***: 心不全の可能性が高い／適切なトリアージと治療／心不全既往がある場合にはベースラインNT-proBNPから25%以上増加しているか評価すべき
- **NT-proBNP >10000pg/mL**: 心不全の可能性が非常に高く，重症の可能性が高い／入院しモニタリングが必要

*50歳未満の患者で>450pg/mL，50歳以上の患者で>900pg/mL

用である．つまり陰性的中率が特に高く，閾値以下であれば心不全は高い確率で否定可能であるということである．2) 心不全をBNP・NT-proBNP値だけで判断してはいけない．臨床症状，身体所見，画像所見などと組み合わせてBNP・NT-proBNP値を測定し総合的に判断することが，診断精度を高めるうえでもきわめて重要である．3) BNP・NT-proBNP値を評価・判断する際は，表1に示すような基礎心疾患と腎機能を含めた心外要因を考慮する必要がある．特に急性心不全においては，電撃性肺水腫では発症からの時間が短く来院時にはBNP・NT-proBNP値が軽度上昇にとどまることがあり注意が必要である．4) 他の循環器救急疾患のなかでは，肺血栓塞栓症や急性心筋梗塞非心不全合併症例でも，多くは軽度にとどまるが，上昇を認めることと，さらにはその上昇と疾患予後と関連があることを留意しておく必要がある．

3 急性心不全の予後予測，治療効果判定におけるBNP，NT-proBNP

BNP・NT-BNPともに，多くの臨床研究にて，心不全の予後予測に有用であ

ると報告されており，現時点では神経体液性因子のなかでは最も有用なマーカーの１つである．例えば中等度から重症の心不全患者を対象としたバルサルタンの有用性を検討した Val-HeFT 試験のサブ解析では，BNP 値を低い値から４分割すると，BNP 値の高い群ほど死亡率が高いことが報告されている．また，心不全以外の心疾患（心筋梗塞症，狭心症，肺塞栓症など）においても，その予後予測能が報告されている．無症候性の左心機能低下例や慢性腎臓病および透析患者においても予後予測の有用なマーカーであるとの多くの研究が報告されている．

　急性心不全においても BNP・NT-proBNP ともに独立した予後規定因子であるという多くの報告がある[7]．入院時 BNP や退院時 BNP を用いて様々な研究期間（数日〜数年後）において，総死亡率や心血管イベント発症との関係を検討している．総死亡率に関しては，短期間（15 日〜3 カ月）では入院時 BNP 値のカットオフ＞700 pg/mL や入院時 BNP の 10％以上の改善が認められない場合，中期間（6〜11 カ月）では入院時 BNP が 5 日で 30％以上の改善がない場合，長期間（2 年間）では入院時 BNP＞451 pg/mL の群で予後が悪かったという研究がある．また心血管死亡率では，短期間（1 カ月）では入院時 BNP のカットオフ＞840 あるいは＞952 pg/mL，中期間（6〜11 カ月）では入院時 BNP のカットオフ＞350 pg/mL，長期間（2 年間）では入院時 BNP のカットオフ＞441 pg/mL で心血管死亡率が増加した．また退院時 BNP カットオフ＞350 pg/mL は 6 カ月後の死亡率・心不全再入院率の独立した予後予測因子（ハザード比＝1.14 CI 1.02-1.28）であると報告がある[8]．また NT-proBNP が退院時，入院時に比べて 30％以上低下していなければ 6 カ月後の死亡率および再入院率が高い（ハザード比＝2.19 CI 1.23-3.91）という報告もある[9]．このように急性心不全の入院時／退院時の BNP・NT-proBNP のカットオフ値はまちまちであるが，入院時あるいは退院時，その値が高いほど予後が悪いということでは一致した結果が得られている．また退院時に入院時からの BNP 値減少が少ない場合も予後は悪いと考えられる．年齢，腎機能，血行動態，NYHA クラスなどの予後に影響する因子を包括する，それでいて独立して incremental な価値をもつものと考えられる．

4 BNP，NT-proBNPに関する最近の話題

a．BNP・NT-proBNPガイドによる心不全治療

　慢性心不全の診断が確定している患者において，外来にてBNP値やNT-proBNP値を連続的に測定し，その低下を目標に治療を行うことの是非がいくつかの研究において検討されてきた．2009年にNT-proBNPガイド（75歳以下でNT-proBNPは400 pg/mL，75歳以上で800 pg/mL以下を目標）対症状ガイド下（NYHA II以下を目標）による心不全治療の研究が報告された[10]．NT-proBNPガイド下治療は，症状ガイド下治療に比べ全体の予後は改善しなかった．サブ解析において75歳以下のNT-proBNPガイド下では心不全の再入院を減少させていた．最近のメタ解析により，このBNP・NT-proBNPガイド下治療は総死亡率，心不全再入院の減少につながることが報告されている[11]．ただし高齢者ではその有用性は限定されるとの結果である．したがってBNP・NT-proBNP値を治療の目標値として用いることが有用かもしれない．しかしBNP・NT-proBNP値をある数値以下に下げなければならないという絶対的な目標値を設定することは困難であると考えられ，実臨床においては，個々の症例で腎機能をはじめとした合併症などを考慮したうえで，過去のBNP・NT-proBNP値との比較を行うことが重要である．これに身体所見，その他の検査所見を組み合わせることで，その患者の最適な値をみつけ，その値を維持するあるいはそれ以下にするように包括的な治療を行うことが有用と考えられる．

b．POCT（point of care testing）による心不全診療

　現在わが国ではBNP・NT-proBNP値を簡単・迅速に測定できる小型・軽量の装置が数社から発売されている．これらの装置を用いて，POCT（point of care testing）つまり救急外来，診察室，在宅などの様々な臨床現場で迅速に測定を行うことが可能となっている．少量の全血を用いて15分ほどで結果を得ることができるため，救急の現場ではもちろんのこと，在宅医療現場においての活用が期待される．特に呼吸困難・浮腫を示す患者での心不全の診断あるいは除外に，自覚症状の乏しい高齢心不全患者の状態推移の把握等に有用だと考えられ，心不全診療の質の向上に役立つものと期待される．

まとめ

BNP・NT-BNP は急性心不全診療において，現在，最も有用性の高いバイオマーカーである．図5に急性心不全の臨床経過と BNP 値との関係を示す．この心不全経過において多くの研究データが報告されており，BNP・NT-proBNP は診断のみならず，重症度判定，予後予測においても有用である．また，退院時および退院後外来での治療の目標値として設定することが有用である可能性もある．ただし，BNP・NT-proBNP 値をある数値以下に下げなければならないという絶対的な目標値設定は困難で，実臨床においては個々の症例で腎機能をはじめとした患者の合併症などを考慮した上で，過去の BNP・NT-proBNP 値との比較を行うことが有用であると考えられる．これに身体所見，その他の検査所見を組み合わせることで，その患者の最適な値をみつけ，その値を目標にする，維持する，あるいはそれ以下にするような包括的な治療が重要である．

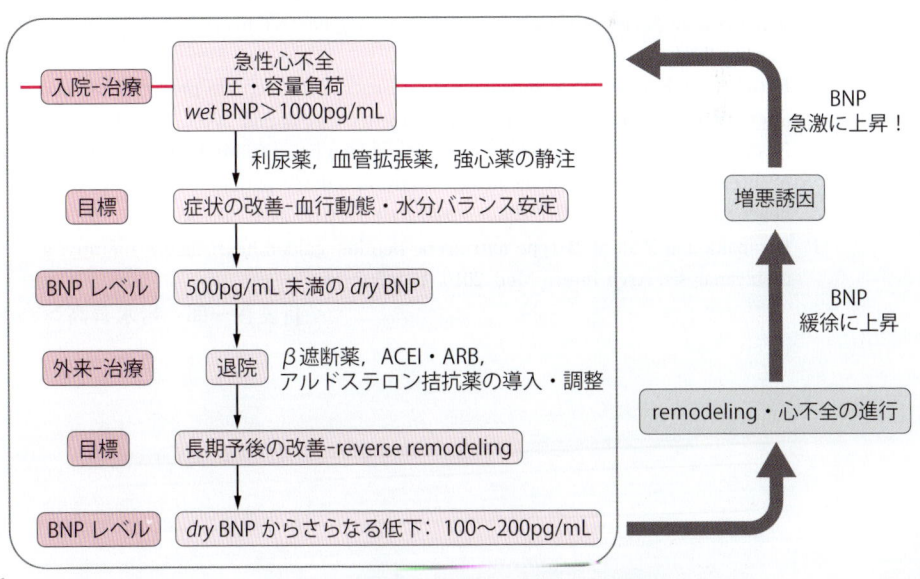

図5 ▶ BNP からみた心不全の臨床経過

■文献

1) Tang WH, et al. National Academy of Clinical Biochemistry Laboratory Medicine practice guideline: Clinical utilization of cardiac biomarker testing in heart failure. Circulation. 2007; 116: e99-109.
2) Iwanaga Y, et al. B-type natriuretic peptide strongly reflects diastolic wall stress in patients with chronic heart failure: Comparison between systolic and diastolic heart failure. J Am Coll Cardiol. 2006; 47: 742-8.
3) Niizuma S, et al. Impact of left ventricular end-diastolic wall stress on plasma B-type natriuretic peptide in heart failure with chronic kidney disease and end-stage renal disease. Clin Chem. 2009; 55: 1347-53.
4) Maisel AS, et al. Rapid measurement of B-type natriuretic peptide in the emergency diagnosis of heart failure. N Engl J Med. 2002; 347: 161-7.
5) McCullough PA, et al. B-type natriuretic peptide and clinical judgment in emergency diagnosis of heart failure: analysis from Breathing Not Properly (BNP) multinational study. Circulation. 2002; 106: 416-22.
6) Anwaruddin S, et al. Renal function, congestive heart failure, and amino-terminal pro-brain natriuretic peptide measurement: results from the ProBNP Investigation of Dyspnea in the Emergency Department (PRIDE) Study. J Am Coll Cardiol. 2006; 47: 91-7.
7) Santaguida PL, et al. BNP and NT-proBNP as prognostic markers in persons with acute decompensated heart failure: a systematic review. Heart Fail Rev. 2014; 19: 453-70.
8) Logeart D, et al. Predischarge B-type natriuretic peptide assay for identifying patients at high risk of re-admission after decompensated heart failure. J Am Coll Cardiol. 2004; 43: 635-41.
9) Bettencourt P, et al. N-terminal-pro-brain natriuretic peptide predicts outcome after hospital discharge in heart failure patients. Circulation. 2004; 110: 2168-74.
10) Pfisterer M, et al. BNP-guided vs symptom-guided heart failure therapy: the Trial of intensified vs standard medical therapy in elderly patients with congestive heart failure (TIME-CHF) randomized trial. JAMA. 2009; 301: 383-92.
11) Porapakkham P, et al. B-type natriuretic peptide-guided heart failure therapy: a meta-analysis. Arch Intern Med. 2010; 170: 507-14.

<新妻晋一郎　岩永善高>

2章 心不全の集中治療に必要な検査

5 救急における高感度心筋トロポニン測定

ここがポイント

- 血中トロポニンは「心筋梗塞の診断」の第1選択のバイオマーカーであることが，各種ガイドラインにより記載されている．
- 心筋梗塞の診断はバイオマーカーだけで行うのではなく，病歴，自覚症状，心電図，心エコー所見などと組み合わせて判断する．
- 高感度法では低値が正確であるが，心筋梗塞でない疾患でも数値が上昇することがあることに注意．しかし偽陽性と考えるのではなく，「精査を要する」と考える．

急性心筋梗塞は冠動脈内に血栓が生じ，血栓の遠位の心筋が壊死する疾患である．心筋細胞から血中に逸脱する物質を心筋梗塞の診断に応用しようとする試みは古く，心筋障害のバイオマーカーの歴史は心筋梗塞の診断の歴史でもある．

1 心筋梗塞の診断基準の歴史

急性冠症候群では，薄い線維性被膜に包まれた不安定な粥腫が破裂し，血液中の血小板や凝固因子に曝露されることで冠動脈内血栓が生じる．急性心筋梗塞患者においては各種心筋マーカーの上昇が認められるが，CK，CK-MB，ミオグロビン，H-FABPは心筋細胞質に存在し，心筋トロポニン，ミオシン軽鎖は心筋フィラメントに存在する．CK，CK-MB，ミオグロビン，H-FABPなど細胞質のマーカーは心筋梗塞発症後数時間で上昇し始める．このため従来はCK-MBが正常上限の2倍を超えることが，いわゆるWHOの心筋梗塞診断基準として提唱されていた．

■ 表1 ■ 心筋梗塞の universal definition（高感度 TnT の必要性）
(ESC/ACCF/AHA/WHF ガイドライン 2012)

急性心筋梗塞の診断基準
　トロポニン値が健常者の 99 パーセンタイル値を超えて上下し，下記の心筋虚血を示す所見が 1 つ以上認められる

　・虚血の症状
　・新たな虚血を示す心電図変化（新たな ST-T 変化または新たな左脚ブロック）
　・心電図での異常 Q 波の出現
　・画像診断にて新たな心筋虚血の出現もしくは新たな壁運動異常の出現

トロポニン測定系に求められる要件として，健常者の 99 パーセンタイル値における CV が 10% 以下であること．CV 10% 以上の測定系は推奨しない．

(Thygesen K, et al. Circulation, J Am Coll Cardiol, Eur Heart J. 2012)

その後1990年代に心筋に特異的なトロポニン測定系が使用され始め，心筋トロポニンは 2000 年の欧州心臓病学会/米国心臓病学会（ESC/ACC）急性心筋梗塞診断改定より，急性心筋梗塞の診断基準に記載されるようになった[1]（表1）．ただし，心筋梗塞の診断はバイオマーカーだけで行うのではなく，病歴，自覚症状，心電図，心エコー所見などと組み合わせて判断することに留意する．

2　ガイドライン推奨のトロポニン測定系について

トロポニン複合体（トロポニン T・C・I）は，骨格筋と心筋の両者において横紋筋のアクチンとミオシンの間のカルシウムを介した筋収縮の調節を行っているが，心筋トロポニンは90%以上が心筋細胞の構造フィラメント上に存在し，数%が心筋細胞の細胞質に存在する．可逆的な心筋障害の場合，トロポニンは心筋細胞の細胞質から血中へ流出し，心筋細胞が非可逆的に障害を受けると，フィラメント上から流出すると考えられている．

2010 年頃よりトロポニン測定系は「健常者の 99 パーセンタイル値における coefficient of variation（CV）（変動係数）[CV（%）= SD（標準偏差）÷平均値（mean）×100（%）] が 10% 以下である測定試薬」が高感度測定系として推奨されている[1]．従来のトロポニン測定系は数値のばらつきが大きく，低値部分も正確でなかったため，陽性か陰性かしか判定できないものが多かったが，高

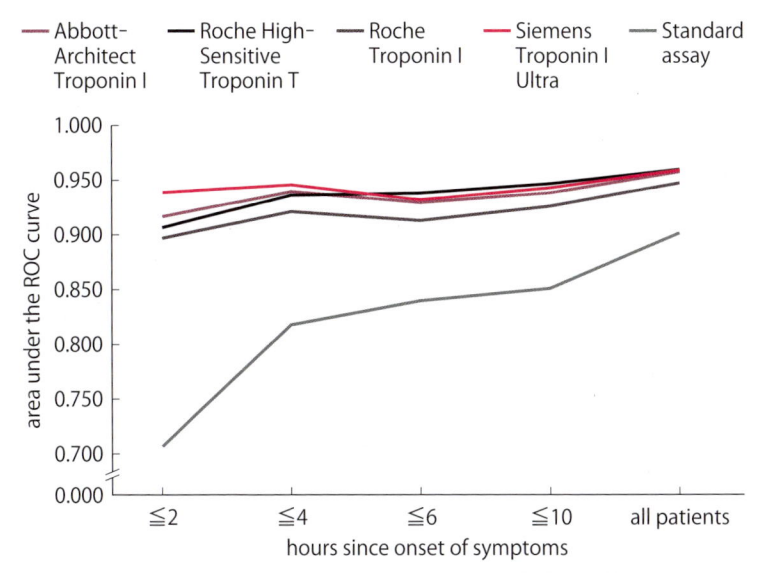

図1 ▶ 各トロポニン試薬の急性心筋梗塞診断能

Roche High-sensitive TnT, Siemens Centaur-TnI-Ultra などを含む高感度測定系は，従来のトロポニン測定系と比較して，ROC カーブの検定結果から，発症2時間という超急性期より心筋梗塞の診断が可能であった．

感度法では実数のばらつきが少なく低値も正確である．さらに，最近は高感度トロポニンの条件として，健常者の実数値が正確に表示可能な測定系が望ましいともされ，健常者でも低値であるが実数が表示されるものが多い．

測定値が影響を受ける患者背景因子として性別（男性がやや高値），年齢（高齢者が高い），腎機能などがある．各社の各測定系によってすべて認識されるエピトープが異なるため，高感度トロポニンTの実数値はトロポニンIに換算できないし，複数社より発売されているトロポニンIは他社のトロポニンIに換算できない．また，高感度測定系ではカットオフ値を，それぞれの測定系における健常人の99パーセンタイル値としている[1]．カットオフ値がかなり低いため，心筋梗塞の超急性期から診断することが可能である（図1）[2]．自施設での症例を図2に示す．

発症前心電図

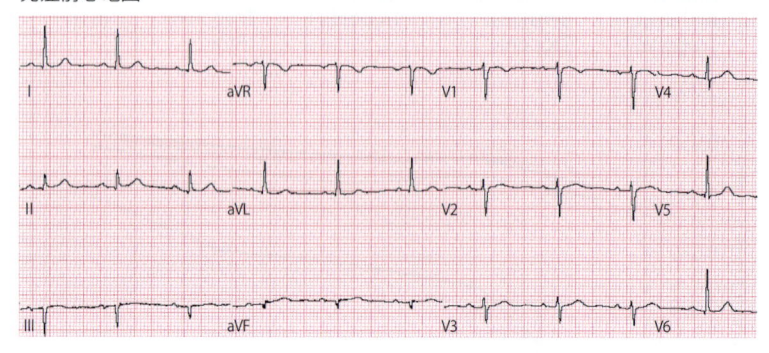

発症時心電図：発症前と比較して心電図変化は全く認めない．

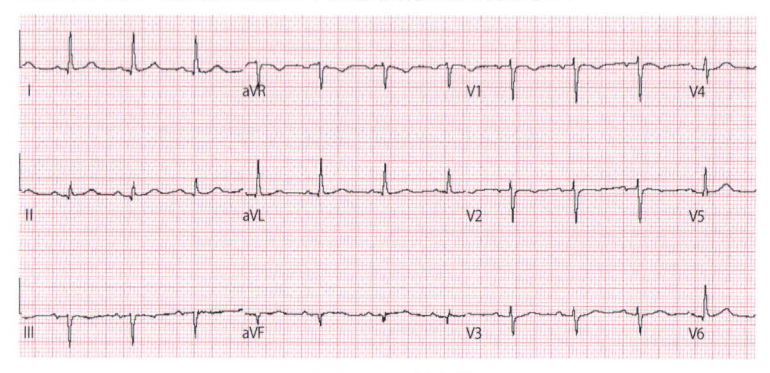

図2 ▶ 76歳女性

高血圧，糖尿病，脂質異常症にて近医で内服加療中であった．安静時にも持続する胸痛を主訴に当院を受診した．救急外来受診時の心電図は過去の安定期の心電図と比べてまったくST, Tの変化がなかった．しかし高感度心筋トロポニンIが高値であり，急性心筋梗塞の疑いにて緊急心臓カテーテル検査を施行した結果，急性心筋梗塞（回旋枝 Seg 14）であった．

3 日本のガイドラインと診療報酬に関する記載

　以上のような背景より，わが国のST上昇型急性心筋梗塞の診療に関するガイドライン（2013年改訂版）でも初めてトロポニンによる診断が記載された[3]．また2014年の診療報酬改定から心筋梗塞の算定のためにトロポニン測定が必須となった（表2）．日本ではまだまだCK-MBが心筋梗塞の診断に用いられる

緊急冠動脈造影

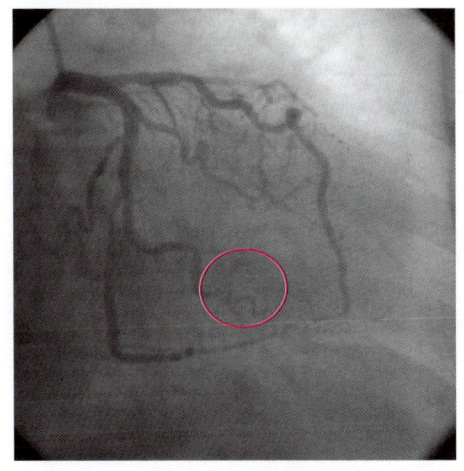

図2▶ 76歳女性（つづき）

回旋枝Seg14の途中で完全閉塞を認めた．

ことが多かったのであるが，今後一気にトロポニン測定がスタンダードになると思われる．

4 心不全におけるトロポニン測定

臨床において心筋トロポニン測定の最も重要な使用方法は上述のように，急性心筋梗塞の早期診断であるが，心不全のリスク評価にも用いることが可能である．心不全患者においてBNP，NT-proBNPは心負荷の指標であり，トロポニンは心筋障害の指標と考えられている．実際，血中トロポニンはBNP，NT-proBNPとは独立した予後予測因子であり，両者とも高値の患者はより予後不良である．

このような背景を受けて，日本での「慢性心不全治療ガイドライン2010年改訂版」においても，トロポニン測定は心不全のリスク評価において class IIa と記載された[4]．また，ACCF/AHA 心不全ガイドラインにおいても，トロポニン測定は心不全患者のリスク評価において class IIb，エビデンスレベル B と記載された[5]．

■ 表 2 ■ 平成 26 年度診療報酬改定

冠動脈インターベンションについて，緊急に実施するものと待機的に実施するものの評価の見直しを行う．

K546 経皮的冠動脈形成術 　1　急性心筋梗塞に対するもの： 　　　　　　　　　　　　32,000 点 K549 経皮的冠動脈ステント留置術 　1　急性心筋梗塞に対するもの： 　　　　　　　　　　　　34,380 点	次のいずれにも該当すること． 　ア．心筋トロポニン（TnT）又は心筋トロポニンIが高値であること又は心筋トロポニンT（TnT）若しくは心筋トロポニンIの測定ができない場合であって，CK-MB が高値であること． 　イ．次のいずれかに該当すること． 　（イ）胸痛等の虚血症状 　（ロ）新規のST-T 変化または新規の左脚ブロック 　（ハ）新規の異常 Q 波の出現 　（ニ）心臓超音波検査又は左室造影で認められる新規の心筋の可動性の低下又は壁運動異常 　（ホ）冠動脈造影で認められる冠動脈内の血栓 　ウ．次のいずれかに該当すること． 　（イ）症状発現後 12 時間以内に来院し，来院からバルーンカテーテルによる責任病変の再開通までの時間（door to balloon time）が 90 分以内であること． 　（ロ）症状発現後 36 時間以内に来院し，心原性ショック（Killip 分類 classIV）であること． 　※ただし，ウのみ満たさず，来院から 24 時間以内に当該手術を開始した場合は，「2」の不安定狭心症に対するものに準じて算定する．

5　心筋炎におけるトロポニン測定

　心筋炎は心筋を主座とした炎症性疾患であり，多くは無症候性に経過すると考えられる一方で，心不全症状の急激な悪化や突然死を認めるような劇症化例も存在する．典型的には心症状に先行して，かぜ様症状や消化器症状，また皮疹，関節痛，筋肉痛などを発現する．X 線では心拡大，肺うっ血像を認め，心電図では ST-T 異常を，心エコーではびまん性の壁運動低下を認める．胸痛と心電図 ST 上昇をきたした場合，急性心筋梗塞と鑑別が困難な症例もある．病

■ 表3 ■ 心筋梗塞，心不全，心筋炎，心筋症以外で心筋トロポニンが上昇する場合

急性期病態
ショック
大動脈乖離
脳卒中
肺塞栓
急性呼吸促迫症候群
敗血症
頻脈性不整脈
電気的除細動
マラソンなどの強度運動後
その他
腎疾患

状が許せば心筋生検を行い，単核細胞の浸潤を伴った心筋壊死の像をもって確定診断とするが，必ずしも病変部位から組織が採取できているとは限らず，回復期ではすでに炎症細胞が消失していることもある．

　心筋炎の診断に特徴的な所見はなく，身体所見と種々の検査所見から総合的に判断する．血液生化学検査では心筋障害を反映してCK，CK-MBや心筋トロポニンなどの心筋構成蛋白の血中増加が確認され，CRPの上昇，白血球の増多も認める．「急性および慢性心筋炎の診断・治療に関するガイドライン（2009年改訂版）」にも，トロポニン測定は心筋炎の診断に有用であると記載された[6]．

おわりに

　心筋梗塞の診断，リスク評価のバイオマーカーとして登場したトロポニンであるが，高感度測定系の登場により，より感度，特異度高く超急性期より診断可能となった．一方で，心不全，心筋炎などでも上昇し，心臓以外の疾患でもしばしば上昇する（表3）．したがって，「トロポニン高値イコール心筋梗塞」ではなく，病歴，症状，心電図，X線，心エコーなど総合的な判断が必要である．

■文献

1) Thygesen K. Third universal definition of myocardial infarction. Circulation. 2012; 126: 2020-35.
2) Reichlin T, et al. Early diagnosis of myocardial infarction with sensitive cardiac troponin assays. N Engl J Med. 2009; 361: 858-67.
3) ST上昇型急性心筋梗塞の診療に関するガイドライン．2013年改訂版．
4) 日本循環器学会．慢性心不全治療ガイドライン．2010年改訂版．
5) Yancy CW, et al. ACCF/AHA Task Force Members. 2013 ACCF/AHA Guideline for the Management of Heart Failure: A Report of the American College of Cardiology Foundation/American Heart Association Task Force on Practice Guidelines. J Am Coll Cardiol. 2013; 62: e147-239.
6) 日本循環器学会．急性および慢性心筋炎の診断・治療に関するガイドライン．2009年改訂版．

<佐藤幸人>

2章 心不全の集中治療に必要な検査

6 心エコー法

ここがポイント

- 急性心不全における心エコー検査で重要な評価項目は，1）原因となる心疾患の診断，2）血行動態の評価，3）治療による血行動態の変化である．
- 心ポンプ機能は収縮機能と拡張機能に分けられ，収縮不全は左室駆出率（LVEF）や心拍出量の解析が重要であり，拡張不全ではドプラ法を用いた指標や左房容積などを組み合わせて評価する必要がある．
- 左室流入血流速波形と僧帽弁輪速度波形から左房圧や左室充満圧が推定できる．
- 肺動脈性肺高血圧症，肺血栓塞栓症，左心系心疾患の心不全症例において肺動脈圧の上昇が認められ，心エコー検査は非侵襲的に肺動脈圧を推定できる．
- 末梢臓器のうっ血や中心静脈圧の評価に下大静脈径および呼吸性変動が有用である．
- 右心機能および機能的僧帽弁逆流は心不全の病態や予後において重要である．

日本循環器学会の急性心不全治療ガイドラインでは，急性心不全とは「心臓に器質的および/あるいは機能的異常が生じて急速に心ポンプ機能の代償機転が破綻し，心室拡張末期圧の上昇や主要臓器への灌流不全をきたし，それに基づく症状や徴候が急性に出現，あるいは悪化した病態」と記載されている．2011年度の日本循環器学会によるガイドラインでは急性心不全患者は，1）急性非代償性心不全，2）高血圧性急性心不全，3）急性心原性肺水腫，4）心原性ショック，5）高心拍性心不全，6）急性右心不全の6病態に分けられている[1]．ここ

■ 表1 ■ 急性心不全時に用いられる心エコー指標

1. 左室機能異常
   ・左室駆出率（LVEF）
2. 左室充満圧上昇
   ・左室流入血流速波形: 急速流入期血流速波形（E波）/心房収縮期血流速波形（A波），E波減衰速度（E deceleration time: DT）
   ・組織ドプラ法: 拡張早期の僧帽弁輪部の動き（E'波）
   ・三尖弁逆流血流速度による収縮期右室右房圧較差
   ・下大静脈径とその呼吸性変動
   ・（上記2つの指標を組み合わせた）推定肺動脈収縮期圧
3. 心拍出量低下
   ・左室流出路時間速度（time-velocity index: VTI）
4. 右室機能異常
   ・右室および右房サイズ
   ・いずれか1つ以上の右室収縮機能指標（FAC: fractional area change，右室弁輪部収縮速度，TAPSE: tricuspid annular plane systolic excursion，RIMP: RV index of myocardial performance
   ・推定肺動脈収縮期圧

循環器病の診断と治療に関するガイドライン（2010年度合同研究班報告）．急性心不全治療ガイドライン（2011年改訂版）．
www.j-circ.or.jp/guideline/pdf/JCS2011_izumi_h.pdf（2016年1月閲覧）

でいう"急性"とは重症であるという意味ではなく，時間軸を念頭にした概念であることを念頭に置くことが重要である．本稿では急性心不全において，その時間軸に基づいた診断や治療方針の決定における心エコー法の重要性について解説する．

心エコー法を用いた急性心不全患者の評価（表1）

　急性心不全患者を救急室，ベットサイド，または検査室において臨床的に診断し，その治療方針を決定するには，様々な情報を得る必要がある．その点において心エコー法は理想的な検査法である．

　急性心不全の診断，治療における心エコー図，ドプラ心エコー図の果たす役割は大きい．1) 血行動態の異常，すなわち，心ポンプ機能の異常とそれに伴う心室充満圧の上昇，心拍出量の低下の存在を示すこと，2) 原因疾患についてのデータを得ること，の2点に集約される．

　心ポンプ機能は，収縮機能と拡張機能に分けられる．左室拡大や明らかな左

室駆出率（left ventricular ejection fraction: LVEF）低下を認める場合，収縮能低下が心不全の原因として考えられ，収縮不全型心不全（heart failure with reduced ejection fraction: HFrEF）とよばれる．左室駆出率は HFrEF の診断と経過観察に有用であり，最も重要な予後予測因子である．一方，左室駆出率が保たれているにもかかわらず心不全の病態を有することがあり，左室駆出率保持型心不全（heart failure with preserved ejection fraction: HFpEF）と称される．HFpEF は心不全症例の約 40% を占め HFrEF と同様に予後不良といわれている．しかしながら左室拡大や左室駆出率の著しい低下を認めず，これらの病態を正しく診断するうえで心エコー法を用いた左室拡張能を評価することは重要である．

　左室充満圧を推定する方法として，1) 左室流入血流波形より推定する，2) 組織ドプラ法を用いる，3) 肺動脈圧より推定する，などがある．心ポンプ機能が障害され，左室充満圧が上昇すると，必然的に左房圧，そして肺動静脈圧が上昇する．肺高血圧の存在は左室の後方障害の指標として重要であり，ドプラ法をもちいた三尖弁逆流血流速度と下大静脈径およびその呼吸性変動から推定できる．急性心不全における溢水による血管内容量の相対的変量の評価は重要であるが，下大静脈径のサイズ変化の観察は参考になる．心拍出量の測定は，パルスドプラ法を用いた駆出血流速度波形から求めた 1 心拍あたりの時間速度積分値（velocity-time integral: VTI）と心拍数から得ることができる．血行動態心内圧は主にドプラ波形から各心腔内圧較差を利用することで推定できるが（図1），絶対値での評価は難しい．しかし集中治療領域ではドプラ波形のパターン分析から半定量的に血行動態の重症度評価は十分可能であり，迅速に評価し治療に結びつけることが重要である[2]．右室機能は心不全の予後を支配し，急性期においても可能な限り評価する．また急性心不全の血行動態を悪化させる要因の 1 つとして機能的僧帽弁逆流症（functional MR）の存在がある．虚血性心筋症や拡張型心筋症などの心機能低下患者において tethering 効果によって引き起こされる．

　急性心不全における心エコー図のもう 1 つの役割は原因疾患の診断根拠を探ることである．虚血性心疾患，高血圧性心疾患，心筋症，器質的弁膜症などの診断のみならず，心囊液貯留による心タンポナーデや心筋炎，感染性心内膜炎の診断にも役立つ．また原因疾患によらず左室内の同期障害（dyssynchrony）は内科的治療に抵抗し，その存否も診断上重要である．

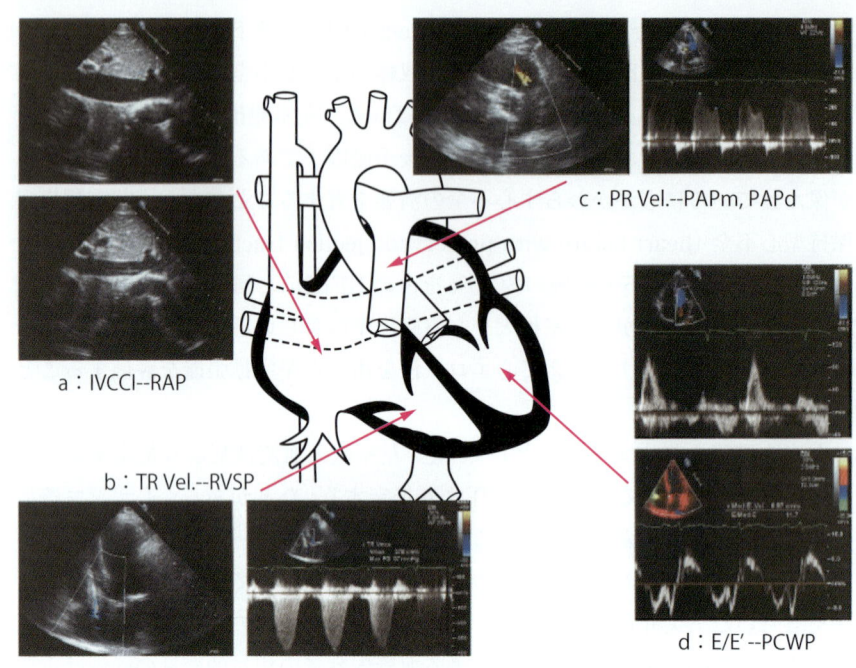

図1▶ 心エコードプラ法を用いた"非侵襲的右心カテーテル"

a：下大静脈径と呼吸性変動による右房圧の推定
b：三尖弁逆流の圧較差による右室収縮期圧の推定（肺動脈弁狭窄のない場合に適応）
c：肺動脈弁逆流波からの平均肺動脈圧および肺動脈拡張期圧の推定
d：左室流入血流速波形（E波）/僧帽弁輪速度波形（E'波）比：E/E'からの肺動脈楔入圧の推定
IVCCI＝inferior vena cava collapsibility index, PCWP＝pulmonary capillary wedge pressure,
PR Vel.＝pulmonary valve regurgitant velocity, RVSP＝right ventricular systolic pressure
(Kirkpatrick JN, et al. J Am Coll Cardiol. 2007; 50: 381-96)[2]

1 収縮機能評価

a．左室の大きさと左室収縮機能（表2）

　左室の大きさと収縮能は急性心不全の重症度，予後を規定する重要な要素の1つで，その評価方法には左室拡張末期径（LVDd）・収縮末期径（LVDs），左室駆出率（LVEF）がある[3,4]．

　●左室内径の計測法にはMモード法と断層エコー法がある．Mモード法で

■ 表2 ■ 左室計測値の日本人における基準値

	男性	女性
左室壁厚		
心室中隔（IVSth）	0.7〜1.1 cm	0.6〜1.0 cm
後壁（PWth）	0.7〜1.1 cm	0.6〜1.0 cm
左室径		
拡張末期径（LVDd）	4.0〜5.6 cm	3.8〜5.0 cm
収縮末期径（LVDs）	2.2〜3.8 cm	2.2〜3.4 cm
左室容積		
拡張末期容積	53〜133 mL	40〜108 mL
収縮末期容積	13〜53 mL	11〜39 mL
左室駆出率（EF）	54〜74%	56〜76%
左室重量	77〜189 g	61〜149 g
左室重量係数	44〜108 g/m^2	42〜98 g/m^2

平均値±2 SD の範囲を基準値として示した．
（Daimon M, et al. Circ J. 2008; 72: 1859-66[7]）を参考に作成）

得られたエコー像には境界エコー後方が厚みをもつために"leading edge to leading edge"が原則である．断層法での計測では，近年距離分解能が向上したため後縁部分の厚みがほとんど問題にならなくなったので"trailing edge to leading edge"，つまり計測したい径の「内側から内側」までの距離を測定すればよい．

- 左室駆出率の計測法としては，同じくMモード心エコー図法（図2）と断層エコー法によるmodified Simpson法が臨床の現場で多用されているが，日本循環器学会の「急性心不全治療ガイドライン（2011年改訂版）」では心尖部四腔断面と二腔断面の2断面を描出し，トレース法でLVEFを求めることが推奨されている（図3）．最近では3次元心エコー図法を用いることにより，左室瘤などによる非対称形の左室においても正確に左室容積を測定することが可能となっている．

左室駆出率は代表的な指標であり，正確に評価することが必要である．2005年のアメリカ心エコー図学会（ASE）が提示した基準によれば男女ともにLVEF 55%以上を正常，45〜54%を軽度低下，30〜44%を中等度低下，30%未満を高度低下としている[5]．急性期の臨床現場では，目視によ

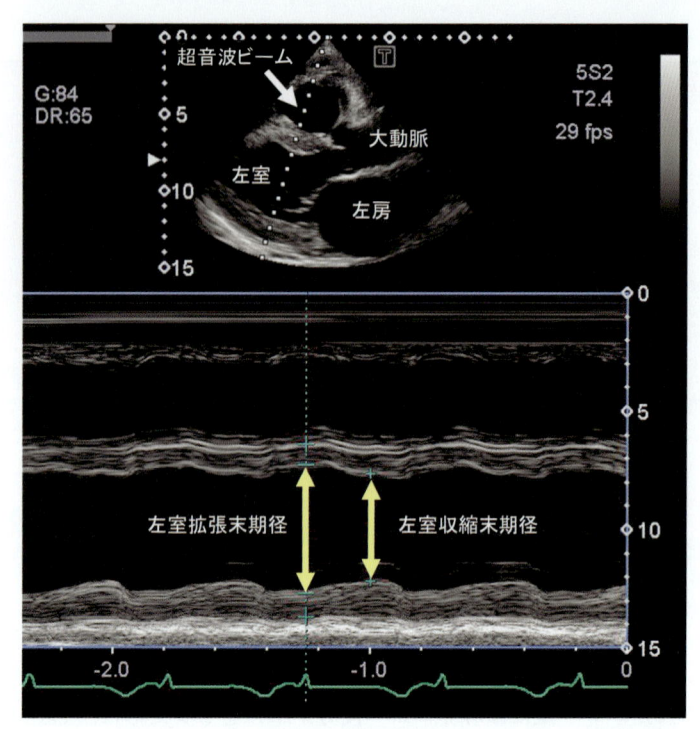

図2 ▶ Mモード心エコー図上での leading edge 法による左室拡張末期径と左室収縮末期径の測定

56歳男性．虚血性心筋症患者 NYHA Ⅳ度，左室拡大とびまん性の左室収縮低下を認める（EF＝34％，左室拡張末期径＝54 mm，左室収縮末期径＝45 mm）．

る左室駆出率（eyeball EF）も有用である．経験ある検者の eyeball EF は断層心エコーから biplane modified Simpson 法により求めた EF とほぼ一致することが報告されている[6]（図4）．

$$左室駆出率 = \frac{左室拡張末期容積 - 左室収縮末期容積}{左室拡張末期容積} \times 100\%$$
$$= 左室1回拍出量/左室拡張末期容積 \times 100\%$$

b．左室心筋重量と左室形態（表3）

　左室心筋重量は，左室を回転楕円体と仮定し，計算された心筋容積と心筋密度から計算される．その算出法には，Mモードを用いた方法と断層心エコー法

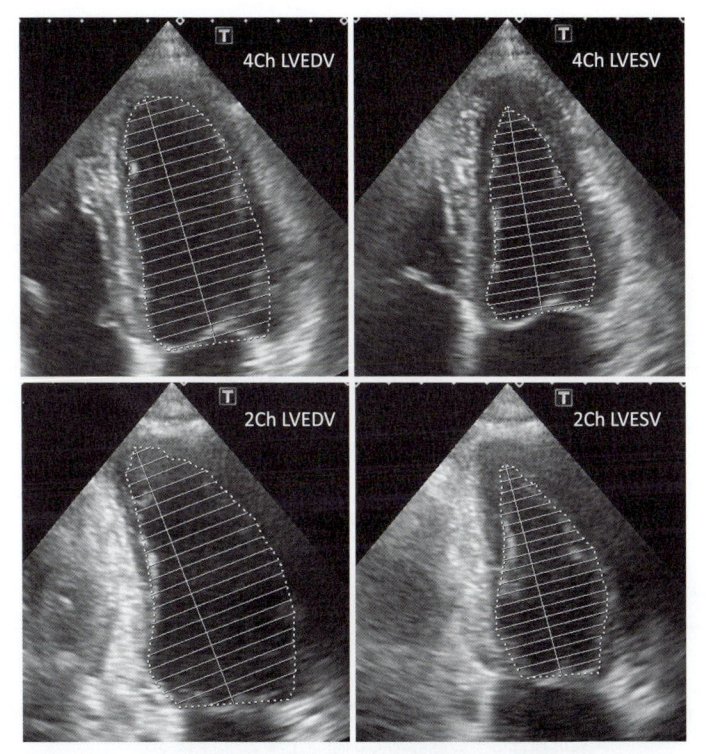

図 3 ▶ modified Simpson 法による左室駆出率の計測(76 歳男性, 高血圧症)

拡張末期心尖部四腔像(4Ch LVEDV: 左上),収縮末期心尖部四腔像(4Ch LVESV: 右上),拡張末期心尖部二腔像(2Ch LVEDV: 左下),収縮末期心尖部二腔像(2Ch LVESV: 右下).
EDV＝77.8 mL, ESV＝62.4 mL, SV＝45.4 mL, EF＝58％

を用いた方法がある.体表面積あたりの左室心筋重量(LVMI)に関して,日本人の正常値は男性で $76±16$ g/m^2,女性 $70±14$ g/m^{2}と報告されている[7].HFpEF のガイドラインではLVMIが男性で 149 g/m^2 以上,女性 122 g/m^2 以上となっている[8].

左室心筋重量は"time-integrated exposure to blood pressure"の指標ともいわれ,高血圧による全身臓器の負荷を反映し,左室心筋重量の増加は左室拡張機能障害の存在を示唆する.さらに心エコー法では左室心筋重量だけでなく相対的壁厚(relative wall thickness)も簡単に測定することができ左室形態を

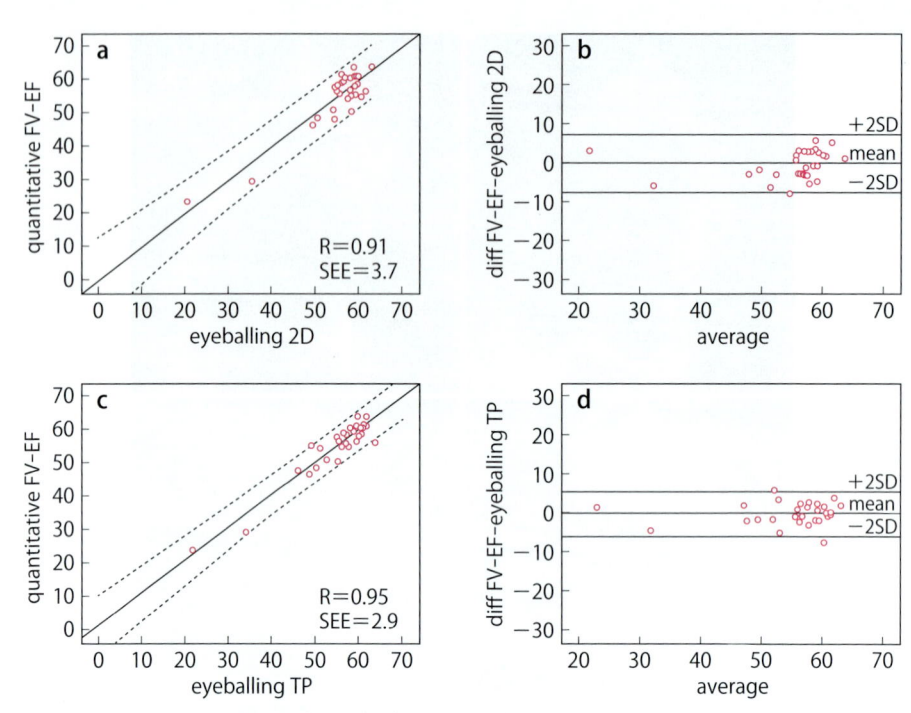

図4 ▶ eyeball EF値と2次元（2D），3次元（3D）心エコー法によるEF値との比較
両者は良好な一致を認めている（上段2D，下段3D）
(Shahgaldi K, et al. Cardiovasc Ultrasound. 2009; 7: 41)[6]

表3 左室肥大の評価

求心性左室肥大	RWT＞0.42 かつ LVMI＞115（男性），LVMI＞95（女性）
求心性リモデリング	RWT＞0.42 だが LVMI≦115（男性），LVMI≦95（女性）
遠心性左室肥大	RWT≦0.42 かつ LVMI＞115（男性），LVMI＞95（女性）

詳細に分類できる（図5）[9]．HFrEF患者では遠心性肥大群は予後不良であることが報告されている[10]．

c．心拍出量の測定

　左室の1回拍出量は，パルスドプラ法による左室駆出血流の速度時間積分値と流出路断面積の積として求めることができる（図6）．心拍出量は1回拍出量に心拍数をかけることにより求めることができる．ただしこの方法で正確に1

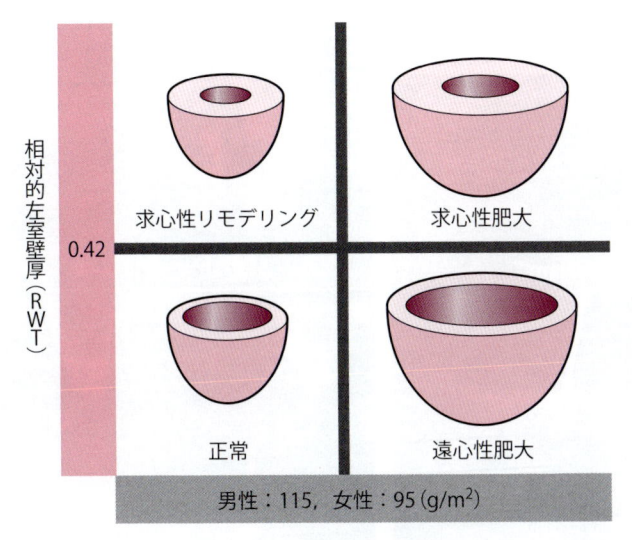

図5 ▶ 左室形態の分類
相対的左室壁厚（2×左室後壁/左室拡張末期径）と左室心筋重量係数との関係で，求心性肥大，遠心性肥大の鑑別がなされている．
（Ganau A, et al. J Am Coll Cardiol. 1992; 19: 1550-8[9)]から改変）

縦軸：相対的左室壁厚（RWT）　0.42
横軸：左室心筋重量係数　男性：115，女性：95 (g/m²)
象限：求心性リモデリング／求心性肥大／正常／遠心性肥大

　1回拍出量を求めるには，ドプラビームを左室流出路に垂直にあてて駆出血流波形がきれいに描出できることと，流出路径が正確に計測できることが必要である．
　1回拍出量と心拍出量は左室収縮機能の指標であり，左室収縮能が低下すると心拍出量も低下する．ただし，左室駆出率が低下している症例がすべて心拍出量が低下しているとは限らない．拡張型心筋症のように心臓が拡大し，左室拡張末期容量が増加している症例では，軽度の左室駆出率低下であれば，1回拍出量は保たれている場合がある．

d．連続波ドプラ法による左室 peak dP/dt による左室収縮機能評価
　（表4）
　peak dP/dt は，左室圧曲線から得られる等容収縮期における左室収縮最大速度，すなわち左室圧の最大上昇率のことであり，左室収縮能の低下とともに減少する．僧帽弁逆流を有する症例では連続波ドプラ法を用いて非侵襲的に計測

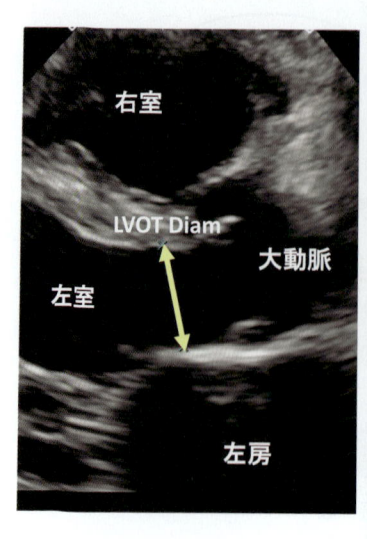

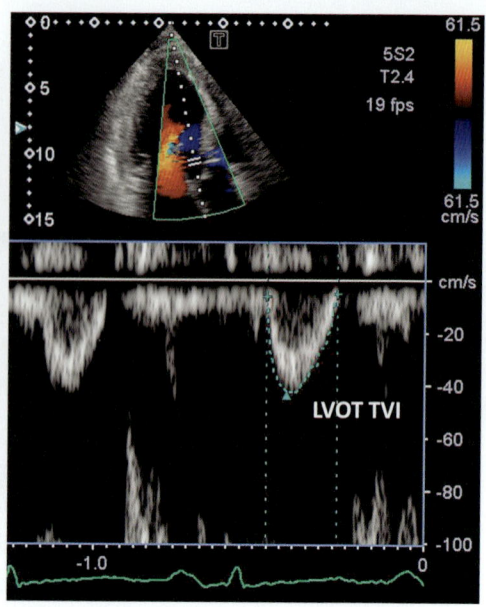

図6 ▶ 左室流出路での1回拍出量（SV）の測定方法（44歳男性，虚血性心筋症）
左室流出路断面積（LVOT CSA）と左室流出路時間速度積分値（LVOT TVI）の積より SV を算出することができる．
LVOT CSA＝（LVOT Diam/2）^{2}×π
1回拍出量（SV）＝LVOT TVI（cm）×LVOT CSA（cm^2）
本症例では LVOT Diam＝20.8 mm，LVOT TVI＝6.8 cm，SV＝23.1 mL，LV CO＝2.0 L/min

■ 表4 ■ dP/dt の基準値

正常値：dP/dt＞1,200 mmHg/sec
〔境界域：1,000～1,200 mmHg/sec〕
低下　：dP/dt＜1,000 mmHg/sec
（特に dP/dt＜600 mmHg は予後不良）

することができる（図7）．僧帽弁逆流の血流速度は左室-左房圧較差を反映し，等容収縮期では左房圧は無視できるほど小さいため，この曲線の傾きが左室圧における dP/dt とみなすことができる．臨床的にはできるだけ等容収縮期に相当する部分で計測するべきなので，この曲線で血流速度が 1 m/sec から 3 m/sec まで上昇するのに要する時間（Δt）を測定する．Δt は簡易ベルヌーイ式から，左室圧が 4 mmHg から 36 mmHg に上昇するのに要した時間に相応するた

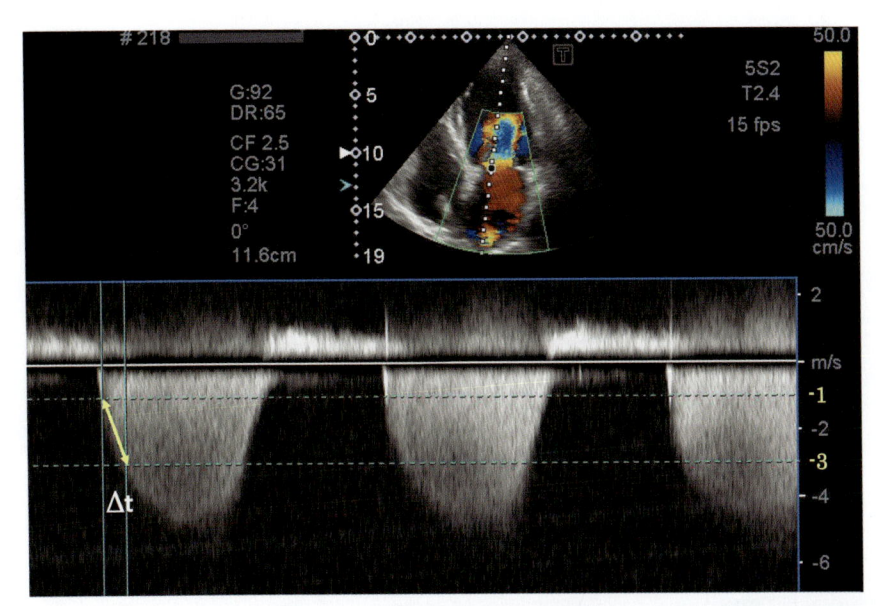

図7▶ 左室 peak dP/dt の実際

拡張型心筋症で左室収縮能低下を認める症例における左室 peak dP/dt の計測．僧帽弁逆流の血流速度が 1 m/sec から 3 m/sec まで上昇するのに要する時間（Δt）は 64 msec（0.064 sec）．peak dP/dt は 32/0.064＝500 mmHg/sec と著明に低下している（正常値 1,200 mmHg/sec 以上）．

め，36−4＝32 mmHg をこの時間で除すれば dP/dt が算出することが可能となる[11]．

2　拡張機能評価

a．左室拡張機能の評価

　左室の拡張能は収縮能と異なり壁運動のみの観察ではわからないためドプラ法などを用いて評価する必要がある．左室拡張機能障害の重症化に伴い左房は拡大するため，左房容積係数（LAVI）を用いて左室拡張能障害の評価も行われている．

1）左室流入速波形を用いた評価法

　左室拡張期は，等容拡張期と流入期の2つに分けられ，流入期はさらに僧帽弁開放後にみられる急速流入期，一時的に流入が緩徐となる緩徐流入期，心房

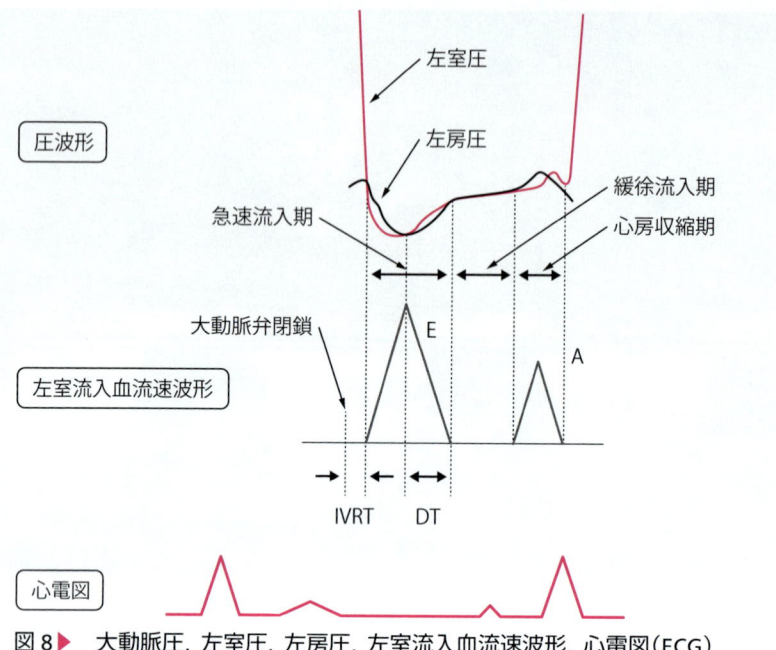

図8 ▶ 大動脈圧，左室圧，左房圧，左室流入血流速波形，心電図（ECG）の同時記録のシェーマ図

A: 心房収縮期血流速波，DT: deceleration time，E: 急速流入期血流速波，
IVRT: 等容弛緩時間

収縮により左室への流入がみられる心房収縮期の3つに分けられる（図8）．心エコーによる左室拡張能の評価において最も汎用されるのが左室流入血流速波形である（図9）．左室流入血流速波形は，洞調律であれば拡張早期流入波（E波）と心房収縮波（A波）の二峰性で構成されており，それらの比（E/A）およびE波の減衰時間（deceleration time: DcT）やA波持続時間（Ad）を加味して左室拡張障害を評価することができる．

臨床的に最もよく用いられているのは左室流入速波形を正常型（E/A>2），弛緩障害型（E/A<1，DcT>140〜150 msec），偽正常化型（1≦E/A<2，DcT≦140〜150 msec），拘束型（E/A≧2，DcT<140 msec）の4つに分類する方法である[12]．

正常若年者では主として拡張早期に左室の血液流入が起こるためE波が大きくE/Aは1以上になる．しかし加齢とともに健常者でも平均値が60歳頃には1となり，その後さらに低下する[7]．僧帽弁血流速度を規定するのは，僧帽弁疾

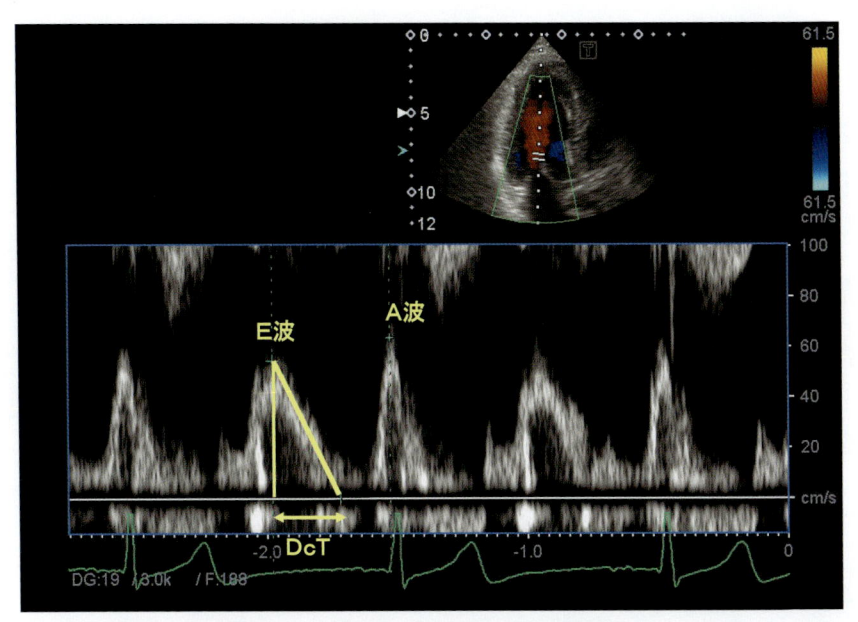

図9▶ 高齢健常者の左室流入血流速波形と測定項目（76歳男性）
E波がA波より低い弛緩障害型を認め（E/A＝0.8, DcT＝260 msec），加齢による変化と考えられる．

患がない場合は主に左房-左室間圧較差である．心機能が正常であれば，拡張早期に左室圧が速やかに低下して左房圧を十分下回るため，左室へ血液が吸い込まれるように拡張早期に流入する．加齢や左室心筋病変のため左室弛緩に要する時間が延長すると，左室拡張早期圧の下降曲線の傾きが鈍化する．その結果，左房圧と左室圧較差が減少しE波が低値となり，対称的に左房はFrank-Starling法則にのっとり収縮力が増し，結果的にE/Aは低値をとる(弛緩障害型)．拡張障害が進行すると拡張早期の左房圧が上昇し，左房-左室間圧較差が増大するためE波が増高し，あたかも正常波形と同一のパターンを呈する(偽正常化)．さらに左室弛緩能が悪化すると，左房圧が著明に上昇しE波はさらに増高し，左室スティフネス増大のためDcTは短縮する．そして心房収縮期の左室圧も高くA波は減高し持続時間が短くなる(拘束型)（図10）．拘束型パターンを呈する症例に対して，Valsalva負荷などにより前負荷を軽減させた場合，左室流入速波形に改善がみられる可逆性拘束型パターンと，変化を認めない非可逆性拘束型パターンに分類でき，後者のほうが予後不良である（図11）．こ

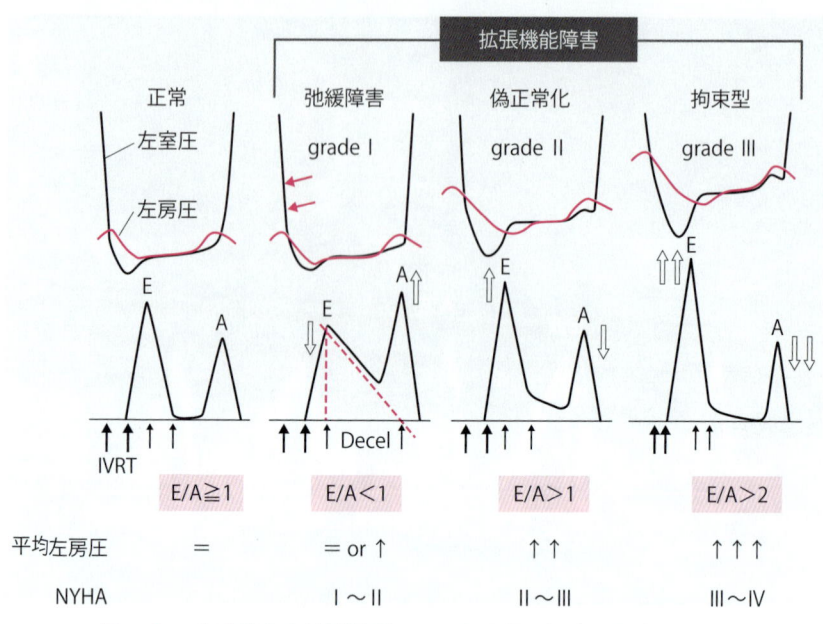

図10 ▶ 左室流入血流速波形による左室拡張不全の重症度分類

弛緩障害型では左房圧はほぼ正常であるが左室圧曲線の拡張早期下降脚の傾きが低下している（赤矢印）．拡張障害が重症化するにつれて左房圧が上昇し，それに伴い左室流入血流速波形が変化していく（白矢印）．NYHA: ニューヨーク心臓協会による心不全分類，E: 拡張早期波，A: 心房収縮期波

（Nagueh SF, et al. J Am Soc Echocardiogr. 2009; 22: 107-33[12]改変）

のような観点から Mayo Clinic では左室拡張不全のステージを，左室弛緩異常パターンをグレードⅠ，偽正常化パターンをグレードⅡ，可逆性拘束型パターンをグレードⅢ，非可逆性拘束型パターンをグレードⅣと分類している[13]．

2）肺静脈血流速波形を用いた評価法

　左室流入血流速波形のみでは正常型と偽正常型との判別に苦慮することが多くあるが，肺静脈血流速波形を用いて鑑別することができる．肺静脈血流は収縮期波（S波），拡張期波（D波），心房収縮による逆流波（PVA波）からなり，それぞれの最高流速，PVA 持続時間（PVAd），D波の deceleration time が計測される．肺静脈は左房との間に弁構造がないため，通常でも心房収縮期に肺静脈へ逆流する血流が記録できる．ここで心不全により，左房圧や左室拡張末期圧が上昇すると，肺静脈内に逆流する血液の持続時間（PVAd）が延長

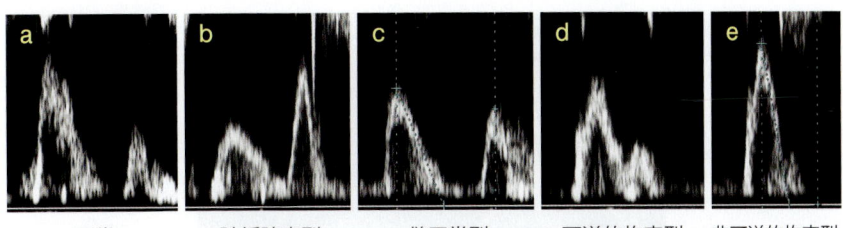

図 11 ▶ 左室流入血流速波形の実例

a: 26 歳男性,健常人,b: 73 歳男性,健常人,c: 70 歳女性,高血圧による拡張性心不全,d: 78 歳男性,陳旧性心筋梗塞による収縮性心不全,e: 75 歳男性,拘束型心筋症による拡張性心不全(3 カ月後に死亡).

し,左室流入血流速波形の A 波の持続時間(Ad)は短縮するので,両者の時間差(PVAd−Ad)が増加する(図 12).この値が 30 ms を超える場合,拡張機能障害があると報告されている[14].

b.左房容積(表 5)

左房の拡大は左房圧の上昇を反映し,将来の心房細動や心不全の発症予測に重要であることが知られている[15].

左房は拡張期に直接,左室拡張期圧にさらされており,左室コンプライアンスの低下に伴い左室流入を維持するために左房圧は上昇し,壁圧の薄い左房壁は徐々に拡大する.左室駆出率が保たれた症例においては,ドプラ法での評価が計測時の拡張障害を反映するのに対し,左房容積は比較的長期にわたる拡張障害の程度を反映する.臨床の場においては左房容積を体表面積で除した左房容積係数(LAVI)が左室拡張能障害の程度の鑑別に有用であることが報告されており,急性心不全の診断に重要である[16].また左房容積係数が 40 mL/m^2 以上の場合は予後不良と報告されている[17].

1)左房容積の計測法

左房の大きさは胸骨左縁長軸像で評価されることが多いが,胸椎がすぐ後方にあるため前後に拡張できずに長軸方向に拡大するため心尖部四腔像,二腔像から modified Simpson 法を用い左房容積を求めることが推奨されている(図 13)[5].

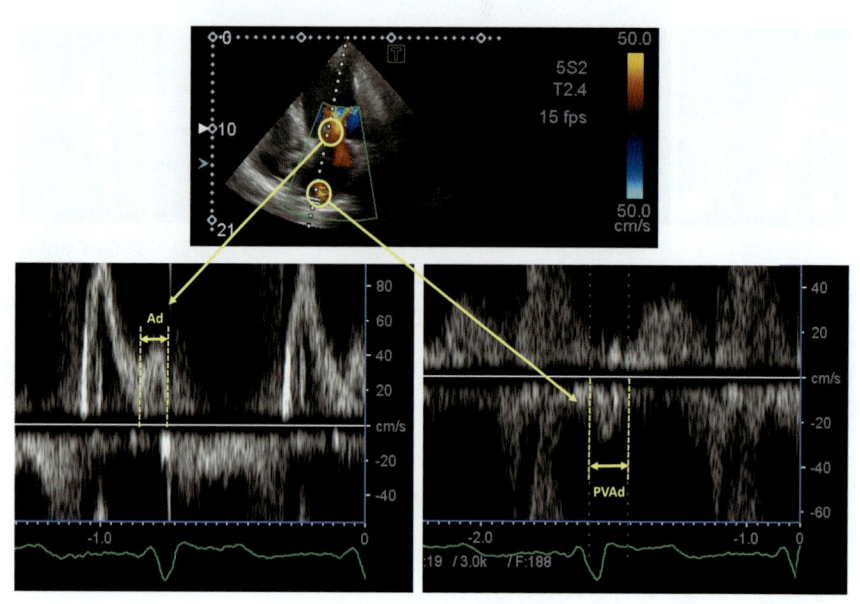

図 12 ▶ PVAd-Ad 評価法

PVAd（肺静脈心房収縮期逆流血流の持続時間）から Ad（左室流入血流速度 A 波の持続時間）を引いた値 PVAd-Ad は，左室拡張末期圧が正常であれば 0 以下である．PVAd-Ad＞30 msec は，左室拡張末期圧＞12 mmHg と一致する．症例は拡張型心筋症で 38 msec と延長している．
（Rossvoll O, et al. J Am Coll Cardiol. 1993; 21: 1687-96）[14]

■ 表 5 ■ 左房拡大の定義（ASE）

	最大左房容積係数
正常	≤ 28 mL/m^2
軽度拡大	29〜33 mL/m^2
中等度拡大	34〜39 mL/m^2
高度拡大	≥ 40 mL/m^2

米国心エコー図学会（ASE）は，左房拡大を収縮期の最大左房容積係数に基づいて表のように定義している（Solomon SD, et al. Circulation. 2005; 112: 3738-44[4]）より作成）

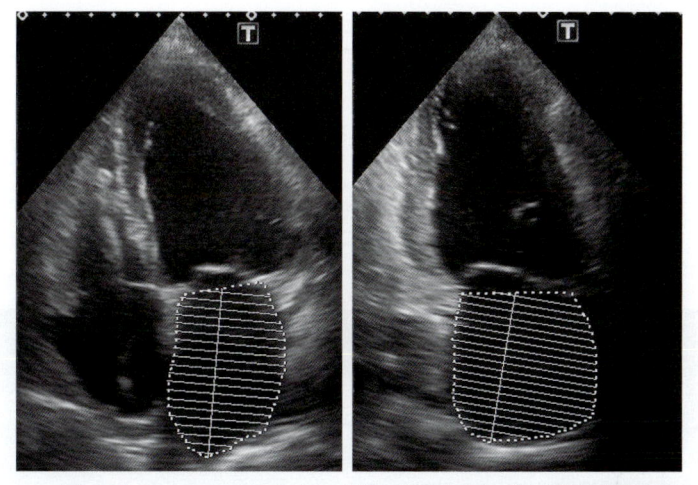

図 13 ▶ modified Simpson 法による左房容積計測の実際
収縮末期の心尖部四腔像（左）と心尖部二腔像（右）から計測する．症例は78歳男性，拡張型心筋症による慢性心不全患者（LVEF＝21％，BNP＝720 pg/mL）．LAVI＝70 mL/m^{2}と著明に拡大している．

3 左室充満圧の推定

a．僧帽弁輪部速度波形を用いた評価法（表6）

　組織ドプラ法による僧帽弁輪部速度波形により，左室流入血流速波形の正常と偽正常化の鑑別を行うことが可能であり，さらにその計測が簡便かつ再現性がよいので広く受け入れられている．心尖部四腔断面で僧帽弁輪の中隔部あるいは側壁側の運動速度を描出し，収縮期波（s'波），拡張早期波（e'），心房収縮期波（a'）を測定する（図14）．e'は僧帽弁輪が拡張早期に心尖部から遠ざかる速度を表していて，左室弛緩能の侵襲的指標である時定数τと相関し，左房圧の影響を受けにくいため左室流入血流速波形に比べて偽正常化しにくい指標と報告されている（図15）[18]．

　さらにこの e' と左室流入血流速波形の E 波との比（E/e'）は左室収縮能が保たれた症例においては肺動脈楔入圧と良好な相関を示すと報告されている[19]．この比が 15 以上は高値，8 以下は正常，8〜15 の間はボーダーラインと考えられていて，左房容積など他の指標も組み合わせて評価する必要がある．図16に

■ 表6 ■ E/e'と左室拡張末期圧の関係

E/e'（中隔）	E/e'（側壁）	左室拡張末期圧
≧15	≧12	上昇（≧22 mmHg）
8〜15	8〜12	上昇がないとは断定できない（他の所見と併せて判断）
≦8	≦8	上昇はない

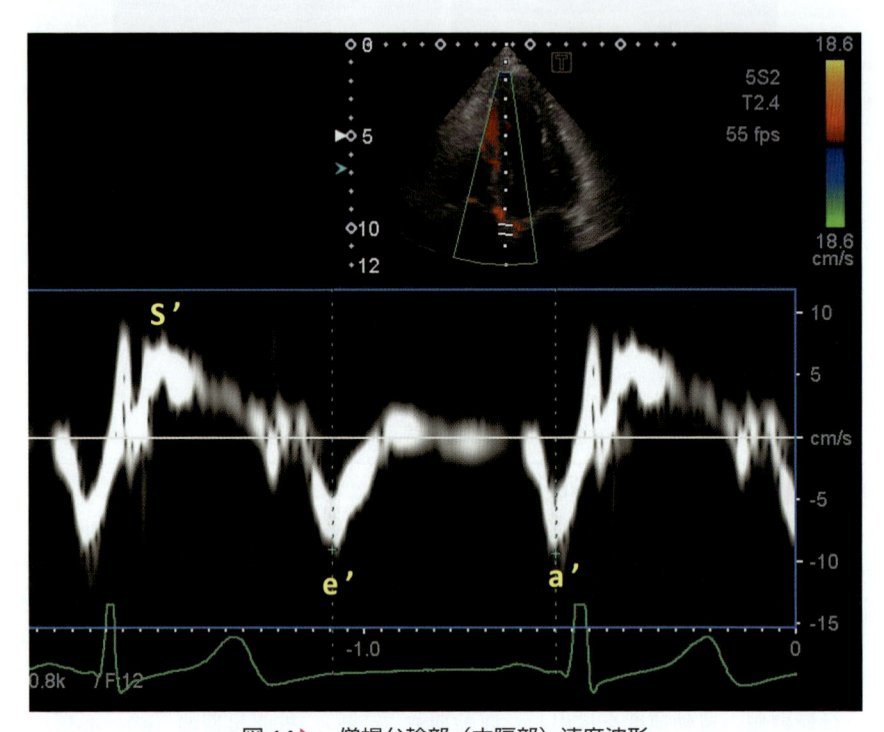

図14 ▶ 僧帽弁輪部（中隔部）速度波形
心尖部四腔像で僧帽弁輪部速度を計測．s': 収縮期波，e': 拡張早期波，a': 心房収縮期波

　米国心エコー図学会（ASE）による拡張障害の程度評価を示す．拡張障害の有無の診断はまずe'と左房容積係数で行い，ほかの指標は確定した拡張障害の程度決定にしか使われていない．すなわち左房容積拡大が左室拡張障害診断の必須条件であるといえる[12]．

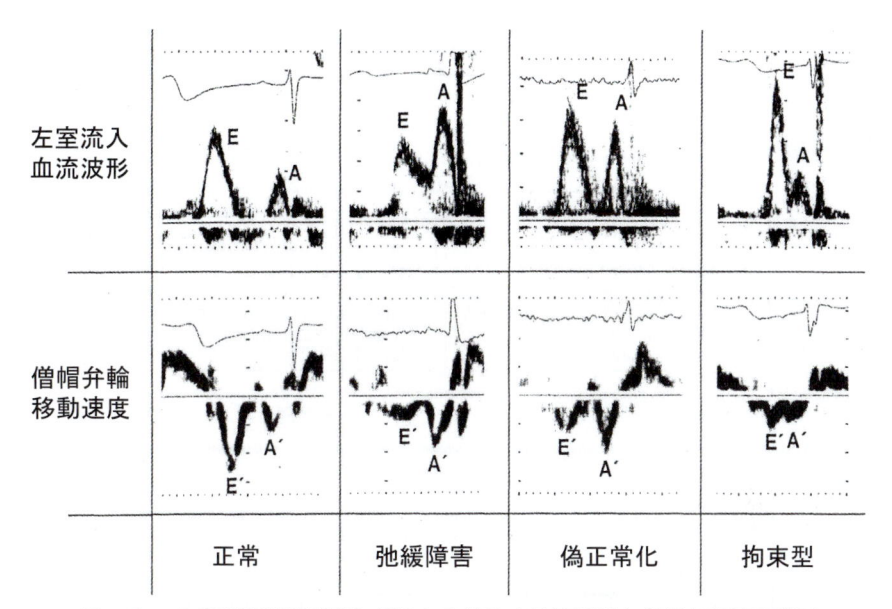

図 15 ▶ 左室拡張機能障害に伴う左室流入血流速波形と僧帽弁輪速度波形
(Sohn DW, et al. J Am Coll Cardiol. 1997; 30: 474-80[18]より改変)

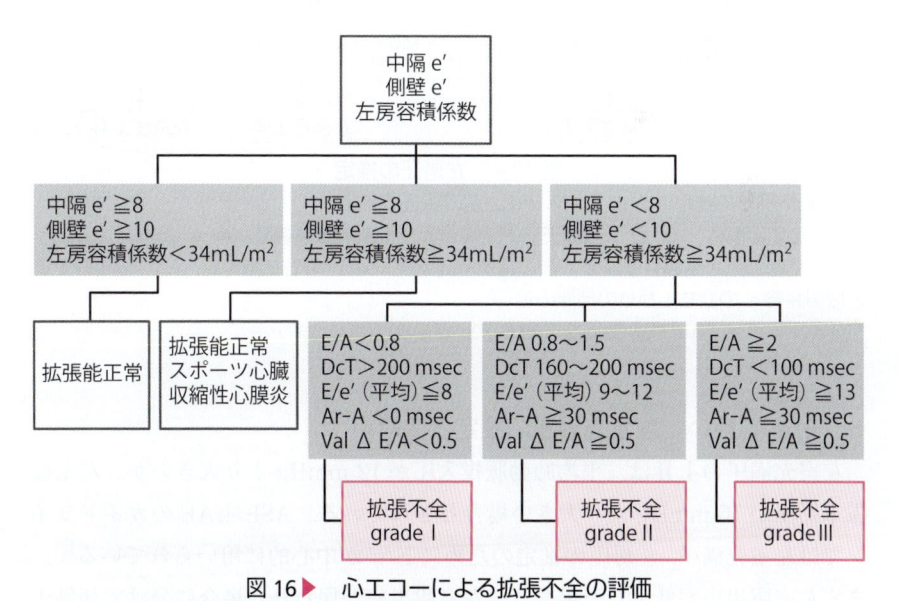

左室流入血流波形／僧帽弁輪移動速度

正常　弛緩障害　偽正常化　拘束型

```
         中隔 e′
         側壁 e′
       左房容積係数
```

- 中隔 e′≧8／側壁 e′≧10／左房容積係数<34mL/m²
  - 拡張能正常
  - 拡張能正常 スポーツ心臓 収縮性心膜炎
- 中隔 e′≧8／側壁 e′≧10／左房容積係数≧34mL/m²
  - E/A<0.8
  - DcT>200 msec
  - E/e′(平均)≦8
  - Ar-A<0 msec
  - Val Δ E/A<0.5
  - → 拡張不全 grade I
- 中隔 e′<8／側壁 e′<10／左房容積係数≧34mL/m²
  - E/A 0.8～1.5
  - DcT 160～200 msec
  - E/e′(平均) 9～12
  - Ar-A≧30 msec
  - Val Δ E/A≧0.5
  - → 拡張不全 grade II
  - E/A≧2
  - DcT<100 msec
  - E/e′(平均)≧13
  - Ar-A≧30 msec
  - Val Δ E/A≧0.5
  - → 拡張不全 grade III

図 16 ▶ 心エコーによる拡張不全の評価
Ar-A: 肺静脈血流波形上の心房逆流波と僧帽弁血流のA波の持続時間の差
Val ΔE/A: Valsalva 手技時のE/Aの変化
(Sohn DW, et al. J Am Coll Cardiol. 1997; 30: 474-80[18]より改変)

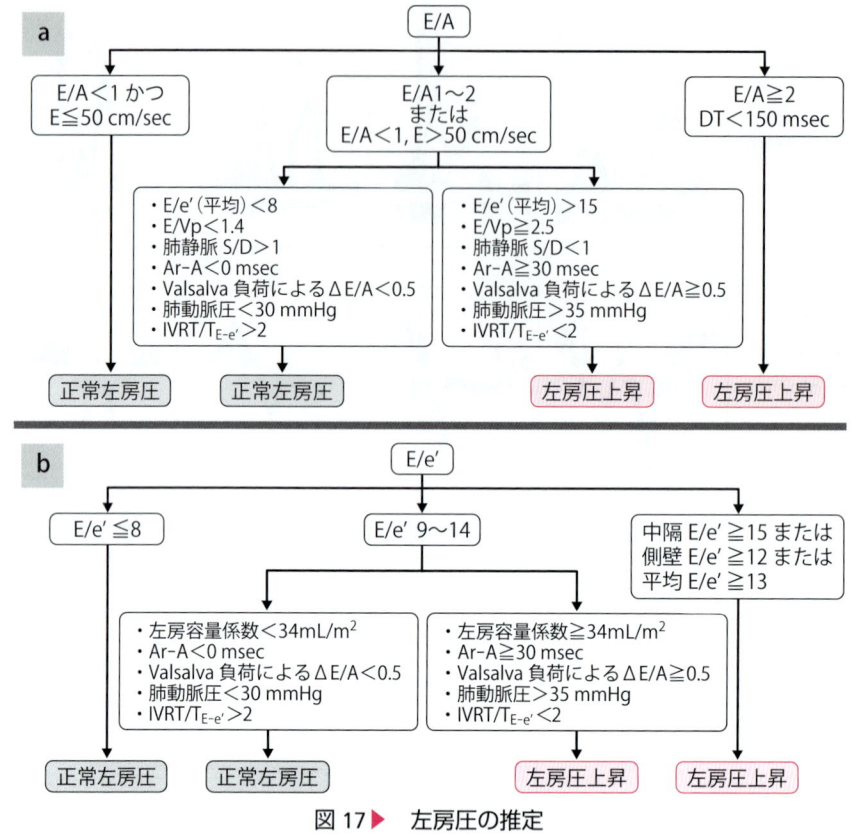

図17 ▶ 左房圧の推定
a: EF 低下例での推定，b: EF 正常例での左房流入圧の推定
DT: E 波減衰時間，Vp: カラー M モード法による左室血流伝搬速度，Ar-A: 肺静脈血流波形上の心房逆流波と僧帽弁血流の A 波の持続時間の差，IVRT: 等容拡張時間，$T_{E-e'}$: 僧帽弁 E 波と僧帽弁輪 e' の立ち上がりの時間の差
(Sohn DW, et al. J Am Coll Cardiol. 1997; 30: 474-80[18]より改変)

b．E/e' を用いた左室充満圧の推定と問題点

　左室充満圧の上昇は，平均肺動脈楔入圧が 12 mmHg より大きいか，左室拡張末期圧が 16 mmHg より大きい場合とされている．ASE/EAE のガイドラインでは左室充満圧，左房圧の推定のために E/e' が中心的に用いられている[12]．まず左室駆出率が低下した場合と，左室駆出率が保たれた場合に分けて評価する．左室駆出率が低下した場合には E/A をまず使用して，その後に E/e' を参考にして推定する．左室駆出率が正常の場合には E/A 比は充満圧を反映しない

ため，最初から E/e' を使用する（図 17）．しかし最近では E/e' は肥大型心筋症や心不全非代償期などの複雑な病態下では，左房圧や肺動脈楔入圧の推定には有効性が低いとの報告や[20,21]，E/e' は肺動脈楔入圧の変化への追従性は乏しいとの報告があり[22]，臨床的に判断される状態と乖離を示す場合には，Swan-Ganz カテーテルなどを用いて侵襲的に左室充満圧を測定し確認する必要がある．

4 肺動脈圧の評価

肺動脈圧は肺高血圧の診断や心不全の評価に用いられ，正常値は収縮期圧 18〜30 mmHg，拡張期圧 6〜13 mmHg，平均圧 10〜18 mmHg とされている．

心エコーによる肺動脈圧を推定する方法として，1) 連続波ドプラ心エコーによる三尖弁逆流の最大血流速度と下大静脈径による肺動脈収縮期圧の推定，2) 肺動脈弁逆流の拡張末期血流速度による肺動脈拡張期圧，3) 右室流出路血流波形からの平均肺動脈圧，4) 左室の変形による肺動脈圧の推定，などがある．

a．三尖弁逆流の最大血流速度による肺動脈収縮期圧の推定

連続波ドプラ心エコーによる三尖弁逆流の最大血流速度（V）を用い，簡易ベルヌーイ式（$P=4V^2$）から圧較差（P）を計測し，これに平均右房圧を加えることで収縮期肺動脈圧を推定する．右室収縮期圧は，肺動脈弁狭窄がなければ肺動脈収縮期圧と一致する（図 18）．ただし簡易ベルヌーイ式を用いた圧較差の測定は「非常に狭いところを通った血流」に限られるため，重度に拡張した弁輪の場合には，いかに三尖弁逆流が強くても適応できない．

推定肺動脈収縮期圧 = 4×（三尖弁逆流の最大血流速度）^{2} + 右房圧

右房圧は下大静脈径およびその呼吸性変動の有無で決められるが，通常は 10 mmHg として算出する．下大静脈径は通常吸気時に減少し，呼気時に増大する．下大静脈径は絶対値として 21 mm を超えるかどうか，また 50% の呼吸性変動があるかでおよその圧が推定できると報告されている（図 19）（表 7）[23]．測定部位は右房合流部から 2 cm 末梢側（肢側）が一般的である．

重症肺高血圧症で右心不全合併例では，右房圧の上昇に伴い右房−右室圧較差が減少し，また心拍出量が低下するため三尖弁逆流の最大血流速度は低下し，推定収縮期肺動脈圧を過小評価する．心エコー検査では肺動脈圧の推定の

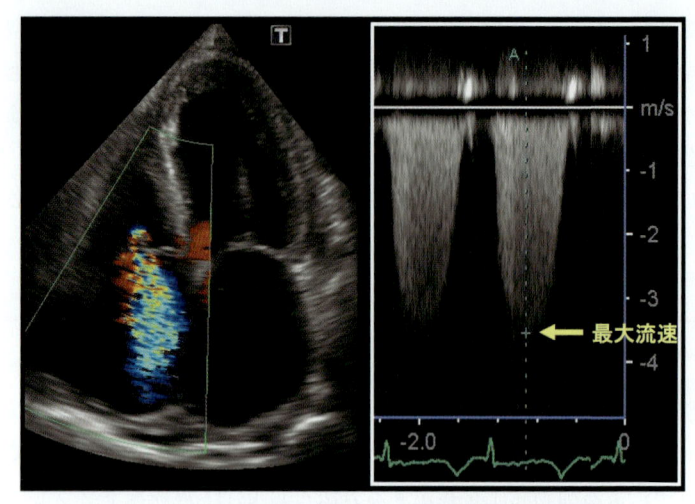

図18▶ 三尖弁逆流を利用した収縮期肺動脈圧の推定
四腔断面のカラードプラ像で三尖弁逆流のシグナルを検出する（左）．連続波ドプラ法を用いて逆流速波形を描出し，最大流速を計測する（右）．本症例では，最大流速（V）3.5 m/秒より圧較差（ΔP）を $\Delta P = 4 V^2 = 49$ mmHg と算出できる．

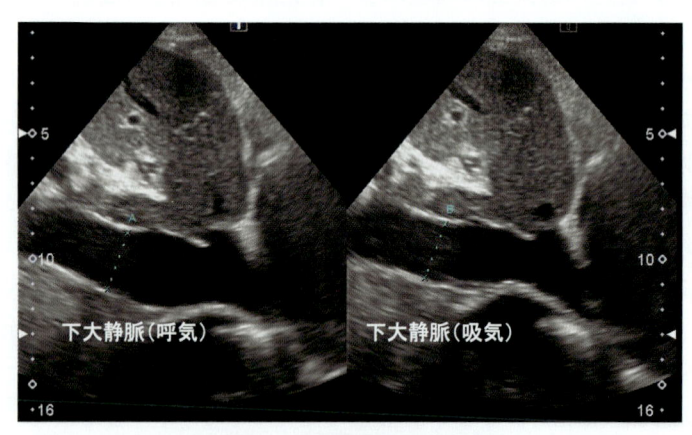

図19▶ 下大静脈の呼吸性変動
症例はうっ血性心不全患者．下大静脈径は 23.8 mm と拡大し呼吸性変動は消失している．右房圧は 15 mmHg を超えていると推定できる．

■ 表7 ■ 下大静脈径計測による右房圧推定法

下大静脈径（mm）	呼吸性変動（%）	推定右房圧（mmHg）
≦21	≧50	0〜5
≦21	＜50	5〜10
＞21	≧50	5〜10
＞21	＜50	＞15

（Guazzi M, et al. Circulation. 2012；126：975-90[24]）より改変）

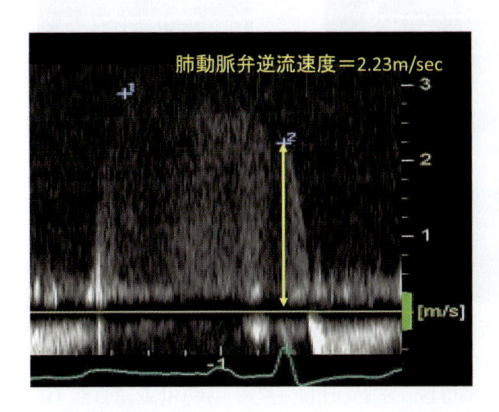

図20▶ 肺静脈弁逆流による肺動脈拡張期圧の推定

連続波ドプラによる肺動脈弁逆流の最大血流速度を計測し，簡易ベルヌーイ式より拡張期右室－右房圧較差を算出する．これに下大静脈より推定した右房圧を加えて推定肺動脈拡張期圧を求める．

みをみるのではなく，右室機能評価を行うことが必要である．

b．肺動脈弁逆流の拡張末期血流速度による肺動脈拡張期圧の推定
（図20）

　肺動脈弁逆流の拡張末期血流速度は拡張期の肺動脈-右室間の圧較差を反映する．肺動脈弁逆流の拡張末期血流速度より計測した圧較差に右房圧を加えて，推定肺動脈拡張期圧が算出される．

c．右室流出路の右室駆出血流速度波形からの平均肺動脈圧の推定
（図21）

　健常心の場合は，パルスドプラ法による右室駆出波形は収縮中期にピーク流速が出現する逆二等辺三角形の波形をとるが，肺高血圧症では最大流速までの加速時間（acceleration time: AcT）が短縮し，ピークが収縮早期に出現する．そして重症の肺動脈高血圧症では収縮中期血流が減速し，収縮中期にnotchが

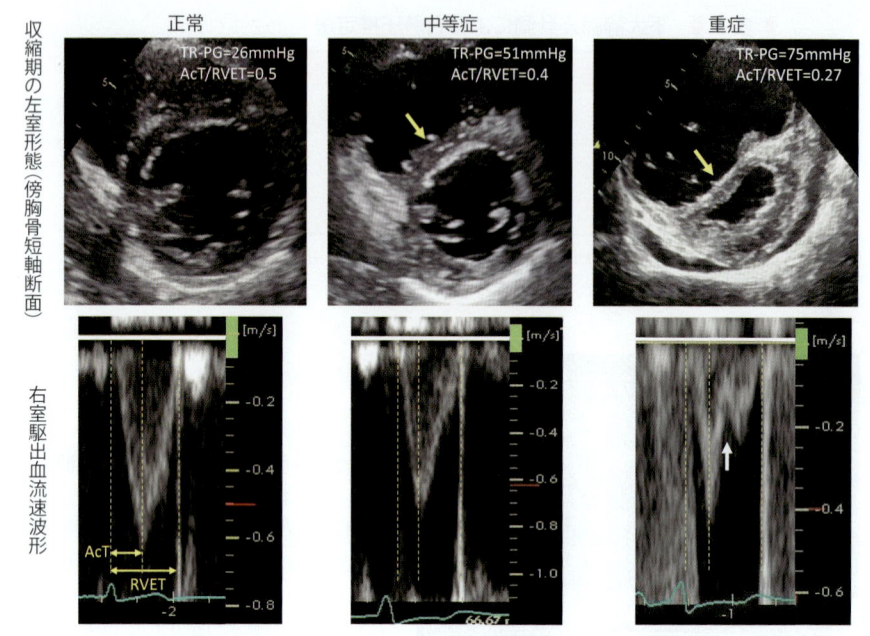

図21▶ 心エコー検査による肺高血圧の重症度推定
上段:肺高血圧症（特に左心疾患を合併しない場合）では，肺動脈圧（=右室圧）の上昇に伴って右室が拡大し，心室中隔が左室側に偏位し，左室の圧排・変形・狭小化を認める（黄色矢印）．下段:健常心の場合は収縮中期に右室駆出波形のピーク速流が出現する逆二等辺三角形の波形をとる．肺高血圧では AcT が短縮し，ピークが収縮早期に出現する波形となる．重症の肺高血圧では収縮中期血流が減速し，収縮中期に notch が出現する w 型の波形を示す（白矢印）．

出現する w 型の波形を示す．また，AcT を駆出時間（right ventricular ejection time: RVET）で除した AcT/RVET は平均肺動脈圧と負の相関を認める．AcT の正常値は 120 msec 以上であるが，肺血管抵抗が上昇して肺動脈圧が上昇すると AcT は短縮し，AcT/RVET が低下する．AcT/RVET＜0.3 であれば，平均肺動脈圧＞30 mmHg と推定される．

d．左室の変形による肺動脈圧の推定（図21）

　肺高血圧症（特に左心疾患を合併しない場合）では，肺動脈圧（=右室圧）の上昇に伴って右室が拡大し，心室中隔が左室側に偏位し，左室の圧排・変形・狭小化を認める．これらは拡張期の右室・左室圧較差により出現し，拡張

早期の左室短軸断面で左室が楕円形であれば軽度（肺動脈収縮期圧: 30〜50 mmHg），半円形（D-shape）であれば中等度（肺動脈収縮期圧: 50〜70 mmHg），三日月形であれば高度（肺動脈収縮期圧＞70 mmHg）の肺高血圧症と推定できる．

5 右室機能の評価

a．右室の大きさと右室収縮機能

　近年，右室機能の重要性が再評価され，左心不全患者に右室機能障害を合併する場合には合併しない場合に比べて予後不良であることが報告されており，その評価は重要である[24]．左室は砲弾状の形をしているのに対して，右室は底辺が三日月型の三角錐のような形をしていて左室に寄り添うように位置している．また左室は全身に血液を送り出す「駆出ポンプ」として働くのに対し，右室は「容量ポンプ」として機能している．この右心機能は急性心不全の病態や予後に大きな影響を及ぼす因子であり，アメリカ心エコー図学会においても多くの右心機能指標が推奨されている[25]．右室全体の収縮能を評価する指標にはFAC（fractional area change）があり，局所の収縮能を評価する指標には，三尖弁輪移動距離（TAPSE; tricuspid annular plane systolic excursion），組織ドプラ法や2次元ストレイン法を用いた右室ストレイン，三尖弁輪収縮速度（s'）がある．

1）右室拡大

　心不全になると肺高血圧を呈し，肺動脈圧上昇による後負荷により，右室は拡大する．それに伴い，三尖弁閉鎖不全も増強し，容量負荷による拡大も同時に生じる．右室拡大の指標としては，一般的に断層心エコー法の心尖部四腔断面像から右室短軸径・長軸内径を求めて評価する（図22）．

2）右室収縮能（表8）

　　a）FAC; fractional area change（図23）

　FACは右室全体の収縮能の指標である．心尖部四腔像で右室をできるだけ大きく描出させ，弁輪から心尖部を経て弁輪まで心内膜をトレースすることによって（拡張末期面積－収縮末期面積）/拡張末期面積×100（％）で求められる．正常値は35％以上で，心臓MRIで求められた右室駆出率と相関する．

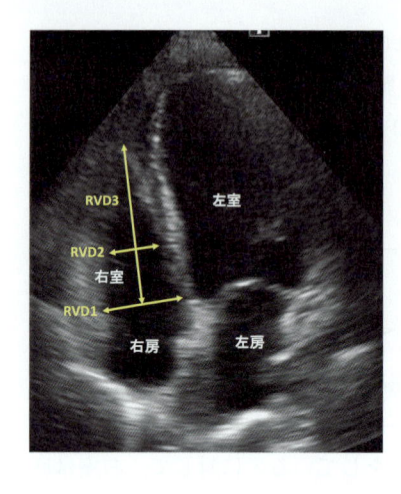

図22 ▶ 右室径の測定
右室基部（RVD1），右室中部（RVD2），右室長軸（RVD3）を求める．

■ 表8 ■ 右室機能評価指標の基準値

	下限値（95% CI）	平均値（95% CI）	上限値（95% CI）
FAC（%）	35（32～38）	49（47～51）	63（60～65）
TAPSE（mm）	16（15～18）	23（22～24）	30（29～31）
パルスドプラ法による三尖弁輪移動速度（cm/s）	10（9～11）	15（14～15）	19（18～20）

（Guazzi M, et al. Circulation. 2012; 126: 975-90[24]）より改変）

b）三尖弁輪移動距離（TAPSE）（図24）

TAPSEは右室局所の収縮能の指標であるが，左室の収縮が短軸方向で強いのに対し，右室の収縮は縦軸方向で強いため，右室全体の収縮能を評価できる．

心尖部四腔像でMモードのカーソルを右室自由壁側の三尖弁輪にあて，長軸方向の最大移動距離（mm）を計測する．比較的簡単に測定できるが，角度依存性，容量依存性が大きいことに注意が必要である．正常値は16 mm以上．

c）三尖弁輪収縮速度（s'）（図25）

組織ドプラ法を用いて計測する．他の指標とも良好な相関を示し，10 cm/sec以下は右室収縮不全を示す．

d）2D speckle tracking法による右室長軸方向ストレイン（図26）

Speckle tracking法を用いて右室を中心とした心尖部四腔像RV-focused viewから右室ストレイン評価を行う．右室は長軸方向（longitudinal）の収縮

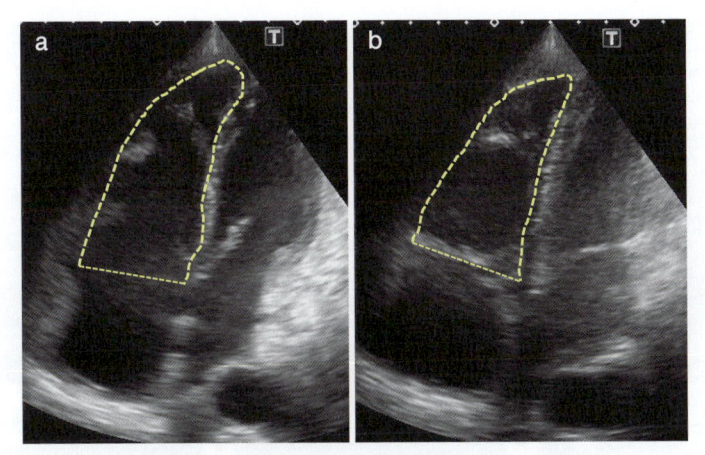

図 23 ▶ 右室面積変化率（RVFAC，%）
心尖部四腔像で右室拡張末期（a），収縮末期（b）の断面積を測定．症例は 70 歳女性，肺性心の患者で推定収縮期肺動脈圧は 70 mmHg．右室は拡大し収縮機能は低下している．

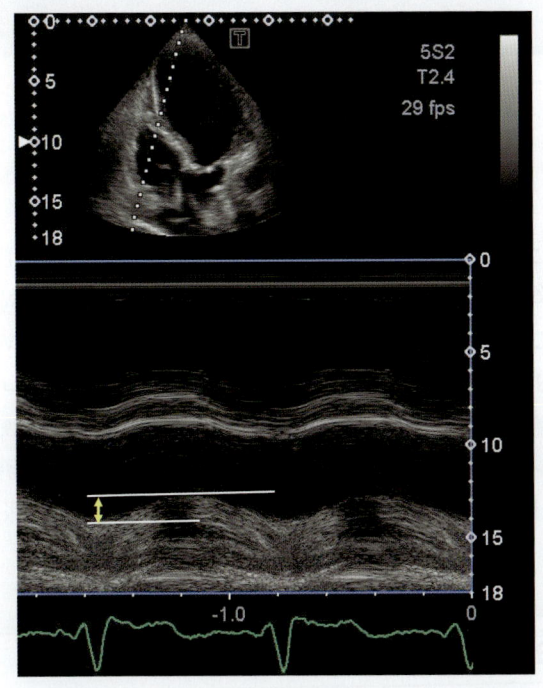

図 24 ▶ 三尖弁輪移動距離（TAPSE，mm）
症例は拡張型心筋症患者．TAPSE は 10 mm であり，低下していると考えられる．

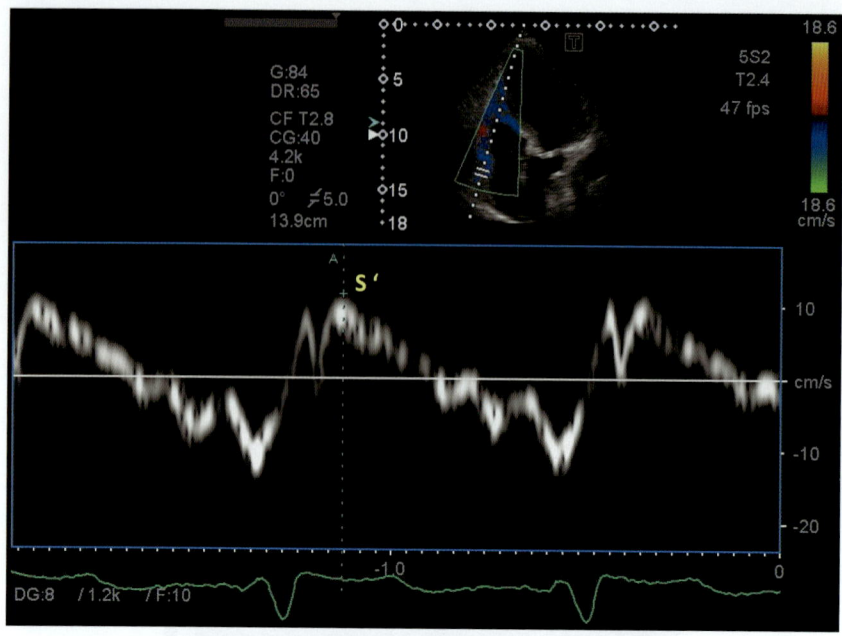

図 25 ▶ 三尖弁輪収縮期運動速度（cm/sec）
右室自由壁の三尖弁輪部における組織ドプラ波形で測定．症例は拡張型心筋症患者．収縮期ピーク（s'）は平均 8 cm/s と低下している

が優位であることから通常 longitudinal strain が用いられる．正常値は測定方法や機種により異なるが-20～30％であり，-20％以下は右室局所機能障害と考えられている．Verhaert らは急性非代償性心不全 62 症例（LVEF＝26％）を対象に，入院 12 時間以内および薬物治療開始 2～3 日目の心エコー図指標の変化と予後（平均観察期間 7.5 カ月）の関係を検討し，他の右室機能指標と比べ右室ストレイン値が唯一心事故発生との有意な関連があり，薬物療法開始 2～3 日目に右室ストレインの改善があれば良好な予後が望めると報告している[26]（図 27）．

6 機能的僧帽弁逆流症の評価

急性心不全診療において**機能的僧帽弁逆流症**の評価が重要となってきている．僧帽弁には器質的異常を認めず，左室拡大や左室の全体的・局所的リモデ

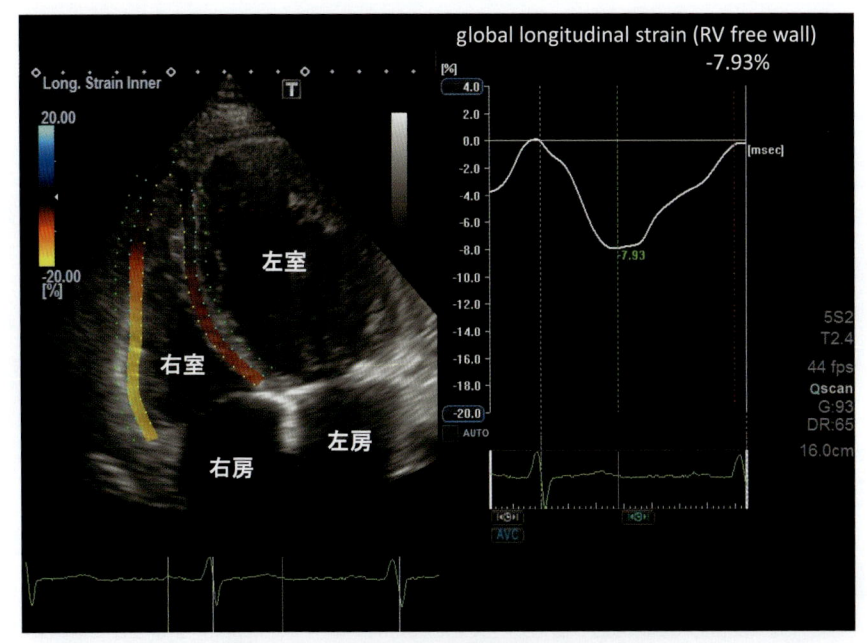

図 26 ▶ 右室自由壁の長軸方向ストレイン
症例は拡張型心筋症患者．global longitudinal strain は－7.93％と著明に低下している．

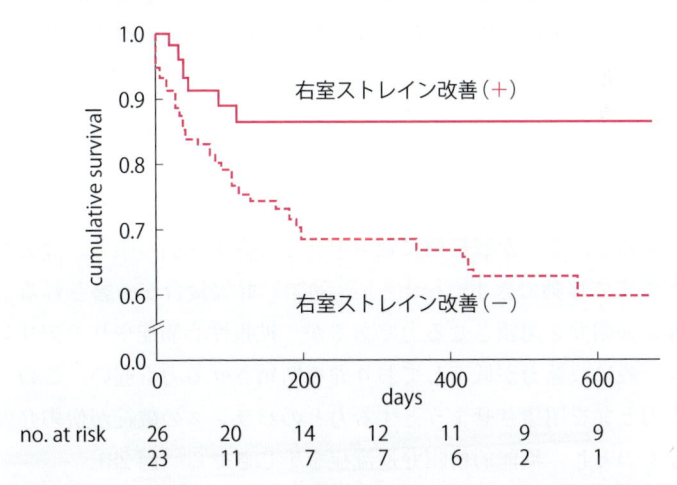

図 27 ▶ 右室ストレインの改善の有無で分けた 2 群の予後曲線
（Verhaert D, et al. Circ Heart Fail. 2010; 3: 340-6[26]）より改変）

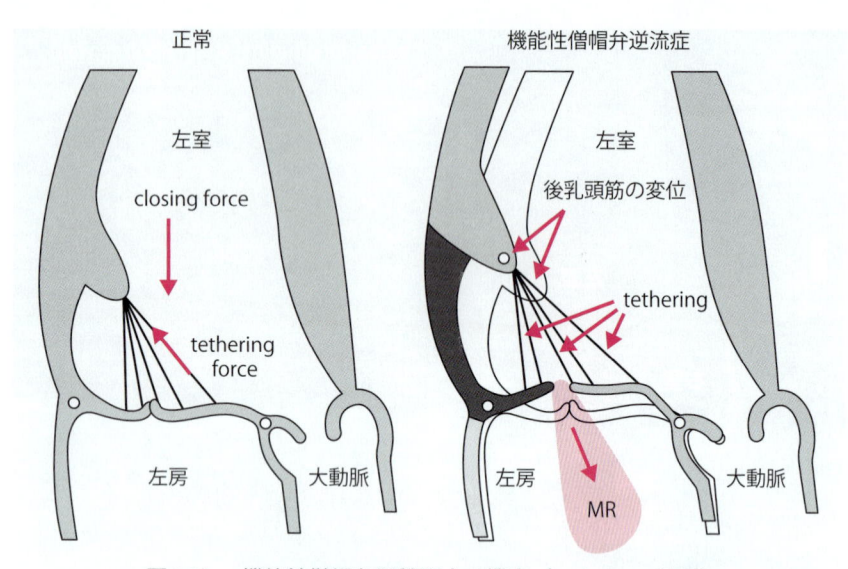

図28 ▶ 機能性僧帽弁閉鎖不全の機序（tethering効果）
正常弁接合（左）と下壁基部のリモデリングによる弁接合不良（右）．左室拡大によって外側へ変位した乳頭筋が，僧帽弁弁尖を心尖方向へ牽引（tethering）することで僧帽弁の閉鎖が障害され，逆流を発生させる．

リングに伴って二次的に発生する僧帽弁逆流症（MR）を機能的MRとよび，拡張型心筋症，二次性心筋症や虚血性心疾患に伴う．この機能的MRは心不全患者にしばしば認められ，予後に大きな影響を及ぼすことが知られている[27]．

a．機能的僧帽弁逆流症の機序

拡張型心筋症や心筋梗塞後リモデリングなどで左室が拡大して乳頭筋が後外側へ偏位すると，これが収縮期に腱索を介して弁尖を引っ張り，弁尖が十分に弁輪レベルまで移動できず（tethering効果）弁尖接合が障害される．左室内圧の上昇が僧帽弁を閉鎖させる力であるが，拡張性心筋症やリモデリングした心臓では一般に収縮力が低下しており弁を閉鎖させる力も弱い．この，弁尖を牽引する力と弁を閉鎖させようとする力とのバランスの破綻が僧帽弁の閉鎖を不十分なものとし，機能的僧帽弁逆流症を生じさせる（図28）．

b．機能的僧帽弁逆流症の診断

1）心筋梗塞あるいは拡張型心筋症などの心機能低下があり，2）僧帽弁逆流

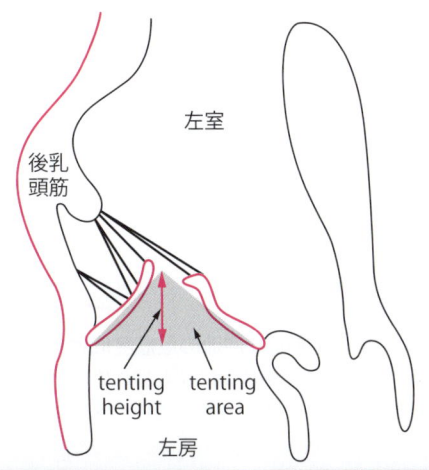

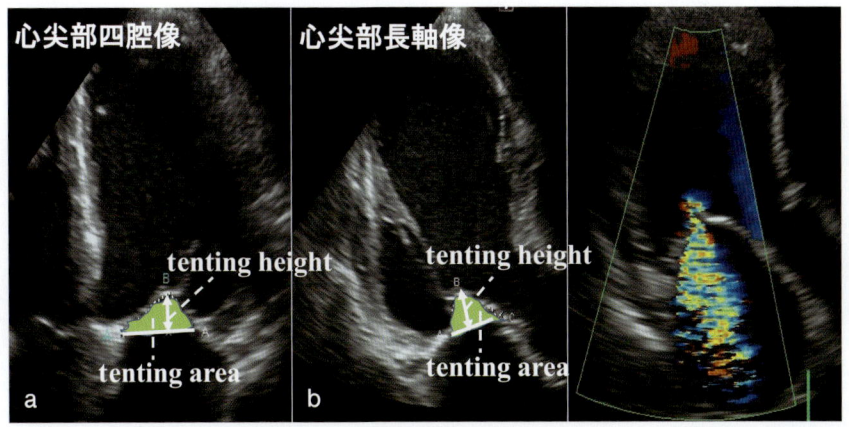

図 29 ▶ tenting area（三角形面積）と tenting height（白矢印）
（Paparella D, et al. Expert Rev Cardiovasc Ther. 2006; 4: 827-38[28]）を改変）

があり，3）弁尖・弁複合体に器質的異常がない，さらに 4）弁尖の閉鎖位置が心尖方向へ変位していることを心エコーで確認すれば機能性僧帽弁逆流と診断できる．心尖四腔断面で弁尖が弁輪レベルまで閉鎖できないときは，明らかな tethering があると考えられる．tethering の評価は，心尖四腔断面で僧帽弁輪の水平面から前尖，後尖の接合部までの距離（tenting height）とその面積（tenting area）を計測する（図 29a, b）[28]．tenting height＞1 cm, systolic tenting area≧2.5 cm^{2}で，弁形成術を行っても MR の再発が高率に認められる[29]．弁逸脱のような器質的 MR の場合，有効逆流弁口面積（effective orifice area: ERO）

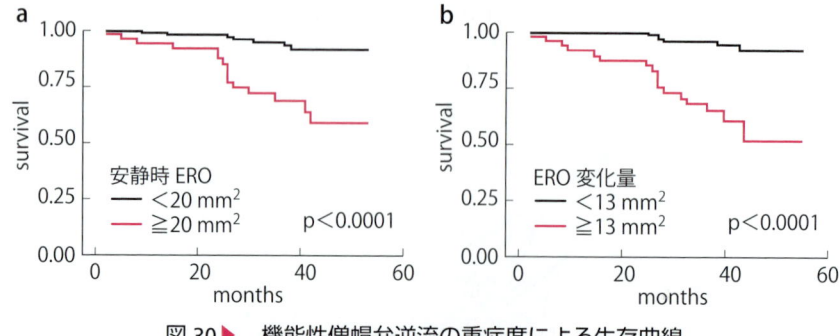

図 30 ▶ 機能性僧帽弁逆流の重症度による生存曲線
a: 安静時 ERO, b: 運動負荷による ERO の変化量
(Magne J, et al. Circulation. 2007; 115: 782-91[29]を改変)

が 0.4 cm^2 以上,逆流量(regurgitant volume: RV)が 60 mL 以上のとき重症 MR とし,予後が悪い.しかし虚血性・機能的 MR ではより程度の低い MR(安静時の有効逆流弁口面積(ERO)≧0.2 cm^2)であっても有意に予後不良である(図 30a).さらに本症は血行動態によって僧帽弁逆流がダイナミックに変化するため,安静時に逆流がわずかでも,運動負荷エコーで逆流量が増加(ΔERO ≧0.13 cm^2)する場合は予後不良である(図 30b)[30,31].

c.僧帽弁逆流症の重症度評価(表 9, 10)

急性・慢性を問わず心不全患者において僧帽弁逆流症の合併は予後不良の因子であり,また治療効果判定および手術適応においても重要である.僧帽弁逆流症の重症度としては逆流血流の通過する面積である逆流弁口面積(regurgitant orifice area)か,1 心拍での逆流血液量を評価する.ルーチン検査では逆流ジェットの左房内到達距離や面積で評価することが多いが,閉鎖不全が心不全の病態に関係すると考えられる症例では定量的評価が必要である.

1)逆流ジェットの左房内到達度による評価(図 31a)

心尖長軸像,四腔像,二腔像で左房を 4 等分し,カラードプラでの逆流ジェットの到達度により 1/4〜4/4 と評価する.注意点として逆流弁口が狭い場合,細いジェットは速い速度でより到達するため到達度は過大評価される.

2)逆流ジェット面積(フローマッピング法)による評価(図 31b)

心尖四腔断像・長軸像や傍胸骨長軸像において,カラードプラで最大に広がった逆流ジェットと左房の面積をマニュアルでトレース計測し,その比(%

表9　器質性 MR の逆流重症度

	軽症 at risk	中等症 progressive	重症 severe
左房内逆流 jet 面積率	＜20%	＜20〜40%	＞40%
jet 方向	中心性	中心性	中心性または偏心性
MR のタイミング		収縮後期	汎収縮期
vena contracta 幅	＜3 mm	3〜6.9 mm	≧7 mm
逆流量（mL/beat）	＜30	30〜59	≧60
逆流率（%）	＜30	30〜49	≧50
有効逆流弁口面積（cm^2）	＜0.2	0.2〜0.39	≧0.4
左房拡大		軽度	中等度
左室拡大		なし	あり
左室機能低下		なし	C1; なし C2; あり
肺高血圧の有無		なし	あり

表10　機能性 MR の逆流重症度評価

	軽度 at risk	中等度 progressive	重度 severe
左房内逆流 jet 面積率	＜20%		
jet 方向	中心性		
逆流量（mL）		＜30	≧30
逆流率（%）		＜50	≧50
有効逆流弁口面積（cm^2）		＜0.2	≧0.2

Jet/LA）で評価する．% Jet/LA＜20%を軽度，% Jet/LA＞40%を高度の僧帽弁逆流症と評価する．また逆流ジェット面積＜4 cm^{2}を軽度，＞10 cm^{2}を高度とする．注意点として血行動態の影響を受けやすく，偏心性のジェットは過小評価する．またゲイン設定にも大きく影響される．

3）パルスドプラ法による逆流量評価（図32）

　僧帽弁逆流では逆流による容量負荷の分，流入血流量が増加し，流入血液量と駆出血液量の差が逆流量を表す．血流量は断面積とその断面を通過する血流量の時間速度積分値で求められる．注意点として大動脈弁逆流合併症例や短絡血流を有する症例には用いることができない．

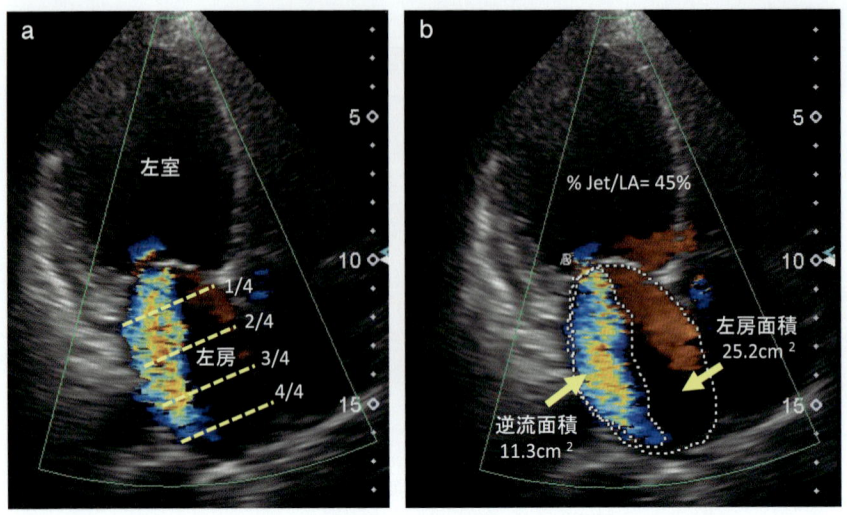

図 31 ▶　カラードプラ法を用いた僧帽弁逆流症の重症度評価
a: 左房内到達度による評価，b: 逆流ジェット面積による評価

4）PISA 法による逆流弁口面積・逆流量の評価（図 33）

　逆流弁口は通常極度に狭窄し，血流速は手前より狭窄口に向かい加速しながら収束する．この収束値が狭窄口付近の流速で，その前は等速の半球状となる（吸い込み流）．これが PISA（proximal isovelocity surface area）である．PISA 法の基本はある瞬間に「開口部から同じ距離の位置にあり，同じ速度で流れている血液」の集団は「同時に開口部を通過する」ということである．すなわち「連続の式」の立体化であり，PISA 法が成り立つためにはこの同じ速度の血液が正（半）球状に分布している必要がある．この半球はカラードプラを用いて，僧帽弁口上部にエイリアシングを起こした半円として認められる．半球の半径 r を計測し PISA を算出する．PISA と折り返し速度（Vr）の積として，瞬時僧帽弁逆流量（FR: flow rate）を求め，瞬時僧帽弁逆流量を僧帽弁逆流の最大速度（V_{MAX}）で除することで有効逆流口面積が求められる．有効逆流口面積と僧帽弁逆流血流シグナルの時間速度積分値（TVI_{MR}）の積として，僧帽弁逆流量が算出される．注意点として逆流が偏心性の場合や逆流弁口が複数個所ある場合は適応できない．

5）vena contracta（図 34）

　逆流ジェットが弁膜を通過する一番狭い部分の直径＝vena contracta が逆流

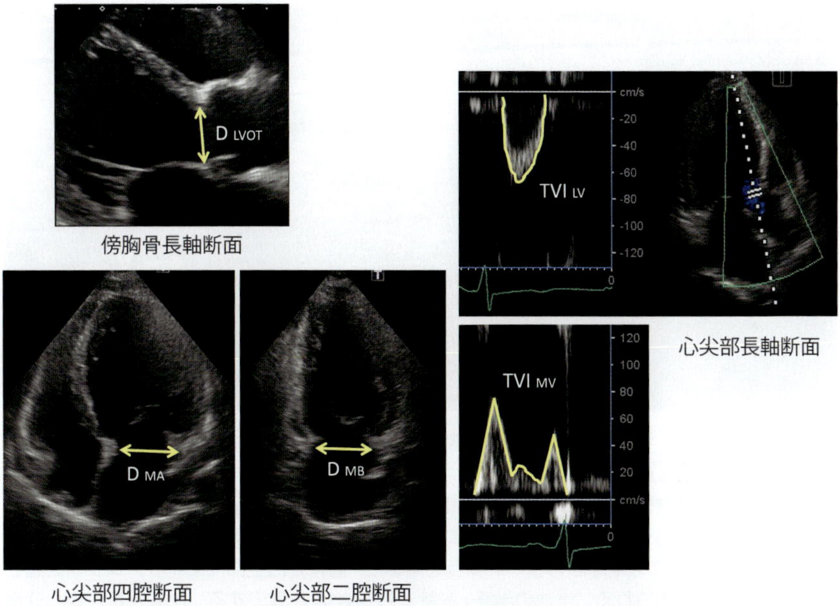

図32 ▶ パルスドプラ法を用いた僧帽弁逆流症の重症度評価

僧帽弁逆流量（mL）＝流入血液量（mL）－駆出血流量（mL）
流入血流量（mL）＝TVI_{MV}（cm）×[(D_{MA}/2×(D_{MB}/2)×π]
　　TVI_{MV}（cm）：僧帽弁通過血流量の時間速度積分値
　　D_{MA}（cm）：心尖部四腔断面での弁輪径
　　D_{MB}（cm）：心尖部二腔断面での弁輪径
駆出血流量（mL）＝TVI_{LVOT}（cm）×D_{LVOT}/2×π
　　TVI_{LVOT}（cm）：左室駆出血流の時間速度積分値
　　D_{LVOT}（cm）：左室流出路径
逆流分画（％）＝僧帽弁逆流量（mL）/流入血流量（mL）

弁口の直径に相当するとして重症度評価を行う．簡便で精度が高く，偏心性の症例でも有効な指標である．僧帽弁逆流症では心尖像では過大評価となるため，傍胸骨長軸像で計測する．

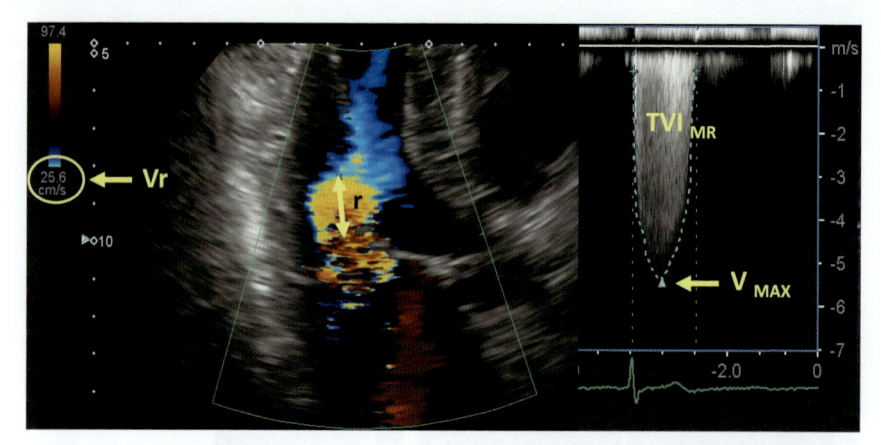

図33 ▶ PISA（proximal isovelocity surface area 法）を用いた僧帽弁逆流の定量評価

逆流弁口は通常極度に狭窄し，血流速は手前より狭窄口に向かい加速しながら収束する．この収束値が狭窄口付近の流速で，その前は等速の半球状となる（吸い込み流）．これが PISA（表面積）である．この半球はカラードプラを用いて，僧帽弁口上部にエイリアシングを起こした半円として認められる．半球の半径 r を計測して PISA を算出する．PISA と折り返し速度（Vr）の積として，瞬時僧帽弁逆流量（FR: flow rate）を求め，僧帽弁逆流の最大流速（V_{MAX}）で除することで有効逆流口面積（ERO）が求められる．

症例では Vr＝25.6 cm/sec，r＝1.5 cm，Flow rate＝361.9cm3/sec，TVI_{MR}＝166.7 cm，V_{MAX}＝5.38 m/sec，ERO＝0.67 cm^2，僧帽弁逆流量＝111.7 mL となり重度の僧帽弁逆流と診断しえた．

$PISA＝2\pi r^2$
Flow rate＝PISA×Vr
有効逆流口面積＝flow rate/V_{MAX}
逆流量＝有効逆流口面積×TVI_{MR}

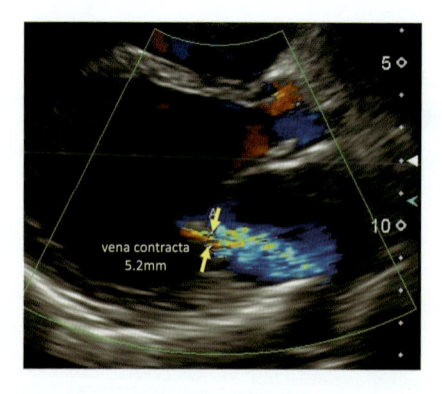

図34 ▶ 僧帽弁逆流症の vena contracta

7 治療効果判定（図 35, 36, 37）

症例 78歳女性

主訴 労作時呼吸困難 NYHA Ⅲ

現病歴 1カ月前より両下肢の浮腫を自覚し，階段昇降時に息切れを自覚するようになったため近医受診．胸部X線で心拡大（CTR＝63%）と胸水を指摘され当科紹介．血中BNP＝1,615 pg/mLと著明に上昇しており，うっ血性心不全の診断で入院となる．

心電図 洞調律で心房性期外収縮を認める．

心エコー検査:
- 左室は拡大（左室拡張末期径＝56 mm，左室収縮末期径＝51 mm）しびまん性に壁運動低下を認め（EF＝20%），心拍出量の低下（SV＝37 mL）あり．
- 左房拡大あり（LAVI＝74 mL/m^2）
- 左室流入速度波形は拘束型パターンでE/e'は上昇し，肺高血圧と中等度の機能性僧帽弁逆流を認める．
- 下大静脈は拡大し，呼吸性変動の減弱を認める．
- 右室拡大はないが，TAPSE＝12 mm，右室長軸ストレイン＝－6.78%と右室機能低下を認める．

入院経過 入院後，利尿薬，カテコラミンにて急性期治療を開始し，その後にβ遮断薬，アンジオテンシン阻害薬の併用にて心不全症状はNYHA Ⅱに改善した．治療後の心エコー検査では左室拡大およびEFは治療前後で軽度の改善にとどまったが，左室流入速度波形は弛緩障害パターンに移行し，E/e'は低下，肺動脈圧の低下と機能性僧帽弁逆流の減少を認めた．下大静脈の拡大は消失し，呼吸性変動を認めるようになった．TAPSEの改善は認めなかったが，右室長軸ストレイン＝－12.24%と改善した．

おわりに

　心エコー法だけでは左室拡張機能や心内圧，また右室機能を正確に求めることはできない．しかし臨床の現場では，これまでの単独の指標だけでも感度，特異度は70%以上あり，複合的にこれらの指標を用いれば，急性心不全患者の病態把握だけでなく予後も予測することができる．臨床現場における情報の中には多くの修飾因子が含まれているが，心エコー法からの情報をうまく活用することで，病態把握を容易にし，的確で迅速な治療に繋げることができる．

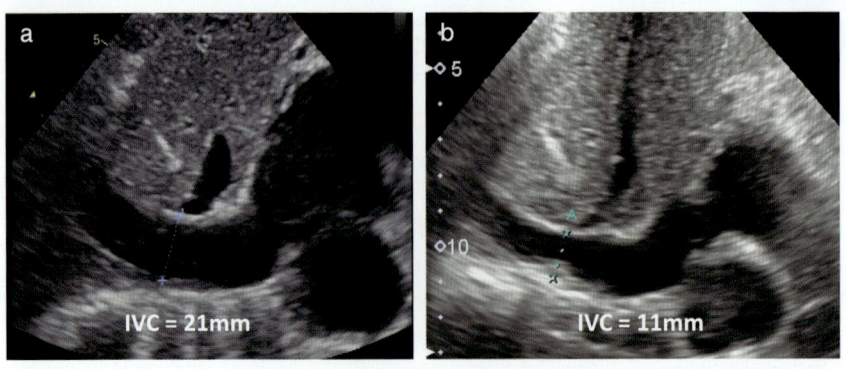

図 35 ▶ 治療前後の下大静脈径の変化

治療前（a）下大静脈は拡大し，呼吸性変動の減弱を認める．治療後（b）に下大静脈の拡大は消失し，呼吸性変動を認めるようになった．

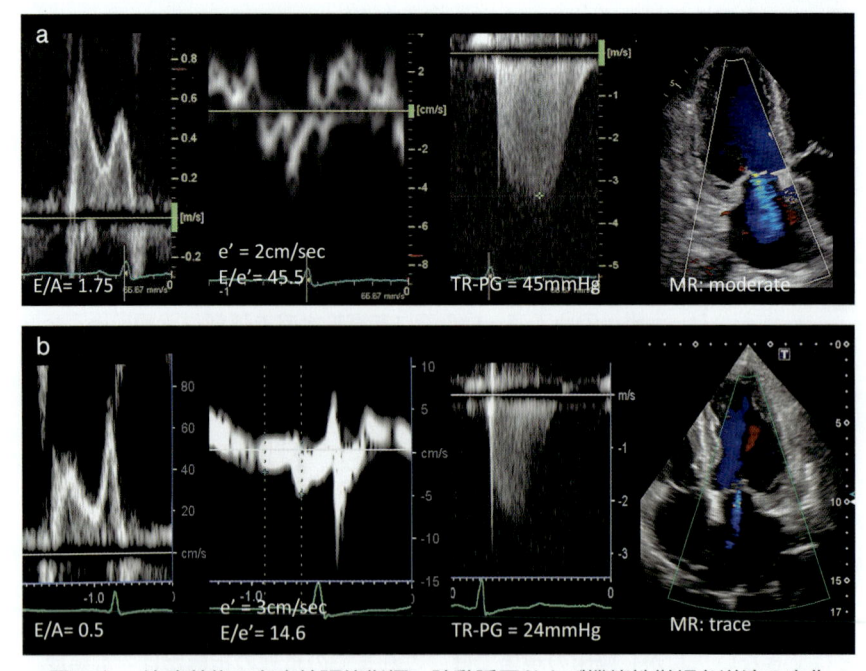

図 36 ▶ 治療前後の左室拡張能指標，肺動脈圧および機能性僧帽弁逆流の変化

治療前（a），左室流入速度波形は拘束型パターンで E/e' は上昇し，肺高血圧と中等度の機能性僧帽弁逆流を認める．治療後（b），左室流入速度波形は弛緩障害パターンに移行し，E/e' は低下，肺動脈圧の低下と機能性僧帽弁逆流の減少を認めた．

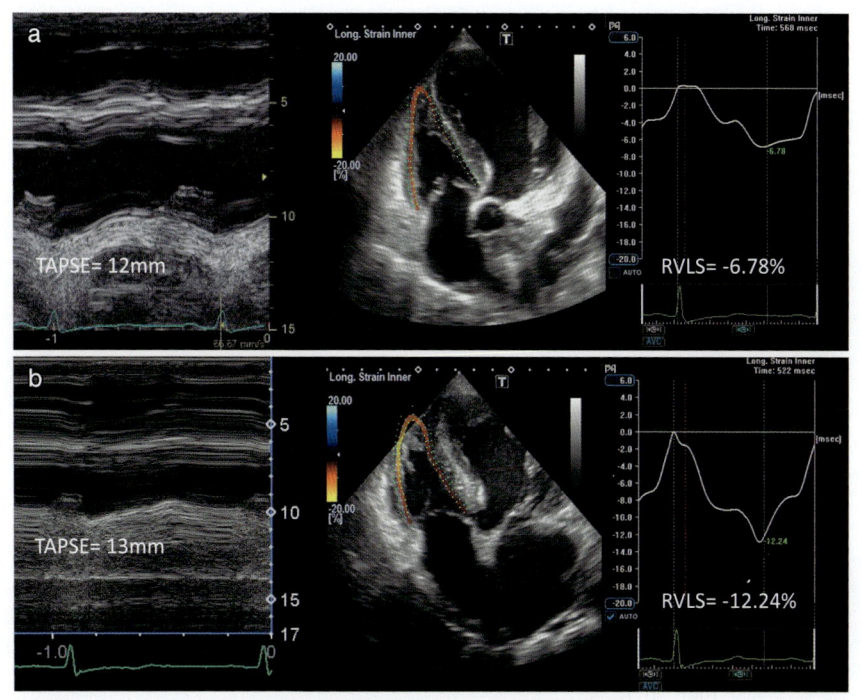

図 37 ▶ 治療前後の右室機能の変化

治療前（a），TAPSE＝12 mm，右室長軸ストレイン（RVLS）＝－6.78％と右室機能低下を認める．治療後（b），TAPSE の改善は認めなかったが，右室長軸ストレイン＝－12.24％と改善した．

■文献

1) 和泉　徹, 他. 循環器病の診断と治療に関するガイドライン（2010 年度合同研究班報告）．急性心不全治療ガイドライン（2011 年改訂版）．
2) Kirkpatrick JN, et al. Echocardiography in heart failure: Application, utility, and new horizons. J Am Coll Cardiol. 2007; 50: 381-96.
3) White HD, et al. Left ventricular end systolic volume as the major determinant of survival after recovery from myocardial infarction. Circulation. 1987; 76: 44-51.
4) Solomon SD, et al. Influence of ejection fraction on cardiovascular outcomes in a broad spectrum of heart failure patients. Circulation. 2005; 112: 3738-44.
5) Lang RM, et al. Recommendations for chamber quantification: A report from the American Society of Echocardiography's Guidelines and Standards Committee and the Chamber Quantification Writing Group, Developed in Conjunction with the European Association of Echocardiography, a Branch of the European Society of Cardiology. J Am Soc Echocardiogr. 2005; 18: 1140-463.

6) Shahgaldi K, et al. Visually estimated ejection fraction by two dimensional and triplane echocardiography is closely correlated with quantitative ejection fraction by real-time three dimensional echocardiography. Cardiovasc Ultrasound. 2009; 7: 41.
7) Daimon M, et al. Normal values of echocardiographic parameters and their relation with age in a healthy Japanese population: The JAMP study. Cic J. 2008; 72: 1859-66.
8) Paulus WJ, et al. How to diagnose diastolic heart failure: a consensus statement on the diagnosis of heart failure with normal left ventricular ejection fraction by the Heart Failure and Echocardiography Associations of the European Society of Cardiology. Eur Heart J. 2007; 28: 2539-50.
9) Ganau A, et al. Patterns of left ventricular hypertrophy and geometric remodeling in essential hypertension. J Am Coll Cardiol. 1992; 19: 1550-8.
10) Dini FL, et al. Patterns of left ventricular remodeling in chronic heart failure: prevalence and prognostic implications. Am Heart J. 2011; 161: 1088-95.
11) Kolias, TJ, et al. Doppler-derived dP/dt and-dP/dt predict survival in congestive heart failure. J Am Coll Cardiol. 2000; 36: 1594-9.
12) Nagueh SF, et al. Recommendations for the evaluation of left ventricular diastolic function by echocardiography. J Am Soc Echocardiogr. 2009; 22: 107-33.
13) Nishimura RA, et al. Evaluation of diastolic filling of left ventricular in health and disease: Doppler echocardiography is the clinician's Rosetta stone. J Am Coll Cardiol. 1997; 30: 8-18.
14) Rossvoll O, et al. Pulmonary venous flow velocities recorded by transthoracic Doppler, relations to LV diastolic pressures. J Am Coll Cardiol. 1993; 21: 1687-96.
15) Abhayaratna WP, et al. Left atrial size physiologic determinants and clinical applications. J Am Coll Cardiol. 2006; 47: 2357-63.
16) Tsang TS, et al. Left atrial volume as a morphophysiologic expression of left ventricular diastolic dysfunction and relation to cardiovascular risk burden. Am J Cardiol. 2002; 90: 1284-9.
17) Patel DA, et al. Left atrial volume index predictive of mortality independent of left ventricular geometry in a large clinical cohort with preserved ejection fraction. Mayo Clin Proc. 2011; 86: 730-7.
18) Sohn DW, et al. Assessment of mitral annulus velocity by Doppler tissue imaging in the evaluation of left ventricular diastolic function. J Am Coll Cardiol. 1997; 30: 474-80.
19) Nagueh SF, et al. Doppler tissue imaging: A noninvasive technique for evaluation of left ventricular relaxation and estimation of filling pressures. J Am Coll Cardiol. 1997; 30: 1527-33.
20) Geske JB, et al. Evaluation of left ventricular filling pressures by Doppler echocardiography in patients with hypertrophic cardiomyopathy: Correlation with direct left atrial pressure measurement at cardiac catheterization. Circulation. 2007; 116: 2702-8.

21) Mullens W, et al. Tissue Doppler imaging in the estimation of intracardiac filling pressure in decompensated patients with advanced systolic heart failure. Circulation. 2009; 119: 62-70.
22) Bhella PS, et al. Echocardiographic indices do not reliably track changes in left-sided filling pressure in healthy subjects or patients with heart failure with preserved ejection fraction. Circ Cardiovasc Imaging. 2011; 4: 482-9.
23) Dickstein K, et al. ESC guidelines for the diagnosis and treatment of acute and chronic heart failure 2008: the Task Force for the diagnosis and treatment of acute and chronic heart failure 2008 of the European Society of Cardiology. Developed in collaboration with the Heart Failure Association of the ESC (HFA) and endorsed by the European Society of Intensive Care Medicine (ESICM). Eur J Heart Fail. 2008; 10: 933-89.
24) Guazzi M, et al. Pulmonary hypertension due to left heart disease. Circulation. 2012; 126: 975-90.
25) Rudski LG, et al. Guidelines for the echocardiographic assessment of the right heart in adults: A report from the American Society of Echocardiography Endorsed by the European Association of Echocardiography, a registered branch of the European Society of Cardiology, and the Canadian Society of Echocardiography. J Am Soc Echocardiogr. 2010; 23: 685-713.
26) Verhaert D, et al. Right ventricular response to intensive medical therapy in advanced decompensated heart failure. Circ Heart Fail. 2010; 3: 340-6.
27) Piérard LA, et al. Ischaemic mitral regurgitation: pathophysiology, outcomes and the conundrum of treatment. Eur Heart J. 2010; 31: 2996-3005.
28) Paparella D, et al. Ischemic mitral regurgitation: pathophysiology, diagnosis and surgical treatment. Expert Rev Cardiovasc Ther. 2006; 4: 827-38.
29) Magne J, et al. Preoperative posterior leaflet angle accurately predicts outcome after restrictive mitral valve annuloplasty for ischemic mitral regurgitation. Circulation. 2007; 115: 782-91.
30) Lancellotti P, et al. Prognostic importance of exercise-induced changes in mitral regurgitation in patients with chronic left ventricular dysfunction. Circulation. 2003; 108: 1713-7.
31) Lancellotti P, et al. Long-term outcome of patients with heart failure and dynamic functional mitral regurgitation. Eur Heart J. 2005; 26: 1528-32.

<芝本 恵　辻川恵美　石井克尚>

2章 心不全の集中治療に必要な検査

7 Swan-Ganz カテーテル検査

> **ここがポイント**
> - Swan-Ganz カテーテルを用いることにより，持続的な圧動態のモニタリングが可能となる．
> - 重症心不全患者に対するルーチン使用は控えるべきである．
> - しかしながら症例によっては，体液量管理や薬剤調整に非常に有用となり，データを正確かつ適切に解釈すれば，患者の予後を十分に改善し得るデバイスである．

　バルーン付き肺動脈カテーテル（PAC: pulmonary artery catheter）は通称 Swan-Ganz カテーテルとよばれ，1970 年に Swan と Ganz によって開発された．先端にバルーンを付してあるため，X 線透視下でなくともベッドサイドで挿入・留置が可能であり，かつ持続的に心拍出量や血行動態などをモニタリング可能であるため，重症心不全患者をはじめとした集中治療室での管理・治療に非常に有用なデバイスである．しかし，その一方で，Swan-Ganz カテーテル使用により予後改善効果は示されなかったとする様々な報告がなされ，近年その使用に関して疑問視されている点も多い．この稿では，Swan-Ganz カテーテルの基本的な構造や挿入手技をはじめ，実臨床における Swan-Ganz カテーテルの有用性やその適応基準などに関して述べる．

1 Swan-Ganz カテーテルの挿入方法と正常圧・圧波形

　Swan-Ganz カテーテルの構造を図 1 に示す．カテーテル挿入は，一般的に内頸静脈，鎖骨下静脈，総大腿静脈の 3 カ所からの挿入が可能である．大腿静脈から挿入する場合は，解剖学的に肺動脈へと進めることが困難な場合もあり，

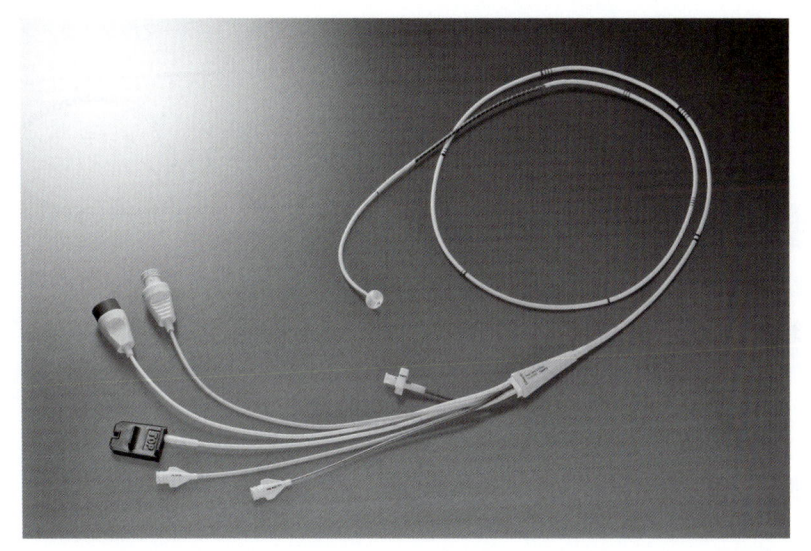

図 1a ▶ Swan-Ganz オキシメトリー CCO/CEDV サーモダイリューションカテーテル（Edwards Lifescience 社）

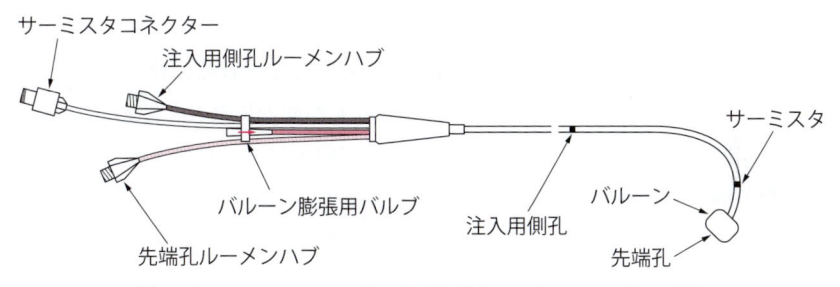

図 1b ▶ Swan-Ganz サーモダイリューションカテーテル（Edwards Lifescience 社）

たとえ透視下であったとしてもガイドワイヤーを要する場合もしばしばある．そのため，ベッドサイドでの挿入においては内頸静脈か鎖骨下静脈からの挿入が推奨される．まずシースイントロデューサーを上記のいずれかの静脈に留置し，カテーテルを挿入してゆく．カテーテル挿入に際しては X 線透視下での手技が最も安全に施行可能であるが，ベッドサイドで手技を行う場合は，必ず先端孔ルーメンに圧ラインを接続し，カテーテル先端がどこに位置しているのか

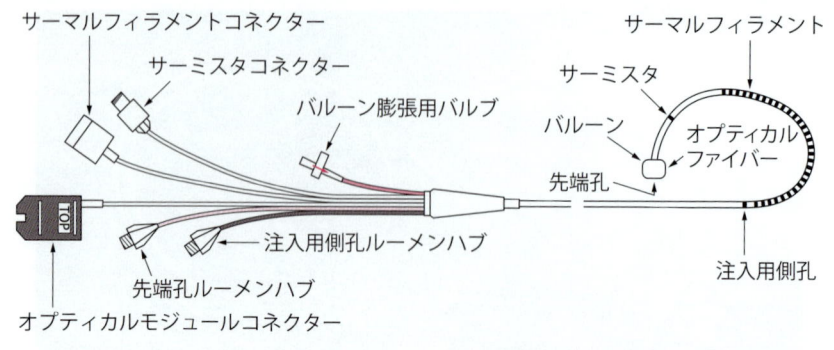

図 1c ▶ Swan-Ganz オキシメトリー CCO/CEDV サーモダイリューションカテーテル（Edwards Lifescience 社）

を確認しながら手技を行う．本稿ではベッドサイドでの挿入方法について主に述べる．

1) シースイントロデューサーから先端が静脈内へと進むと，振幅の小さな静脈圧波形が確認される．この時点でバルーンをインフレーションし，その状態でカテーテルを進めてゆく．こうすることにより，カテーテル先端による静脈壁損傷を生じずに肺動脈まで導くことが可能となる．右房圧波形としてa波，v波とx谷，y谷が存在する．a波とは心房収縮に伴った右房圧の上昇を反映しており，心電図上のP波よりもわずかに遅れて認められる．x谷はa波の後に認められ，心房の弛緩と心室収縮に伴った房室接合部の下方運動の両者を反映している．続いて，心電図上における terminal T に相当する時相にv波が認められる．v波は心房拡張期の心房充満圧を反映したものであり，右房充満圧の増強を伴う病態ではv波が増高する．v波の後，三尖弁の開放に伴った右房容積の現象を反映してy谷が形成される．一般的にa波はv波よりも高い[1]．

2) バルーンが三尖弁を越えて右心室へ達すると，圧波形が変化して右室圧が確認される（図2）．肺動脈へと進める際は，バルーンが右室壁や右室流出路に接触することにより生じる不整脈に注意する必要がある．特に左脚ブロックを伴う症例においては，挿入に際して生じた右脚ブロックとあいまって完全房室ブロックへと移行してしまう可能性もある．右室圧波形にa波を認める場合，それは右室そのもののコンプライアンス低下を反映しており，肺高血圧症や右室肥大などで認められるとされている．

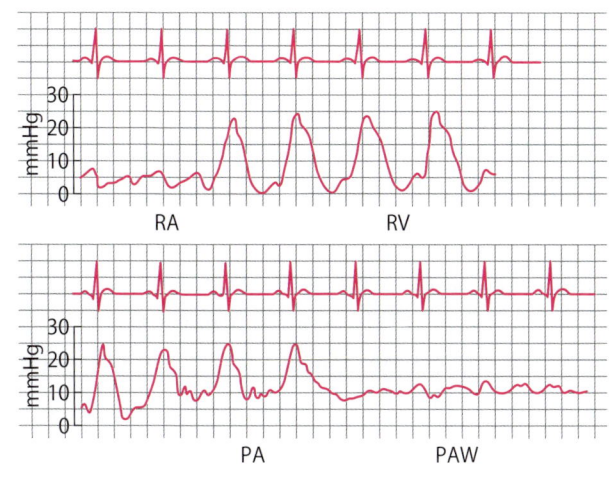

図2 ▶ 心内圧測定の圧波形

表1 Swan-Ganz カテーテルデータの基準値

圧データ（位置）	正常値 (mmHg)
右心房圧	
右心房（RAP）	2〜6
平均圧（mRAP）	4
右室圧	
収縮期圧（RVSP）	15〜25
拡張期圧（RVDP）	0〜8
肺動脈	
収縮期圧（PASP）	15〜25
拡張期圧（PADP）	8〜15
平均圧（mPAP）	10〜20
肺動脈楔入圧（PCWP）	6〜12

パラメータ	正常値
心拍出量（CO）	4〜8 L/min
心係数（CI）	2.5〜4 L/min/m²
1回拍出量（SV）	60〜100 mL/beat
1回拍出量係数（SVI）	35〜70 mL/beat/m²
体血管抵抗係数（SVRI）	1600〜2400 dyne・sec・cm^{-5}・m^{-2}
肺血管抵抗係数（PVRI）	200〜400 dyne・sec・cm^{-5}・m^{-2}
左室1回仕事係数（RVSWI）	40〜60 g・m/m²
右室1回仕事係数（LVSWI）	4〜8 g・m/m²
右室駆出率（RVEF）	40〜60%
混合静脈血酸素飽和度（Sv̄O₂）	70〜80%

3) 肺動脈へと到達するとさらに圧波形が変化し，拡張期圧が上昇する（図2）．肺動脈弁狭窄や肺動脈狭窄がなければ，肺動脈圧波形の収縮期圧は右心室のそれと等しい．肺動脈圧は呼吸性変動を示しやすいため，変動が大きければ胸腔内圧が最も0 mmHgに近づく呼気終末の値を参考とする[2]．
4) そのままバルーンを進めると肺動脈楔入圧が得られる（図2）．肺動脈楔入圧は平均左房圧に等しく，また左室拡張末期圧に等しい．そのため，肺動脈楔入圧はa波，v波，x谷，y谷を有する波形を呈する．肺動脈楔入圧のv波は一般にa波より高い．僧帽弁狭窄症や閉鎖不全症，さらには左室コンプライアンス低下を呈する大動脈弁閉鎖不全症などのもとでは肺動脈楔入圧は左室拡張末期圧とは相関しない[3]．固定する際は，血栓形成を防ぐために必ずバルーンはデフレーションしておく．バルーンを完全にデフレーションしても楔入圧波形が持続する場合，カテーテル先端が小径の肺動脈分枝に過挿入されている可能性があり，その場合はわずかにカテーテルを引き抜くと肺動脈圧波形が得られる．再度バルーンをインフレーションする際は，必ずゆっくりと少量ずつシリンジから空気を注入し，圧波形を確認して肺動脈楔入圧が得られた時点でそれ以上の空気を注入しないようにする．無理に押し込むと過拡張となって肺動脈損傷・破裂の危険があり，非常に危険である．

右心房圧，右心室圧，肺動脈圧，肺動脈楔入圧それぞれの正常値と，その他Swan-Ganzカテーテルを用いて得られる各項目の正常値を表1に示す．

2 ベッドサイドモニタリング

前項で述べたような各種圧データに加え，Swan-Ganzカテーテルを用いることにより心拍出量（CO: cardiac output）を得ることも可能である．測定方法としては，Fick法，熱希釈法があげられる．

a．Fick法

Fick法は「心拍出量＝酸素消費量/(動脈血酸素飽和度－混合静脈血酸素飽和度)×Hb（g/dL）×1.36×10」で算出される．係数1.36はHb 1 gが運搬できる酸素量が1.36 mLであることに由来している．Fick法の使用に関しては短絡シャントがないことが前提となる．動脈血酸素飽和度の理想は肺静脈からの血

図3▶ 熱希釈曲線

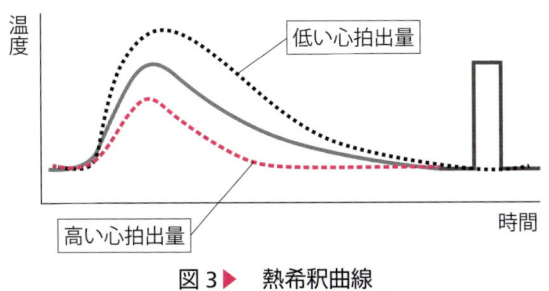

液サンプルであるが，実臨床では大腿動脈や橈骨動脈のサンプルで代用する．この際も短絡シャントがないことが前提であり，その場合においては両サンプルの酸素飽和度は近似するとされている．酸素消費量に関しては臨床的には推定値を利用することが多く，それは患者の性別・年齢・体表面積で左右される．平均的な患者に対しては 125 mL/min/m^2 を推定値として用いるが，高齢患者においてはやや少ない 110 mL/min/m^2 を用いる．

混合静脈血酸素飽和度は，それ自身が心拍出量の目安となる．すなわち混合静脈血酸素飽和度が大きくなれば心拍出量は高値を示し，また逆に小さくなれば心拍出量は低値を示す．混合静脈血のサンプルとして，肺動脈の血液サンプルを Swan-Ganz カテーテル先端から採取する．

b．熱希釈法

熱希釈法に関して解説する．右房に開口した Swan-Ganz カテーテルの側孔へ冷却した生理食塩水を注入すると，カテーテル先端のサーミスタで血液の温度変化を感知し，その時間経過をもって熱希釈曲線が描かれる（図3）．熱希釈曲線下の面積は心拍出量に反比例している．曲線の立ち上がり・下降が速やかで面積が小さければ，すなわち心拍出量が高値であることを示しており，反対に曲線下面積が大きければ心拍出量は低値となる．具体的には，サーミスタコネクターをモニターに接続し，1回あたり 5 mL あるいは 10 mL の冷却生理食塩水を，注入用側孔ルーメンハブを通して右房内へ急速ボーラス投与する．熱希釈曲線から心拍出量が自動計算される．これを通常3～5回程度繰り返し，その平均値を測定結果として採用する．数回の測定結果のうち，かなりかけ離れた測定結果が存在する場合は，その値を除いて平均値を算出する必要がある．また，患者が心房細動を有する場合は，各々の測定結果にはどうしてもばらつ

きが認められる．熱希釈法による心拍出量測定時に影響を及ぼすその他の因子として，三尖弁逆流症があげられる．高度の三尖弁逆流を認める症例においては，心拍出量は過小評価となってしまう[4]．非侵襲的陽圧換気を装着している症例においても，同様の理由からやはり心拍出量は過小評価となる．一方で心内シャントの存在下では，心拍出量は過大評価となる．また，低心拍出量症例においては，熱希釈法は Fick 法に比して心拍出量を過大評価するとされている．Fick 法において心拍出量<2.5 L/min の場合，誤差が大きくなり，文献的には平均誤差は 35％とされている[5]．

サーマルフィラメントを付した Swan-Ganz カテーテル（図 1c）の場合，このサーマルフィラメントから熱エネルギーの発信・停止がランダムに繰り返され，それに準じて変化した血液温度を先端のサーミスタで感知して同様に心拍出量が算出される．これにより連続心拍出量（CCO: continuous cardiac output）をベッドサイドモニターで確認でき，心拍出量の経時的変化の把握が可能となる．この CCO モニタリングから得られる心拍出量は，間欠的ボーラス投与から得られる心拍出量の結果よりも精度が高いとされている[6]．

CCO の変動をもとに，強心薬の投与量調整を行うことも可能である．心臓手術後に生じる酸素の需要・供給の不均衡を低拍出症候群（LOS: low output syndrome）とよび，収縮期血圧≦80 mmHg，心係数≦2.0 L/min/m^2，中心静脈圧≧15 mmHg，左房圧≧15 mmHg，尿量≦0.5 mL/kg/時，四肢に冷感やチアノーゼを認める場合と定義されているが，急性心不全の症例においてこの LOS に準じたような所見を認める場合，その管理・治療は非常に困難となり，Swan-Ganz カテーテル挿入下に管理することは非常に有用となる．このような低心拍出を伴う重症左心不全患者においては，中心静脈圧が高値であるからといって過度の volume reduction を行うと急激な血圧低下を招くこともあり，心不全管理には細心の注意が必要である．強心薬を使用しても血行動態が維持できない場合は，大動脈バルーンパンピング（IABP）や経皮的心肺補助装置（PCPS）などの循環補助装置の使用も考慮する必要がある．その詳細は他稿に譲る．

混合静脈血酸素飽和度（SvO$_2$）に関しても経時的にモニタリング可能である．体循環の間接的指標として用いることができる．すなわち心拍出量の増減に対してパラレルに増減する．その他，酸素供給・需要量とも関係している．正常値は 70〜80％（表 1）であり，70％未満に低下すると全身への酸素供給が

障害されていることを意味し，貧血や低酸素血症など供給量が低下すればSvO_2も低下する．一方で，高体温や呼吸仕事量増加時など需要量が増加する場合もSvO_2は低下する．敗血症の患者においては，SvO_2を血流量の指標として用いることはできない．

3 臨床でのSwan-Ganzカテーテルの必要性に関して

これまで述べてきたように，ICUで重症心不全患者の管理・治療において，Swan-Ganzカテーテルがあればモニタリングにより実際のリアルタイムな圧動態の変動を知ることが可能となり，心拍出量や混合静脈血酸素飽和度から循環動態も知ることができる．その得られたデータを解釈し，体液バランスの調整や強心薬や血管拡張薬の投与量調整に役立てることも可能となる．

しかし，近年ではSwan-Ganzカテーテル使用下での心不全管理に警鐘を鳴らすような報告もなされている．代表例としてはESCAPE trial[7]があげられる．26施設433人を対象とした無作為比較試験であり，慢性心不全に対する治療としてSwan-Ganzカテーテル挿入群と臨床的評価のみで治療を行った群に分けられた．治療目標としてはうっ血の改善を第一に，Swan-Ganzカテーテル挿入群では右心房圧8 mmHg，肺動脈楔入圧15 mmHgに設定された．結果としては，主要アウトカムである退院後6カ月生存日数に有意差は認めず〔133日 vs 135日，リスク比1.0（95％信頼区間0.82-1.21），p値＝0.99〕，死亡率〔43人（10％）vs 38人（9％），オッズ比1.26（95％信頼区間0.78-2.03），p値＝0.35〕や入院日数〔8.7日 vs 8.3日，リスク比1.04（95％信頼区間0.86-1.27），p値＝0.67〕についても有意差は認められなかった．一方で合併症は挿入群で有意に高かったとされ，結果的に有効性は示されなかったわけである．同様に，心不全のみならず，敗血症性ショックや急性呼吸促迫症候群・急性肺傷害，高リスク手術患者を対象としたその他のRCTにおいても，やはりその有用性は示されなかった[8-11]．

しかし，急性心不全症候群（AHFS）患者4,842人を対象とした，わが国での多施設前向きコホート研究であるATTEND study[12]では，総死亡リスクは対照群に比べ，Swan-Ganzカテーテルガイド下治療群で低かった〔ハザード比（HR）0.3，95％信頼区間（CI）0.13-0.70，p＝0.006〕．Swan-Ganzカテーテルガイド下治療は収縮期血圧が低い患者（SBP≦100 mmHg，HR 0.09，95％ CI

0.01-0.70，p＝0.021），または強心薬を投与中の患者（HR 0.22，95％ CI 0.08-0.57，p＝0.002）で総死亡率を低下させたと報告された．同研究内で筆者らは，本研究において治療にあたった医師は循環器専門医であり，Swan-Ganz カテーテルから得られたデータを正確に解釈し，かつ経験豊富な施設であれば Swan-Ganz カテーテルの有用性は認められるとしている．また，ESCAPE study と比して強心薬の使用率が低下しており，これまでの試験では Swan-Ganz カテーテル群では有意に強心薬使用頻度が高かったが，ATTEND 試験では両群の強心薬使用率に差はなく，適切な強心薬使用もまた重要であるとしている．

日本循環器学会の急性心不全治療ガイドライン[13]において，Swan-Ganz カテーテル挿入がクラス I に設定されているのは，①適切な輸液に速やかに反応しない心原性ショック，②適切な治療手段に反応しない，または低血圧かショック／ニアショックを合併する肺水腫，③肺水腫が心原性か非心原性かが不確かな場合，それを解決する手段として，の 3 項目である．また，心不全の評価・診断・治療に対する Swan-Ganz カテーテルのルーチン使用はクラス III と明記されている．しかし，catecholamine support や，IABP，PCPS といった mechanical support を要する心不全症例，広範囲の前壁中隔梗塞に伴った重症左心不全症例や，右室梗塞を伴う右冠動脈の心筋梗塞症例，低左心機能を呈する拡張型心筋症や心筋炎などの病態においてはやはり Swan-Ganz カテーテルは有効であり，得られたデータを正確かつ適切に解釈すれば，患者の予後を十分に改善し得るデバイスであると考えられる．

4　その他の低侵襲血行動態モニタリング（フロートラックシステム）

Swan-Ganz カテーテルと同様にベッドサイドモニタリング可能なデバイスとして，フロートラックシステムがある（Edwards Lifescience 社：図 4）．動脈ラインを挿入している患者では，フロートラックセンサーを接続することにより，ビジレオモニターを用いて連続的に心拍出量をモニタリングすることが可能である．本システムは，連続的に測定した動脈圧の標準偏差をもとにして，動脈圧心拍出量（APCO：arterial pressure-based cardiac output）を算出する．動脈ラインと同等の侵襲で，心拍出量がモニタリング可能なため有用なシステ

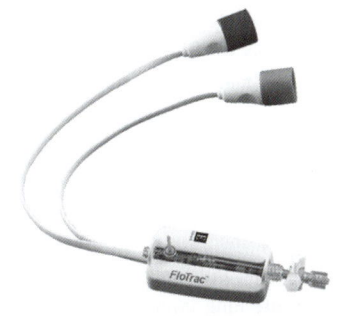

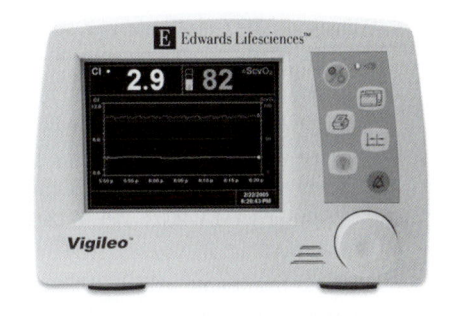

図4 ▶ フロートラックセンサー(左)とビジレオモニター(右)
（Edwards Lifescience 社）

ムであるが，注意点として，動脈圧波形が評価不可能な患者（IABP 挿入患者や重度の大動脈弁閉鎖不全症の患者）では使用できない．

また，同システムから得られる1回拍出量変化量（SVV: stroke volume variation）を用いることにより，人工呼吸管理患者における輸液反応性の指標とすることができる．脈拍や中心静脈圧など他の指標よりも感度・特異度ともに高いと報告されている．SVV の正常値は人工呼吸管理患者で 10〜15％未満である．それ以上を連続的に呈する患者においては hypovolemia の可能性が高い．

現在 SVV の有用性が確立されているのは，1回換気量 8 mL/kg 以上でかつ呼吸回数が一定である 100％人工呼吸管理下にある患者のみであり，その他の設定や自発呼吸症例では有用性は示されていない．また，一定範囲内の期外収縮には対応可能であるが，心房細動などの不整脈には対応できない．

■文献
1) Ragosta M, 著. 高橋利之, 訳. 臨床血行動態学. 東京: メディカル・サイエンス・インターナショナル; 2011.
2) Swan HJ. The Swan-Ganz cathether. Dis Mon. 1991; 37: 509-43.
3) Summerhill EM, et al. Priciples of pulmonary artery catheterization in the critically ill. Lung. 2005; 183: 209-19.
4) Konishi T, et al. Comparison of thermodilution and Fick methods for measurement of cardiac output in tricuspid regurgitation. Am J Cardiol. 1992; 6: 270-4.
5) van Grondelle A, et al. Thermodilutation method overestimates low cardiac out put in humans. Am J Physiol. 1983; 245: H690-2.

6) Mihaljevic T, et al. Continuous versus bolus thermodilution cardiac output measurements: a comparative study. Crit Care Med. 1995; 23: 944-9.
7) Binanay C, et al. Evaluation study of congestive heart failure and pulmonary artery catheterization effectiveness: the ESCAPE trial. JAMA. 2005; 294: 1625-33.
8) Richard C, et al. Early use of the pulmonary artery catheter and outcomes in patients with shock and acute respiratory distress syndrome: a randomized controlled trial. JAMA. 2003; 290: 2713-20.
9) Wheeler AP, et al. National Heart, Lung, and Blood Institute Acute Respiratory Distress Syndrome (ARDS) Clinical Trials Network. Pulmonary-artery versus central venous catheter to guide treatment of acute lung injury. N Engl J Med. 2006; 354: 2213-24.
10) Harvey S, et al. Assessment of the clinical effectiveness of pul-monary artery catheters in management of patients in intensive care (PAC-Man): a randomised controlled trial. Lancet. 2005; 366: 472-7.
11) Sandham JD, et al. A randomized, controlled trial of the use of pulmonary-artery catheters in high-risk surgical patients. N Engl J Med. 2003; 348: 5-14.
12) Sotomi Y, et al. Impact of pulmonary artery catheter on outcome in patients with acute heart failure syndromes with hypotension or receiving inotropes: From the ATTEND Registry. Int J Cardiol. 2014; 172: 165-72.
13) 日本循環器学会, 編. 急性心不全治療ガイドライン(2011年改訂版). http://www.j-circ.or.jp/guideline/pdf/JCS2011_izumi_d.pdf

<小林泰士>

3章 初期救急治療

1 初期対応，クリニカルシナリオ

ここがポイント

- 来院時，心肺蘇生の必要性やショックの有無，Nohria-Stevenson分類の「うっ血所見」と「低灌流所見」の有無を即座に診察することで重症度を把握する．
- 救急処置室時から早期に治療介入したほうが病棟へ移動後に治療を開始した患者よりも死亡率，入院期間，ICU/CCU入室期間，ICU搬入率が低下する．
- 「クリニカルシナリオ」で示された血圧値と「cardiac failure」および「vascular failure」という病態の見極めを行いながら薬物治療を開始する．
- 来院時の心エコー検査が病態把握や治療に必須である．
- 急性心不全の原因が，急性冠症候群の場合は「time-to-treatment」を優先すべきで，可及的速やかにカテーテル治療による再灌流療法が望まれる．
- 起座呼吸を伴う急性心原性肺水腫に対して，NPPVは非薬物性治療の第1選択として施行すべきである．

1 早期治療の重要性とプレホスピタルケア

急性心不全は，心臓に器質的または機能的異常の一方または両者が生じて急速に心ポンプ機能の代償機転が破綻し，心室拡張末期圧の上昇や主要臓器への灌流不全をきたし，これらに基づく症状や徴候が急性に出現あるいは悪化した病態のことである．急性心不全は慢性心不全の急性増悪患者が約4割を占め，残りは急性冠症候群，高血圧，心臓弁膜症，心筋症，不整脈，心筋炎，心タン

ポナーデなどに起因する新規発症の急性心不全である．急性心不全の約40〜50％は心収縮能が保たれた拡張性心不全である．したがって来院時の心エコー検査が病態把握や治療に必須である．疾患特異的な治療が必要な患者にも有益なことが少なくない．

急性心不全の初期治療の目的は，①救命，生命徴候の安定，②呼吸困難などの自覚症状改善，③臓器うっ血の改善を図ることである．救急処置室時から早期に治療介入したほうが病棟へ移動後に治療を開始した患者よりも死亡率，入院期間，ICU/CCU入室期間，ICU搬入率が低下する[1]．特に，急性心不全の原因が，急性冠症候群の場合は「time-to-treatment」を優先すべきで，可及的速やかにカテーテル治療による再灌流療法が望まれる．

プレホスピタルケアとしては，パルスオキシメーターによる経皮的動脈血酸素飽和度（SpO_2），血圧，呼吸数を計測し，心電図モニターを装着する．SpO_2＜90％であれば，患者の呼吸状態に合わせて，鼻カニューレ，酸素マスク，リザーバーつき酸素マスクなどを用いて，酸素療法を開始する．昏睡やショックの場合には気管挿管を実施する．急性冠症候群が考えられる場合には，搬送先に事前に情報を伝える．

2 初期評価と対応（図1）

搬入時，心肺蘇生の必要性やショックの有無を早急に判断する．心肺停止であれば一次救命処置（BLS: basic life support），二次救命処置（ACLS: advanced cardiovascular life support）を実施する．全身状態の把握は，意識レベルの確認とショックの5徴［蒼白（pallor），虚脱（prostration），冷汗（perspiration），脈拍触知不能（pulseless），呼吸不全（pulmonary insufficiency）］を念頭におき，呼吸数，血圧，脈拍数とリズムおよび体温を測定し，心電図モニターとパルスオキシメーターを装着する．一見して，意識レベルの低下（興奮，不穏，混濁，昏睡），蒼白で冷汗（湿潤）を認め，浅くて早い呼吸あるいは努力性の呼吸，脈が微弱で四肢冷感があれば，直ちにショックと判断する．ショックでなくても，Nohria-Stevenson分類の「うっ血所見」（起座呼吸，頸静脈圧上昇，浮腫，腹水，肝頸静脈逆流）と「低灌流所見」（小さい脈圧，四肢冷感，傾眠傾向）の有無を即座に診察することにより重症度を把握することができる．

図 1 ▶ 急性心不全の初期評価と対応

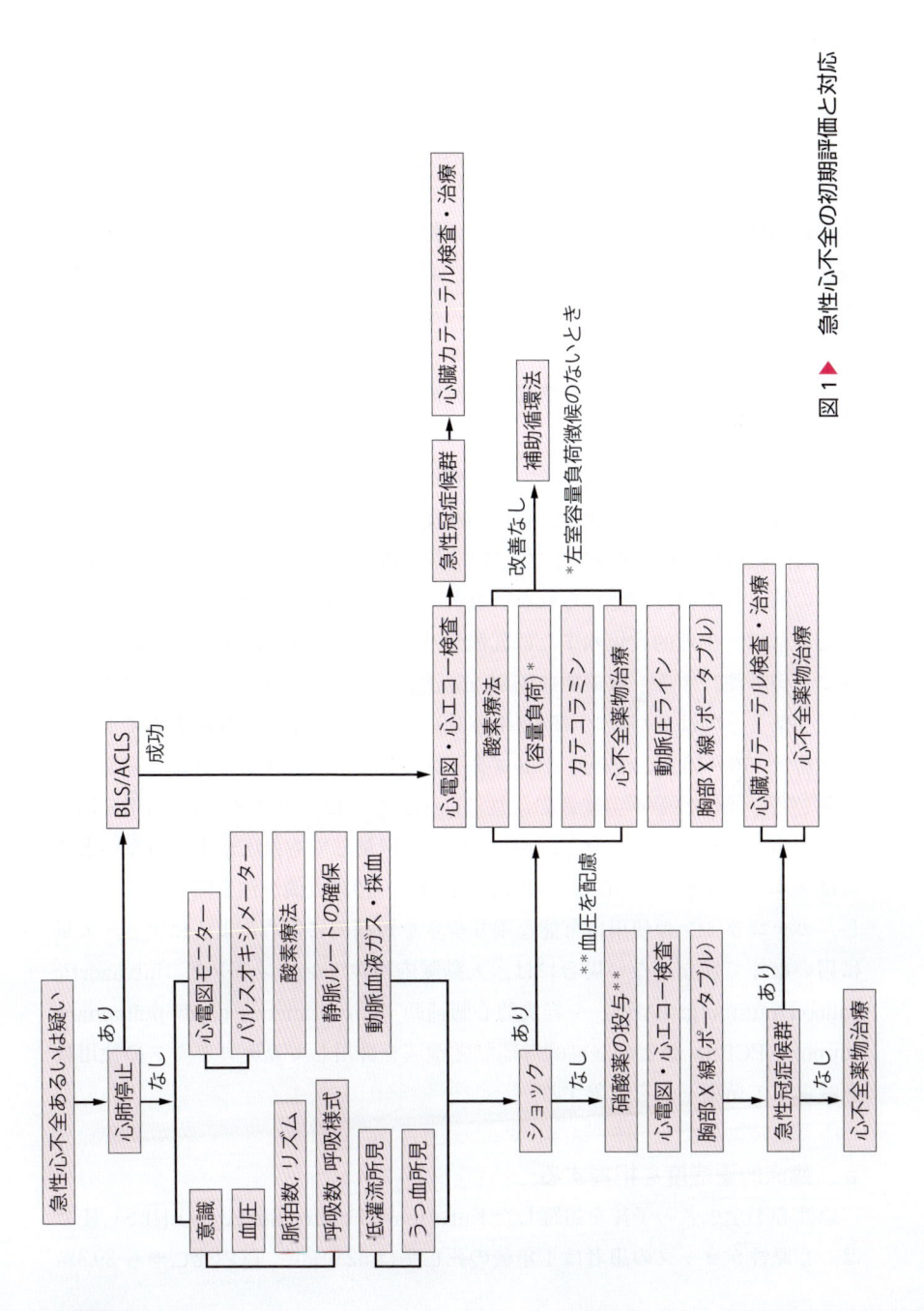

1. 初期対応,クリニカルシナリオ

心原性ショックでは，肺水腫による低酸素症を合併しており，高流量酸素投与や人工呼吸療法〔非侵襲的陽圧人工呼吸（NPPV）や気管挿管による持続陽圧換気（CPPV）〕を開始する．身体所見から，以下の①～③に示す病態（①頸静脈怒張と奇脈：心タンポナーデ，②心音の減弱：心収縮力の著明な低下，③人工弁音や通常聴取されるべき心音の消失：人工弁や弁の異常）を予測できるが，ショックの治療を開始するのと同時に，心エコー検査を実施して，心室拡大，心収縮力低下や壁運動異常，壁肥厚や浮腫，弁膜疾患，心タンポナーデ，下大静脈径や呼吸性変動，左室流出路狭窄，心室中隔穿孔，心破裂，腫瘍，血栓，などの有無を観察することにより，ショックの原因究明と初療に有意義な情報が得られることが多い．さらに 12 誘導心電図で急性冠症候群の鑑別と心リズムの評価を行う．原因疾患が急性冠症候群の場合には，緊急冠動脈造影と再灌流療法を行う．高度房室ブロックなどの徐脈性不整脈によるショックの場合は，一時的ペーシングを試みる．心室頻拍などの頻脈性不整脈によるショックの場合は，除細動を実施する．急性心筋梗塞や右室梗塞の併発，心タンポナーデ，肺動脈血栓塞栓症などで，左室容量負荷徴候（Ⅲ音，水泡音，胸部 X 線写真での肺うっ血像）が認められない患者あるいは心エコー検査で容量負荷所見がなければ，生理的食塩水または乳酸化リンゲル液を静脈内投与（250 mL/10 分で点滴静注）する．収縮期血圧 90 mmHg 未満の心原性ショックに対する初期投与薬としてはドパミン（5 μg/kg/分）を開始して血圧の反応をみてドパミンの増量（10～15 μg/kg/分）やドブタミンの併用を考慮する．特にβ遮断薬を服用している慢性心不全患者の急性増悪の場合には，ドブタミンや PDE 阻害薬を使用する．ドパミンを 15 μg/kg/分まで増量しても血圧が上がらないときにはノルアドレナリン（0.03～0.3 μg/kg/分）の持続点滴静注を開始する．ただし，カテコラミンの使用は可能な限り少量を短期間に留めるようにする．大量に用いなくてはならない場合には，大動脈内バルーンパンピング（intraaortic balloon pumping: IABP）や経皮的心肺補助（percutaneous cardiopulmonary support: PCPS）などの機械的な補助循環法を併用してカテコラミンの使用量を減量して循環不全を改善する．

a．臨床的重症度を把握する

　急性心不全患者の予後を追跡した EuroHeart Failure Survey（EHFS）Ⅱでは，心原性ショックの患者は 1 年後の死亡率は 52.9％で，院内死亡率も 39.3％

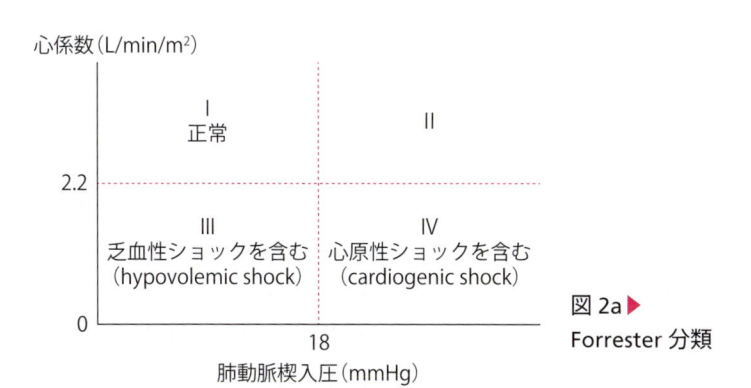

図 2a Forrester 分類

縦軸：心係数（L/min/m²）、横軸：肺動脈楔入圧（mmHg）

- I：正常
- II
- III：乏血性ショックを含む（hypovolemic shock）
- IV：心原性ショックを含む（cardiogenic shock）

境界値：心係数 2.2、肺動脈楔入圧 18

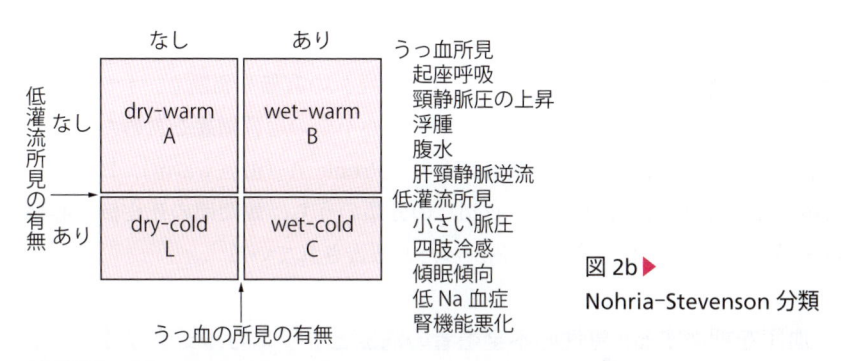

図 2b Nohria-Stevenson 分類

低灌流所見の有無（縦軸）／うっ血の所見の有無（横軸）

	なし	あり
なし	dry-warm A	wet-warm B
あり	dry-cold L	wet-cold C

うっ血所見
- 起座呼吸
- 頸静脈圧の上昇
- 浮腫
- 腹水
- 肝頸静脈逆流

低灌流所見
- 小さい脈圧
- 四肢冷感
- 傾眠傾向
- 低 Na 血症
- 腎機能悪化

循環器病の診断と治療に関するガイドライン（2010 年度合同研究班報告）．
急性心不全治療ガイドライン（2011 年改訂版）．
www.j-circ.or.jp/guideline/pdf/JCS2011_izumi_h.pdf（2016 年 1 月閲覧）

で不良であった．慢性心不全の急性増悪で入院した患者の 1 年後の死亡率（23.2％）は新規急性心不全（16.4％）より不良であった．**心原性ショック患者や繰り返す心不全患者は，それだけで重症**と考えるべきである．急性心不全患者の独立した予後関連因子は，年齢，心筋梗塞の既往，クレアチニン値，低ナトリウム血症であった．糖尿病，貧血，慢性心不全の併存は長期予後不良因子であり，脳血管疾患の既往は短期予後と関連していた[2]．これらの因子も重症度に配慮すべき事項である．

心不全の程度や重症度を示す分類には，NYHA（New York Heart Association）心機能分類[3]，急性心筋梗塞患者の他覚所見に基づく Killip 分類[3]，右心カテーテル（Swan-Ganz カテーテル）下の血行動態指標による Forrester 分類[4]

（図 2a[5]）がある．急性心不全では，右心カテーテルガイド下治療をすべての患者が必要とするわけではない．①適切な輸液に速やかに反応しない心原性ショック，②適切な治療手段に反応しないまたは低血圧かショック/ニアショックを合併する肺水腫，③肺水腫が心原性か非心原性かを診断する場合，に必須（クラス I の推奨）である[5]．また，心係数（2.2 L/min/m^2）や肺動脈楔入圧（18 mmHg）の閾値は，健常人の心ポンプ機能が破綻した場合に参考となる閾値である．慢性心不全患者では「肺動脈楔入圧: 18 mmHg 以上」または/および「心係数: 2.2 L/min/m^2 以下」であっても心機能が代償され尿量は保たれている患者が多く存在する．したがって Forrester 分類の概念は急性心不全に広く応用されてはいるが，これらの閾値が慢性心不全の急性増悪の患者に役立つとは限らない．一方，Nohria-Stevenson 分類[6]（図 2b[5]）は，臨床上簡便な指標を用いて「うっ血所見」と「低灌流所見」の有無を判断し，4つのリスクプロファイルに分類するものである．慢性心不全の急性増悪を含めた急性心不全患者の予後や重症度評価に優れており，Profile A（dry-warm），B（wet-warm），C（wet-cold），L（dry-cold）の分類のうち，短期間の死亡例（心臓移植を含む）は Profile C と B に多かったと報告されている[7]．

b．血圧を把握する: 急性心不全患者の病態とクリニカルシナリオ

急性心不全症例の来院時血圧は，低下（ショックを含む），正常，高値，のいずれにもなり得る．来院時血圧が高くなっている場合は交感神経亢進に伴う反応性高血圧のことが多く，低血圧は重度の心機能障害による低心拍出量に基づくことが多い．

血圧の上昇を認める急性心不全患者は，①高血圧が放置され心不全に至った場合，②心不全のために血圧が上昇している場合（反応性高血圧），がある．通常，急性心不全では末梢血管抵抗は増加している．体血圧は（心拍出量）×（末梢血管抵抗）により定められるので，心拍出量が維持されている場合には極端に血圧が上昇していることがある．また急性心不全の結果として血圧が上昇している場合には，後負荷の増大となり急性心不全のさらなる増悪因子になる．この場合，適切な急性心不全治療を行えば，体血圧は自ずと下がる．これに対して，高血圧の無治療が原因の急性心不全の場合には，拡張性心不全の可能性を考慮して治療方針を立てる．反応性高血圧の場合，重度の心機能障害による低心拍出量がなければ，ほとんどの症例はループ利尿薬により改善する．高血

圧が心不全の原因である場合には血管拡張薬が効果的である．著明な高血圧を認める場合は，ニトログリセリン，カルシウム拮抗薬，ニトロプルシドなどの血管拡張薬を用いて積極的な降圧を行う．後負荷を軽減させるため，循環不全でなければ血圧は低めに維持する．ただし，腎動脈硬化を伴う患者や高齢者では急激な降圧は尿量の減少を生じ，腎機能障害を増悪させる可能性がある．その場合には目標血圧を高めに設定する．一方，急激な利尿は血圧の低下をきたして循環不全を生じる可能性がある．特に，左室収縮力が低下している場合には十分に注意する必要がある．

　急性心不全症例の収縮期血圧を参考に治療を開始するためのアプローチ法として提案された「クリニカルシナリオ」[8]（表1[5]）は，明確なエビデンスとして確立されたものではないが，血圧値のみから単に治療を進めていくのではなく，身体所見や検査所見と併せて病態を把握して治療を進めていくのであれば，初期治療の第1歩を開始するには非常に有用なツールとなる．

　ここで，急性心不全の6病態（①急性非代償性心不全，②高血圧性急性心不全，③急性肺水腫，④心原性ショック，⑤高心拍出性心不全，⑥急性右心不全）（表2[5]，表3）と「クリニカルシナリオ」（表1）の各CSを照らし合わせていただきたい．特に表3と表1の内容を比較するとわかりやすい．「②高血圧性急性心不全」は「CS-1」，「③急性心原性肺水腫」は「CS-2」，「④心原性ショック」は「CS-3」（ただし，クリニカルシナリオの，②低灌流や心原性ショックがない場合は省く），「⑥急性右心不全」は「CS-5」，そして「①急性非代償性心不全」は「CS-1」または「CS-2」に相当する．ただし，「急性非代償性心不全」，「高血圧性急性心不全」，「急性心原性肺水腫」の3病態は「収縮性心不全」と「拡張性心不全」が混在しており，実際の臨床の現場では明確に区別することは困難な場合が多い．しかし，どちらが主体であるかにより治療のファーストアプローチが異なる場合があるので，適正な治療につなげる病態把握のために「cardiac failure」と「vascular failure」（表4）を鑑別し，「cardiac failure」が主体の場合には，血管拡張薬，利尿薬を主に使用し，低心拍出量を認める場合にはカテコラミンを併用する．また，「vascular failure」が主体の場合には，血管拡張薬を主に使用する．つまり，左室拡張末期圧や左房圧上昇に伴う肺静脈うっ血が主体の場合は，血管拡張薬を主に使用する．右房圧上昇を伴う体静脈うっ血がある場合には，利尿薬による血管内容量過負荷の軽減を図る．低心拍出量にある場合にはカテコラミンによる心ポンプ作用の補助が必要である．

表1 入院早期における急性心不全患者の管理アルゴリズム（クリニカルシナリオ）

入院時の管理	
・非侵襲的監視：SpO₂，血圧，体温 ・酸素 ・適応があれば非侵襲陽圧呼吸（NPPV） ・身体診察	・臨床検査 ・BNP または NT-pro BNP の測定：心不全の診断が不明の場合 ・心電図検査 ・胸部 X 線写真

	CS 1	CS 2	CS 3	CS 4	CS 5
	収縮期血圧（SBP）＞140 mmHg	SBP 100〜140 mmHg	SBP＜100 mmHg	急性冠症候群	右心不全
	・急激に発症する ・主病態はびまん性肺水腫 ・全身性浮腫は軽度：体液量が正常または低下している場合もある ・急性の充満圧の上昇 ・左室駆出率は保持されていることが多い ・病態生理としては血管性	・徐々に発症し体重増加を伴う ・主病態は全身性浮腫 ・肺水腫は軽度 ・慢性の充満圧，静脈圧や肺動脈圧の上昇 ・その他の臓器障害：腎機能障害や肝機能障害，貧血，低アルブミン血症	・急激あるいは徐々に発症する ・主病態は低灌流 ・全身浮腫や肺水腫は軽度 ・充満圧の上昇 ・以下の2つの病態がある ①低灌流または心原性ショックを認める場合 ②低灌流または心原性ショックがない場合	・急性心不全の症状および徴候 ・急性冠症候群の診断 ・心臓トロポニンの単独の上昇だけでは CS4 に分類しない	・急激または緩徐な発症 ・肺水腫はない ・右室機能不全 ・全身性の静脈うっ血所見

治療					
・NPPV および硝酸薬 ・容量過負荷がある場合を除いて，利尿薬の適応はほとんどない	・NPPV および硝酸薬 ・慢性の全身性体液貯留が認められる場合に利尿薬を使用	・体液貯留所見がなければ容量負荷を試みる ・強心薬 ・改善が認められなければ肺動脈カテーテル ・血圧＜100 mmHg および低灌流が持続している場合には血管収縮薬	・NPPV ・硝酸薬 ・心臓カテーテル検査 ・ガイドラインが推奨する ACS の管理：アスピリン，ヘパリン，再灌流療法 ・大動脈内バルーンパンピング	・容量負荷を避ける ・SBP＞90 mmHg および慢性の全身性体液貯留が認められる場合に利尿薬を使用 ・SBP＜90 mmHg の場合は強心薬 ・SBP＞100 mmHg に改善しない場合は血管収縮薬

治療目標
・呼吸困難の軽減 ・状態の改善 ・心拍数の減少 ・尿量＞0.5 mL/kg/min ・収縮期血圧の維持と改善 ・適正な灌流に回復

循環器病の診断と治療に関するガイドライン（2010年度合同研究班報告）急性心不全治療ガイドライン（2011年改訂版）http://www.j-circ.or.jp/guideline/pdf/JCS2011_izumi_h.pdf（2016年1月閲覧）

表 2 急性心不全の各病態の血行動態的特徴

	心拍数/分	収縮期血圧 (mmHg)	心係数	平均肺動脈楔入圧	Killip 分類	Forrester 分類	利尿	末梢循環不全	脳など重要臓器の血流低下
①急性非代償性心不全	上昇/低下	低下,正常/上昇	低下,正常/上昇	軽度上昇	II	II	あり/低下	あり/なし	なし
②高血圧性急性心不全	通常は上昇	上昇	上昇/低下	上昇	II-IV	II-III	あり/低下	あり/なし	あり 中枢神経症状を伴う*
③急性肺水腫	上昇	低下,正常/上昇	低下	上昇	III	II/IV	あり	あり/なし	なし/あり
④心原性ショック (1) 低心拍出量症候群	上昇	低下,正常	低下	上昇	III-IV	III-IV	低下	あり	あり
④心原性ショック (2) 重症心原性ショック	>90	<90	低下	上昇	IV	IV	乏尿	著明	あり
⑤高拍出性心不全	上昇	上昇/低下	上昇	上昇あり/上昇なし	II	I-II	あり	なし	なし
⑥急性右心不全	低下が多い	低下	低下	低下	I	I, III	あり/低下	あり/なし	あり/なし

平均肺動脈楔入圧: 上昇は 18 mmHg 以上を目安とする.　　*高血圧性緊急症がある場合に認められる.
循環器病の診断と治療に関するガイドライン（2010 年度合同研究班報告）.
急性心不全治療ガイドライン（2011 年改訂版）.
www.j-circ.or.jp/guideline/pdf/JCS2011_izumi_h.pdf（2016 年 1 月閲覧）

表 3 急性心不全の 6 病態とクリニカルシナリオ

①急性非代償性心不全 (CS-1or2)	心不全の徴候や症状が軽度で，心原性ショック，肺水腫や高血圧性急性心不全などの診断基準を満たさない新規急性心不全，または慢性心不全が急性増悪した場合.
②高血圧性急性心不全 (CS-1)	高血圧を原因として心不全の徴候や症状を伴い，胸部 X 線で急性肺うっ血や肺水腫像を認める.
③急性心原性肺水腫 (CS-2)	呼吸困難や起座呼吸を認め，水泡音を聴取する．胸部 X 線で肺水腫像を認め，治療前の酸素飽和度は 90% 未満であることが多い.
④心原性ショック (CS-3)	心ポンプ失調により末梢および全身の主要臓器の微小循環が著しく障害され，組織低灌流に続発する重篤な病態.
⑤高拍出性心不全	甲状腺中毒症，貧血，シャント疾患，脚気心，Paget 病，医原性などを原因疾患とし，四肢は暖かいにもかかわらず肺うっ血を認める．しばしば敗血症性ショックで認められる.
⑥急性右心不全 (CS-5)	静脈圧の上昇，肝腫大を伴った低血圧や低心拍出状態を呈している場合.

表4　cardiac failure と vascular failure の鑑別点

	cardiac failure	vascular failure
血圧	正常（収縮期血圧 100〜140 mmHg 目安）	上昇（収縮期血圧＞140 mmHg 目安）
病態の進行	緩徐	突然の発症
うっ血	肺うっ血より体うっ血が主体	肺うっ血
聴診	ラ音を聴取しないことあり	ラ音（＋）
胸部 X 線	肺うっ血所見を認めないことあり	著明な肺うっ血所見
体重増加	著明な増加，浮腫を伴う	増加は目立たない
左室駆出率	低下	比較的保たれている

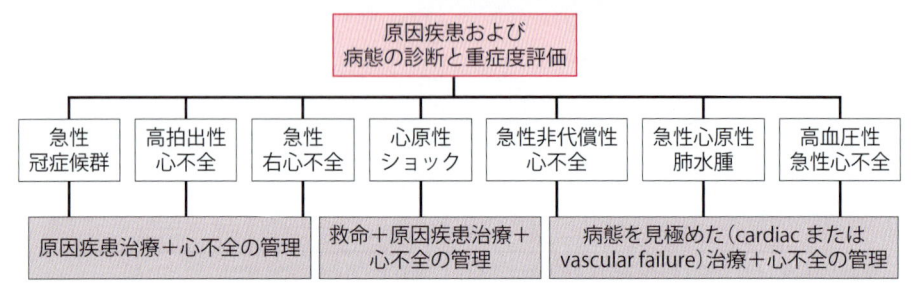

```
                原因疾患および
              病態の診断と重症度評価
    ┌────┬────┬────┬────┬────┬────┬────┐
  急性   高拍出性  急性    心原性   急性非代償性  急性心原性  高血圧性
  冠症候群  心不全  右心不全  ショック  心不全     肺水腫     急性心不全
    └──────┬──────┘    └──┬──┘    └──────┬──────┘
  原因疾患治療＋心不全の管理  救命＋原因疾患治療＋  病態を見極めた（cardiac または
                             心不全の管理        vascular failure）治療＋心不全の管理
```

図3▶　急性心不全の各病態と治療方針の概略

「クリニカルシナリオ」で示された血圧値と「cardiac failure」および「vascular failure」という病態の見極めを行いながら薬物治療を開始することが重要である．

　さらに「クリニカルシナリオ」と「急性心不全の各病態」を組み合わせると図3に示したように，各病型と治療方針の概略がみえてくる．「急性冠症候群」，「高心拍出性心不全」，「急性右心不全」については，各原因疾患に対する治療を施行しながら急性心不全の管理が必要である．「心原性ショック」については救命を優先した治療を行う．残る「急性非代償性心不全」，「高血圧性急性心不全」，「急性心原性肺水腫」の3病態については上述したとおり「cardiac failure」および「vascular failure」という病態の見極めを行いながら治療を開始する．

　心原性ショックでは，左室容量負荷所見がない場合には容量負荷を試みる．それ以外の場合には，カテコラミンを開始する．初期投与薬としてはドパミンから開始して，改善がなければドパミンの増量やドブタミンの併用，次にノルエピネフリンの併用を試みる．しかし，カテコラミン系強心薬の投与は，必ず

しも中・長期予後の改善をもたらすものではない[9]．薬物治療で血行動態の安定が得られない場合には，大動脈内バルーンパンピング，経皮的心肺補助や補助人工心臓（ventricular assist device: VAD）を用いた循環補助法を併用する．さらに各種利尿薬やカテコラミンなどの薬物治療に反応せず，利尿が十分に得られない場合には，持続性静脈静脈血液濾過（continuous veno-venous hemofiltration: CVVH），限外濾過療法（extracorporeal ultrafiltration method: ECUM），持続性血液濾過透析（continuous hemodiafiltration: CHDF），血液透析（hemodialysis; HD）を併用する．ただし，血行動態と心予備能を十分に考慮して方法を選択する必要がある．

c．心拍数と調律（リズム）を把握する

　心拍数とリズムは，心筋への酸素供給，心拍出量，冠動脈灌流量に大きく影響している．過度の頻脈や徐脈は心不全を促進し増悪させる．器質的異常を有する心臓において頻脈による拡張期の短縮は左室充満を障害する．徐脈による過剰な左室充満は拡張末期圧を増大し心不全を誘発する．

　心不全における壁伸展や交感神経緊張は不整脈の誘導・増悪因子となり，上室性・心室性のいずれの不整脈も発生する．治療中に重篤な致死性不整脈が生じた場合には，ただちに治療を開始する．それ以外の場合は，原因疾患の再発や心不全の増悪，薬剤誘発性や電解質異常（カリウムやマグネシウムなど）などの背景を常に検討し，その不整脈が心不全の増悪因子と考えられる場合には基礎疾患に対する介入も含め積極的な治療を行う．急性心不全急性期に処置を必要とする不整脈には，①高度の徐脈，②発作性上室頻拍，③心房細動・心房粗動，④心室頻拍，がある．抗不整脈薬の多くは陰性変力作用や催不整脈作用を有しているため，急性心不全症例に対する使用は慎重かつ必要最小限の使用が望まれる．特に陰性変力作用に留意して抗不整脈薬を選択する必要がある．

　洞頻脈の場合は積極的な心拍数の抑制を行う必要はない．貧血，甲状腺機能異常などの全身的疾患による増悪因子がなければ，心不全そのものの改善とともに心拍数は自ずと低下する．洞調律以外の頻脈，特に心房細動は血行動態を著しく悪化させる．状況が許せば，短時間作用型のβ遮断薬やジゴキシンを使用する．脈拍コントロールのみで心不全が改善しない患者は，塞栓症リスクを評価して抗凝固療法を十分行った上で除細動を試みる．一方，極端な徐脈はペースメーカーの適応を考慮する．

d．呼吸を把握する

　急性心不全の初期治療として，呼吸苦や疲労感を速やかに和らげることが重要である．まず，鼻カニューレや酸素マスクを用いて酸素を投与し，血圧が保たれている場合には，硝酸薬のスプレーや舌下錠を投与する．硝酸薬は簡便に投与でき効果が迅速で，うっ血や肺水腫の軽減に有効である．それでも酸素飽和度（SaO_2）95％未満，動脈血酸素分圧（PaO_2）が 80 mmHg 未満，あるいは動脈血二酸化炭素分圧（$PaCO_2$）が 50 mmHg 以上の場合や，頻呼吸，努力性呼吸の改善がない場合には，速やかにマスクによる持続性陽圧呼吸（continuous positive airway pressure: CPAP）や，鼻，顔マスクを用いた二層性陽圧換気（bilevel PAP: BiPAP）などの非侵襲的陽圧換気（noninvasive positive pressure ventilation: NPPV）を開始する．bilevel PAP は，吸気時気道陽圧（inspiratory positive airway pressure: IPAP）と呼気時気道陽圧（expiratory positive airway pressure: EPAP）を交互に行う換気モードがあり，自発呼吸が消失しても換気が可能な機種もある．bilevel PAP は急性心原性肺水腫の症例に対して CPAP よりも予後を改善するという報告はなく，COPD（chronic obstructive pulmonary disease: 慢性閉塞性肺疾患）合併症例など $PaCO_2$ が上昇している症例に効果を発揮する．順応性自動制御換気（adaptive servo ventilation: ASV）は，呼吸状態によって IPAP が設定の範囲内で自動調節される auto IPAP 機能があり，過呼吸時は最小の陽圧をかけ，無呼吸時には最大の陽圧を加えて二酸化炭素分圧を安定化させる．無呼吸時の換気は，そのときの呼吸状態に併せて呼吸回数や圧設定を自動的に行い PaO_2 や $PaCO_2$ の過剰変動を調節する．急性心不全症例に対して ASV はより適切な換気量を維持でき呼吸の安定化を行うことが期待できる．ただし，急性心不全治療における今後のエビデンスを待ちたい（注釈参照）．

　薬物治療と NPPV の併用により，自覚症状の軽減と動脈血酸素化，呼吸仕事量の軽減，前負荷および後負荷の軽減による血行動態の改善が期待できる．また，院外の急性心原性肺水腫症例に対して救急車到着時から CPAP を行うと，気管内挿管率と院内予後を改善すると報告されている[10]．起座呼吸を伴う急性心原性肺水腫に対して，NPPV は非薬物性治療の第 1 選択として施行すべきである．NPPV の使用でも呼吸不全が改善しない場合には，気管内挿管による人工呼吸管理を行う．肺水腫に対する CPAP や呼気終末陽圧呼吸（positive end-expiratory pressure: PEEP）は，胸腔内圧を上昇させて静脈還流量や左室後負

荷を減少させ心不全治療に有効である．

（注釈）ASV の使用については，2015 年 5 月 13 日にレスメド社は同社の ASV 装置を用いた臨床試験: Treatment of Sleep-Disordered Breathing With Predominant Central Sleep Apnea by Adaptive Servo Ventilation in Patients With Heart Failure（SERVE-HF）試験の結果として，心血管死亡率のリスクが対照群に比較して ASV 群で相対的に増加していることを発表し，レスメド社およびアメリカ睡眠学会などから，左室駆出率［LVEF］≦45％ 以下の慢性心不全（ニューヨーク心臓病協会心機能分類：II〜IV 度）患者でかつ中枢型優位の睡眠時無呼吸の患者に対する ASV 治療の使用制限に関する提言が出された．なお，本結果は中間報告であり，SERVE-HF 試験の対象患者以外の他の患者集団において同様の潜在的なリスクに関して確認されていない．一方，本邦において左室駆出率低下を伴う症候性慢性心不全患者に，睡眠時無呼吸の存在の有無を問わずレスメド社の ASV 治療装置の効果を検討した多施設共同無作為化試験: Randomized controlled Study of Adaptive-servo Ventilator in patients with congestive heart failure: Confirmatory trial of efficacy on cardiac function（SAVIOR-C）試験の結果では，一次エンドポイントである 6 カ月後の左室駆出率は対照群，ASV 群ともに有意に増加し両群間に差はなかったものの，副次エンドポイントである 6 カ月後の症状と心不全の増悪を複合した臨床複合反応（Clinical Composite Response: CCR）は ASV 群で有意な改善を示し，同じく 6 カ月間の複合心イベントの発生リスクに関して ASV 群で悪化はみられていない[11]．

　これらの臨床試験の結果と今までに参照しうる情報を考慮して，日本循環器学会と心不全学会から以下のステートメントが出されている．

　1）現時点では中枢型優位の睡眠時無呼吸を伴い安定状態にある左室収縮機能低下（LVEF≦45％）に基づく心不全に対して睡眠時無呼吸低呼吸の治療を目的とした新たな ASV の導入は控える．

　2）ただし通常の内科治療を行っても高度のうっ血があり，ASV が導入され功を奏し，ASV の中止により心不全の悪化が予想される患者に対しては ASV を継続して使用してもよい．

　3）ASV を現在使用中の患者では心不全が安定化していると判断された場合，ASV の離脱が可能かどうかを検討する．特に中枢型優位の睡眠時無呼吸を伴い ASV を使用開始した患者に関しては，ASV の離脱，他治療への変更を考慮し，ASV を使用継続する場合には患者の理解を得る．

表 5　急性心不全の原因疾患および増悪因子

1. 慢性心不全の急性増悪：心筋症，特定心筋症，陳旧性心筋梗塞など
2. 急性冠症候群
   a) 心筋梗塞，不安定狭心症：広範囲の虚血による機能不全
   b) 急性心筋梗塞による合併症（僧帽弁閉鎖不全症，心室中隔穿孔など）
   c) 右室梗塞
3. 高血圧症
4. 不整脈の急性発症：心室頻拍，心室細動，心房細動・粗動，その他の上室性頻拍
5. 弁逆流症：心内膜炎，腱索断裂，既存の弁逆流症の増悪，大動脈解離
6. 重症大動脈弁狭窄
7. 重症の急性心筋炎（劇症型心筋炎）
8. たこつぼ心筋症
9. 心タンポナーデ，収縮性心膜炎
10. 先天性心疾患：心房中隔欠損症，心室中隔欠損症など
11. 大動脈解離
12. 肺（血栓）塞栓症
13. 肺高血圧症
14. 産褥性心筋症
15. 心不全の増悪因子
    a) 服薬アドヒアランスの欠如
    b) 水分・塩分の摂取過多
    c) 感染症，特に肺炎や敗血症
    d) 重症な脳障害
    e) 手術後
    f) 腎機能低下
    g) 喘息，慢性閉塞性肺疾患
    h) 薬物濫用，心機能抑制作用のある薬物の投与
    i) アルコール多飲
    j) 褐色細胞腫
    k) 過労，不眠，情動的・身体的ストレス
16. 高心拍出量症候群
    a) 敗血症
    b) 甲状腺中毒症
    c) 貧血
    d) 短絡疾患
    e) 脚気心
    f) Paget 病

循環器病の診断と治療に関するガイドライン（2010 年度合同研究班報告）．
急性心不全治療ガイドライン（2011 年改訂版）．
www.j-circ.or.jp/guideline/pdf/JCS2011_izumi_h.pdf（2016 年 1 月閲覧）

■ 表6 ■ 心不全の病態生理学的成因および発症機序と関連因子

Ⅰ．心臓の異常
　1．構造異常
　　a）心筋または心筋細胞：興奮収縮連関の異常，βアドレナリン作用感受性低下，肥大，壊死，線維化，アポトーシス
　　b）左室：リモデリング（拡張，球状，瘤，菲薄化）
　　c）冠動脈：閉塞，炎症
　2．機能異常
　　a）僧帽弁逆流
　　b）間欠的虚血，気絶心筋，冬眠心筋
　　c）上室性および心室性不整脈
　　d）心室相互作用
Ⅱ．生物学的活性組織物質および循環物質
　1．レニン-アンジオテンシン-アルドステロン（RAA）系体液性因子
　2．交感神経系：ノルアドレナリン
　3．血管拡張物質：ブラジキニン，一酸化窒素，プロスタグランジン
　4．ナトリウム利尿ペプチド
　5．サイトカイン：エンドセリン，腫瘍壊死因子，インターロイキン
　6．バソプレッシン
　7．マトリックスメタロプロテアーゼ
Ⅲ．その他の因子
　1．遺伝的背景
　2．性別，年齢
　3．アルコール，喫煙，薬物などの環境因子
　4．増悪因子：糖尿病，高血圧，腎疾患，冠動脈疾患，貧血，肥満，睡眠時無呼吸，うつ状態

（Jessup M, et al. N Engl J Med. 2003; 348: 2007-18）．

　なお，異なるタイプの ASV を使用中または使用を考慮している個々の患者に対しても SERVE-HF，SAVIOR-C の結果について説明を行う．また，これらは経過措置とし，SERVE-HF に関して新たな情報が明らかになった場合は適宜修正，加筆が行われるものとする．詳細については，日本心不全学会のホームページ（http://www.asas.or.jp/jhfs/）を参照されたい．

e．誘発要因を把握する

　急性心不全は，治療薬の服用や食事制限が遵守できなかった，肺炎や尿路感

染をはじめとする感染症，肺動脈血栓塞栓症，貧血・甲状腺機能亢進・妊娠などによる心仕事量の過剰状態，などが誘発要因となる．急性心不全の原因疾患および発症増悪因子を表5[5)]にまとめた．また，表6[5)]に病態生理と発生機序を示した．適切な急性心不全治療必要を行うにあたり，原因疾患の治療とともに増悪要因への介入がなければ，再発予防や重症化予防も達成されない．

f．併存疾患を把握する

急性心不全は高齢者に多く，慢性腎臓病，肺疾患，糖尿病が併存している．腎機能障害は，高血圧，糖尿病，動脈硬化症に関連する．さらに，心不全では心腎連関により腎機能に影響し，さらなる神経体液性因子の増悪を招き，前負荷を増大し心拍出量を低下させる．急性心不全における治療経過中の腎機能障害の機序は，腎血流の低下によるとされていたが，近年，腎血流の低下と腎うっ血の関与が独立して関与していることが報告されている[12-14)]．現時点では，個々の収縮期血圧，うっ血状態などに応じて血行動態が最も安定する状態に導き，過度の利尿薬の使用を避け，腎保護の観点から利尿薬を適切な量を用いて速やかに腎うっ血を解除することが重要である[8)]．

うっ血肝は右心不全に伴い肝静脈に静脈血がうっ滞することにより生じ，両心不全を併発した血管拡張薬抵抗性の難治性慢性心不全の場合に認められる．ビリルビン値が予後予測因子であり，高値の患者では強心薬が必要になる．また急性心不全症例に対して左室補助人工心臓を検討する際に，肝障害を含めた右心不全の状態を術前より十分に評価しておかなければ，左室補助人工心臓のみでは血行動態の維持が困難となり，右室補助が必要となる場合がある[15-17)]．

急性心不全患者において，貧血は独立した予後規定因子である．しかし，貧血における急性心不全患者を対象とした輸血効果について結論は出ていない．現状では，明らかに過度の貧血が心不全を悪化させており，早急に病態の改善を要し輸血でのみ改善が期待される患者に輸血の適応がある．

急性心不全による入院後に発症する肺炎は，入院後48時間以降に発症した肺炎と定義される院内肺炎が主である．心不全でも重症化するほど発症頻度が高く，人工呼吸管理，補助循環法下の患者などに高頻度に発症する．また原因疾患や治療により免疫能の低下した易感染者が多く，心不全の症状や所見が肺炎と類似するため診断が遅れることもある．感染経路は上気道細菌叢の下気道への吸引，誤嚥，経気道感染，血行性感染，医療従事者を介する医原性感染，な

どである．加えて誤嚥や汚染エアゾールの吸入，腸管からの細菌移動，なども院内肺炎の発症要因と考えられる．心不全後発症の院内肺炎は治療に抵抗性で重症化しやすく，予後も不良である．予防としては，呼吸管理のためになるべく気管内挿管は避け，bilevel PAP を利用することや早期離床を心がけることが大切である[5]．

慢性肺疾患では心不全の増悪因子である低酸素血症を生じること多く，酸素飽和度が90％以下にならないように管理する．糖尿病では血糖を注意深くモニターしコントロールすることが重要である．

おわりに

本稿では，急性心不全患者の初期対応について概説した．以下に記すように長期予後に配慮した慢性期治療へのスムースな移行が重要である．
1) 急性期の集中治療では，速やかに原因疾患や病態を診断し重症度を評価して，ただちに適切な治療を開始することが重要である．まず，呼吸状態を改善し，良好な臓器灌流を導き血行動態を安定化させる．この際に心筋障害や腎機能障害を最小限に止めることを念頭に治療する．これが最終的に ICU や CCU 入院の期間を短縮させる．
2) 患者の病態が安定したら，生命予後および心筋保護に配慮した適切な薬物療法を開始する．また，可能な限り早期離床を進める．そのためには積極的な心臓リハビリテーションを行う．
3) 退院前に生活指導・服薬指導・食事指導などの包括的な患者・家族教育を行い，慢性心不全の急性増悪による繰返し入院を予防する．最終的には生命予後の改善だけではなく，患者の尊厳を維持し，生活の質を向上させる治療をめざす．

■文献

1) Peacock WF 4th, et al. ADHERE Scientific Advisory Committee and Investigators; Adhere Study Group. Cardiology. Impact of early initiation of intravenous therapy for acute decompensated heart failure on outcomes in ADHERE. Cardiology. 2007; 107: 44-51.
2) Harjola VP, et al. Characteristics, outcomes, and predictors of mortality at 3 months and 1 year in patients hospitalized for acute heart failure. Eur J Heart Fail. 2010; 12: 239-48.

3) Killip T, et al. Treatment of myocardial infarction in a coronary care unit. A two year experience with 250 patients. Am J Cardiol. 1967; 20: 457-64.
4) Forrester JS, et al. Medical therapy of acute myocardial infarction by application of hemodynamic subsets (second of two parts). N Engl J Med. 1976; 295: 1404-13.
5) 循環器病の診断と治療に関するガイドライン（2010年度合同研究班報告）急性心不全治療ガイドライン（2011年改訂版）http://www.j-circ.or.jp/guideline/pdf/JCS2011_izumi_h.pdf
6) Nohria A, et al. Medical management of advanced heart failure. JAMA. 2002; 287: 628-40.
7) Nohria A, et al. Clinical assessment identifies hemodynamic profiles that predict outcomes in patients admitted with heart failure. J Am Coll Cardiol. 2003; 41: 1797-804.
8) Mebazaa A, et al. Practical recommendations for prehospital and early in-hospital management of patients presenting with acute heart failure syndromes. Crit Care Med. 2008; 36 (1 Suppl): S129-39.
9) O'Connor CM, et al. Continuous intravenous dobutamine is associated with an increased risk of death in patients with advanced heart failure: insights from the Flolan International Randomized Survival Trial (FIRST). Am Heart J. 1999; 138: 78-86.
10) Plaisance P, et al. A randomized study of out-of-hospital continuous positive airway pressure for acute cardiogenic pulmonary oedema: physiological and clinical effects. Eur Heart J. 2007; 28: 2895-901.
11) Momomura S, et al. Adaptive servo-ventilation therapy for patients with chronic heart failure in a confirmatory, multicenter, randomized, controlled study. Circ J. 2015; 79: 981-90.
12) Damman K, et al. Decreased cardiac output, venous congestion and the association with renal impairment in patients with cardiac dysfunction. Eur J Heart Fail. 2007; 9: 872-78.
13) Mullens W, et al. Importance of venous congestion for worsening of renal function in advanced decompensated heart failure. J Am Coll Cardiol. 2009; 53: 589-96.
14) Damman K, et al. Increased central venous pressure is associated with impaired renal function and mortality in a broad spectrum of patients with cardiovascular disease. J Am Coll Cardiol. 2009; 53: 582-88.
15) Shinagawa H, et al. Increased serum bilirubin levels coincident with heart failure decompensation indicate the need for intravenous inotropic agents. Int Heart J. 2007; 48: 195-204.
16) Matthews JC, et al. Model for end-stage liver disease score predicts left ventricular assist device operative transfusion requirements, morbidity, and mortality. Circulation. 2010; 121: 214-20.
17) Kavarana MN, et al. Right ventricular dysfunction and organ failure in left ventricular assist device recipients: a continuing problem. Ann Thorac Surg. 2002; 73: 745-50.

＜青山直善　西井基継＞

3章 初期救急治療

2 初期治療に必要な呼吸管理

ここがポイント

- 急性心不全の初期治療における目標は症状を改善することであり，血圧の適正化と呼吸管理が重要である．
- 急性心不全，急性心筋梗塞では SpO_2 値＞95％に維持するように酸素投与を開始する．
- 吸入酸素濃度100％の酸素を投与しても酸素化が不十分な場合や，$PaCO_2$ が蓄積する場合には，躊躇せず速やかにNIPPVを開始する．
- 急性心不全の初期治療においては不要なほどの高濃度酸素を漫然と長時間継続しないように心がける．
- NIPPVの効果判定には，自覚症状の改善，PaO_2/FiO_2 の上昇，呼吸数減少，血行動態改善を評価する．

急性心不全の初期治療における目標は症状を改善することであり，クリニカルシナリオ[1]に提示されるように，血圧の適正化と呼吸管理が重要である．急性心不全患者は呼吸困難，動悸，胸部圧迫感，胸痛，失神など多彩な症状により救急要請するが，プレホスピタルからERでの救急診療においては，患者の呼吸状態が悪化し低酸素血症が出現すると，徐脈，血圧低下，心原性ショックなど重篤な状態に陥り，致死的心室性不整脈を合併し心肺停止に至ることがある[2]．そのため，呼吸状態を適切に評価し，循環動態が破綻しないように呼吸管理を行うことが必要であり，できる限り早く救急現場や救急車内から呼吸管理を開始することが理想である．急性心不全治療に関する日本循環器学会ガイドライン[3]における急性期治療の手順で，患者に接するときには初めに循環虚脱の有無と心肺蘇生の必要性の有無を評価することが推奨されているように（図1），急性肺水腫は生命に影響する重篤な病態であり，循環虚脱を回避する

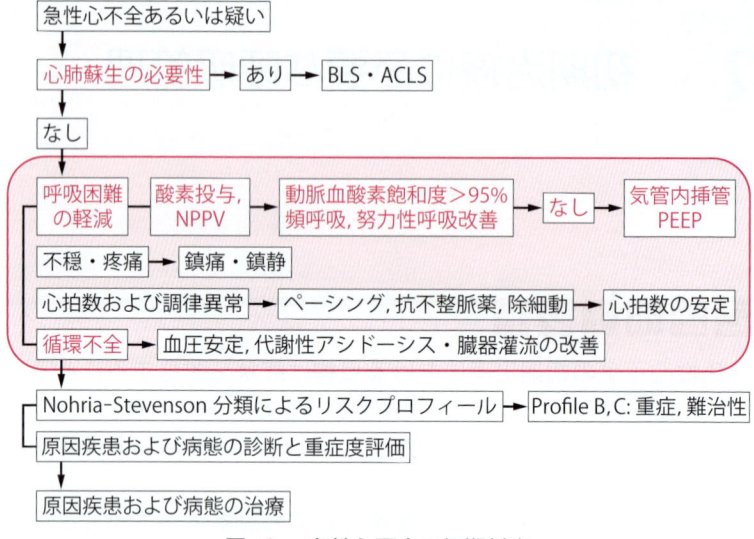

```
急性心不全あるいは疑い
    ↓
心肺蘇生の必要性 → あり → BLS・ACLS
    ↓
   なし
```

呼吸困難の軽減 — 酸素投与, NPPV — 動脈血酸素飽和度＞95% 頻呼吸, 努力性呼吸改善 — なし → 気管内挿管 PEEP

不穏・疼痛 → 鎮痛・鎮静

心拍数および調律異常 → ペーシング, 抗不整脈薬, 除細動 → 心拍数の安定

循環不全 — 血圧安定, 代謝性アシドーシス・臓器灌流の改善

Nohria-Stevenson 分類によるリスクプロフィール → Profile B, C: 重症, 難治性

原因疾患および病態の診断と重症度評価

原因疾患および病態の治療

図1▶ 急性心不全の初期対応

循環器病の診断と治療に関するガイドライン（2010年度合同研究班報告）.
急性心不全治療ガイドライン（2011年改訂版）.
www.j-circ.or.jp/guideline/pdf/JCS2011_izumi_h.pdf（2016年1月閲覧）

ために迅速で的確な治療が必要である．

　一方で，ACC/AHA や ESC のガイドラインにおいて急性心不全のプレホスピタルから ER における治療のフローチャートが提示されているが，心不全症状出現から 6〜12 時間以内の初期治療におけるエビデンスに基づいた治療法は確立していない[4]（図2）．十分なエビデンスがない理由は，救急外来で著しい呼吸困難を訴えている時に無作為化試験を実施することが困難なため，エビデンスレベルの高い無作為化試験が非常に少ないことがあげられる．そのため急性心不全の初期救急・集中治療に携わる時には，変化する病態を総合的に評価し，適切な呼吸管理を実施することが必要である．

1　急性心不全治療における呼吸管理の手順

　急性心不全治療における呼吸管理の手順を示す．呼吸管理の第1段階は，気道が開通しているかを確認することである．問診により問題なく会話ができれば，気道は開通している．しかし，舌根沈下により気道確保が十分できない場

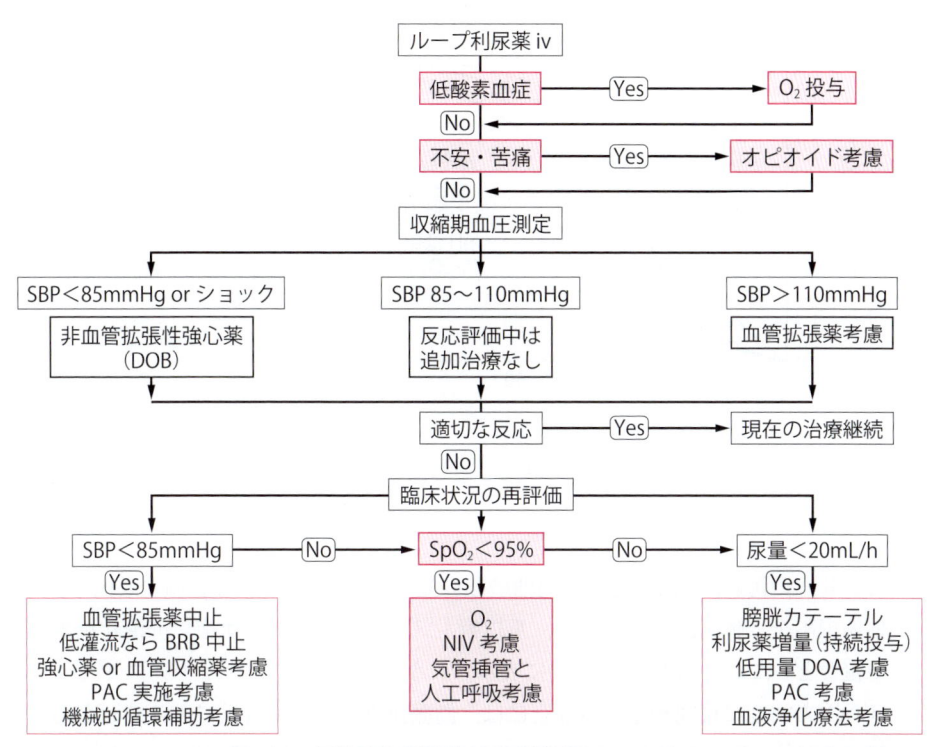

```
                    ループ利尿薬 iv
                         │
                         ▼
                    ┌─────────┐    ┌─────────┐
                    │ 低酸素血症 ├─Yes→│ O₂ 投与 │
                    └────┬────┘    └────┬────┘
                         │No             │
                         ◄───────────────┘
                         ▼
                    ┌─────────┐    ┌──────────────┐
                    │ 不安・苦痛 ├─Yes→│ オピオイド考慮 │
                    └────┬────┘    └──────────────┘
                         │No
                         ▼
                    収縮期血圧測定
         ┌───────────────┼───────────────┐
         ▼               ▼               ▼
  SBP＜85mmHg or ショック  SBP 85〜110mmHg   SBP＞110mmHg
   非血管拡張性強心薬      反応評価中は      血管拡張薬考慮
      （DOB）          追加治療なし
         │               │               │
         └───────────────┼───────────────┘
                         ▼
                    ┌─────────┐    ┌──────────────┐
                    │ 適切な反応 ├─Yes→│ 現在の治療継続 │
                    └────┬────┘    └──────────────┘
                         │No
                         ▼
                    臨床状況の再評価
         ┌───────────────┼───────────────┐
         ▼               ▼               ▼
    SBP＜85mmHg─No→   SpO₂＜95%  ─No→  尿量＜20mL/h
       │Yes            │Yes             │Yes
   血管拡張薬中止       O₂            膀胱カテーテル
  低灌流なら BRB 中止   NIV 考慮     利尿薬増量(持続投与)
 強心薬 or 血管収縮薬考慮 気管挿管と      低用量 DOA 考慮
   PAC 実施考慮       人工呼吸考慮       PAC 考慮
   機械的循環補助考慮                  血液浄化療法考慮
```

図 2 ▶ 急性肺水腫肺うっ血の治療—ECS 2012—

合にはエアウェイの挿入を考慮する必要がある．意識がなく嘔吐反射がない場合には，口咽頭エアウェイを使用するが，不適切な方法で挿入すると舌を下咽頭に押し込み，気道閉塞を引き起こす可能性があるので注意が必要である．意識がある場合や嘔吐反射がある場合には鼻咽頭エアウェイを選択する．呼吸の評価は，呼吸困難などの自覚症状の聴取と，呼吸回数，起座呼吸などの呼吸様式，SpO_2 値の観察である．呼吸不全は $PaO_2＜60\ mmHg$ と定義され，酸素解離曲線において SpO_2 が 90％以下になると酸素分圧（PaO_2）は急激に 60 mmHg 以下に低下する（図 3）．酸素解離曲線は病態により移動するため，最近のガイドラインでは急性心不全，急性心筋梗塞において，心拍出量低下により酸素運搬能と組織酸素供給が低下することを考慮した安全域を考え，SpO_2 値を 95％以上に維持するように酸素投与を開始することが推奨されている[1,3,4]．また，初期評価でパルスオキシメータを用いた SpO_2 値を目安とすることが多いが，実際には機械側の原因（センサーが外れている，センサー裏表の付け間違え，

図3 ▶ ヘモグロビン酸素解離曲線

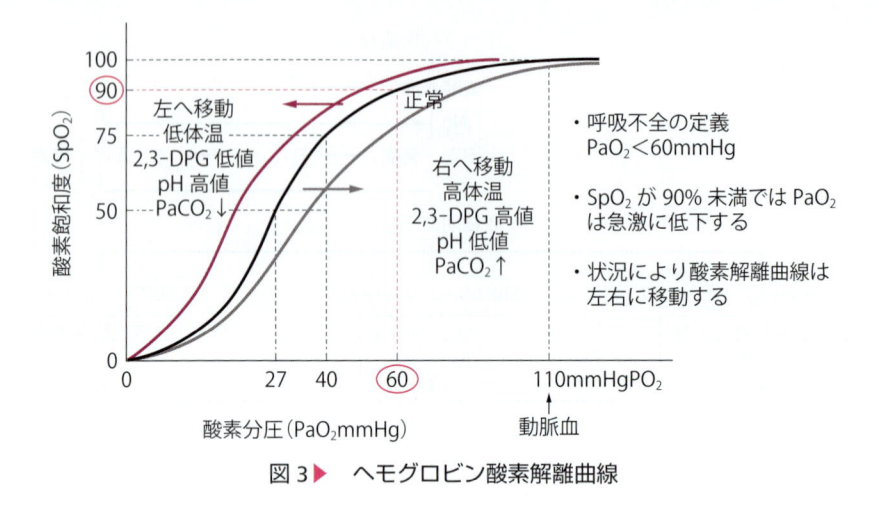

グラフ内凡例:
- 左へ移動：低体温、2,3-DPG 低値、pH 高値、PaCO₂↓
- 正常
- 右へ移動：高体温、2,3-DPG 高値、pH 低値、PaCO₂↑
- 呼吸不全の定義 $PaO_2 < 60mmHg$
- SpO_2 が 90% 未満では PaO_2 は急激に低下する
- 状況により酸素解離曲線は左右に移動する

縦軸：酸素飽和度（SpO_2）0, 50, 75, 90, 100
横軸：酸素分圧（PaO_2 mmHg）0, 27, 40, 60, 110mmHgPO_2 動脈血

センサーの汚れ，直射日光など周囲の強い光の影響など）や，患者側の要因（末梢循環不全，体動，マニキュア，爪白癬，メトヘモグロビン血症，一酸化炭素中毒など）により SpO_2 値が正確に表示されないことがあるため，パルスオキシメータの精度に疑問が生じる場合には，動脈血ガス分析の所見による確認が必要である[5]．急性心不全の初期治療では起座位もしくは半座位（Fowler 位）を保持することにより，肺容量と肺活量を増やして呼吸仕事量を減らし，心臓への静脈還流を減らすことを心がけることも必要である．

近年，高濃度酸素の長時間投与による酸素中毒が問題となっている．酸素中毒の基本病態は，抗酸化防御機構の処理能力を上回る活性酸素の産生と，肺へ集積して活性化された炎症細胞からの炎症性メディエーターなどの放出による肺障害であると日本呼吸器学会・日本呼吸管理学会の編集した酸素療法ガイドラインでは記載されている[5]．そのため，SpO_2 値を 100% に近づけるための過剰な高濃度酸素投与は好ましくないことが指摘さている．しかし，酸素中毒は PaO_2 と吸入時間に影響され，吸入気の酸素濃度は関与せず，酸素中毒発症の閾値（PaO_2 と吸入時間）は明らかでないことから，急性心不全の初期治療においては不要なほどの高濃度酸素を漫然と長時間継続しないように心がけることが大切である．

酸素を供給する場合，投与方法により供給できる酸素濃度は異なるため，投与方法・投与酸素流量と吸入酸素濃度の関係を知ることが必要である．表1に

■ 表1 ■ 酸素流量と吸入酸素濃度

鼻カニューレ		簡易酸素マスク	
酸素流量（L/min）	吸入酸素濃度の目安（%）	酸素流量（L/min）	吸入酸素濃度の目安（%）
1	24	5〜6	40
2	28	6〜7	50
3	32	7〜8	60
4	36	リザーバー付き酸素マスク	
5	40	酸素流量（L/min）	吸入酸素濃度の目安（%）
6	44	6	60
		7	70
		8	80
		9	90
		10	90〜

示したように，鼻カニューレで供給できる吸入酸素濃度はおよそ30〜40％，簡易酸素マスクでは40〜60％であり，吸入酸素濃度100％の酸素を投与するにはリザーバ付き酸素マスクを使用することが必要である．また，閉塞性呼吸器疾患など酸素投与により二酸化炭素が蓄積する病態では，ベンチュリーマスクを用いて低濃度酸素を投与することも大切である．

2 急性心不全治療における NIPPV の使用

　吸入酸素濃度100％の酸素を投与しても酸素化が不十分な場合や，$PaCO_2$が蓄積する場合には，躊躇せず速やかに非侵襲的陽圧換気療法（noninvasive positive pressure ventilation: NIPPV）を緊急外来で開始するべきである．急性心不全における呼吸管理の主流は気管内挿管を用いた人工呼吸器管理からNIPPV に変わり，日本循環器学会の急性心不全治療ガイドライン（2011年改訂版）[3] では，急性心不全における目標は血中酸素飽和度＞95％もしくは血中酸素分圧＞80 mmHg であり，鼻カニューレ・フェイスマスクの酸素投与で改善されない頻呼吸，努力呼吸，低酸素血症に対して密着型マスクの NIPPV を即座に開始する（加圧バックを用いた NPPV を開始）ことがクラスⅠで推奨され

ている．また，急性心不全の初期治療には最初からNIPPVによる呼吸管理を適応してもよいこと，使用する換気モードは二層性気道陽圧（bilevel PAP）が用いられてきたが，原則的に持続的陽圧呼吸（continuous positive airway pressure: CPAP）を優先させることが記載されている．欧州心臓病学会ガイドライン2012[4]では肺水腫に伴う呼吸困難に対するNIPPVはクラスⅡa（レベルB）であり，呼吸回数20/分以上の肺水腫の患者に対して，呼吸困難の改善と高二酸化炭素血症・アシドーシスを抑制するためにNIPPVを考慮することが推奨されているが，一方で症例の状態によってNIPPVは血圧を低下させることがあるため，収縮期血圧＜85 mmHgでは基本的に使用しないように注意が促されている．また，欧米では急性心不全に対する病院前での酸素療法として，フランスSAMUによる臨床使用をはじめ，病院前からのNIPPVを用いた呼吸管理の有効性が報告されている[6]．本邦では病院収容前に救急救命士によりNIPPVを実施する呼吸管理体制は構築されてないが，一部のドクターカーにはNIPPVが搭載され実用されている．

　もし，NIPPVの準備が整うまでに時間を要する場合には，速やかに用手的補助換気を行う．用手的補助換気には自己膨張型バック（bag valve mask）と流量膨張型バック（Jackson-Rees式）の2通りあるが，呼吸停止で自発呼吸がない場合は自己膨張型，自発呼吸がある場合には回路内に弁のない流量膨張型バックが気道抵抗を容易に感じ取れるため呼吸管理には適している．日本循環器学会の急性心不全治療ガイドライン（2011年改訂版）では，急性心不全において最近では，患者の呼吸に同調して陽圧をかけ，患者の換気量により自動的に適正サポートする順応性自動制御換気（ASV）が汎用され出したことが紹介されているが，現時点では急性心不全に対するASVの効果は評価が分かれ，今後の研究成果が待たれるところであり，本稿では急性心不全急性期治療に対するASV使用の説明は割愛する．

3　急性心不全に対するPEEPの効果

　急性心不全に対してPEEPを用いることにより呼吸困難が改善する機序として，気道閉塞の防止，肺胞虚脱改善による肺胞内水分量減少と肺容量拡大・酸素化能改善，間質圧上昇によるリンパドレナージ亢進と間質性浮腫の軽減，静脈還流量低下による前負荷軽減による呼吸仕事量の軽減と心機能改善効果があ

末梢気道閉塞の防止

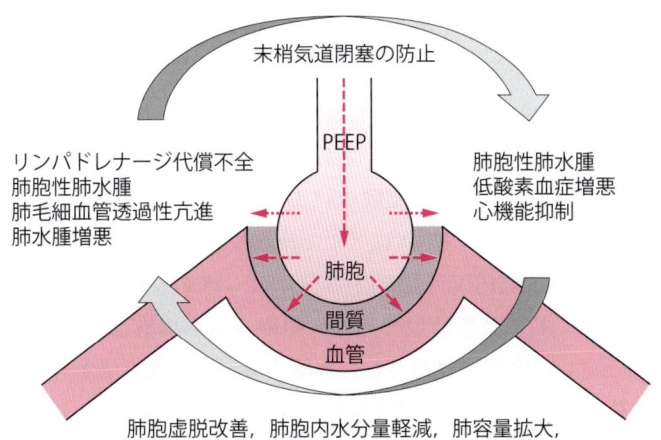

PEEP

リンパドレナージ代償不全
肺胞性肺水腫
肺毛細血管透過性亢進
肺水腫増悪

肺胞性肺水腫
低酸素血症増悪
心機能抑制

肺胞
間質
血管

肺胞虚脱改善，肺胞内水分量軽減，肺容量拡大，
間質圧上昇，間質性浮腫軽減，酸素化能改善，
静脈還流量低下，呼吸仕事量抑制，心機能改善

図4▶ 肺胞性水腫に対するPEEPの効果

B：気道狭窄
C：肺胞虚脱
A：正常肺胞

40mmHg, 75% 肺動脈
40mmHg, 75% 肺動脈
100mmHg, 98% 肺静脈
40mmHg, 75%
70mmHg, 87%

・PEEPにより気道抵抗の高い肺胞の換気が改善
・換気不均衡分布が改善

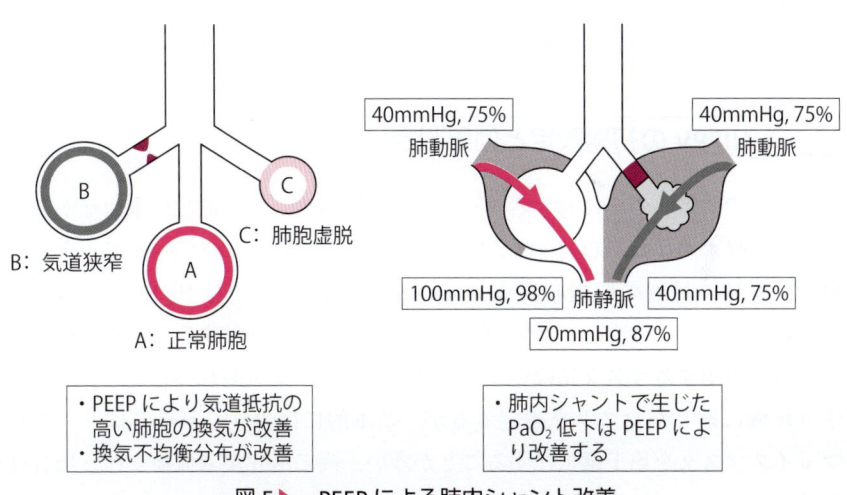

・肺内シャントで生じたPaO_2低下はPEEPにより改善する

図5▶ PEEPによる肺内シャント改善

げられている（図4）．また肺胞虚脱や気道狭窄により肺胞換気が障害され，肺内シャントを生じることによりPaO_2が低下することから，PEEPにより気道抵抗の高い肺胞の換気を改善し，肺胞虚脱を改善することにより換気不均衡分布が減ることにより，肺内シャントが改善すると考えられている（図5）．

一方，心機能が低下した心不全症例に対するPEEPによる血行動態悪化の可

能性が議論されるが，心不全患者では肺動脈楔入圧（PCWP）が 12 mmHg 以上の場合は，呼気終末陽圧（PEEP）による胸腔内圧上昇により静脈還流と左室後負荷は減少し，心拍出量は増加し血圧は低下しないが，PCWP が 12 mmHg 未満の場合には，PEEP により静脈還流が低下することにより体血圧が低下する可能性が報告されている[7]．実臨床においても肺うっ血を生じた症例では NIPPV において使用する PEEP レベルで極端な血圧低下を経験することはまれである．そのため NIPPV を開始する前には，肺うっ血の存在を見極めることは必要である．初期救急治療で迅速に組織うっ血の有無を評価するには，Nohria-Stevenson 分類[8]で提唱された組織うっ血の評価方法が有用である．起座呼吸，頸静脈怒張，S3 聴取，S2 増強，浮腫，腹水，肺湿性ラ音のいずれかの所見があれば組織うっ血が存在すると判断し，PEEP を用いても血圧低下が生じる可能性は低い．一方，脈圧低下，交互脈，四肢冷感，傾眠傾向など組織低灌流所見がある場合は，低心拍出量症候群，プレショック状態のため，PEEP を加えることによる静脈還流低下は血圧低下を惹起する危険性があるため，十分な注意が必要である．

4　NIPPV の初期設定と効果判定

　急性非代償性心不全に対する NIPPV の初期設定は，高二酸化炭素血症がなければ投与酸素濃度は FiO_2 100%，換気モードは PEEP のみの CPAP モードが一般的である．最近の欧州心臓病学会のガイドライン[4]では PEEP 設定値を 5 mmHg の低圧から開始し，適宜 PEEP 設定値を漸増し調整する方法が推奨されている．使用するマスクにはいくつか種類があり，空気漏れの程度，装着感により症例に適したマスクを選定するが，基本的には急性心不全ではトータルフェイスマスクを第 1 選択にすることが多い．高二酸化炭素血症を伴う場合は死腔の少ないフェイスマスクを使用する．

　急性心筋梗塞に伴う肺水腫に対して NIPPV を用いる場合には，心臓カテーテル検査中の仰臥位保持により肺静脈還流が増加し肺うっ血が増悪する危険性があるため，検査中の仰臥位保持に耐えられる状態の症例でのみ NIPPV を使用する．心臓カテーテル検査中は，絶えず肺うっ血の程度を注意深く観察し，NIPPV 継続が可能であるか，NIPPV の設定調整が必要であるかを評価する．

　NIPPV の効果判定には，自覚症状の改善，PaO_2/FiO_2 の上昇，呼吸数減少，

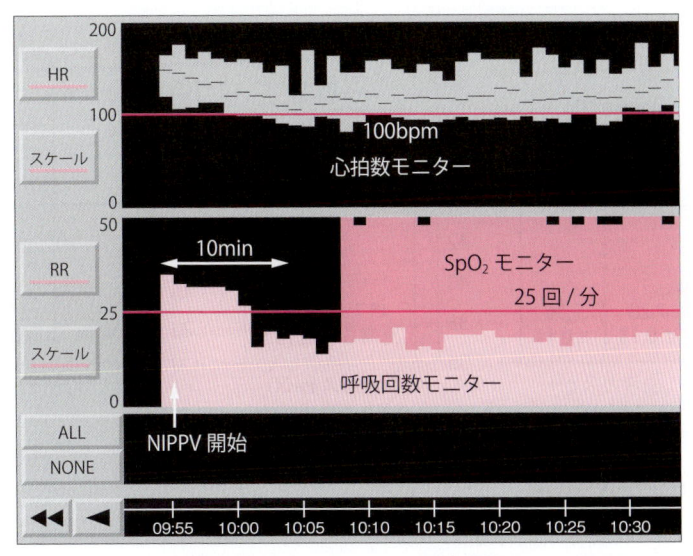

図6 ▶ 緊急外来におけるNIPPV開始直後のモニター

血行動態改善（心拍数減少，低血圧の改善）を評価する．感染症合併のない典型的な急性心不全による肺うっ血ではNIPPV開始後10分以内にPaO_2/FiO_2は上昇し，30分以内に呼吸数は減少し，血行動態の改善を認める．NIPPV装着中には循環動態を正確に評価するために，心電図モニター，血圧モニター，パルスオキシメータにより循環動態を連続モニタリングする．しかし，急性心不全により著しい末梢循環不全を生じている症例ではパルスオキシメータでSpO_2が計測できないことがある（図6）．急性心不全により起座呼吸となり救急搬送された症例の緊急外来到着から40分間のモニター画像を提示する．救急隊からの事前情報により，低酸素血症を呈し起座呼吸であることがわかっていたため，ER搬入直後に肺野全域の湿性ラ音を聴取確認した直後にNIPPVを装着した．NIPPVの初期設定は，投与酸素濃度はFiO_2 100％，換気モードはCPAPモードでPEEP 8 mmHgとした．図6に示すように，NIPPV装着後10分間で呼吸回数は44回/分から20回/分に低下し，心拍数は164 bpmから106 bpmに低下したが，パルスオキシメータ装着後15分間は末梢循環不全の影響でSpO_2の測定できなかった．肺うっ血を伴う急性心不全症例に対するNIPPVの効果を，NIPPVを使用した急性心不全連続96例の使用成績を用いて提示する[9]．心不全症状出現から6時間以内に救急隊を要請し，吸入酸素濃度100％の酸素

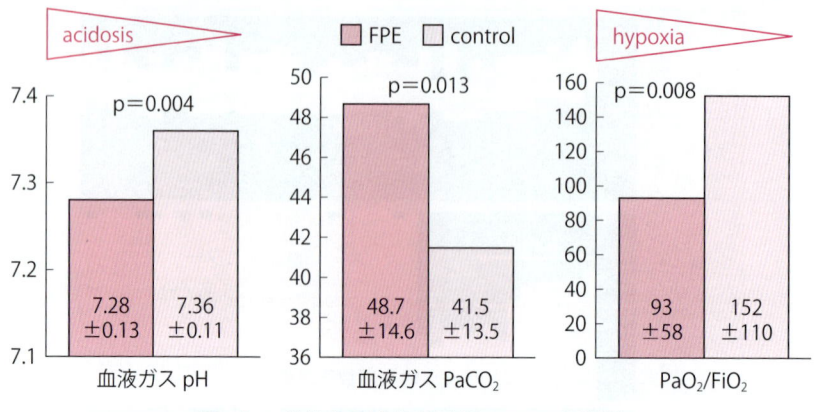

図7 ▶ 急性心不全に対するNIPPVの効果
電撃型肺水腫と非電撃型肺水腫の比較

グラフ: 血液ガスpH (acidosis) FPE 7.28±0.13 vs control 7.36±0.11, p=0.004 / 血液ガスPaCO₂ FPE 48.7±14.6 vs control 41.5±13.5, p=0.013 / PaO₂/FiO₂ (hypoxia) FPE 93±58 vs control 152±110, p=0.008

を投与しても，SpO_2が95％未満で，呼吸困難が改善しないためにNIPPVを開始した43症例を<u>電撃型肺水腫</u>と定義し，NIPPVを使用しているが，心不全症状の発現から救急隊要請までの時間が6時間以上経過しているか，もしくは症状発症時刻が明確ではない53例を対照群としてNIPPVの治療効果を比較した．電撃型肺水腫は急激に発症する重症うっ血性心不全であり，急激な肺動脈圧上昇と体血管抵抗上昇により体内水分の再分布異常により，著明な肺うっ血を認め，呼吸困難が急激に出現し，時に致死的結果に至る重篤な病態である．図7に示すように電撃型肺水腫群は対照群に較べ，緊急外来到着時の低酸素血症はより重症であり，動脈血ガス分析において，著明なアシドーシスと高二酸化炭素血症を呈していた．しかし，図8に示すようにNIPPVを装着後30分間で平均呼吸回数は35回から26回，平均収縮期血圧は182 mmHgから148 mmHgに速やかに改善した．すなわち電撃型肺水腫のような重篤な肺うっ血を伴う急性心不全であっても，意識障害がなく，吸入酸素濃度100％の酸素供給が可能なNIPPV専用機器を用いれば，初期救急治療において症状軽減と血行動態の安定を図ることができる．

　一方，うっ血性肺水腫に対してNIPPVを使用開始し6時間以上経過しても頻脈（＞90/分），低酸素血症（PaO_2/FiO_2＜200），頻呼吸（＞20回/分）が継続する場合は，NIPPVの効果は不十分であり，気管内挿管による人工呼吸管理への移行を考慮することが必要である．特にNIPPVの使用中に感染症状や炎症

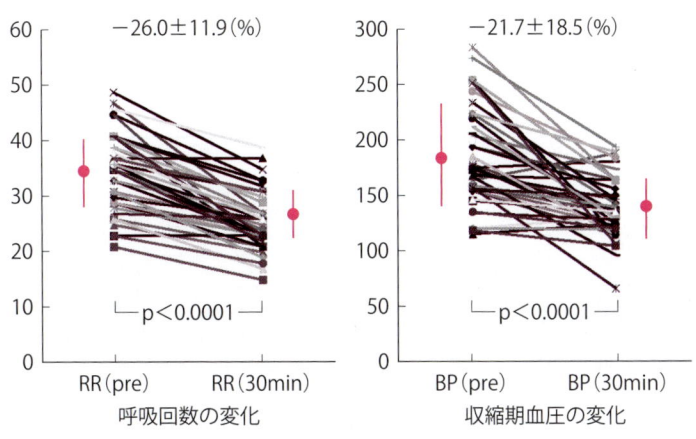

図8 ▶ 電撃型肺水腫に対するNIPPVの効果
NIPPV開始後30分間の推移

症状を認め，白血球，CRPが上昇する場合はNIPPVの限界と考え，気管内挿管による人工呼吸管理へ移行するタイミングを逸しないことが重要である．NIPPVは，術後呼吸不全，気管内挿管による人工呼吸からの離脱困難症例にも有効であるが，心停止，呼吸停止，肺以外の重篤な臓器不全（脳疾患，消化管出血），不安定な血行動態，重篤な不整脈，外傷，上気道閉塞，気道確保が不能，非協力的，気道分泌物排出が不能，誤嚥の危険性が高い症例では一般的に禁忌である．

5 NIPPVの離脱方法

急性心不全治療における NIPPVの離脱基準 は確立されていないが，図9でMomiiらが報告したようにNIPPVを離脱するためには，一般的に初めにFiO$_2$を10%〜20%下げて，SpO$_2$をモニタリングしながら30〜60分間動脈血酸素化が悪化しないことを観察する[10]．動脈血酸素化が保持されていれば，再度 FiO$_2$を10〜20%下げ，SpO$_2$のモニタリング観察を継続する．FiO$_2$減少とSpO$_2$のモニタリングを繰り返し，FiO$_2$を40〜50%まで下げる．次のステップはPEEPの設定値を2 mmHg下げ，PEEPの設定を下げて30分以上経過観察し，SpO$_2$が低下しないこと，呼吸回数と心拍数の再上昇が生じないことを確認したら，さらにPEEPの設定値を2 mmHg低下し，再度様子を観察する．この過程を反復

図9 ▶ NIPPV の離脱プロトコール

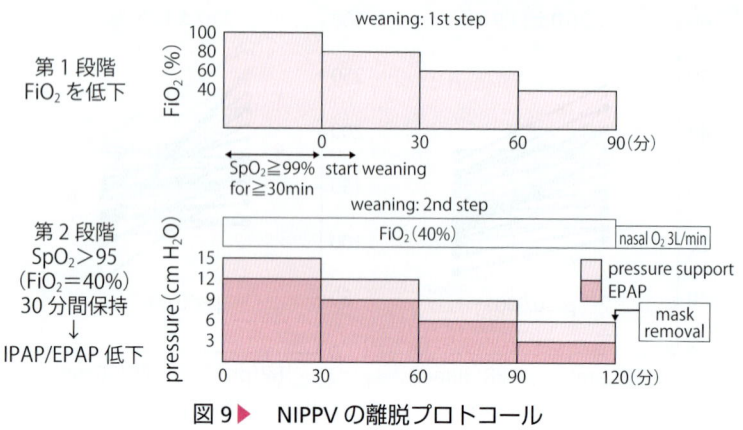

30 分間 SpO₂＞95％を保てれば離脱を開始する．
SpO₂＞95％が保持できれば FiO₂ を段階的に 30 分毎に 20％毎，40％まで低下．
（Momii H, et al. Eur J Emerg Med. 2012; 19: 267-70）[10]

し NIPPV の設定条件が FiO₂ 0.5％以下，PEEP 設定値 5 mmHg 以下になり，呼吸回数が 20/分以下で，呼吸困難の自覚症状が消失していたら，NIPPV 離脱を試みるべきである．

まとめ

　急性心不全の初期治療における目標は症状を改善することであり，初期治療において適切に呼吸管理を行い，自覚症状を軽減し状態を改善するとともに，低酸素血症に起因する血行動態の破綻を抑制することが重要である．急性心不全の救急・集中治療管理に携わる医療従事者にとって，NIPPV を適切に使いこなす技術は必ず習得すべき事項である．

■文献

1) Mebazaa A, et al. Practical recommendations for prehospital and early in-hospital management of patients presenting with acute heart failure syndromes. Crit Care Med. 2008; 36（1 Suppl）: S129-39.
2) Peacock WF, et al. National Heart, Lung, and Blood Institute working group on emergency department management of acute heart failure: research challenges and opportunities. J Am Coll Cardiol. 2010; 56: 343-51.
3) 日本循環器学会，編．循環器疾患の診断と治療に関するガイドライン（2010 年度合

同研究班報告）．急性心不全治療ガイドライン（2011年改訂版）．
4) McMurray JJ, et al. ESC guidelines for the diagnosis and treatment of acute and chronic heart failure 2012: The Task Force for the Diagnosis and Treatment of Acute and Chronic Heart Failure 2012 of the European Society of Cardiology. Developed in collaboration with the Heart Failure Association (HFA) of the ESC. Eur J Heart Fail. 2012; 14: 803-69.
5) 日本呼吸器学会．日本呼吸管理学会．酸素療法ガイドライン．東京: メディカルレビュー社; 2011.
6) Templier F, et al. Noninvasive ventilation use in French out-of-hospital settings: a preliminary national survey. Am J Emerg Med. 2012; 30: 765-9.
7) Bradley TD, et al. Cardiac output response to continuous positive airway pressure in congestive heart failure. Am Rev Respir Dis. 1992; 145: 377-82.
8) Nohria A, et al. Medical management of advanced heart failure. JAMA. 2002; 287: 628-40.
9) Yokoyama H, et al. Patients with flash pulmonary edema showed fluid redistribution, and rapidly improved of condition by initial treatment with NIPPV. ESC Congress 2010 (Stockholm). 28 Aug-1 Sep. 2010.
10) Momii H, et al. Experience of step-wise protocol using noninvasive positive pressure ventilation for treating cardiogenic pulmonary edema. Eur J Emerg Med. 2012; 19: 267-70.

＜横山広行＞

3章 初期救急治療

3 初期治療に必要な基本薬剤
A. 利尿薬

> **ここがポイント**
> - 利尿薬はうっ血がある急性心不全患者の急性期治療の柱の1つである.
> - 急性期治療はタイムラインを意識する.
> - 現在のところ急性期治療において高用量フロセミドは一過性の腎機能悪化を起こしやすいものの予後を悪化させない.
> - なかにはフロセミド治療に抵抗性の患者がおり, その予後は不良である.
> - フロセミド抵抗性が予想される患者への補助療法としてトルバプタンの追加は効果的である可能性がある.

1 各ガイドラインでの利尿薬の位置づけ

急性心不全の患者にもっとも多くみられる症状は体液貯留からくる症状であるが, これは同時にもっとも多い再入院の原因ともなっている. 現在の日本循環器学会ガイドライン（2011年改訂版）では急性心不全治療としてのフロセミド静注はクラスⅠ, エビデンスレベルB, ACCF/AHA ガイドライン（2013年）では「心不全の診断で入院した患者で明らかな体液貯留の兆候がある患者に対する速やかなループ利尿薬の静注」はクラスⅠ, エビデンスレベルB, ESC ガイドライン（2012年）では「呼吸苦を改善しうっ血を解除するためのループ利尿薬静注」はクラスⅠ, エビデンスレベルBで推奨されている. 急性心不全患者において早期にその呼吸苦を取り除くことはきわめて重要であるが, これは患者のQOLの面からのみならず, 近年の研究ではより早期のフロセミド治療が予後をよくする（つまり治療が遅れることが予後を悪くする）可能性や, 呼

```
                    Suspected AHF
                         ↓
                     ┌─────────┐      ┌──────────────────────────────────┐
                     │ Shock ? │─Yes→ │ Ventilation support—Echocardiogram│
                     └─────────┘      │ —ICU/CCU                         │
                         │No          └──────────────────────────────────┘
                         ↓
                  ┌──────────────┐    ┌─────────┐
                  │High-risk ACS │─Yes→│ Cathlab │
                  └──────────────┘    └─────────┘
                         │No
                         ↓
                  Severity score (excluding shock)
```

Respiratory distress	Haemodynamic instability
RR＞25/min SpO₂＜90% on O₂ or increased work of breathing	low or high blood pressure; severe arrtiythmia; HR＜40 or ＞130bpm

(Initial 30～60 min)

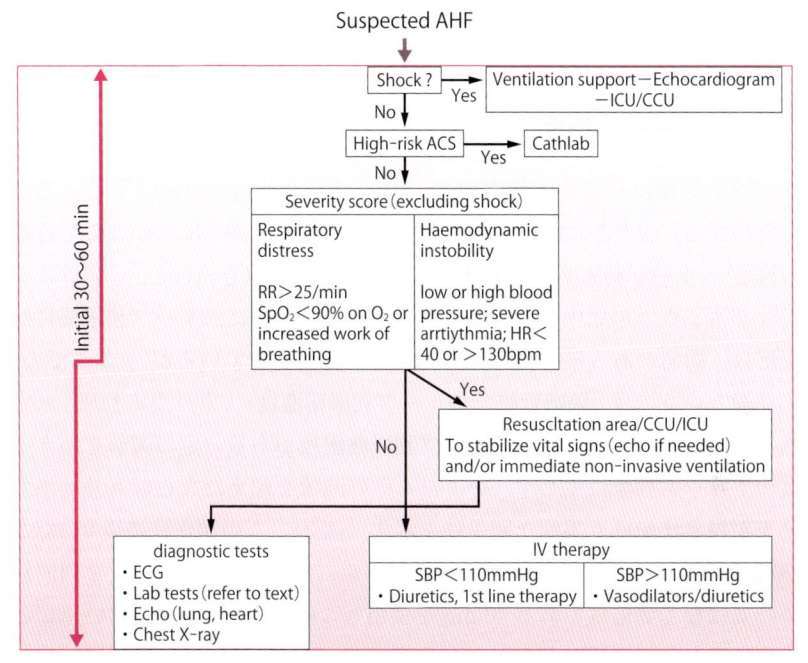

Yes → Resuscltation area/CCU/ICU To stabilize vital signs (echo if needed) and/or immediate non-invasive ventilation

No ↓

diagnostic tests	IV therapy	
・ECG ・Lab tests (refer to text) ・Echo (lung, heart) ・Chest X-ray	SBP＜110mmHg ・Diuretics, 1st line therapy	SBP＞110mmHg ・Vasodilators/diuretics

図1▶　ヨーロッパ心臓病学会のステートメントより

吸苦が早期にとれた患者は呼吸苦が残存している患者に比べ予後がよい可能性があるなど，予後との関連も示されている[1,2]．実際 ACCF/AHA ガイドライン 2013 では「心不全にて入院した患者で，体液うっ血所見がある患者は『直ちに』利尿薬の静注によって治療されるべきであり，その初期投与量は通常内服量と同量で間歇的もしくは持続的静注療法であるべき」と記載されている．また，2015年の5月にヨーロッパ心臓病学会から発表されたステートメントにおいても，**急性心不全が疑われてから30分から60分以内には利尿薬による治療を開始するように勧められている**（図1）．また，ここでも具体的な投与量に関しても言及がなされており，「①新規の心不全または利尿薬の投与がされていなかった心不全患者＝フロセミド静注40 mg，②心不全の再増悪＝少なくとも入院前の投与経口内服量と同量のフロセミドを静注」が推奨量として記載された[3]．同ステートメントにおいては，特に「pre-hospital, early hospital での急性心不全の管理」に重点がおかれ，その一環として"time to therapy"の概念が強調されており，まとめると**現在の急性心不全患者の管理・治療は「早期診**

断・早期治療」が重視される流れにあるといえるだろう．

2 利尿薬の作用機序

　ループ利尿薬はヘンレ上行脚の $Na^+/K^+/2Cl$ 共輸送系を阻害することで効果を発揮する．濾過されたナトリウムの再吸収のうち20〜30％がここで行われる（図2）．ループ利尿薬はナトリウムと水分の再吸収を阻害し，Cl，カルシウム，マグネシウムの尿中への排泄を促進する．一般的に，ループ利尿薬に対する反応は「閾値のある量-反応曲線」を示す，といわれているが[4]，ここでの量-反応曲線というのは「尿細管腔でのループ利尿薬濃度-ナトリウム利尿」と定義される．つまり，尿細管腔でのループ利尿薬濃度がある一定の閾値を超えるまではナトリウム利尿は生じず，いったんその閾値を超えたならば天井効果でその効果が鈍るまでは直線的な関係性を示す（図3）．この関係性により，たとえば20 mgのフロセミドを静注して効果がなかった患者に対しては，2回同量を打つのではなく2倍量である40 mgを使用しこの「閾値」を超えにいくことが治療の実際として必要となる．

　スピロノラクトンに代表されるカリウム保持性利尿薬も急性心不全の治療薬として使用されることもあり，これまでに2つの小さな研究でその有効性が示されているが[5,6]，そのどちらも内服で100 mg前後の投与量を必要としており，使用するとしても高カリウム血症に注意する必要があることを考えると，積極的に併用するメリットは現在のところ不明である．

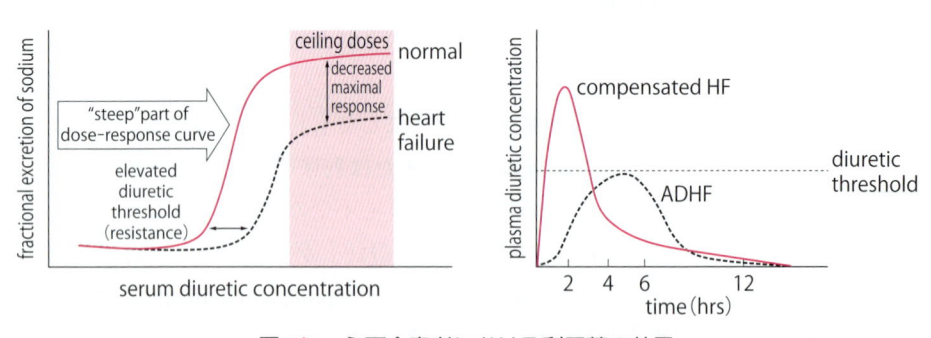

図2▶　心不全患者における利尿薬の効果
(Chiong JR, et al. Clin Cardiol. 2010; 33: 345-52)

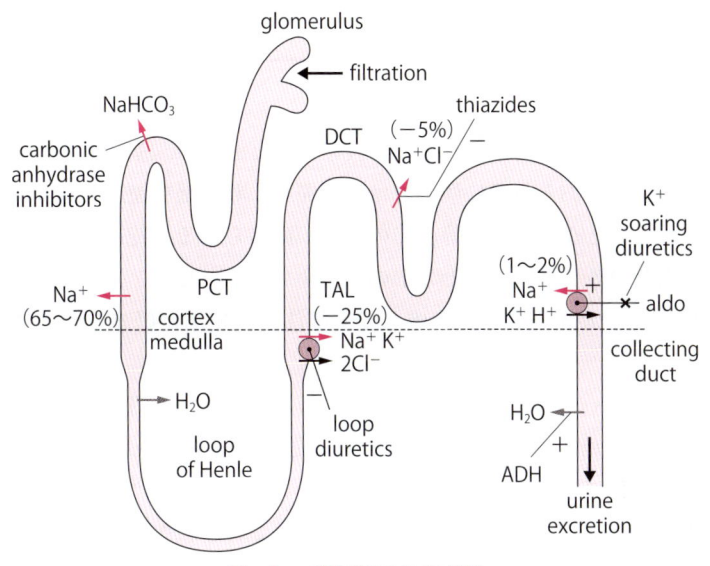

図3 ▶ 利尿薬の作用部位
(Cox ZL, et al. J Card Fail. 2014; 20: 611-22)

3 利尿薬の種類・特徴

急性心不全治療における利尿薬の特徴・推奨量・副作用などを表1に示す.

■ 表1 ■ 利尿薬のガイドライン推奨投与量,副作用

薬品名(一般名/商品名)	ガイドライン推奨投与量	副作用
フロセミド/ラシックス	ループ利尿薬非内服患者: 40 mg 静注 ループ利尿薬内服患者: 経口内服量と少なくとも同等量を静注	・低カリウム血症 ・代謝性アルカローシス ・血圧低下 ・アレルギー反応(主にサルファ剤に対する) ・聴覚障害(240 mg/hour 以上の高用量使用時 or 腎不全患者 or アミノグリコシドなどの腎障害を起こす可能性のある薬剤との同時投与時に注意)

4 利尿薬の投与方法

　急性心不全の患者に対する利尿薬の投与方法としては，基本的には急性期には（うっ血所見がある患者に関しては）遅滞なく利尿薬を使用しうっ血を取り除くことが必要となるため，静注での使用が勧められる．特に急性期には腸管うっ血があり得ること，フロセミドのバイオアベイラビリティは内服下では安定せず個人差が大きいことを考慮しても静注での使用が好ましいと考えられる[7]．

　ボーラス投与 vs 持続投与，高用量 vs 低用量での使用に関してどちらがよいという決定的な結論を出した研究は現在のところ存在しない．このテーマを扱ったものとしては 2011 年に発表された DOSE 試験がある[8]．この試験はボーラス vs 持続と高用量 vs 低用量の 2×2 デザインで行われた前向きランダム化比較試験である．

a．DOSE 試験

【対象】　慢性心不全の既往があり利尿薬をフロセミド換算で 80〜240 mg/日以上処方されており，うっ血所見を認める患者 308 人

【デザイン】　前向き二重盲検ランダム化比較試験

【介入】　①12 時間おきボーラス投与，②持続投与，③低用量（それまでの内服量と同等の量を静注）④高用量（それまでの内服量の 2.5 倍の量を静注）の 4 群に 1：1：1：1 に割付け．すべての患者は持続とボーラスの両方の治療を受け，そのどちらかをプラセボにすることで二重盲検化を実施．

【エンドポイント】　一次エンドポイントとしては 72 時間以内のクレアチニン値の変化（安全性）と Visual Analogue Scale での呼吸苦の改善（効果）の 2 つを組み合わせて co-primary endpoint として評価．

【ボーラス投与 vs 持続投与】
- どちらの一次エンドポイントにおいてもボーラス vs 持続投与で有意差を認めなかった．
- ボーラス群で 48 時間以内に利尿薬の量を増量する必要があったが，72 時間での利尿薬の使用量に有意差は認められなかった．
- 60 日後のクレアチニン，シスタチン C の値にも有意差を認めなかった．

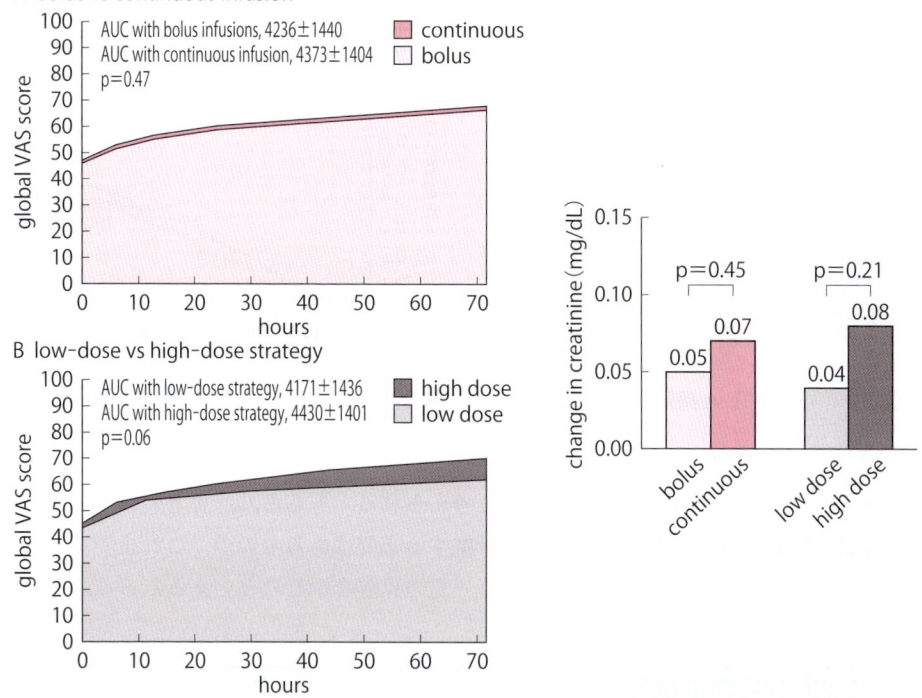

図4 ▶ ボーラス vs 持続静注，低用量 vs 高用量の呼吸困難改善とクレアチニンに与える影響の比較

【低用量 vs 高用量】
- VASでの呼吸苦は高用量群でより改善する傾向（p=0.06）があり，クレアチニン値の絶対値の変化には有意差なし（図4）．
- 体重減少，総体液減少などは有意に高用量群に大きかった．
- Cr≧0.3 mg/dL で定義された腎機能悪化の発症率は有意に高用量群に多かった（14% vs 23%）．
- 60日後の時点のシスタチンC，クレアチニン値に有意差はなく，60日後までの複合予後エンドポイント（死亡＋再入院＋救急部受診）においても2群に有意差を認めなかった（図5）．

　このDOSE試験からの実臨床へのメッセージは，「急性心不全に対する利尿薬の初期投与の量と方法として，それまでの内服の2.5倍量を2回に分けて1日量としてボーラス静注する」という治療法が安全かつ効果的なものとして受

3. 初期治療に必要な基本薬剤

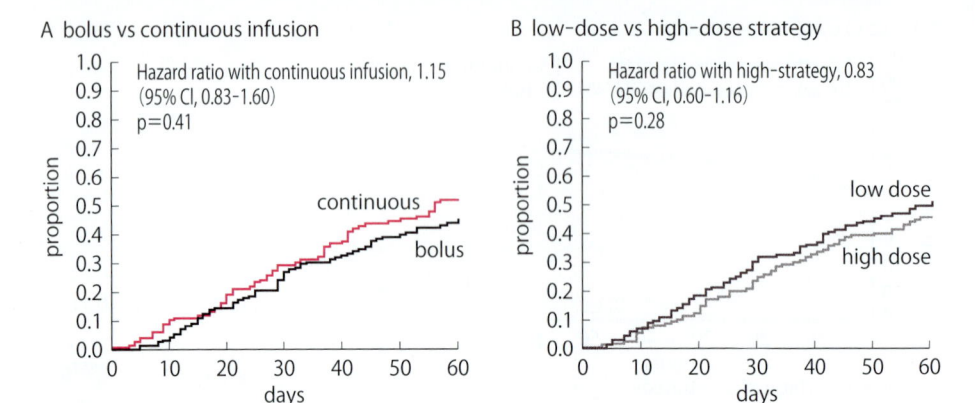

図5 ▶ ボーラス vs 持続静注，低用量 vs 高用量の複合エンドポイントにおける予後比較

け入れられるだろう，ということだと考えられる．もちろん，患者の背景を十分に吟味したうえで個々の症例別に考慮する必要はあるものの，これまでエビデンスに乏しかったこの領域に対して一定の見解を示したといえるだろう．

5 利尿薬抵抗性

　利尿薬抵抗性，という病態の正確な定義が存在しないため，その正確な頻度などに関しては不明ではあるが，日常臨床で同じ量のフロセミドを使用したとしても，その効果が個々の患者で大きく違うことは明らかである．これまではその薬理作用からクレアチニンによって推定される腎機能が利尿薬の効果の大きな規定因子だと考えられてきたが，最近の研究ではそれだけでは十分に利尿薬の効果を推し量れないこともわかっている．また，一定量のフロセミドに対する反応（体重減少もしくは net fluid loss）を"diuretic response"として定義すると，この指標はすべての他の危険因子から独立して総死亡，心不全による再入院などの予後規定因子であることが報告されている[9,10]．図2で示した通り，利尿薬の効果は正常人よりも心不全患者で減少しており，かつ同一患者においても代償期に比べ，非代償期で減少している．そのため，急性心不全自体がすでに利尿薬抵抗性の大きな原因となっている．これは心不全患者では血中尿素窒素が上昇していること，腎血流量の低下，ナトリウムの再吸収の上昇，血中アルブミン低値など様々な因子が絡まって生じている（図6）．

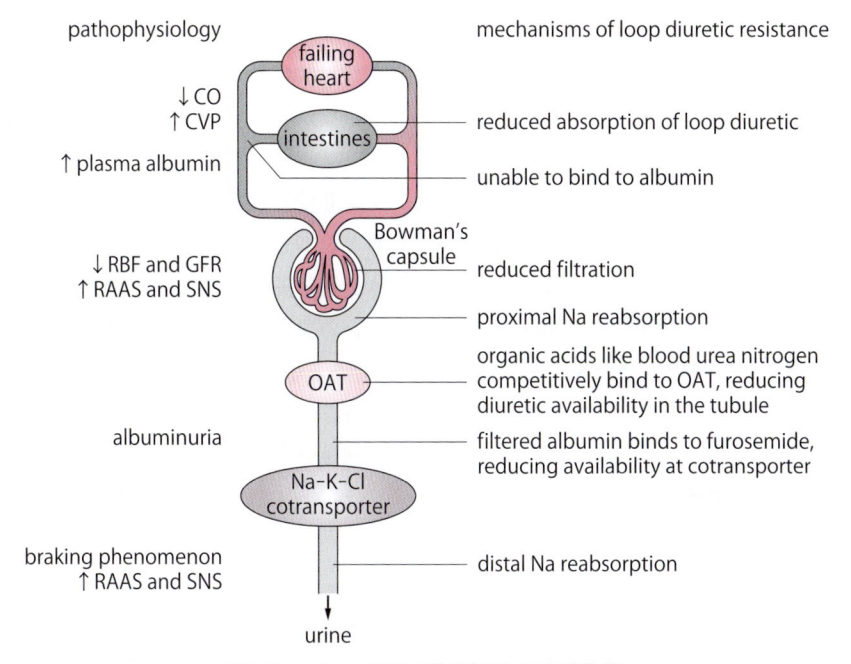

```
pathophysiology
                          failing
                          heart
   ↓CO                                    ── reduced absorption of loop diuretic
   ↑CVP                   intestines
   ↑plasma albumin                        ── unable to bind to albumin

                          Bowman's
                          capsule         ── reduced filtration
   ↓RBF and GFR
   ↑RAAS and SNS                          ── proximal Na reabsorption

                                             organic acids like blood urea nitrogen
                          OAT                competitively bind to OAT, reducing
                                             diuretic availability in the tubule
   albuminuria                              ── filtered albumin binds to furosemide,
                          Na-K-Cl             reducing availability at cotransporter
                          cotransporter

   braking phenomenon                     ── distal Na reabsorption
   ↑RAAS and SNS
                          urine
```

図6 ▶ ループ利尿薬抵抗性の病態生理

(ter Maaten JM, et al. Nat Rev Cardiol. 2015; 12: 184-92)

a．利尿薬抵抗性に対する治療

　現在のところ利尿薬抵抗性を生じている急性心不全患者に対して明確なエビデンスが示された治療法はなく，各種ガイドラインにも特に推奨はない．アメリカ心不全学会のガイドラインには「治療としてはナトリウム制限，水分制限，ループ利尿薬増量 or 持続投与，異なる作用機序をもつ利尿薬の追加を検討」と記載されているのみであり，今後の研究結果を待つ必要がある．ただ，実際の臨床における選択肢としては，①ループ利尿薬の増量，②他の薬剤を併用，③腎代替療法の3つが現実的な選択肢だと思われる．

6 トルバプタンの位置づけ

　一般にループ利尿薬の使用はレニン-アンジオテンシン-アルドステロン（RAA）系と交感神経系の賦活化を起こすことが知られており，これは腎血流量の低下をもたらす．そして腎血流量の低下はさらなる利尿薬抵抗性を惹起さ

せるという悪循環に陥っていく可能性がある．しかしながら，これまでは急性心不全の急性期に体液量コントロール目的で効果的に使用できる薬剤がループ利尿薬しかなかったため，この面を認識していながらも利尿薬の投与量を増量していくという方針を取らざるを得なかった．

近年，本邦においても選択的バゾプレッシンⅡ受容体拮抗薬トルバプタンが使用できるようになり，急性心不全の治療薬として選択肢に加わった．トルバプタンは腎集合管のバゾプレッシンⅡ受容体を選択的に阻害し，水の再吸収を抑えることで利尿薬として働く．トルバプタンの急性心不全患者に対する効果は2007年に発表された大規模二重盲検試験であるEVEREST試験で検討された．この試験はEF＜40％，NYHA Ⅲ/Ⅳで体液貯留を認める患者をトルバプタン群（n＝2,072），プラセボ群（n＝2,061）に割付け急性期の症状の改善と予後に与える影響が検討された．主な結果としては，トルバプタンは急性期に症状を有意により効果的に改善し，有意に体重を低下させたが，中期の予後を改善も悪化もさせない，という結果であった[11,12]．

これまでの研究で，トルバプタンはフロセミドと比較し血圧や心拍数に与える影響が少ないこと，腎血流を低下させないこと，交感神経系やレニン-アンジオテンシン-アルドステロン系に与える影響が少ない可能性が指摘されている[13,14]．そこで筆者らは急性心不全患者に対してトルバプタンを併用することは，特に腎保護の観点から有用な可能性があるという仮説を立て後ろ向き観察研究にて検討した．その結果，トルバプタン群は従来治療中に比べ有意に24時間・48時間に得られた尿量は多く，かつ患者背景として腎機能はトルバプタン群の方が悪かったにもかかわらず（35.0 vs 46.4 mL/min/1.73 m^2），クレアチニンのベースラインからの≧0.3 mg/dLの上昇で定義された「腎機能悪化」の発症はトルバプタン群の方が有意に少なかった（41.4 vs 22.7％, p＝0.045）[15]．この結果をもとにさらに前向きオープンラベル多施設ランダム化比較試験としてAQUAMARINE研究を行い，「腎不全合併急性心不全患者において，トルバプタンの併用は従来治療に比べてより効果的なうっ血改善をもたらす」という仮説を検討した[16]．その結果，腎不全合併急性心不全患者において，トルバプタンを通常治療に併用した群は通常治療群に比べ，ループ利尿薬の使用量は低量だったにもかかわらず尿量は多く得られた（図7，8）．また，Likert scaleにて評価された呼吸困難感はトルバプタン群で有意に早く改善することが示された．本研究における患者の登録時腎機能の平均は40.5 mL/min/1.73 m^{2}であり，

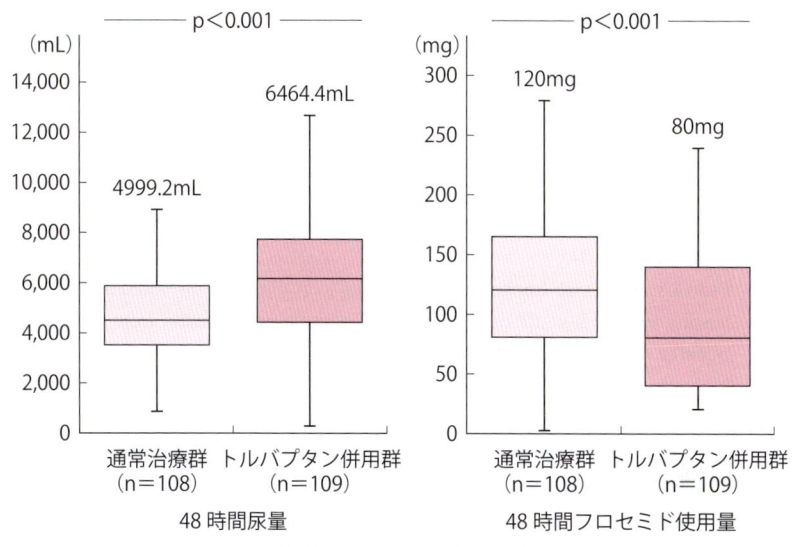

図7▶ AQUAMARINE試験における48時間尿量と48時間に使用されたフロセミド量

http://www.karger.com/Article/FullText/366168

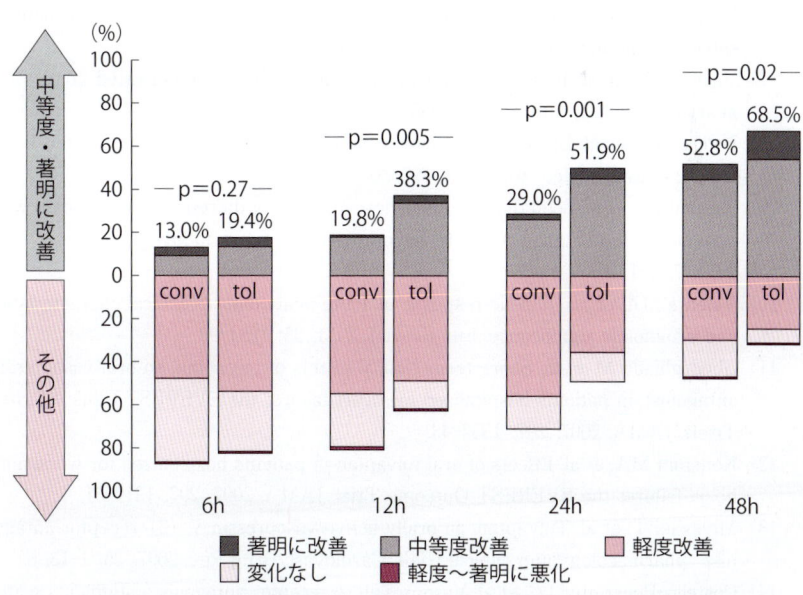

図8▶ AQUAMARINE試験におけるトルバプタン群（tol）と従来治療群（conv）の呼吸苦の改善の推移

トルバプタンを併用することは腎機能が悪く利尿薬抵抗性が予想される患者に対して1つのオプションとなりえる可能性があると考えられる．

■文献

1) Metra M, et al. Early dyspnoea relief in acute heart failure: prevalence, association with mortality, and effect of rolofylline in the PROTECT Study. Eur Heart J. 2011; 32: 1519-34.
2) Peacock WF, et al. Impact of intravenous loop diuretics on outcomes of patients hospitalized with acute decompensated heart failure: insights from the ADHERE registry. Cardiology. 2009; 113: 12-9.
3) Mebazaa A, et al. Recommendations on pre-hospital and early hospital management of acute heart failure: a consensus paper from the Heart Failure Association of the European Society of Cardiology, the European Society of Emergency Medicine and the Society of Academic Emergency Medicine- short version. Eur Heart J. 2015; 36: 1958-66.
4) Brater DC, et al. Bumetanide and furosemide in heart failure. Kidney Int. 1984; 26: 183-9.
5) van Vliet AA, et al. Spironolactone in congestive heart failure refractory to high-dose loop diuretic and low-dose angiotensin-converting enzyme inhibitor. Am J Cardiol. 1993; 71: 21A-28A.
6) Ferreira JP, et al. Mineralocorticoid receptor antagonism in acutely decompensated chronic heart failure. Eur J Intern Med. 2014; 25: 67-72.
7) Vasko MR, et al. Furosemide absorption altered in decompensated congestive heart failure. Ann Intern Med. 1985; 102: 314-8.
8) Felker GM, et al. Diuretic strategies in patients with acute decompensated heart failure. N Engl J Med. 2011; 364: 797-805.
9) Testani JM, et al. Loop diuretic efficiency: a metric of diuretic responsiveness with prognostic importance in acute decompensated heart failure. Circ Heart Fail. 2014; 7: 261-70.
10) Valente MA, et al. Diuretic response in acute heart failure: clinical characteristics and prognostic significance. Eur Heart J. 2014; 35: 1284-93.
11) Gheorghiade M, et al. Short-term clinical effects of tolvaptan, an oral vasopressin antagonist, in patients hospitalized for heart failure: the EVEREST Clinical Status Trials. JAMA. 2007; 297: 1332-43.
12) Konstam MA, et al. Effects of oral tolvaptan in patients hospitalized for worsening heart failure: the EVEREST Outcome Trial. JAMA. 2007; 297: 1319-31.
13) Miyazaki T, et al. Tolvaptan, an orally active vasopressin V（2）-receptor antagonist- pharmacology and clinical trials. Cardiovasc Drug Rev. 2007; 25: 1-13.
14) Costello-Boerrigter LC, et al. Vasopressin-2-receptor antagonism augments water excretion without changes in renal hemodynamics or sodium and potassium

excretion in human heart failure. Am J Physiol Renal Physiol. 2006; 290: F273-8.
15) Matsue Y, et al. Tolvaptan reduces the risk of worsening renal function in patients with acute decompensated heart failure in high-risk population. J Cardiol. 2013; 61: 169-74.
16) Matsue Y, et al. Clinical effectiveness of tolvaptan in patients with acute decompensated heart failure and renal failure: design and rationale of the AQUAMARINE study. Cardiovasc Drugs Ther. 2014; 28: 73-7.

<末永祐哉>

3 初期治療に必要な基本薬剤
B. カテコラミン

> **ここがポイント**
> - 点滴カテコラミンの投与は急性期の循環動態を改善させる一方で，臓器障害をきたす可能性があり，生命予後を改善しない．
> - クリニカルシナリオ3では第1選択だが，それ以外では第1選択ではない．
> - 心原性ショックでは，ノルアドレナリンの投与が推奨される．

1 短期的効果から長期予後重視へ

　急性心不全における点滴カテコラミンの効果は，血行動態の改善と症状の改善に最も大きな部分がある．これは，いわば"目に見える"短期的効果である．しかし最近，長期指標として生存率に注目すると，点滴カテコラミン投与が長期予後を悪化させる可能性が，後ろ向き研究で報告されるようになった[1-3]．このため，収縮期血圧値が保たれた急性心不全患者における第1選択薬は血管拡張薬が推奨されている．また，長期予後の観点から，心不全治療が交感神経系やレニン-アンジオテンシン-アルドステロン系に代表される神経体液性因子の改善を中心に考える，細胞保護の治療に大きくシフトした．"心臓を叩く"カテコラミン治療には，"目に見える"短期的効果を得つつ，長期予後に配慮する細心の注意が必要である（図1）．

2 では，どういうときが出番なのか

　それは，収縮期血圧値が低く（収縮期血圧90〜100 mmHgが目安）かつ臓

やせ馬に鞭打つ（強心薬） →予後の悪化→ 積み荷を下ろす（RAS系阻害・β遮断薬）

例外的な状況
カテコラミンの出番！

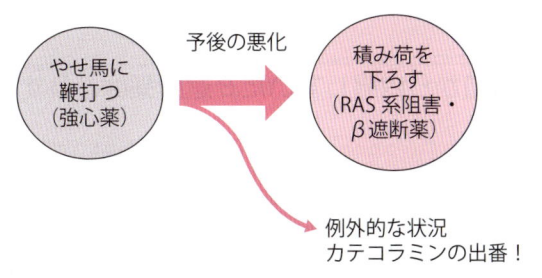

図1▶ 叩く治療から保護する治療へ

■ 表1 ■ 点滴カテコラミンの使用指針

点滴カテコラミンの出番	クリニカルシナリオ3（収縮期血圧が低く臓器の低灌流が認められる症例，血管拡張薬が無効な症例），心原性ショック
タイミング	速やかに開始し，速やかに中止する．予後にはマイナス
投与の目的	血行動態の安定化・症状の改善

器の低灌流が認められる症例や右心不全症状が強い症例，心原性ショックである．クリニカルシナリオ3の患者，ということになる．逆に，これ以外の症例では，適応にならない．

　これらの症例に血管拡張薬の投与のみで始終対応すると，かえってうっ血や臓器低灌流など悪い状態が遷延し，腎不全や食欲低下，ひいては悪液質を起こし患者の負担が増える．

　このような症例では，血行動態の改善と症状の改善のために，速やかに点滴強心薬を投与し，当初の目的が達成されれば速やかに投与を中止することがガイドラインでも勧められている[4]．血行再建・心臓手術・心移植までの使用は治療目的が明らかであるが，そういった適応のない患者に長期に持続点滴を行うことは，緩和ケア（palliative care）として考えられる[5]．

　また，心原性ショック症例では，各論で述べるがカテコラミンのなかでもドパミンではなくノルアドレナリンを使用した方が予後がよいことが示された[6]．

　カテコラミン投薬後に病態が増悪傾向にある場合は，速やかに併用，ほかの機械的循環サポートなどを治療として，肺動脈カテーテルによる評価をモニタリングとして考慮する．また頻脈性不整脈や末梢血管抵抗の急激な増加で心不全が悪化する場合には，速やかに減量または中止する判断が必要である（表1）．

3 悪くなる前から内服していたβ遮断薬はどうする？

継続できるかは血行動態の破綻の程度と速度によるが，可能なかぎり継続することが予後を改善させるとの報告があり，推奨されている．入院前と同量が難しい場合，漸次減量や半分量での投与でも継続が望ましい．薬剤選択については，β遮断薬投与患者ではカテコラミン薬の効果は減少するし，カルベジロール（アーチスト®）内服中のドブタミン使用は，血行動態の悪化も懸念される[7]．したがって，PDE阻害薬やアデニル酸シクラーゼ賦活薬などの，単独投与もしくはカテコラミンとの併用により心拍出量増加と肺毛細管圧低下が期待される．いずれにせよ早期に血行動態の安定化・症状の改善を得ることが大切である．

4 心原性ショックとは？

ショックは，循環血漿量減少・心原性・分布異常的・心外閉塞の拘束性ショックなどの分類がなされる．心疾患が原因で次のようなショックの状態にあるとき，心原性ショックという．まず，臨床的・血行動態的・生化学的な所見より判断する．臨床的には，平均収縮期血圧 90 mmHg 以下で頻脈を伴うことである．血行動態の診察では，組織の低灌流を3つの窓からみる．1つは皮膚．冷たく湿潤で，毛細血管が収縮し斑状に蒼白化になったり，チアノーゼを認める．2つ目は，腎臓．尿量低下，1時間に体重あたり 0.5 mL 未満が目安である．3つ目は意識状態で，精神状態の変容，見当識異常や感覚鈍麻などである．これらは，Nohriaの分類で"cold"の所見である．最後に，生化学的な所見は，乳酸レベルの上昇である[8]．このような状態評価や心原性ショックの原因の検索と並行して，ノルアドレナリンやその他点滴カテコラミンを併用しながら治療が必要である（図2）．

5 各論

a．カテコラミンの生理作用

カテコラミンは各々の組織のアドレナリン受容体（α受容体，β受容体）と

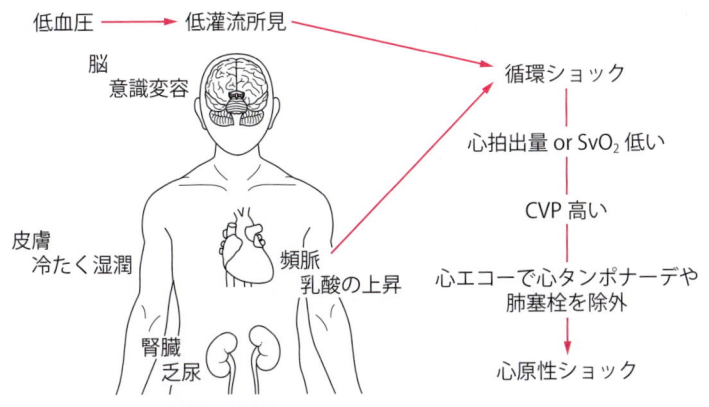

salvage 救出	optimization 最適化	stabilization 安定化	de-escalation 段階的に離脱
最低限の許容される血圧を得る	酸素の供給と臓器での利用	酸素サポート	強心薬の減量離脱
救命的な処置	心拍出量・SvO_2・乳酸値の最適化	臓器障害を防ぐ	水分バランスをマイナスに

図2▶ 心原性ショック (Vincent JL, et al. N Engl J Med. 2013; 369: 1726-34)[8]

結合し様々な生理作用を示す．臓器により α 受容体と β 受容体の相対的優位性が異なるため，その作用は臓器別によって異なる．主な各種臓器別カテコラミン受容体の分布と作用を表2に示す．

　心血管系に関していえば，心筋には α 受容体と β 受容体比は 1:10 と β 受容体の方がはるかに多く存在し，なかでも $β_1$受容体による心筋収縮力増強作用，心拍数増加，刺激伝導速度増加を発揮する．$α_1$受容体刺激では軽度の収縮力増加を発揮する．血管平滑筋には $α_1$受容体が多く存在し血管収縮作用による血圧上昇をきたす一方，$β_2$受容体は末梢血管拡張作用を示す．

　心不全では，$β_1$受容体の down-regulation が起こる．正常な左室心筋の $β_1$受容体と $β_2$受容体の比率は，8:2 であり，重症心不全患者では $β_1$受容体の比率が選択的に低下し (down-regulation)，β1:β2 の比率は 6:4 になるともいわれる (表2)．

b．ドブタミン　〜点滴強心薬の主力選手〜

　ドブタミンは合成カテコラミンであり，$β_1$受容体への選択制が高く，用量依

■ 表2 ■ 交感神経受容体の特徴

受容体	臓器	反応
α_1	血管平滑筋 泌尿器平滑筋 心臓	収縮 収縮 心収縮増大,不整脈
α_2	膵臓(β細胞)	インスリン分泌低下
β_1	心臓 腎臓	心収縮・心拍数増大,房室伝導促進 レニン分泌増加
β_2	気管平滑筋 血管平滑筋 肝臓	弛緩 弛緩 グリコーゲン分解・糖新生
β_3	脂肪細胞	脂肪分解
DA1	腎動脈	腎動脈拡張→利尿作用
DA2	神経終末	ノルアドレナリン放出抑制→血管拡張

DA1,DA2:ドパミン受容体 A1,A2

存的に心筋収縮力増強作用を発揮する.

低用量(5 μg/kg/分以下)では,β_2受容体刺激作用として軽度の血管拡張作用による全身末梢血管抵抗低下および肺毛細管圧低下を示す.投与法,副作用,禁忌,実際の使用法を表3に示す.増量しても 10 μg/kg 分以下では心拍数の上昇は軽度で,心筋酸素消費量の増加は軽度である.

しかし,血圧維持や尿量増加といった臓器灌流の回復効果が不十分の場合には他の強心薬との併用が必要となる.中止の際は,段階的な減量(2 μg/kg/分ごとなど)が必要である.急激な中止は血行動態の悪化をもたらす.最後に繰り返しになるが,漫然とした長期使用は避けることが大切である[9].

c.ドパミン 〜腎臓から心臓まで働くマルチプレイヤー〜

ドパミンは生体内に備わる内因性カテコラミンである.生体内で,ドパミンは交感神経内部で合成される.なお,ドパミンはノルアドレナリンの前駆物質で,ノルアドレナリンは副腎髄質でアドレナリンとなる.投与法,副作用,禁忌を表4に示す.

①低用量(2 μg/kg/分以下)から腎動脈拡張作用による糸球体濾過量の増加と腎尿細管の直接作用により利尿効果を示す.実臨床の急性心不全患者に

■ 表 3 ■ 点滴カテコラミン　ドブタミンの投与法と実際

作用	心収縮力増強
投与法	1～5 μg/kg/分で点滴静注 20 μg/kg/分まで増量可能
代謝経路	肝臓：半減期　2～3 分
副作用	不整脈，動悸，頭痛，嘔気
禁忌	閉塞性肥大型心筋症

使い方▶1 A＝100 mg/5 mL だが，あらかじめ計算しやすいように調剤した製剤もある（ドブポン®など）．
▶（体重×3）mg を，生食などで 50 mL の溶液にすると，1 mL/hr＝1 μg/kg/分（1γ）となる．
▶他の調整法として 300 mg を 100 mL にすると 50 kg の人で 1 mL/hr＝1 μg/kg/分となる．
▶実測ではなく，標準体重を用いる．
▶各病院・個人でよく使う希釈方法については，エクセルなどで計算を共有すると便利．

■ 表 4 ■ 点滴カテコラミン　ドパミンの使用法と実際

作用	低用量で利尿作用，高用量で血圧上昇
投与法	1～5 μg/kg/分で点滴静注 20 μg/kg/分まで増量可能
代謝経路	腎・肝・血漿　半減期　2～20 分
副作用	不整脈，頭痛，嘔気，血管外漏出で組織障害
禁忌	褐色細胞腫

使い方▶ドブタミンと同じく 1 A＝100 mg/5 mL である．
▶（体重×3）mg を，生食などで 50 mL の溶液にすると，1 mL/hr＝1 μg/kg/分（1γ）となる．ドブタミンと同様である．
▶300 mg を 100 mL にすると 50 kg の人で 1 mL/hr＝1 μg/kg/分となる．ドブタミンと同様である．
▶あらかじめ計算しやすいように調剤した製剤もあり，カタボン®・プレドパ®などは，濃さによって Hi/Low や 600/200 など種類がある．

おいては，どの程度の利尿効果，腎保護効果が認められるかは解決されていないが[10]，カテコラミン使用が適応となる症例以外にルーチンに使用すべきではない．

また腎機能障害（eGFR 15〜60 mL/min/1.73 m^2）がある収縮障害を伴う心不全患者に投与した試験では，プラセボ群にくらべてフロセミド使用量は減少したが，腎機能・予後には影響しなかった[11]．

②中等度の用量（2〜10 μg/kg/分）では $β_1$ 受容体刺激作用と心臓および末梢血管からのノルアドレナリン放出増加により，心収縮力増強作用，心拍数の増加，$α_1$ 受容体刺激による血管収縮と血圧上昇作用を示す．収縮期血圧 90 mmHg 未満の心原性ショックに対する投与量としては 5 μg/kg/分がすすめられる．難治性患者では血圧の反応をみてドパミンの増量やドブタミンの併用，それに多剤併用療法（カテコラミン＋PDE 阻害薬）を行う．

③高用量（10〜20 μg/kg/分）では心臓の $β_1$ 刺激作用より血管平滑筋 $α_1$ 刺激作用が優位となり，血圧と血管抵抗がより上昇する．腎血管も収縮し利尿作用も低下する．高用量の副作用として心拍数上昇と頻脈性不整脈があげられる．

上記の用量はあくまで目安であり，ドパミンはすべての受容体を刺激する可能性がある．投与量で選択的に受容体を刺激するものではない．実際には効果・副作用のバランスで個々の症例で調整が必要である（表4）．

表5　点滴カテコラミン　ノルアドレナリンの使用法と実際

作用	血圧上昇
投与法	0.03〜0.3 μg/kg/分で点滴静注
代謝経路	作用時間は 30 秒〜1 分　代謝は，組織のモノアミン酸化酵素
副作用	胸部苦悶，頭痛 血管外漏出で組織障害
禁忌	心室性頻拍，コカイン中毒

使い方▶1 A＝1 mg/mL である．
▶3 mg（3 A）を生食などで 50 mL にすると 50 kg の人で 1 mL/hr＝0.02 μg/kg/分となる．
▶ノルアドレナリンについては心原性ショックなどに用いるので，部署や院内で統一されている方が早く対処できる．

■ 表6 ■ 心原性ショックのさまざまな治療

有用である：エビデンス・見解が広く一致している（Class Ⅰ）
・酸素投与（SaO_2＞95％，PaO_2＞80 mmHg を維持）
・NPPV（非侵襲的陽圧人工呼吸）抵抗性，意識障害，喀痰排出困難な場合の気管内挿管における人工呼吸管理
・循環血液量喪失に対する容量負荷
・カテコラミン投与・併用（カテコラミンと PDE 阻害薬）
・薬物治療抵抗例に対する補助循環（IABP，PCPS）
・心肺停止時のエピネフリン静注・気管内投与（静注量の 2〜2.5 倍を使用）

有用である可能性が高い：（Class ⅡA）
・NPPV（非侵襲的陽圧人工呼吸）
・難治性心不全で回復の可能性あるいは心臓移植適応のある患者に対する補助人工心臓

有用でない：ときに有害（Class Ⅲ）
・心肺停止時の心腔内注射

■ 表7 ■ カテコラミンの推奨投与量，副作用など

薬品名（商品名）	ガイドライン推奨投与量	副作用
ドブタミン（ドブトレックス®/ドブポン® など）	0.5〜20 μg/kg/分：5 μg/kg/分	不整脈，動悸，頭痛，嘔気
ドパミン（イノバン®/カタボン® Hi など）	5 μg/kg/分以下で腎血流増加 2〜5 μg/kg/分で心収縮力増加作用 5 μg/kg/分以上で血圧上昇作用	不整脈，頭痛，嘔気
ノルアドレナリン（ノルアドレナリン®）	0.03〜0.3 μg/kg/分	胸部苦悶，頭痛

d．ノルアドレナリン 〜心原性ショックの第 1 選択〜

内因性カテコラミンであり，末梢の α 受容体に働く強力な末梢血管収縮薬である．$β_1$ 受容体にも作用し，低用量から強力な末梢血管収縮（血圧上昇作用）と心収縮力増強作用を認める．表5に投与の実際を示す．血圧上昇作用に関しては，ドパミンに比較しより速やかで確実な効果を表す．心原性ショック患者ではドパミンを使用するより，ノルアドレナリンを使用した方が不整脈の出現

頻度や心原性ショックに伴う死亡は少なく，4週間後の予後がよいことがSOAP II 試験で示され，心原性ショックの第1選択薬と考えられる[6]．また，ショックの治療には循環血液量の減少にも目配りが必要であるが，敗血症性ショック，循環血液量減少性のショックにもドパミンと同等の予後に対する効果を示した．

末梢血管を"締める"働きで血圧は増加するので，敗血症性ショックを合併している患者では投与が必要となる．しかし，心筋酸素消費量を増加させ，腎・脳・内臓の血流量を減少させるので十分な臓器低灌流や臓器障害の観察と治療効果の見極めが，他のカテコラミン同様必要である（表5）．

心原性ショックのさまざまな治療を表6に示す．
カテコラミンの推奨投与量，副作用などを表7にまとめる．

■文献

1) Abraham WT, et al. In-hospital mortality in patients with acute decompensated heart failure requiring intravenous vasoactive medications: an analysis from the Acute Decompensated Heart Failure National Registry（ADHERE）. J Am Coll Cardiol. 2005; 46: 57-64.
2) Elkayam U, et al. Use and impact of inotropes and vasodilator therapy in hospitalized patients with severe heart failure. Am Heart J. 2007; 153: 98-104.
3) Kalogeropoulos AP, et al. Inotrope use and outcomes among patients hospitalized for heart failure: impact of systolic blood pressure, cardiac index, and etiology. J Card Fail. 2014; 20: 593-601.
4) 日本循環器学会．急性心不全治療ガイドライン（2011年改訂版）．
5) Yancy C, et al. 2013 ACCF/AHA Guideline for the Management of Heart Failure. J Am Coll Cardiol. 2013; 62: e147-239.
6) De Backer D, et al.; SOAP II Investigators. Comparison of dopamine and norepinephrine in the treatment of shock. N Engl J Med. 2010; 362: 779-89.
7) Metra M, et al. Betablocker therapy influenced the hemodynamic response to inotropic agents in patients with heart failure: a randomized comparison of dobutamine and enoximone before and after chronic treatment with metoprolol or carvedilol. J Am Coll Cardiol. 2002; 40: 1248-58.
8) Vincent JL, et al. Circulatory shock. N Engl J Med. 2013; 369: 1726-34.
9) O'Connor CM, et al. Continuous intravenous dobutamine is associated with an increased risk of death in patients with advanced heart failure: insights from the Flolan International Randomized Survival Trial（FIRST）. Am Heart J. 1999; 138: 78-86.

10) Bock JS, et al. Cardiorenal syndrome: new perspectives. Circulation. 2010; 121: 2592-600.
11) Chen HH, et al.; NHLBI Heart Failure Clinical Research Network. Low-dose dopamine or low-dose nesiritide in acute heart failure with renal dysfunction: the ROSE acute heart failure randomized trial. JAMA. 2013; 310: 2533-43.

<加藤貴雄>

3 初期治療に必要な基本薬剤
C. PDE Ⅲ 阻害薬

> **ここがポイント**
> - 強心薬は投与前に開始する理由を明確にし，条件が満たされたところで速やかに減量中止することが重要である．
> - 強心薬を必要とする病態は「cardiac failure type」か「vascular failure type」を区別して薬物の選択，使用方法を決める．
> - 強心薬には，その作用機序においてβ受容体を介するカテコラミンと介さないPDEⅢ阻害薬の2種類があり，PDEⅢ阻害薬の特徴は「β受容体を介さない」と「血管拡張作用を有する」点である．

　強心薬は心不全治療にはなくてはならない薬物であるが，2000年代に入りβ遮断薬の予後改善効果や逆リモデリング効果が報告され「強心」から「安静」へと心不全治療がコペルニクス的な変換を遂げると，いつしか「必要悪」として扱われるようになった．しかしながら依然として臨床の現場では，強心薬は「命を救う薬物」として必要不可欠である[1]．

1　強心薬の適応

　強心薬の適応については，強心薬を使用した臨床試験の難しさ，つまり「強心薬が必要であるか否かを公正に判断する試験デザインは倫理的に実行不可能である」という理由から，誰もが納得のいく客観的な結論は出ていない．現状では大規模なレジストリーにおける後ろ向き解析により，その是非を論じている報告がほとんどであり[2,3]，その多くは「強心薬を使用した患者群で予後が悪かった」というものである．これは「強心薬を使用しなければならなかった患者」すなわち「臨床的に重症な患者は予後が悪い」ということを記述している

表1 強心薬の適応

- 低心拍出状態もしくは極度の低血圧が改善されるまで
- 利尿薬が効果をもつまで
- 臓器障害が改善するまで
- 感染症,肺血栓塞栓症,心筋梗塞,外科手術などによる侵襲から回復するまで
- 心移植待機患者が補助人工心臓装着,もしくは心移植を行うまで

だけであるが,これを「強心薬を使用すると予後が悪くなる」と因果関係までも含めて論じるのはやや拡大解釈気味な印象がある.

Fonarow らは,臨床的には表1に示した患者に強心薬の適応があると述べている[4]．

この表現に着目すると「～まで」すなわち強心薬の開始時期と終了時期とが同時に示されており,強心薬を使用する上での心構えが示されている.すなわち「できる限り速やかに減量・中止すべき薬物である」ということである.

つまり,強心薬の適応すなわち「強心薬をいつ開始するのか？」は,そのまま「強心薬の効果判定」および「強心薬をいつ減量・中止するのか？」と同じ意味をもつ.したがって強心薬を開始する前に適応をしっかりと吟味する必要がある.過去の臨床試験を振り返ると,強心薬の過度の使用; over indication,および過剰な投与量; over dose が,治療成績を悪くしている印象がある.

2 強心薬の種類

a．カテコラミン（詳細は3章3-B参照）

1) ドパミン
2) ドブタミン
3) ノルエピネフリン（ノルアドレナリン）

b．PDE Ⅲ阻害薬

強心作用と血管拡張作用を併せもつ薬物であり,カテコラミン製剤と比較して心筋の酸素消費量の増加が少ないとされている.また,その作用機序において β 受容体を介すことなく作用を発揮するため（図1），β 遮断薬との併用を行っても強心作用が減弱されない（表2, 3）.

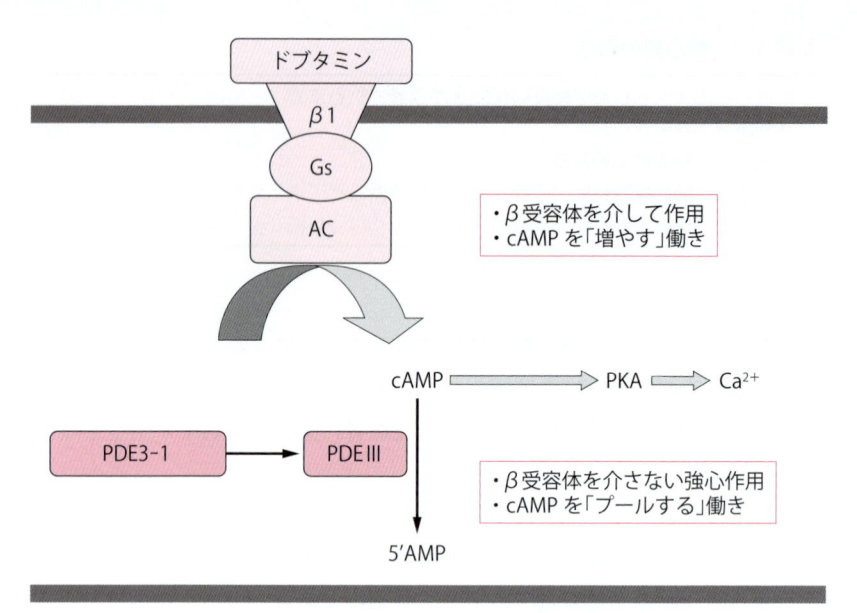

図 1 ▶ カテコラミンと PDE Ⅲ 阻害薬の作用機序の比較

- β 受容体を介して作用
- cAMP を「増やす」働き

- β 受容体を介さない強心作用
- cAMP を「プールする」働き

表 2 ┃ PDE Ⅲ 阻害薬の種類

薬品名	ガイドライン推奨投与量	副作用
ミルリノン/ミルリーラ®	記載なし	血圧低下 心室性不整脈
オルプリノン/コアテック®	記載なし	血圧低下 心室性不整脈

表 3 ┃ 主な強心薬の作用の比較

	収縮性	前負荷	後負荷	意義
DOA	↑	↑	↑	血圧を上げる
DOB	↑	↑	↓	心筋収縮力を上げる
PDE-I	↑	↓	↓	EDP を下げ，心拍出量を上げる

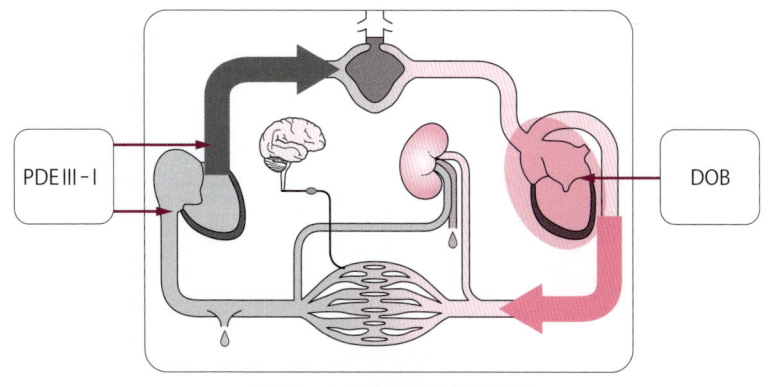

図2 ▶ PDE Ⅲ阻害薬の効果

現在，本邦で使用できる PDE Ⅲ阻害薬はミルリノン（ミルリーラ®）とオルプリノン（コアテック®）である．

1）ミルリノン

オルプノンと比較すると強心作用がより主であり，ドブタミンにより十分に血行動態が改善しない場合に低用量にて 0.125〜0.25 μg/kg/min から追加投与されることが多い．したがってドブタミンとの併用療法がより効果的であると考えられている．

2）オルプリノン

ミルリノンとの比較では，血管拡張作用が強く，急性増悪時での収縮期血圧が 100 mmHg 以上と，ある程度維持されている症例に対して 0.05〜0.1 μg/kg/min 程度から単独使用されることが多い．特に，右心不全症例について，肺動脈血管を拡張し右心室の後負荷を取り除くことにより循環動態を改善する目的で投与される（図2）．この場合，右心室に対して十分な前負荷がかかっていないと血圧低下をきたすことがあるため，入院後速やかに低用量から使用する．

3 病態に応じた選択と投与方法

急性心不全の病態（図3）に応じて，強心薬を使用することが望ましい．

a．cardiac failure type; おもに急性心筋梗塞

急性心筋梗塞により急激にポンプ能が低下すると，身体は前負荷を動員して

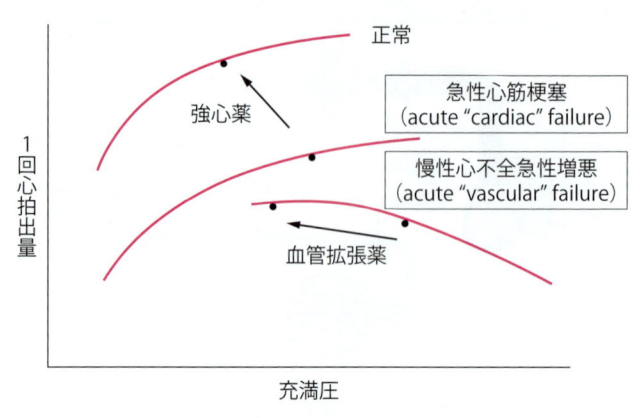

図3 ▶ cardiac failure と vascular failure

血行動態を維持しようとする．にもかかわらず重篤な心筋の障害により十分な代償が得られず，重篤な前方障害（すなわちショック，プレショック）が生じることがある．この場合インターベンションによる速やかな心機能の回復が必要であり，多くの場合少なからぬ心機能の改善が見込まれる．こういったケースでの強心薬投与の考え方は「インターベンションによる心機能回復までの短期的なポンプ能のサポート」であり，血圧を指標に5〜10 μg/kg/min 程度のドパミンを選択する．

b．vascular failure type；おもに慢性心不全の急性増悪

慢性心不全の急性増悪については「もともと心機能が悪い」「もともと血圧が低い」わけであるため，強心薬の適応については慎重に評価しなければならない．いい換えると「低灌流状態；cold」を正しく判定することが必要となる．まずは「全身倦怠感；general fatigue」を基本とした低心拍出時の症状に加えて，頻脈，脈圧の低下や尿量の低下などを指標とする．

使用する強心薬は「後負荷」を増強するものであると，低心機能である場合にはかえって心拍出量を低下させる危険がある（図4）ため，末梢血管抵抗を増やさないドブタミンや，むしろ末梢血管を拡張させるPDE Ⅲ阻害薬が第1選択となる．

具体的には，血圧が100 mmHg以上に維持されている低心機能症例（EFが30%以下）では，0.05〜0.1 μg/kg/min 程度のオルプリノン単独投与が効果をも

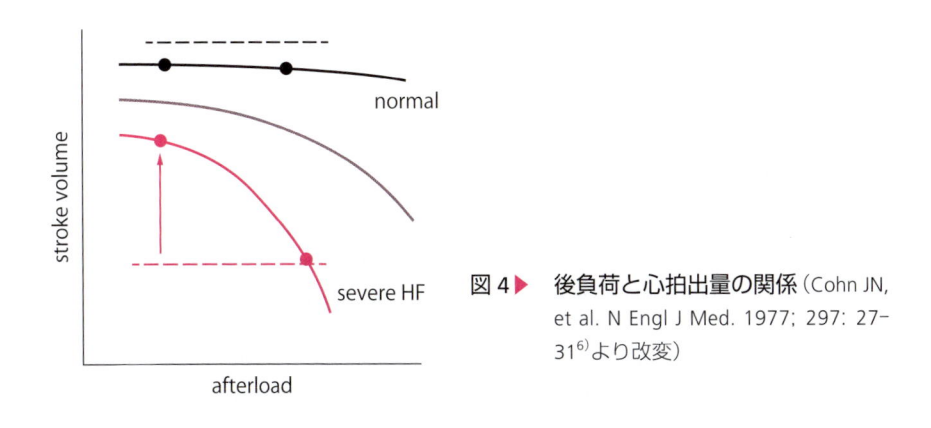

図4▶ 後負荷と心拍出量の関係(Cohn JN, et al. N Engl J Med. 1977; 297: 27-31[6])より改変)

つ場合が多い．血圧が 100 mmHg 未満であるような重症例ではドブタミンを 1.5〜3.0 μg/kg/min で開始し，効果不十分である場合には 0.125〜0.25 μg/kg/min のミルリノンを併用していく．即効性を期待する場合にはドブタミンを中心に治療を行う．

4 効果の評価

　効果判定は，そのまま「開始した理由」の評価である．すなわち血圧が低いと判断して開始したのならば血圧が上昇するかどうかを評価することとなり，尿量が足りないと判断して開始されたのならば尿量を評価することとなる．その他，急性期には脈拍数の低下や症状の改善が鋭敏な指標となる．「いつ強心薬を減量・中止してよいか難しい」という質問を聞くことがあるが，その原因は強心薬を減量するときにではなく，強心薬を始めるときにある．すなわち強心薬を開始した理由が曖昧な場合には，効果判定も曖昧となり，目的なく投与が継続され，強心薬の「悪者」としての面が出現する．強心薬を「開始する理由」は，投与開始前に十分明らかにさせておく必要があることを強調しておく．

まとめ

　本稿では強心薬，特に PDE Ⅲ 阻害薬の種類とその使い方について概説した．強心薬は必要不可欠な薬物であるが，漫然と投与し続けることは慎むべきである．Evidence がない領域であるがゆえに，施設ごとにしっかりとした基準を設

けて開始，減量，中止を管理し，臨床データの蓄積を心がけるべきである．

■文献

1) Kato M, et al. Should we use outpatient dobutamine or milrinone? Circ Heart Fail. 2009; 2: 377-8.
2) O'Connor CM, et al. Continuous intravenous dobutamine is associated with an increased risk of death in patients with advanced heart failure: insights from the Flolan International Randomized Survival Trial (FIRST). Am Heart J. 1999; 138 (1 Pt 1): 78-86.
3) Cuffe MS, et al. Outcomes of a Prospective Trial of Intravenous Milrinone for Exacerbations of Chronic Heart Failure (OPTIME-CHF) Investigators. Short-term intravenous milrinone for acute exacerbation of chronic heart failure: a randomized controlled trial. JAMA. 2002 27; 287: 1541-7.
4) Fonarow GC. The treatment targets in acute decompensated heart failure. Rev Cardiovasc Med. 2001; 2 Suppl 2: S7-12. Review.
5) Effects of pimobendan on adverse cardiac events and physical activities in patients with mild to moderate chronic heart failure: the effects of pimobendan on chronic heart failure study (EPOCH study). Circ J. 2002; 66: 149-57.
6) Cohn JN, et al. Vasodilator therapy of cardiac failure. N Engl J Med. 1977; 297: 27-31.

<加藤真帆人>

3章 初期救急治療

3 初期治療に必要な基本薬剤
D．血管拡張薬

> **ここがポイント**
> - 血管拡張薬の治療標的は，主に前負荷軽減に基づくうっ血の解除である．
> - 肺うっ血による呼吸困難例には，収縮期血圧が保持されたら，硝酸薬のスプレー剤舌下噴霧を行う．
> - 硝酸薬静注は，フロセミド静注に比し低酸素血症の改善が速い．
> - 体液過多の乏しい症例では，カルペリチドはときに血圧を急降下させる．
> - 失敗しないために，うっ血治療の第1手は酸素化とフロセミド静注より開始する．

1 急性心不全の治療標的は何か―血管拡張薬の立ち位置を考えるうえで

　急性心不全は，高リスク病態である．最適な薬物治療を語るには，その治療標的を見誤ってはならない．まずは，目の前の困難を乗り越え，生き残らせること．これなしには，先々を語る土俵へ登れない．次に，生き残るにしても，治療介入の過程で，被る犠牲を最小限に食い止めること．心臓死を逃れるために，他臓器の犠牲を払う場面も少なくない．そして，急性期を乗り切れたら，慢性期に良好な形で橋渡しすること．慢性期での最大の標的は，予後の改善に他ならない．そして最後に，薬物療法の限界を知ること．薬物療法のみで凌げない急性心不全では，デバイス治療や外科的介入をためらってはならない．血管拡張薬をどう活かすかは，このような治療の標的と時相を意識することである．

2 基本病態に基づく血管拡張薬

a．うっ血治療

　心不全急性期・増悪期は，血行動態指標でガイドしながら，「目に見える治療」を行う．心ポンプ機能が障害されると，下流に血が十分流れない「低心拍出」と，捌けない血が上流に溜まる「うっ血」との，「目に見える」2 現象が惹起しうる．これを Swan-Ganz カテーテルを用いて 2 次元空間に表出したのが Forrester 分類であり，身体所見を用いたのが Nohria-Stevenson 分類である．急性心不全の多くは，「うっ血＋，低心拍出−」（Warm & Wet）である．血管拡張薬の治療標的は，前負荷軽減に基づくうっ血の解除が主体である．後負荷軽減に基づく低心拍出への効果もあるが，血管拡張による血圧低下に心拍出量の上昇が追いつかない場合，低血圧による弊害が末梢臓器に招来する可能性がある．

b．急性期の first touch

　心不全超急性期では，患者救命と苦痛改善を最優先する．すなわち，血行動態の改善，酸素化，一部の基礎心疾患除外を行う．血行動態への介入薬として，うっ血に対しては血管拡張薬と利尿薬を，末梢循環不全ではカテコラミン薬の静脈内投与を行う．酸素化には，半起座位にて酸素投与もしくは非侵襲的陽圧換気療法を活用し，収縮期血圧が 90 mmHg 以上あれば硝酸薬のスプレー剤舌下噴霧を行う．受診時の収縮期血圧を用いた Clinical Scenario（CS）は，非専門医にも使いやすい治療戦略の目安である．血圧高値の CS1 では，後負荷上昇が心不全増悪の主要因であり，血管拡張薬による降圧を主軸に置く．特に，急性心原性肺水腫には効果が高い．CS2 や CS3 でも血管拡張薬を用いることはあるが，少なくとも第 1 選択として登場することは少ない．

c．急性僧帽弁逆流

　急性僧帽弁逆流（MR）では，緊急手術が前提だが，周術期リスクを下げるためにも，左房圧を下げる薬物治療は重要である．また，左房のコンプライアンスが高い場合，緊急手術に回らず，薬物治療などで超急性期を乗り切れる症例もいる．MR は，左室収縮により生じるため，後負荷を軽減する，すなわち，

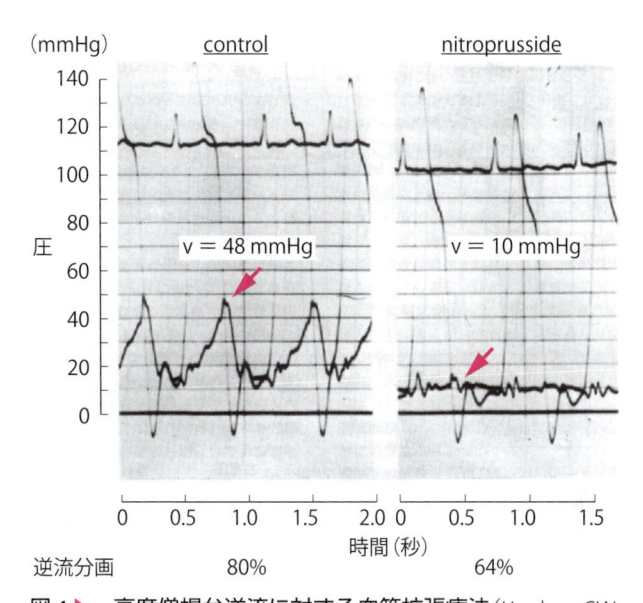

図1 ▶ 高度僧帽弁逆流に対する血管拡張療法(Harshaw CW, et al. Ann Intern Med. 1975; 83: 312-6)[1]
高度僧帽弁逆流において，ニトロプルシドは後負荷を軽減し，肺動脈楔入圧のv波著減（矢印）により，肺うっ血を改善させる．

体血管抵抗を減ずる薬剤が有効である．欧米ではニトロプルシドが推奨される（図1)[1]が，血圧管理がきわめて難しく，何しろ使用経験が圧倒的に少ないため，わが国の実地現場ではほぼ使われない．PDE阻害薬は強心薬に分類されるが，高用量では血管拡張作用が前面に立つ．特に低心機能例においてはその強心作用と相俟って，硝酸薬など純粋な血管拡張薬に比して血行動態が不安定になりにくく，肺血管抵抗も低下させる（図2)[2]ことで，MR合併心不全の急性期治療に便利である．

d．拡張期心不全での血圧管理と血管拡張薬

心不全の血行動態を理解するに，「前負荷-心ポンプ力」との病態軸の他に，心室動脈連関と称された「心ポンプ力-後負荷」関係が注目されている．血圧は血管抵抗を示唆する基本指標であり，血圧上昇は血管収縮を暗示する．確かに，心駆出時の抵抗を下げれば，収縮期心不全での低心拍出が改善する．ただし，後方不全たる拡張期心不全において，収縮期に生ずるはずの後負荷が左室充満

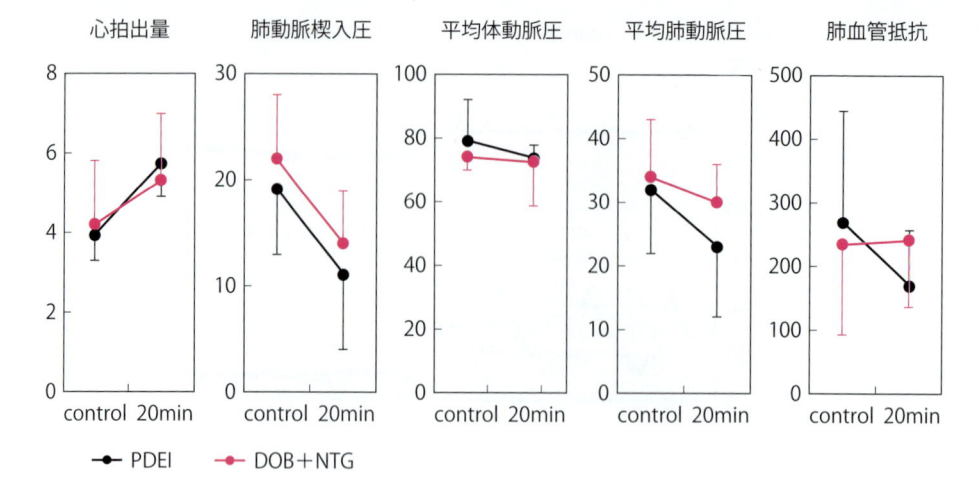

図2▶ 高度僧帽弁逆流による肺うっ血例でのPDE阻害薬の効果(Hachenberg T, et al. J Cardiothorac Vasc Anesth. 1997; 11: 453-7[2])より作成)
ドブタミン＋ニトログリセリンおよびPDE阻害薬のいずれも，僧帽弁逆流による肺動脈楔入圧を同様に減少させた．しかしこの際，PDE阻害薬で，肺動脈圧をより低下させた．

圧に連動することを理解するには圧容量曲線を理解せねばならない．収縮期では大動脈弁解放により左室と体動脈が一腔化し，後負荷は体動脈（Ea）のみならず左室（Ees）を含めたスティフネスで規定される（図3a）．拡張期心不全では両エラスタンスが上昇し，わずかな左室充満容量や体血管抵抗の上昇により，左室拡張末期圧が大きく上昇する（図3b）[3]．著明に血圧が上昇した急性心不全は，末梢血管収縮が増悪原因とされ，afterload mismatchとよばれる．しかし実際は，容量負荷などの変化により，原因ではなく結果として血圧が上昇しうる．ただし，どちらの機序にも血管拡張療法は有用で，血圧上昇時には血管拡張薬にて初期介入を図る．この際の最適な薬剤は一定の見解がなく，経験則的に選択するしかない．

3 血管拡張薬―各論（表1）

a．硝酸薬

長い歴史に裏付けられた硝酸薬の最大の売りは，現場での使い慣れである．ニトログリセリンおよび硝酸イソソルビドは，いずれもNOを介して血管平滑

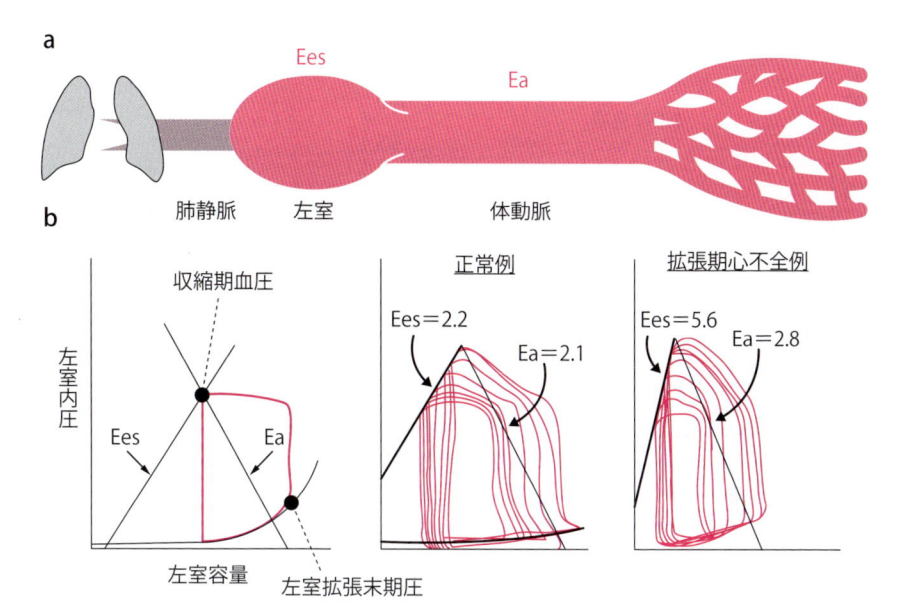

図 3 ▶ 拡張期心不全での後負荷の概念と圧容量曲線
後負荷は体動脈（Ea）のみならず左室（Ees）を含めたスティフネスで規定される（a）．拡張期心不全での圧容量曲線では Ea, Ees が急峻化し，わずかに容量や血管抵抗が変化するだけで左室拡張末期圧が容易に上昇する（b）．

■ 表1 ■ 急性心不全に用いる血管拡張薬

薬品名	ガイドライン推奨投与量	副作用
ニトログリセリン	0.5〜10 μg/kg/分で持続静注	肺内シャントによる低酸素血症．過度な降圧．耐性に注意．
硝酸イソソルビド	1〜8 mg/時，0.5〜3.3 μg/kg/分で持続静注	肺内シャントによる低酸素血症．過度な降圧．耐性に注意．
ニトロプルシド	0.5 mg/kg/分から持続静注を開始し，血行動態により用量調整（0.5〜3 μg/kg/分）	肺内シャントによる低酸素血症．過度な降圧．耐性に注意．
カルペリチド	0.0125〜0.025 μg/kg/分から持続静注を開始し，血行動態により用量調整（0.2 μg/kg/分まで）	左室前負荷が少ない症例で過度な降圧・ショック．
ニコランジル	0.05〜0.2 μg/kg/分で持続静注	過度な降圧が少ない．

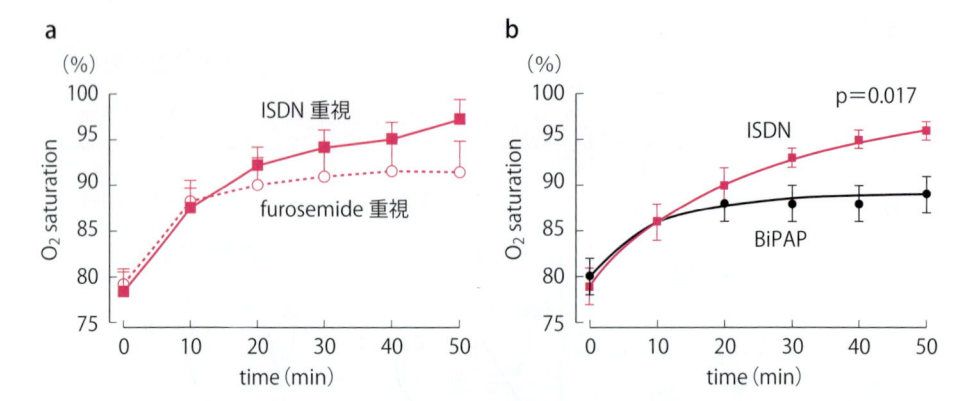

図4 ▶ 急性心不全での低酸素血症における硝酸薬の改善効果
重症肺水腫患者において，「高用量の硝酸薬＋低用量フロセミド」の治療群が，「高用量のフロセミド＋低用量の硝酸薬」に比して，有意に低酸素血症は改善した（a: Cotter G, et al. Lancet. 1998; 351: 389-93[4]）．硝酸薬は，BiPAP に比べても低酸素血症の改善度が大きかった（b: Sharon A, et al. J Am Coll Cardiol. 2000; 36: 832-7[5]）．

筋内のグアニル酸シクラーゼを刺激し，低用量では静脈系血管を，さらに高用量にすると動脈系血管をも拡張させ，前負荷および後負荷を軽減させる．また，心臓への循環血流を低下させる結果，心筋酸素需要量を減少させ，また，表在性の太い冠動脈の弛緩により側副血行路が新生し，虚血性心疾患に有利に働く．

　使い慣れの矛先は，血行動態が不安定な超急性期使用への安心感に向かう．しかも，重症肺水腫患者を用いた臨床研究[4]にて，高用量の硝酸薬＋低用量フロセミドの方が，高用量のフロセミド＋低用量の硝酸薬に比して，人工呼吸器の導入率が低いと報告された（図4a）．硝酸薬は，フロセミド静注に比し低酸素血症の改善が速く，BiPAP に比してもその改善度は大きい（図4b）[5]．ただし，硝酸薬は耐性が出現しやすく，長期使用では失活していることも少なくないので，症候改善を目的に効かせたい時間帯に限局させる．また，副作用として作用機序に基づく血圧低下と，肺内シャント増加があると動脈血酸素飽和度が低下する場合がある．なお，硝酸イソソルビドは，ニトログリセリンに比し動脈よりも静脈に対する選択性が高く，肺うっ血の解除過程で血圧低下をきたしにくい．

■ 表2 ■　カルペリチドと硝酸薬の比較

	カルペリチド	硝酸薬
動脈拡張	弱い	強い
静脈拡張	強い	強い
冠血管拡張	弱い	あり
RAA系	アルドステロン直接抑制 A-Ⅱ抑制も	血圧低下時は反射的に活性化
交感神経系	抑制あり	抑制なし
利尿作用	あるが，比較的弱い	なし
腎保護効果	髄質血流増加による 尿細管保護？	なし
耐性	1週間以上	24時間以内

b．カルペリチド

　静脈系を中心とした物理的な血管拡張作用を有する硝酸薬と異なり，カルペリチドは善玉ホルモンとしてのナトリウム利尿ペプチド人工合成物である（表2）．利尿と血管拡張という，うっ血を解除する二大手段を併せ持ち，静注薬のため投与量が微調整できる．さらに，神経体液性因子を調整することで臓器保護などの付加的ポテンシャルを有する可能性があり，副次作用が減ずる少量投与という新たな使用法が現場に広く普及している[6]．

　体液過多を有し，血圧が保持されている急性心不全症例では，少量投与（0.025 μg/kg/分前後）から開始することが多い．血行動態の変化に右往左往することが少なく，非専門医にとっても安心して使える第1選択薬であろう．ただし，体液過多の乏しい症例では，血圧の急降下がみられる場合があり，事前にエコーにて下大静脈径を観察しておいた方が無難である．過量投与では，腎機能悪化にも留意する．一方，強力なうっ血改善効果を期待する場合には，物足りなく感ずることもある．本剤の静脈拡張作用は用量依存性であるが，利尿効果は用量を上げても増加しないことが多い．高用量（0.1〜0.2 μg/kg/分）にしても利尿効果の増強は限定的で，不十分な場合は他の利尿薬を併用する．一部に，腎機能障害を合併する例で汎用される傾向にあるが，有用性を結論づける臨床データは十分でない．また，急性期治療薬でありながら慢性期予後をも見据えた効果も期待されてきたが，現時点では十分なエビデンスとして確立できていない．

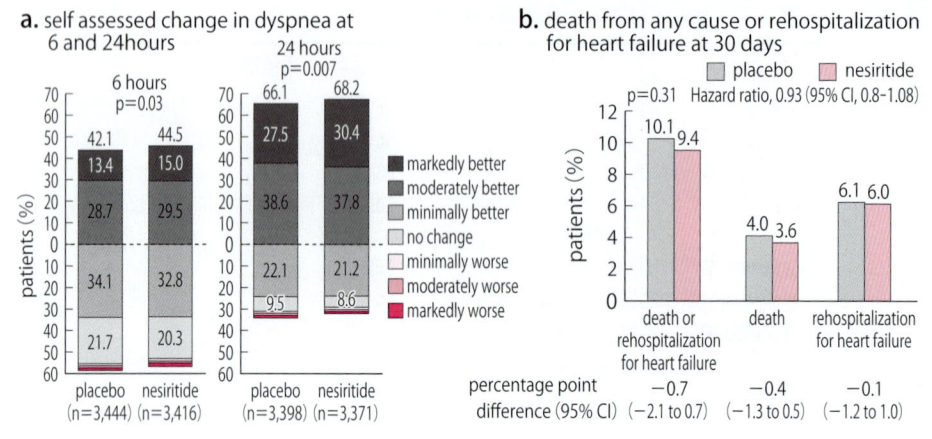

図 5 ▶ ASCEND-HF 試験 (van Deursen VM, et al. Circulation. 2014; 130: 958-65)[12]
急性心不全患者において，ネシリチド群は標準治療群に比べて軽度ながら自覚症状を改善した（a）が，死亡率は低下させなかった（b）．

c．ニコランジル

硝酸薬様作用と ATP 感受性 K チャネル開口作用を有し，中動脈および冠動脈を含む細小動脈を拡張させる．その結果，冠血流を増加させるとともに，前負荷および後負荷を低下させる．血行動態に対する影響は比較的穏やかであり，血圧低下が危惧される患者では使いやすい血管拡張薬である[7]．プレコンディショニング効果と活動電位短縮による心筋保護を発揮し，特に虚血性心疾患に伴う急性心不全に使われやすい．

d．血管拡張薬を比較するエビデンスとその解釈

急性心不全におけるカルペリチド類似薬であるネシリチド（BNP 製剤）とニトログリセリンの有効性，安全性を比較した VMAC 試験[8]では，ネシリチドで肺動脈楔入圧の低下がすみやかで，かつ，大きいことが示された．しかし，急性心不全のレジストリ研究である ADHERE で後向き解析が行われると，ネシリチドは尿量を増加させず，むしろ腎機能は悪化した[9]．この相反する結果を受けて，大規模な二重盲検ランダム化比較試験 ASCEND-HF[10]が組まれた．その結果，ネシリチド群で軽度ながら自覚症状が改善し，一方で，腎機能の悪化にも死亡率の上昇にも関連していなかった（図5）．いわゆる「安全性」は担保された形であったが，その後のサブ解析では，ネシリチドは尿量を通常治療群

a

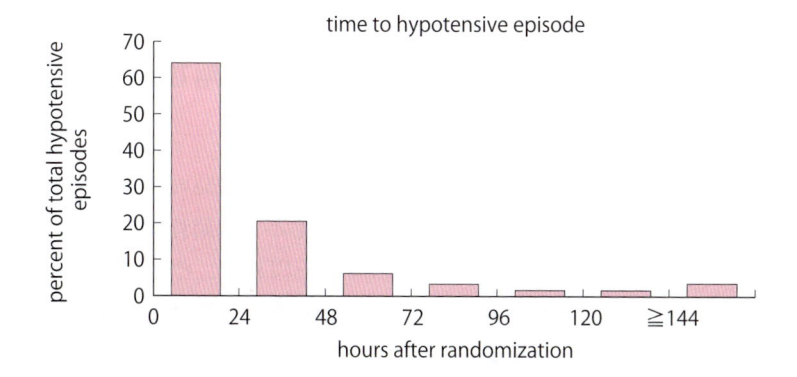

time to hypotensive episode

(棒グラフ: percent of total hypotensive episodes 対 hours after randomization)

b

outcome	total	no hypotension	hypotension	adjusted HR	95% CI	Cox p value
30-day mortality	273/7,118 (3.8)	162/5,565 (2.9)	111/1,553 (7.1)	2.03	1.57-2.61	<0.001
30-day mortality or HF hospitalization	686/6,938 (9.9)	455/5,422 (8.4)	231/1,516 (15.2)	1.58	1.34-1.86	<0.001
30-day mortality or all-cause hospitalization	1,067/6,942 (15.4)	747/5,424 (13.8)	320/1,518 (21.1)	1.40	1.22-1.61	<0.001

図6▶　心不全急性管理中の血圧低下イベント(Patel PA, et al. Circ Heart Fail. 2014; 7: 918-25)[15]
血圧低下イベントは，急性心不全管理の24時間以内に最も多く出現し（a），独立した予後悪化因子であった（b）．

と比較し有意に増加させず[11]，腎機能に対しても好ましい効果はなく[12]，さらには，血圧低下を伴った場合むしろ予後を悪くする可能性がある[13]ことが報告された．ちなみに，当科での経験では，少なくとも血行動態への影響は，カルペリチドと硝酸薬との間に有意な差はみられなかった[14]．

　ここで，ナトリウム利尿ペプチド製剤の功罪を論ずると同時に，有効な急性心不全治療とはいったい何か，どのように実証すべきかが今，問われていることも指摘しておく．試験デザインで言うと，ASCEND-HFは，従来の急性期治療に加え，治験薬を用いることの意義を検証した．言い換えれば，フロセミドだけで臨床徴候を改善しうる症例に対し，あえて（必要もない）治験薬を足すことの意義である．決して，他の血管拡張薬とhead-to-headで対比させた試験ではない．望ましいエンドポイントとは何か—実地臨床からの視点が求められている．

4 新たな「失敗しない治療」の考え方～急性期での血管拡張薬の守備範囲

　収縮期血圧の低値は，慢性心不全患者や心不全急性増悪時のリスクであることは広く知られた事実である．これに加え，急性心不全初期管理の段階で生じた血圧低下が予後悪化要因として注目されている（図6)[15]．CS1症例を中心に血管拡張薬が広く使われるが，過量投与による血圧低下は避けるべきである．うっ血治療の第1手としては酸素化とフロセミド静注より開始し，必要に応じて持続静注の血管拡張薬を追加するワークフローが血圧低下をきたしにくい．ときに転帰が予想できない急性心不全治療で，リスクを抱えてまで満点を目指す必要性は低い．いかに失敗せず，慢性期に橋渡しするかと考える姿勢も大切である．

■文献

1) Harshaw CW, et al. Reduced systemic vascular resistance as therapy for severe mitral regurgitation of valvular origin. Ann Intern Med. 1975; 83: 312-6.
2) Hachenberg T, et al. Cardiopulmonary effects of enoximone or dobutamine and nitroglycerin on mitral valve regurgitation and pulmonary venous hypertension. J Cardiothorac Vasc Anesth. 1997; 11: 453-7.
3) Borlaug BA, et al. Ventricular-vascular interaction in heart failure. Heart Fail Clin. 2008; 4: 23-36.
4) Cotter G, et al. Randomised trial of high-dose isosorbide dinitrate plus low-dose furosemide versus high-dose furosemide plus low-dose isosorbide dinitrate in severe pulmonary oedema. Lancet. 1998; 351: 389-93.
5) Sharon A, et al. High-dose intravenous isosorbide-dinitrate is safer and better than Bi-PAP ventilation combined with conventional treatment for severe pulmonary edema. J Am Coll Cardiol. 2000; 36: 832-7.
6) Suwa M, et al. Multicenter prospective investigation on efficacy and safety of carperitide for acute heart failure in the 'real world' of therapy. Circ J. 2005; 69: 283-90.
7) Tanaka K, et al. Acute effects of intravenous nicorandil on hemodynamics in patients hospitalized with acute decompensated heart failure. J Cardiol. 2010; 56: 291-9.
8) Publication Committee for the VMAC Investigators. Intravenous nesiritide vs nitroglycerin for treatment of decompensated congestive heart failure: a randomized controlled trial. JAMA. 2002; 287: 1531-40.

9) Wang DJ, et al. Nesiritide does not improve renal function in patients with chronic heart failure and worsening serum creatinine. Circulation. 2004; 110: 1620-5.
10) O'Connor CM, et al. Effect of nesiritide in patients with acute decompensated heart failure. N Engl J Med. 2011; 365: 32-43.
11) Gottlieb SS, et al. Effects of nesiritide and predictors of urine output in acute decompensated heart failure: results from ASCEND-HF (acute study of clinical effectiveness of nesiritide and decompensated heart failure). J Am Coll Cardiol. 2013; 62: 1177-83.
12) van Deursen VM, et al. Nesiritide, renal function, and associated outcomes during hospitalization for acute decompensated heart failure: results from the Acute Study of Clinical Effectiveness of Nesiritide and Decompensated Heart Failure (ASCEND-HF). Circulation. 2014; 130: 958-65.
13) Patel PA, et al. Hypotension during hospitalization for acute heart failure is independently associated with 30-day mortality: findings from ASCEND-HF. Circ Heart Fail. 2014; 7: 918-25.
14) Mizutani T, et al. Comparison of nitrite compounds and carperitide for initial treatment of acute decompensated heart failure. Int Heart J. 2011; 52: 114-8.
15) Patel PA, et al. Hypotension during hospitalization for acute heart failure is independently associated with 30-day mortality: findings from ASCEND-HF. Circ Heart Fail. 2014; 7: 918-25.

<猪又孝元>

4 初期治療に必要な不整脈の知識

A. 致死性心室性不整脈の治療

1 致死性心室性不整脈に対する考え方

ここがポイント
- 血行動態破綻→まず不整脈を止める！
- 一方で，考えられる原因・誘因に対しできる限りの対処する→カテーテル先端位置確認，電解質異常（K, Mg, Ca），酸素化不良，心筋虚血，心不全悪化，薬物，甲状腺機能亢進，感染など

　急性心不全において，致死性心室性不整脈は心不全を増悪させ，さらに不整脈を誘発するという悪循環をきたす．血行動態を破綻させる不整脈はできる限り速やかに停止させる必要がある．現場では，まず不整脈を止める対処と同時に不整脈の原因検索，不整脈を助長する可能性に対し対処をすることになる．医療者として，モニタリング用のカテーテルの先端が心室を刺激していないか，KやMgなどの電解質異常，酸素化が悪くないか，心不全の治療薬による催不整脈作用などをチェックすることが大切である．

2 致死性心室性不整脈に対する治療

ここがポイント
- 急性心不全であるので，血圧低下しているならいうまでもなくDC．
- DC後も繰り返す場合はアミオダロン，ニフェカラント静注（まずはボーラス投与！　血中濃度をあげないと意味がない）．

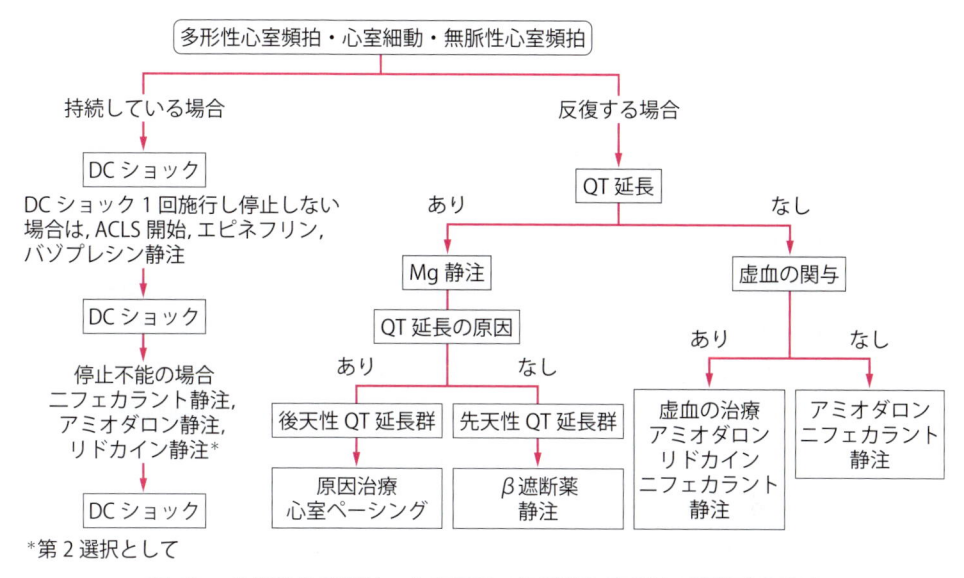

```
                      多形性心室頻拍・心室細動・無脈性心室頻拍
                      ┌──────────────────┴──────────────────┐
                 持続している場合                          反復する場合
                      │                                          │
                 ┌─────────┐                              ┌──────────┐
                 │ DCショック │                              │  QT延長   │
                 └─────────┘                              └──────────┘
   DCショック1回施行し停止しない                    あり ┌────────┴────────┐ なし
   場合は，ACLS開始，エピネフリン，                    │                    │
   バゾプレシン静注                            ┌─────────┐          ┌──────────┐
                                              │ Mg静注   │          │ 虚血の関与 │
                 ┌─────────┐                  └─────────┘          └──────────┘
                 │ DCショック │                      │            あり ┌──┴──┐ なし
                 └─────────┘                  ┌───────────┐            │      │
   停止不能の場合                              │ QT延長の原因│      ┌────────┐ ┌────────┐
   ニフェカラント静注，                        └───────────┘      │虚血の治療│ │アミオダロン│
   アミオダロン静注，                         あり ┌────┴────┐ なし │アミオダロン│ │ニフェカラント│
   リドカイン静注*                            ┌────────┐ ┌────────┐ │リドカイン │ │  静注   │
                                             │後天性QT│ │先天性QT│ │ニフェカラント│ └────────┘
                 ┌─────────┐                 │ 延長群  │ │ 延長群 │ │  静注   │
                 │ DCショック │                 └────────┘ └────────┘ └────────┘
                 └─────────┘                     │          │
                                              ┌────────┐ ┌────────┐
   *第2選択として                              │ 原因治療 │ │β遮断薬 │
                                              │心室ペーシング│ │  静注  │
                                              └────────┘ └────────┘
```

図1▶ 多形性心室頻拍・心室細動・無脈性心室頻拍: 発作時の治療
循環器病の診断と治療に関するガイドライン（2008年度合同研究班報告）．
不整脈薬物治療に関するガイドライン（2009年改訂版）．
www.j-circ.or.jp/guideline/pdf/JCS2009_kodama_h.pdf（2016年1月閲覧）

■ それでも停止しないようであれば，β遮断薬（ランジオロール），
鎮静・麻酔薬，PCPS/IABP挿入を考慮．

日本循環器学会ガイドラインによると（図1）…
- 血行動態破綻していればまずDC
- 再発するなら
  第1選択薬：アミオダロンまたはニフェカラントの静注．
  虚血の場合は虚血を改善させるまでの間，リドカインも有効．
- 再発を繰り返す場合
  QT延長や虚血がないかをチェックする．
  延長している場合は原因検索とともに，Mgの投与　K補正．
  （延長がない場合でも血中濃度測定しながら投与考慮）
  徐脈が原因と考えられるなら，心室ペーシングで心拍数を増やす．

electrical storm の場合で上記いずれにても停止できない単形性心室頻拍であればカテーテルアブレーションも考慮する，とある．

＜QT延長の原因＞
1. 抗不整脈薬: Ia群，Ⅲ群
2. 著明な徐脈
3. 電解質異常: 低K血症，低Mg血症，低Ca血症
4. 向精神薬: フェノチアジン系，ブチロフェノン系，抗うつ薬（三環系）
5. 抗生剤: エリスロマイシン系，ペンタミジン
6. その他の薬剤: テルフェナジン，シメチジン，シサプリド，プロブコール
7. 内分泌疾患: 甲状腺機能低下症，副甲状腺機能低下症，褐色細胞腫
8. 脳血管障害: くも膜下出血，脳内出血，頭部外傷
9. 栄養障害: 神経性食思不振，飢餓
10. 感染症: HIV
11. 心疾患: 心筋炎，心筋梗塞，心腫瘍，たこつぼ心筋症，筋原性疾患を含む．

3　致死性心室性不整脈治療で使われる薬剤

添付文書およびガイドライン推奨投与量については表1参照のこと．

a．アミオダロン（アンカロン®）

> **ここがポイント**
> ■ 血中濃度が上がりにくいので，効果がない場合には添付文書の用法・用量に加えボーラス投与をする
> ■ 投与開始後，心電図はもちろんのこと毎日血液データ（朝夕）とX線・聴診を．

これはAHAでも推奨される薬剤であり，多くの臨床試験が行われている．繰り返すVT/VF（electrical storm）342例に対する静注アミオダロンの効果をみた研究がある[1]．経口では効果発現の遅いアミオダロンをどのくらいの用量で投与すると効果発現が速いか，について検討したものである．投与方法は表

■ 表1 ■ 各薬剤の投与法

	投与量	副作用
アミオダロン	溶解：5%ブドウ糖液 初期投与：125 mg＋溶解液 100 mL．持続注入ポンプで 10 mL/分の速度で 10 分間投与 負荷投与：750 mg＋溶解液 500 mL．持続ポンプで 33 mL/時で 6 時間投与 維持投与：負荷投与の要領で 17 mL/時で 42 時間投与 電気的除細動抵抗性 VF または無脈性 VT による心停止：300 mg または 5 mg/kg を 5%ブドウ糖液 20 mL に加えボーラス投与．その後も持続する場合には 150 mg または 2.5 mg/kg を 5%ブドウ糖液 10 mL に加え追加投与できる．	急性肝障害（ときに致死的） 間質性肺炎 徐脈，TdP，心不全増悪，QT 延長 甲状腺機能異常（静注のみではほとんど出現しない）
ニフェカラント	溶解：生食または 5%ブドウ糖液 初期投与：0.3 mg/kg を 5 分間で静注 維持投与：0.4 mg/kg/時を等速度で	QT 延長，心室頻拍，心室細動 torsade de points 肝酵素上昇
ランジオロール	（致死性不整脈に対しては保険適用外．推奨投与方法はないので本文参照） 添付文書の用量用法で 1 μg/kg/分より開始し心拍数血圧を測定しながら 10 μg/kg/分まで増量可	低血圧・ショック 徐脈，心停止，洞停止 肝酵素上昇
リドカイン	1〜2 mg/kg（50〜100 mg）1〜2 分で静注 効果がない場合，5 分後に同量で再投与 持続静注：1〜2 mg/分（最高 4 mg/分まで）．1 時間 300 mg を超えないよう．	PQ 延長，QRS 幅増大 徐脈，ショック 意識障害，振戦，けいれん 悪性高熱

2 に示す通りである．その結果図 2 に示すように 1,000 mg/24 時間投与群で優れた不整脈抑制効果を認めた．有害事象の発生率はこの 3 群間で差はなかった．

アミオダロンは分布容積が 106 L/kg と非常に大きく，蛋白結合率も 96％ととても高いため，いくら静注といえどもその薬効を発揮する遊離体で血液中に存在し続けることが難しい薬剤である．分布容積が大きいということは，投与された薬剤が血管外の組織：脂肪組織，骨，肝臓などにどんどん移動していくため，体内で平衡状態になるまでに時間がかかる．そのため，有効血中濃度を

■ 表2 ■ アミオダロンの投与方法

用量	点滴方法	投与速度
125 mg/24時間	初期急速投与 負荷投与 維持投与	18.75 mg を 10 分以上 0.125 mg/分（0〜6 時間） 0.065 mg/分（6〜24 時間）
500 mg/24時間	初期急速投与 負荷投与 維持投与	75 mg を 10 分以上 0.50 mg/分（0〜6 時間） 0.25 mg/分（6〜24 時間）
1,000 mg/24時間	初期急速投与 負荷投与 維持投与	150 mg を 10 分以上 1.0 mg/分（0〜6 時間） 0.5 mg/分（6〜24 時間）

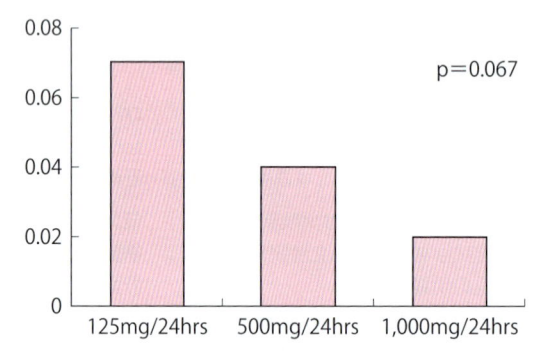

図2▶ アミオダロン投与後の VT/VF 発生回数（1 時間当たりの回数中央値）

（Scheinman MM, et al. Circulation. 1995; 92: 3264-72）[1]

あげるためにはボーラス投与が必要になる．用法・用量どおりに使用しても VT/VF が繰り返される場合にはボーラス投与を随時使用する必要がある．この研究でも各群においてボーラス投与（150 mg）は平均 1.7〜2.5 回行われており，特に投与量の少ない 2 群において多く使われていた．日本でも「電気的除細動抵抗性の VF あるいは無脈性 VT による心停止時」には 300 mg または 5 mg/kg のボーラス投与，なおも心室性不整脈が持続する場合には 150 mg または 2.5 mg/kg の追加投与が認められている．

静注における注意すべき副作用としては，急性肝障害がある．静注による肝障害では，アミオダロンそのものではなく可溶化剤として使用されているポリ

ソルベート80による反応とされている．気づかれないと致死的になる場合もあり，また投与後24時間以内の急性期に起こることが報告されている．もともと肝機能が悪い症例は高齢者など特に注意が必要であるが，投与中は全例肝機能のチェックを日に2回はやったほうがよいであろう．その他の副作用として，間質性肺炎，TdPなどの致死性不整脈の悪化，血圧低下，徐脈がある．間質性肺炎についてはX線画像所見および咳などの臨床症状やラ音などの理学所見に十分注意することが必要である．副作用が出現した場合には投与を中止する．注射薬は経口薬よりも半減期は短いが，大きい分布容積のため血清からの消失半減期は平均で2週間と思いのほか，長い．

b．ニフェカラント（シンビット®）

ここがポイント

- エビデンスは少ないが，VT/VF停止には効果あり．
- 特に持続静注ではQT延長に注意．

　これは注射薬のみである．日本でのみ認可・販売されている薬なので，海外でのエビデンスはなく，ニフェカラントの有効性に関する検討はわずかにすぎない．そのなかでもRELIEF（refractory VT/VF, Prospective Evaluation to Differentiate Lidocaine Efficacy from Nifekalant）という国内研究がある[2]．これは電気ショック抵抗性VF/VTに対して，AHAの推奨するアミオダロンと同じ位置づけにニフェカラントを置けるのか，リドカインと比較検討したものである．これによると単回投与だけでVT/VFの停止した例はニフェカラント群で41％，リドカイン群7％，単回投与＋DCでVT/VF停止したのはニフェカラント群で81％，リドカイン群で54％（OR 5.0，$p=0.01$）と有意にニフェカラントの高い不整脈停止率を示した．また，心拍再開例もニフェカラント群で有意に多く認めた．これは，心静止をリドカイン群の25％で認めたこと（ニフェカラントでは0％）に関連すると考えられる．この研究の問題点としては，リドカイン群にエピネフリンの使用率が有意に高かった（ニフェカラント22％vsリドカイン71％）ため，もともとリドカイン群には血行動態がより不良の重症例が含まれていた可能性がある．
　リドカインには除細動閾値をあげDCの効果を低下させたり，心静止が増え

るので蘇生成功率が低下するという報告がある[3,4]．一方でニフェカラントは除細動閾値を下げDCの効果を上げるという動物実験の報告[5]があり，こういった薬剤の特性が結果の差となって表れたのかもしれない．

ところで，VT/VF停止効果についてアミオダロンとニフェカラントでどちらが優れるのか．レトロスペクティブに検討した報告は散見されるが，いずれも2者に大きな差はないようである．静注薬のみのニフェカラントは血中濃度も上げやすい薬なのでVT/VF停止目的では使いやすい，アミオダロンはVT/VFの停止にも優れるが血中濃度をあげてしっかり効かせるにはコツが必要であり（上述），経口薬もあるため継続投与によりVT/VFの誘発阻止作用にも使える，ということかと思われる．

ただしニフェカラント投与時の注意点としてはQT延長があげられる．アミオダロンにもQT延長作用はあるが，特にニフェカラントはIKrという再分極過程に関与するKチャネルを選択的に抑制してQT間隔と有効不応期の延長をもたらす．その効果には逆頻度依存性という特徴があり，そのため徐脈ではQT延長をきたしやすくなり，torsade de points（TdP）を惹起しやすい．これは特に持続静注で認められやすいので[6]，QT延長を認めたら投与の中止が必要である．

では，どの程度までQT延長を我慢するのか．先天性QT延長症候群ではQTcが10 msec長くなるごとに5%ほどTdPのリスクが増え，少数例の薬剤性TdPの検討ではQTc 500 msecを超えるとTdP発生リスクが2〜3倍に増えるとされる．500 msecを超えてきたら，あるいはもともとのQTcより60 msec以上伸びたら中止を検討するようACC/AHAでは提言している[7]．

c．ランジオロール（オノアクト®）

> **ここがポイント**
> - ニフェカラント，アミオダロンが効果ない場合考慮．
> - 低心機能 LVEF＜25%では使用経験がない薬剤．

これも商品名からわかるように日本で創薬された薬である．静注のβブロッカーであるが，$β_1$受容体選択性が非常に高く，半減期が4分と非常に短いこと，陰性変力作用が非常に小さいため心不全においても使用しやすいと考えら

れている．VT/VF に対しては保険適用外であるが，上記 2 つのⅢ群薬に抵抗する VT/VF の場合に効果があることが報告されている[8]．この研究ではランジオロールを 2.5γ（µg/kg/min）より投与を開始し，VT/VF が再発するたびに倍々に投与を増量していく方法をとっている（$2.5\gamma \rightarrow 5\gamma \rightarrow 10\gamma \rightarrow 20\gamma \rightarrow$ 最大 80γ まで）．その結果，42 例中 33 例で electrical storm より離脱可能であった．

副作用としては徐脈，血圧低下，心原性ショックがあげられる．投与終了後しばらく（数時間〜半日）してからショックになる例もあるようであり，今後どのような症例で注意すべきなのか，明らかにしていく必要がある．本薬剤は頻脈性心房細動の心拍コントロール目的での使用が認可されている．その根拠となった J-Land 研究では左室駆出率（LVEF）25％未満の症例は含まれておらず，また先の研究での平均 LVEF は 39％であった．重度の低心機能例における使用経験はほとんどない薬剤であることを最後に付け加えたい．

d．リドカイン

ここがポイント

- ニフェカラント，アミオダロンの使用できない症例には使用検討する．
- 高齢者では中枢神経系の副作用に注意．

アミオダロン注もニフェカラントもないころには，効果発現も早く心収縮力抑制や血圧低下が少ない性質から非常に汎用されていた薬物である．しかし，急性心筋梗塞発症時の一次性 VF に対する投与は死亡率をむしろ増加させるとする報告が相次ぎ，ST 上昇型心筋梗塞管理についての ACC/AHA ガイドラインでは AMI 発症後の VT/VF の予防を目的としたリドカインの使用は避けるよう明記されている[9]．心室性不整脈および心臓突然死に関する ACC/AHA/ESC ガイドラインでも「虚血による安定した持続性心室頻拍には使用可能」とするにとどまっている．使用方法は表 1 のとおりである[10]．

副作用としては，房室ブロック，洞徐脈など刺激伝導系抑制作用と中枢神経作用（せん妄，めまい，眠気，嘔吐，けいれん，振戦など）がある．特に高齢者では血中濃度が上昇しやすく中枢神経中毒症状が出やすいので投与の際は注意が必要である．

まとめ

急性心不全において不整脈は一過性のものであることがほとんどである．一過性の不整脈には一過性の原因・誘因がある．これらを見極めながら，不整脈をできる限り速やかに止めることが大切である．同時に不整脈を助長する因子を可能な限り取り除く/補正する努力をすることである．急性心不全では心不全に起因する交感神経活動の亢進が不整脈を助長していることもあり，鎮静が効果をもたらすことも多くある．いずれにせよ，抗不整脈薬の効果のない繰り返すVT/VFの場合には，循環補助も含め次の一手を早めに打つことが大切である．

■文献

1) Scheinman MM, et al. Dose-ranging study of intravenous amiodarone in patients with life-threatening ventricular tachyarrhythmias. The Intravenous Amiodarone Multicenter Investigators Group. Circulation. 1995; 92: 3264-72.
2) Shiga T, et al. Nifekalant versus lidocaine for in-hospital shock-resistant ventricular fibrillation or tachycardia. Resuscitation. 2010; 81: 47-52.
3) Kerber RE, et al. Effect of lidocaine and bretylium on energy requirements for transthoracic defibrillation: experimental studies. J Am Coll Cardiol. 1986; 7: 397-405.
4) Dopp AL, et al. Effect of drugs on defibrillation capacity. Drugs. 2008; 68: 607-30.
5) Murakawa Y, et al. Can a class III antiarrhythmic drug improve electrical defibrillation efficacy during ventricular fibrillation? J Am Coll Cardiol. 1997; 29: 688-92.
6) Katoh T, et al. Emergency treatment with nifekalant, a novel class III antiarrhythmic agent, for life-threatening refractory ventricular tachyarrhythmias: post-marketing special investigation. Circ J. 2005; 69: 1237-43.
7) Drew BJ, et al. Prevention of torsade de pointes in hospital settings: a scientific statement from the American Heart Association and the American College of Cardiology Foundation. Circulation. 2010; 121: 1047-60.
8) Miwa Y, et al. Effects of landiolol, an ultra-short-acting beta1-selective blocker, on electrical storm refractory to class III antiarrhythmic drugs. Circ J 2010; 74: 856-63.
9) Antman EM, et al. ACC/AHA guidelines for the management of patients with ST-elevation myocardial infarction--executive summary. A report of the American College of Cardiology/American Heart Association Task Force on Practice Guidelines (Writing Committee to revise the 1999 guidelines for the management of patients with acute myocardial infarction). J Am Coll Cardiol. 2004; 44: 671-719.
10) Zipes DP, et al. ACC/AHA/ESC 2006 Guidelines for management of patients with

ventricular arrhythmias and the prevention of sudden cardiac death: a report of the American College of Cardiology/American Heart Association Task Force and the European Society of Cardiology Committee for Practice Guidelines (writing committee to develop Guidelines for management of patients with ventricular arrhythmias and the prevention of sudden cardiac death): developed in collaboration with the European Heart Rhythm Association and the Heart Rhythm Society. Circulation. 2006; 114: e385-484.

<加藤祐子　山下武志>

3章 初期救急治療

4 初期治療に必要な不整脈の知識
B. 頻脈性上室性不整脈の治療

> **ここがポイント**
> - 心不全を合併した頻脈性上室性不整脈において通常問題となるのは心房細動である．
> - 心房細動のレートコントロールの基準は 110 bpm 未満．
> - 従来，心不全を合併した心房細動の急性期レートコントロールにはジゴキシンの静注が第 1 選択であった．
> - 心不全を合併した心房細動をより速やかにレートコントロールする上で静注 β 遮断薬であるランジオロールは有用である．

　心原性ショックに陥った場合の不整脈治療は，まずは電気的除細動であり，それは上室性不整脈であっても同様である．したがって，薬物治療という観点からは血行動態は非代償的であっても破綻していないという前提である．心不全を合併した症例における頻脈性上室性不整脈の治療は発作性上室性頻拍とか通常型心房粗動など比較的低侵襲にカテーテルアブレーションが可能でかつ成功率の高いものは破綻した血行動態でなければアブレーションで根治可能であるため，薬物治療の出る幕は少ない．持続性心房頻拍はレートコントロールも困難であるし，アブレーションもときに困難であるため，重症心不全において合併した場合難渋するが，かといって明瞭な治療指針があるわけでもない．よって，本稿では心不全を合併した症例における頻脈性心房細動の急性期薬物治療について述べる．
　ところで，心不全症例で心房細動を薬物的除細動するとなると使用可能なものはIII群のアミオダロン経口のみである．日本循環器学会心房細動治療（薬物）ガイドライン 2013 年改訂版[5]（以下，単に「ガイドライン」）での推奨はIIbであり，わが国での保険適応も心不全や肥大型心筋症合併例で他剤無効または使

用不可能な場合に限るため，一般的な使用には至ってない．

そこで，以下は心不全合併例での頻脈性心房細動の急性期レートコントロールにつき述べることにする．

1 なぜ心拍数コントロールが必要なのか？

心房細動は心房筋の電気的興奮は chaotic となり，毎分数百回（300 bpm 前後が多い）の不規則なものとなる．それが心室に伝達される条件は房室結節の不応期によるが，一般には 150 bpm 程度の伝達は多くの症例で可能である．常識的な判断からして 150 bpm の頻脈が安静時に生じれば動悸のみならず，呼吸困難感をきたすであろう．動物実験モデルでは心房細動ではないが高頻度ペーシングにより心機能障害および心不全症状を惹起するため，頻脈誘発性心筋症という概念が提唱されている．ヒトで心房細動の心拍数コントロールが一定程度必要であろうと考えられるのはこのようなバックグラウンドがある．しかし，ヒトでこれ以上の心拍数は心筋ダメージを与えるという明示的なデータはごく少ない．1990 年に Rawles が報告したもの[1]が参考になる程度である．彼の 60 名の心房細動患者を対象にした報告によれば，心拍出量は 122 bpm を超えると低下し始めるようであり，おそらく心拍数コントロールの上限は 120 bpm 程度ではないかと推測される．もちろん，心室筋の障害の程度は個々の症例で様々であろうし，非常に障害の強い心室筋では 120 bpm でもまだコントロール不十分かもしれない．

2 至適な心拍数とは？

という訳で，心房細動患者の心拍数は最低限 120 bpm 以下にした方がよさそうであるが，より低い目標値がよいのかどうかは検討材料である．これまで大規模に心房細動患者の予後を検討したものに AFFIRM 試験[2]と RACE 試験[3]がある．この 2 つはともに電気的除細動によるリズムコントロールと心拍数コントロールの治療方針による予後に与える影響をみたものである．結論的には予後に差はないのであるが，この 2 つの試験では心拍数コントロールの目標が異なっていた．AFFIRM 試験では安静時に 60〜80 bpm，中等度運動時は 90〜115 bpm に心拍数を低下させるよう調節された．一方，RACE 試験ではより緩やか

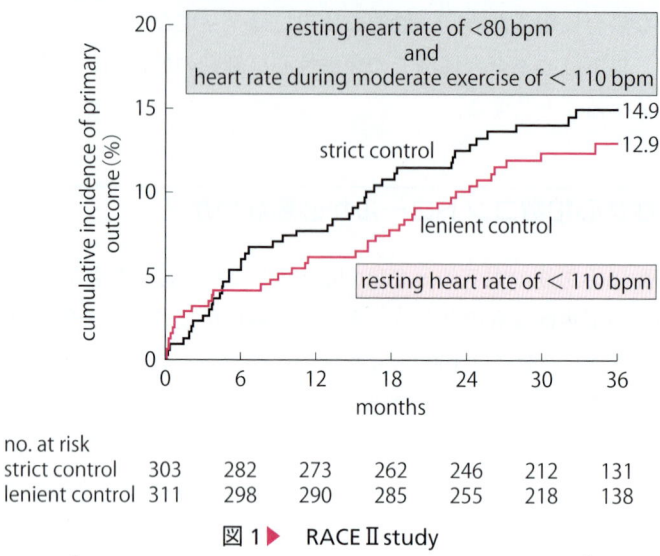

図1 ▶ RACE II study
(Van Gelder IC, et al. N Engl J Med. 2010; 362: 1363-73)[4]

なコントロールの方針であり，安静時心拍数を110 bpm未満に目指すのみであった．直接の比較ではなかったが，ともにリズムコントロールとの差がなかったことから，厳格なコントロールと緩やかなコントロールでは差がないのではと考えられた．また，AFFIRM試験では心拍数を厳しく調節することにより心拍数の低下からペースメーカを植込まなければならない症例が7.3%もいた．心房細動の患者では夜間などに予期せぬ徐脈を呈することがあり，房室結節に器質的異常が隠れて存在しており，レートコントロールの薬剤投与で顕在化する場合が想定される．

　RACE II試験[4]はこの2つのレートコントロールの方針，すなわち安静時心拍数を110 bpm未満に目指す群と，安静時心拍数は80 bpm未満で中等度運動時心拍数が110 bpm未満を目指す群を直接比較したものである．その結果，図1に示すようにイベント発生率に有意差はないもののむしろ厳格なコントロール群でやや多い傾向にあり，安静時の心拍数が110 bpm未満を目指す緩やかなコントロールでもよいことが明らかになった．RACE II試験の緩やかな心拍数調節群の安静時心拍数は，1年後86 bpmであり，安静時心拍数が100～109 bpmでもよいということではないが，全員で80 bpm切りを目指す必要はないということになる．そのように厳格にすると過度に徐脈になる症例が出てきて

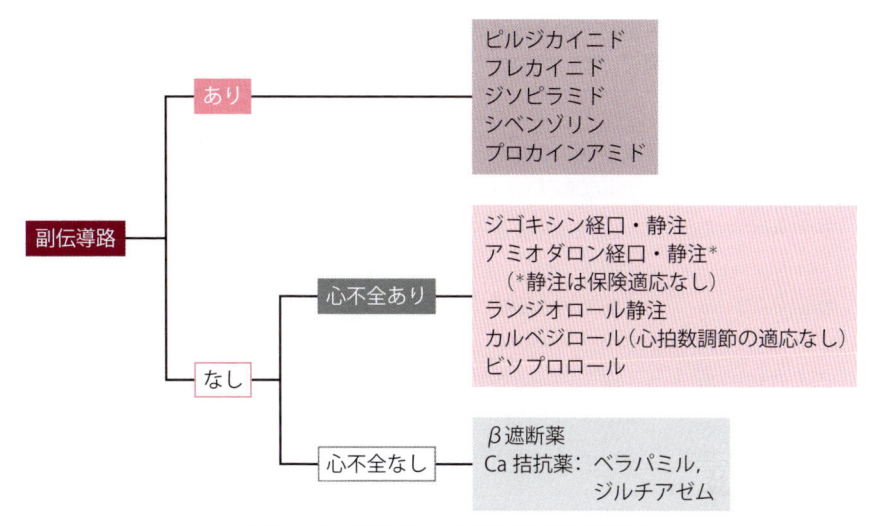

```
副伝導路 ──┬── あり ─── ピルジカイニド
          │              フレカイニド
          │              ジソピラミド
          │              シベンゾリン
          │              プロカインアミド
          │
          └── なし ──┬── 心不全あり ─── ジゴキシン経口・静注
                    │                   アミオダロン経口・静注*
                    │                     (*静注は保険適応なし)
                    │                   ランジオロール静注
                    │                   カルベジロール(心拍数調節の適応なし)
                    │                   ビソプロロール
                    │
                    └── 心不全なし ─── β遮断薬
                                       Ca拮抗薬：ベラパミル，
                                               ジルチアゼム
```

図2 ▶ 心房細動の心拍数調節（薬物治療）
循環器病の診断と治療に関するガイドライン（2012年度合同研究班報告）．
心房細動治療（薬物）ガイドライン（2013年改訂版）．
www.j-circ.or.jp/guideline/pdf/JCS2013_inoue_h.pdf（2016年1月閲覧）

イベントを生じているのかもしれない．わが国のガイドライン[5]では緩やかな110 bpm 未満のコントロールをクラスⅡaの推奨度としている．

3 心拍数コントロールに使用する薬剤

心拍数調節には，房室結節伝導を抑制する薬剤を選択する．**薬剤の具体的な選択は副伝導路の有無，心不全の有無に基づいて行う**（図2[5]）．副伝導路がなく心機能が低下しているときには，ジギタリス，ランジオロール，カルベジロール，ビソプロロールあるいはアミオダロン（経口投与）が使用されるとなっている（いずれもクラスⅠ）（表1）．ジギタリスとランジオロールについては次項に述べる．経口のβ遮断薬のうち，カルベジロールとビソプロロールは心不全治療薬として適応があり，特に収縮力が低下している場合には必須の薬剤であるので，推奨されるのは当然であるが，経口薬であるため急性期には使用しにくいこともあるし，また少量から増量するという本来の使用法を考えると慢性期に移行するときに最適な薬剤である．またアミオダロンの経口薬は頻脈

■ 表1 ■ 心不全合併例における頻脈性心房細動の急性期レートコントロールに使用される薬剤

薬品名	推奨用量	副作用
ジゴキシン注	0.25 mg 単回静注，2時間後必要なら追加静注	ジギタリス中毒（種々の不整脈），消化器症状
ランジオロール注	1 μg/kg/min から開始し，10 μg/kg/min まで	低血圧，徐脈，心不全悪化
カルベジロール	1回 1.25 mg を1日2回から開始，最大1日 20 mg	低血圧，徐脈，心不全悪化
ビソプロロール	1回 0.625 mg を1日1回から開始，最大1日 5 mg	低血圧，徐脈，心不全悪化
アミオダロン経口	400 mg を1日1〜2回に分けて投与	催不整脈作用，間質性肺炎，甲状腺機能異常

性心房細動のレートコントロールにおいて他剤が無効または使用不可能という位置付けでファーストチョイスとなることはまずない．静注のアミオダロンをレートコントロール目的で重症心不全例にやむをえず使用している場合もあるが上室性不整脈には現在わが国では保険適応がないことを知っておくべきである．

4 J-Land 試験

　以前のわが国のガイドラインではこのような心不全合併例における心拍数コントロールの第1選択薬はジゴキシンであり，心拍数をより低下させたいときは少量の経口β遮断薬の追加投与が推奨されていた．しかし，ジゴキシンは静注で使用しても短時間で心拍数コントロールを達成することは通常できない．そこで，より早く心拍数コントロールすることを目指して，静注β遮断薬を使用することが（適応外ながら）試みられてきた．わが国において静注可能なβ遮断薬はプロプラノロールとエスモロール，そしてランジオロールであるが，このうちプロプラノロールは半減期が2時間と長く，低血圧，徐脈，心不全増悪といった心機能低下例に起こりがちな副作用発現時に回復まで時間がかかり，懸念が残る．その意味で半減期が数分であるエスモロールとランジオロールはより使いやすい可能性があるが，ウサギのデータ[6]でエスモロールは同等

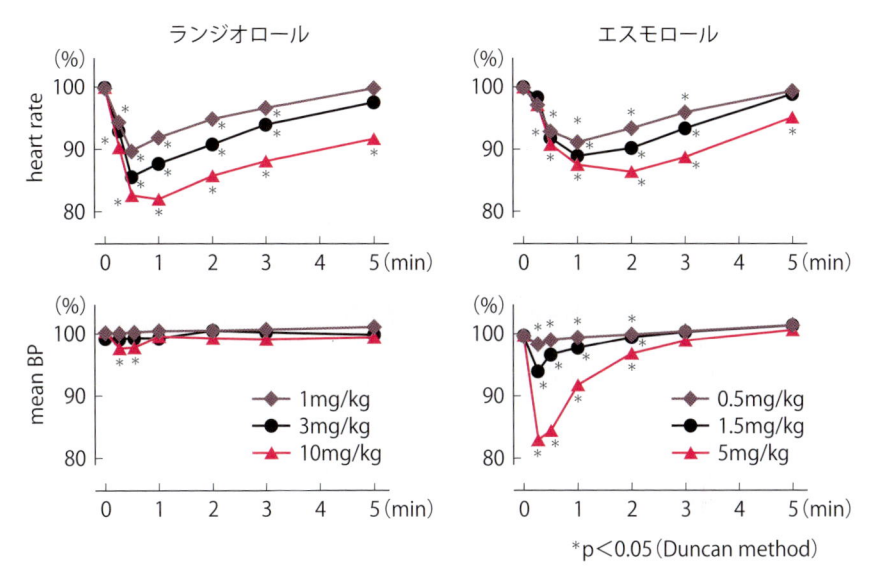

図3 ▶ ランジオロールとエスモロールの陰性変時作用と陰性変力作用の比較（ウサギ）（Sasao J, et al. Can J Anesth. 2001; 48: 985-9)[6]

程度の徐拍化効果を有する用量の投与でランジオロールに比較して血圧が有意に低下するため（図3），やはり低心機能症例では使いづらい印象がある．われわれはそれまで周術期の上室性不整脈に対してのみ適応であったランジオロールの効果をジゴキシン0.25 mgの単回静注と比較検討する試験を計画した．

　このJ-Land試験[7]では左室駆出率が25〜50%に低下した有症候性（NYHA ⅢまたはⅣ）の頻脈性心房細動（120 bpm以上，一部心房粗動も含む）を対象とした．図4に試験デザインを示す．この120 bpm以上というのは最初に述べたように心房細動において心拍出量が低下し始める心拍数と考えられ，レートコントロールが必要であるとされ，合理的な設定であろう．次に主要評価項目であるが，投与開始2時間後における投与直前の心拍数に対する20%以上の徐拍化かつ心拍数110回/分未満を認めた被験者の割合とした．ここでの20%以上の徐拍化というのはこれまでのわが国における頻脈性不整脈の治験にならったものであり，エビデンスに基づいている訳ではないが，110 bpm未満は前述のRACE Ⅱ試験の緩やかなコントロールの基準に則っている．それまで周術期の用量は10〜40 μg/kg/minであったが，心機能低下例であることを鑑みて1 μg/kg/minから開始し，心拍数や血行動態を観察しながら主要評価項目を達

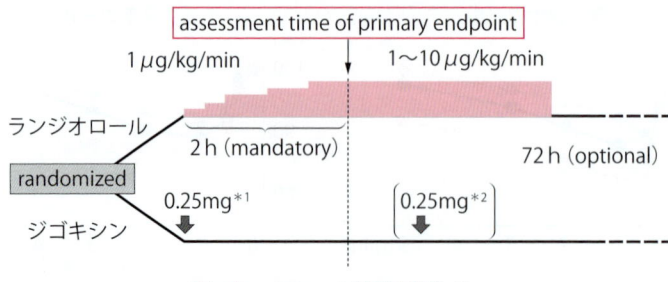

図4 ▶ J-Land 試験デザイン

左室収縮障害を伴う心房細動・粗動*
LVEF 25〜50％，NYHA Ⅲ or Ⅳ，HR≧120 bpm
主要評価項目：治験薬投与開始2時間後における治験薬投与直前の心拍数に対する20％以上の徐拍化かつ心拍数110回/分未満を認めた被験者の割合

*[1] 経口ジギタリス製剤服用中の患者は初回用量を0.125 mgに減量することを可能とした．
*[2] 患者の状態に応じて，最大72時間まで追加投与可能とした．

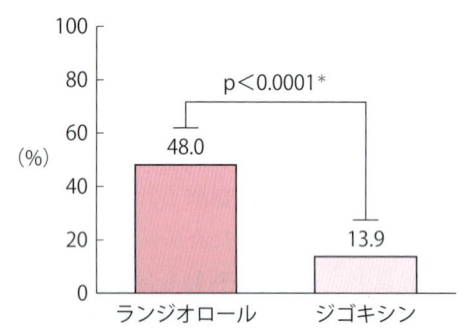

図5 ▶ J-Land 試験主要評価項目

治験薬投与開始2時間後における治験薬投与直前の心拍数に対する20％以上の徐拍化かつ心拍数110回/分未満を認めた被験者の割合

using linear probability model with HR and LVEF at baseline as covariates

成するまで10 μg/kg/minを上限として増量するプロトコルとした．収縮期血圧90 mmHg未満の症例や交感神経作動薬の併用は除外とした．214名がランジオロール群99名とジゴキシン群115名に割付けされた．

主要評価項目の達成率はランジオロール群48％に比較し，ジゴキシン群13.9％であり，ランジオロールが心房細動のレートコントロールをより早く達成できることが明らかとなった（図5）．図6に各用量別に主要評価項目を達成

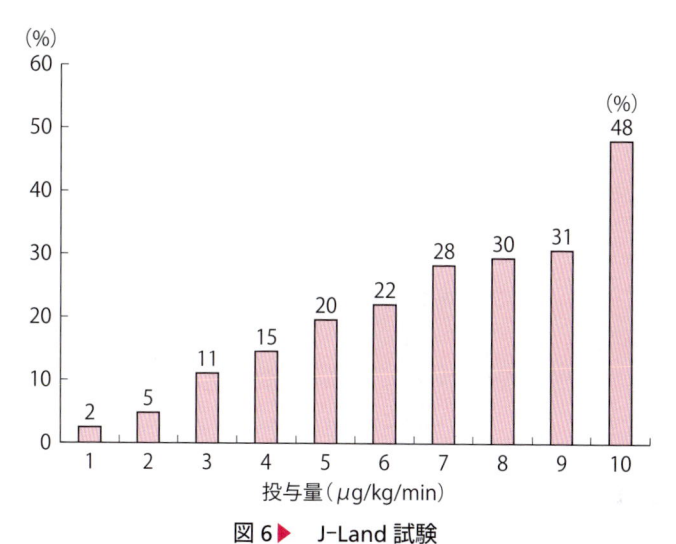

図6 ▶ J-Land 試験
ランジオロール用量別の主要評価項目達成割合

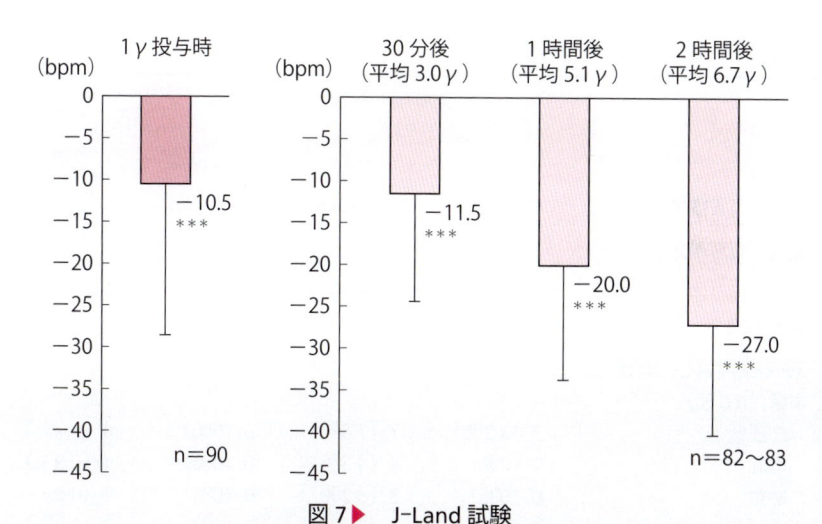

図7 ▶ J-Land 試験
ランジオロール投与後経時的な心拍数の変化
***: $p<0.0001$ (paired t-test) mean±S.D.

4. 初期治療に必要な不整脈の知識

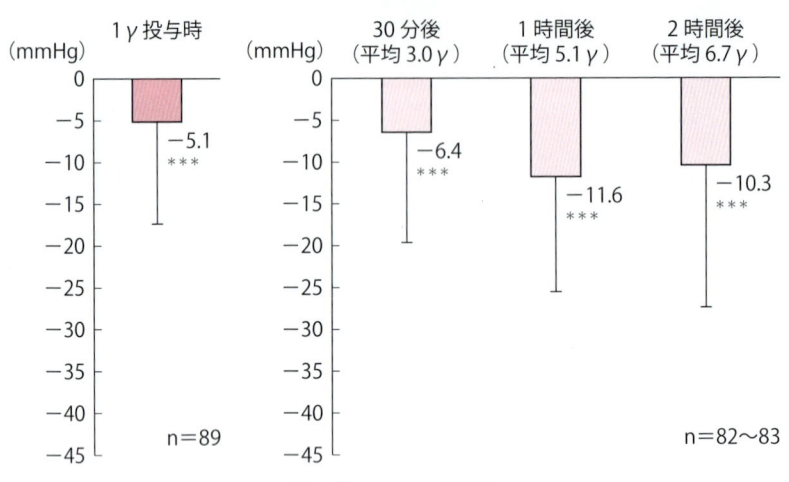

図8 ▶ J-Land 試験
ランジオロール投与後経時的な血圧の変化
***: p＜0.0001（paired t-test）mean±S. D.

■ 表2 ■ J-Land 試験　有害事象

	ランジオロール (n=93)		ジゴキシン (n=107)	
	0〜2 時間	合計	0〜2 時間	合計
全ての有害事象, n（%）	8（8.6%）	30（32.3%）	2（1.9%）	35（32.7%）
重篤な有害事象, n（%）	1（1.1%）	2（2.2%）*	0（0%）	3（2.8%）
治験薬投与中止に至る有害事象, n（%）	3（3.2%）	3（3.2%）	0（0%）	0（0%）
3%以上発現した有害事象, n（%）				
血圧低下	3（3.2%）	7（7.5%）	0（0%）	4（3.7%）
嘔吐	0（0%）	4（4.3%）	0（0%）	1（0.9%）
嘔気	0（0%）	3（3.2%）	0（0%）	0（0%）
クレアチニン上昇	0（0%）	3（3.2%）	0（0%）	3（2.8%）
尿酸値上昇	0（0%）	3（3.2%）	0（0%）	1（0.9%）
便秘	0（0%）	0（0%）	0（0%）	4（3.7%）

"合計"：治験薬投与開始〜治験薬投与終了 48 時間後の最終観察までの期間.
*1 名の患者は治験薬投与終了 12 時間後に心不全の急性増悪となり，結果として治験薬投与終了 31 時間後に死亡した．数字は発現件数（%）を示す．

subgroup	landiolol	digoxin	risk difference (95%CI)	p value
overall	40/82 (48.8%)	13/98 (13.3%)	34.1 (22.1, 46.2)	p<0.001*
age				
20〜<65 years	17/27 (63.0%)	1/22 (4.5%)	56.1 (34.4, 77.8)	p<0.001*
≧65 years	23/55 (41.8%)	12/76 (15.8%)	24.8 (10.5, 39.5)	p=0.001*
sex				
male	24/44 (54.5%)	6/50 (12.0%)	38.1 (21.4, 54.8)	p<0.001*
female	16/38 (42.1%)	7/48 (14.6%)	27.9 (10.1, 45.7)	p=0.002*
NYHA class				
class III	34/65 (52.3%)	12/87 (13.8%)	38.3 (25.3, 51.3)	p<0.001*
class IV	6/17 (35.3%)	1/11 (9.1%)	24.3 (−11.3, 59.9)	p=0.172 NS
baseline HR				
<140 bpm	33/55 (60.0%)	10/54 (18.5%)	43.1 (26.0, 60.3)	p<0.001*
≧140 bpm	7/27 (25.9%)	3/44 (6.8%)	18.1 (1.4, 34.9)	p=0.034*
baseline SBP				
<120 mmHg	16/35 (45.7%)	6/43 (14.0%)	31.1 (12.4, 49.8)	p=0.001*
≧120 mmHg	24/47 (51.1%)	7/55 (12.7%)	36.3 (20.1, 52.4)	p<0.001*
LVEF				
25.0〜<35.0%	17/36 (47.2%)	4/43 (9.3%)	33.1 (14.7, 51.5)	p<0.001*
35.0〜50.0%	23/46 (50.0%)	9/55 (16.4%)	31.2 (14.4, 47.9)	p<0.001*
beta blockers (oral)				
no beta-blockers intake	31/64 (48.4%)	9/77 (11.7%)	34.7 (21.1, 48.3)	p<0.001*
beta-blockers intake	9/18 (50.0%)	4/21 (19.0%)	31.8 (1.6, 62.0)	p=0.040*
eGFR				
90≦eGFR	4/6 (66.7%)	0/9 (0.0%)	62.1 (26.1, 98.2)	p=0.003*
60≦eGFR<90	13/22 (59.1%)	4/29 (13.8%)	49.3 (24.2, 74.4)	p<0.001*
30≦eGFR<60	19/48 (39.6%)	9/53 (17.0%)	21.0 (4.1, 37.9)	p=0.015*
15≦eGFR<30	4/6 (66.7%)	0/7 (0.0%)	57.3 (3.2, 111.5)	p=0.040*

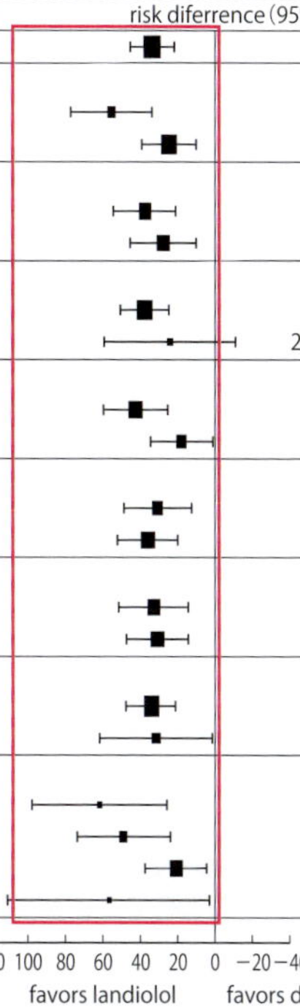

number (%), using a linear probability model,
*: p<0.05, NS: p≧0.05

favors landiolol　　favors digoxin

図9▶　主要評価項目に対するサブグループ解析

した割合を示すが，最大用量の10 µg/kg/minにおいてもいまだ半分以下の患者でのみ達成されているに過ぎず，もう少し用量を増やせば早期にレートコントロールできた症例もあるかもしれない．その根拠として図7に示すように用量依存的に心拍数は低下しているが，図8でわかるように血圧低下はあるにしても用量に強く依存しているわけではない．もちろん，表2に示すようにジゴキシンに比較すると血圧低下の有害事象はランジオロールで多いので，増量の際には注意深くあるべきである．また，その後施行したサブ解析[8]において背景因子によらずランジオロールがより早くレートコントロールを達成することも明らかとなった（図9）．一方，有害事象についてはサブ解析により，腎機能低下が顕著な場合（eGFR 15〜30），ジゴキシンによる有害事象を認める可能性が高いこともわかり，腎機能低下例ではランジオロールがより推奨されると考えられる（図10）．この試験結果を受けて，わが国のガイドラインにおいてランジオロールが心房細動の心拍数コントロールの第1選択薬の1つとして記載

subgroup	landiolol	digoxin	risk difference (95%CI)	p value
overall	30/93 (32.3%)	35/107 (32.7%)	−0.5 (−13.5, 12.6)	p=0.946 NS
age				
20〜<65 years	12/32 (37.5%)	10/27 (37.0%)	0.5 (−24.3, 25.2)	p=0.971 NS
≧65 years	18/61 (29.5%)	25/80 (31.3%)	−1.7 (−17.0, 13.6)	p=0.824 NS
sex				
male	15/50 (30.0%)	17/56 (30.4%)	−0.4 (−17.9, 17.1)	p=0.968 NS
female	15/43 (34.9%)	18/51 (35.3%)	−0.4 (−19.8, 19.0)	p=0.967 NS
NYHA class				
class III	21/71 (29.6%)	27/92 (29.3%)	0.2 (−13.9, 14.3)	p=0.975 NS
class IV	9/21 (42.9%)	8/15 (53.3%)	−10.5 (−43.4, 22.5)	p=0.535 NS
baseline HR				
<140 bpm	14/55 (25.5%)	22/60 (36.7%)	−11.2 (−28.0, 5.6)	p=0.195 NS
≧140 bpm	16/35 (45.7%)	13/47 (27.7%)	18.1 (−2.8, 38.9)	p=0.091 NS
baseline SBP				
<120 mmHg	10/39 (25.6%)	23/49 (46.9%)	−21.3 (−40.9, −1.7)	p=0.040*
≧120 mmHg	20/53 (37.7%)	12/58 (20.7%)	17.0 (0.3, 33.7)	p=0.048*
LVEF				
25.0〜<35.0%	15/41 (36.6%)	19/49 (38.8%)	−2.2 (−22.3, 17.9)	p=0.831 NS
35.0〜50.0%	15/51 (29.4%)	16/58 (27.6%)	1.8 (−15.2, 18.8)	p=0.833 NS
beta blockers (oral)				
no beta-blockers intake	26/75 (34.7%)	25/84 (29.8%)	4.9 (−9.6, 19.5)	p=0.508 NS
beta-blockers intake	4/18 (22.2%)	10/23 (43.5%)	−21.3 (−49.2, 6.7)	p=0.154 NS
eGFR				
90≦eGFR	2/8 (25.0%)	3/10 (30.0%)	−5.0 (−46.3, 36.3)	p=0.814 NS
60≦eGFR<90	8/26 (30.8%)	9/32 (28.1%)	2.6 (−21.0, 26.3)	p=0.826 NS
30≦eGFR<60	18/51 (35.3%)	17/58 (29.3%)	6.0 (−11.6, 23.6)	p=0.504 NS
15≦eGFR<30	2/7 (28.6%)	6/7 (85.7%)	−57.1 (−99.5, −14.8)	p=0.031*

number(%), χ^2 test
*: p<0.05, NS: p≧0.05

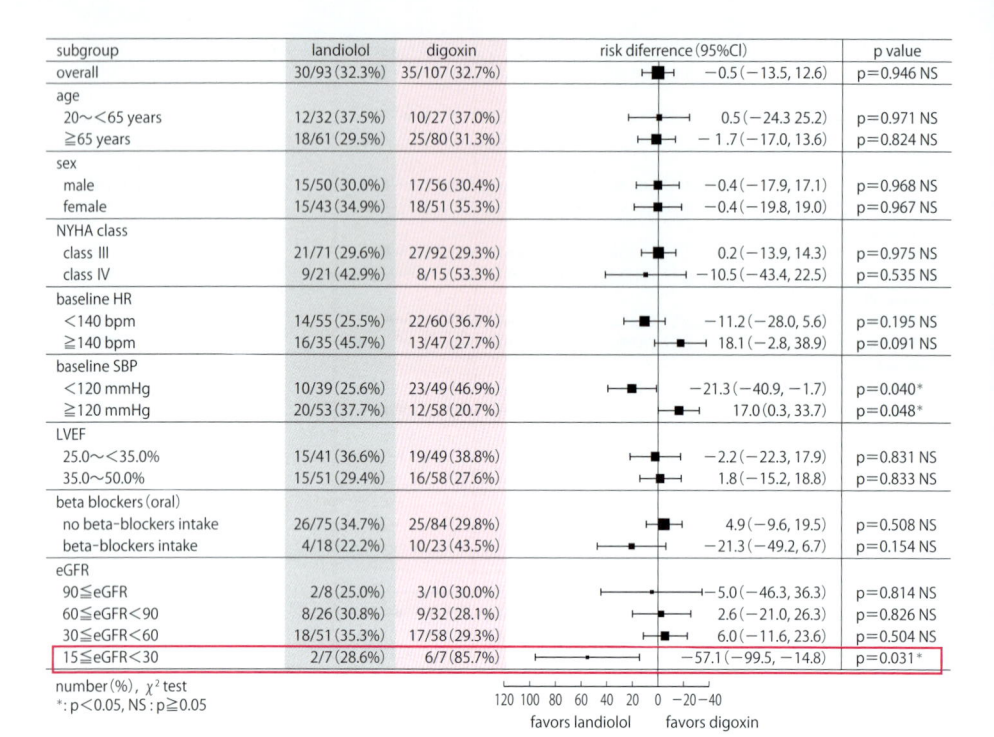

図10▶ 有害事象に対するサブグループ解析

された.

5 静注β遮断薬の臨床的意義

　ジゴキシンより早く心拍数をコントロールすることの臨床的意義についてはしかしながら不明といわざるを得ない．実際，J-Land試験においてジゴキシンはランジオロールと同程度に自他覚症状（動悸，胸痛，めまい，呼吸困難および浮腫）や左室駆出率を48時間後において改善した．であるので，ジゴキシンが必ずしも無効であるともいえない．むしろ，長期的に収縮不全の予後改善に役立つと考えられてきた経口β遮断薬へのスイッチがより容易になるなどの利点をランジオロールに求める必要があるかもしれないが，先般のメタ解析の結果[9]はそれに冷水をかけるものである．もっとも，今後前向きな試験で心房細動におけるβ遮断薬の有効性を今一度検証する必要があると思われる．もし，

心房細動でもβ遮断薬が有効であるならば，急性増悪期に経口摂取不可能な時期でもシームレスにβ遮断効果を持続させるランジオロールの投与についても検討してよいかもしれない．β遮断薬の中止が予後を悪化させるというデータ[10]を鑑みれば，むしろ確立している洞調律収縮不全患者の急性増悪期にランジオロールを使用する戦略を検討する方がよりreasonableかもしれない．今後，より重症な心不全患者のレートコントロールに使用する場合，収縮期血圧90 mmHg未満や左室駆出率25％未満の患者への投与に際して静注強心薬との併用についても検討する必要がある．

■ 文献

1) Rawles JM. What is meant by a "controlled" ventricular rate in atrial fibrillation? Br Heart J. 1990; 63: 157-61.
2) Wyse DG, et al. A comparison of rate control and rhythm control in patients with atrial fibrillation. N Engl J Med. 2002; 347: 1825-33.
3) Van Gelder IC, et al. A comparison of rate control and rhythm control in patients with recurrent persistent atrial fibrillation. N Engl J Med. 2002; 347: 1834-40.
4) Van Gelder IC, et al. Lenient versus strict rate control in patients with atrial fibrillation. N Engl J Med. 2010; 362: 1363-73.
5) JCS Joint Working Group. Guidelines for Pharmacotherapy of Atrial Fibrillation (JCS 2013). Circ J. 2014; 78: 1997-2021.
6) Sasao J, et al. In rabbits, landiolol, a new ultra-short-acting beta-blocker, exerts a more potent negative chronotropic effect and less effect on blood pressure than esmolol. Can J Anaesth. 2001; 48: 985-9.
7) Nagai R, et al. Urgent management of rapid heart rate in patients with atrial fibrillation/flutter and left ventricular dysfunction: comparison of the ultra-short-acting beta1-selective blocker landiolol with digoxin (J-Land Study). Circ J. 2013; 77: 908-16.
8) Kinugawa K, et al. Impacts of patient characteristics on the effectiveness of landiolol in AF/AFL patients complicated with LV dysfunction: Subgroup analysis of the J-Land study. Adv Ther. 2014; 31: 426-39.
9) Kotecha D, et al. Efficacy of beta blockers in patients with heart failure plus atrial fibrillation: an individual-patient data meta-analysis. Lancet. 2014; 384-2235-43.
10) Fonarow GC, et al. Influence of beta-blocker continuation or withdrawal on outcomes in patients hospitalized with heart failure: findings from the OPTIMIZE-HF program. J Am Coll Cardiol. 2008; 52: 190-9.

<絹川弘一郎>

4章 機器管理

1 人工呼吸器

> **ここがポイント**
> - NIPPV 治療がうまくいかないときには挿管・人工呼吸器管理をためらわない．
> - 急性心不全における人工呼吸器管理についてはわかっていないことが多い．

症例 72 歳男性

主訴 呼吸困難

既往歴 高血圧症，糖尿病

現病歴 午前 1 時ころから突然の呼吸困難，胸部苦悶感，冷汗あり．次第に増悪するため，救急車を要請．

病着時バイタル BP 220/100 mmHg, HR 140 回/分, BT 35.0℃, RR 30/min, SpO_2 90%（リザーバーマスク 10 L），両側肺野で coarse crackles を聴取する．ポータブル X 線ではバタフライシャドウあり，心筋虚血マーカーの上昇なし．

NIPPV を装着するも，リークが多く，努力呼吸おさまらず．

1 基本的概念，回路，設定

　人工呼吸器が開発された 20 世紀初頭は「鉄の肺」と呼ばれるような，体外から陰圧をかけることで換気を補助するタイプの人工呼吸器が多く用いられていたが，1950 年代のポリオの大流行をきっかけに，より簡易な方法である気管内チューブを用いた 侵襲的陽圧換気（IPPV: invasive positive pressure ventilation）が用いられるようになった（図1)[1,2]．

　その後，90 年代になり挿管に伴う喉頭や気管への損傷の予防や会話の維持と

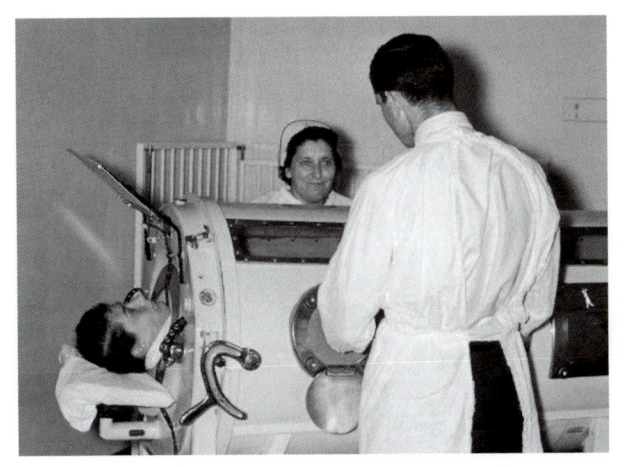

https://upload.wikimedia.org/wikipedia/commons/5/56/Poumon_artificiel.jpg

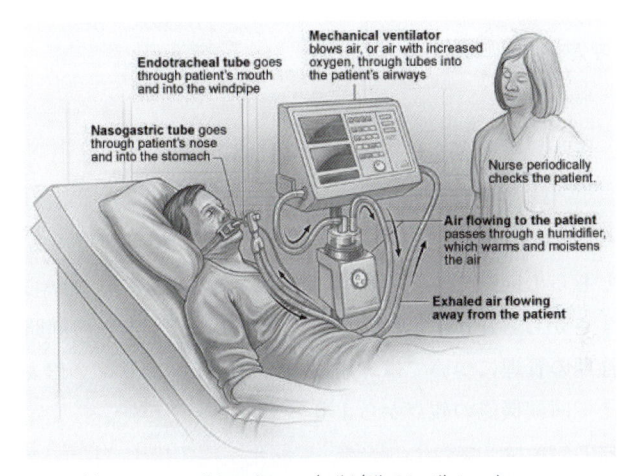

https://commons.wikimedia.org/wiki/File:Ventilators.jpg

図1 ▶　鉄の肺による陰圧換気と気管内チューブを用いた陽圧換気

いった目的のため，挿管を行わずにマスクを用いる非侵襲的陽圧換気（NIPPV: non-invasive positive pressure ventilation）が急性呼吸不全に対する治療として行われるようになった[1,3)]．

　陽圧換気の回路については，ヒトに接する部分が挿管チューブになるかマスクになるか，呼気弁か呼気ポートかどうかで，それぞれ2種類ずつに分かれる

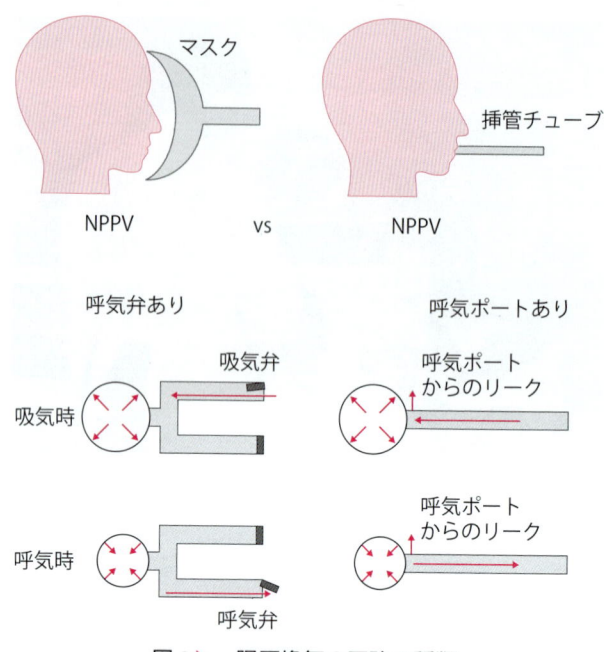

```
                    マスク
                                        挿管チューブ

         NPPV        vs         NPPV

      呼気弁あり              呼気ポートあり
```

図2▶ 陽圧換気の回路の種類

（図2）．IPPVの場合は，呼気弁ありの回路のみを使用可能であるが，NIPPVの場合は，どちらの回路でも使用可能である．ただし，マスクからのリークの補正のしやすさからNIPPV専用機では通常呼気ポートありの回路が用いられている．急性期の管理については専用機の方が，モニタリングおよび設定のしやすさ，加えて同調機能の観点からより好まれる．

人工呼吸器の設定は，酸素化の改善，二酸化炭素の排出（換気），呼吸仕事量の軽減の3要件から考えるとわかりやすい．酸素化の改善については，酸素濃度，呼気終末陽圧（positive end-expiratory pressure: PEEP）を上げることで（平均気道内圧が上がり），促進される．二酸化炭素の排出については，1回換気量および呼吸数を上げることで促進される．呼吸仕事量の軽減については，機械と患者との同調性が重要になる[4]．

2 適応と設定

NIPPVについての詳細は，「3章2．初期治療に必要な呼吸管理」にゆずる

が，急性呼吸不全をきたした心原性肺水腫患者に対してNIPPV治療を行うことで，通常の酸素療法と比較して，病院死亡率，挿管率を改善すること，心筋梗塞は増やさないこと，また，IPPVと比較して院内肺炎の罹患率を減らすこと[3]がわかっている．

一方で，喀痰が多くて気道確保がNIPPVでは難しい場合，顔面の形や外傷などによってマスクの装着が難しい場合，マスク装着に対して協力が得られない場合，意識障害・頻呼吸やショックの場合[5]には，生命維持のためには挿管によるIPPVを選択すべきと考えられる．

心原性肺水腫患者においては，NIPPVに関するエビデンスが豊富[6]であるが，IPPVによる治療においても，治療抵抗性の心不全患者において，酸素化を改善するのみならず，呼吸数，心拍数を減少させ，心拍出量を増加させることが示されている[7]．しかしながら，より重症例が挿管されることもあって，挿管を要した急性心筋梗塞の患者の予後は悪い[8]．

IPPV管理においては，低換気量を用いた肺保護戦略[9]や高PEEP[10]が推奨されているが，いずれもARDS（acute respiratory distress syndrome）において有効性が示された方法であることに注意が必要である．2012年の改定Berlin基準[11]では，"respiratory failure not fully explained by cardiac failure"と若干表現が弱まったが，ARDSは心不全とは異なる病態である．

そのため，急性心不全におけるIPPVの設定をどうすべきかについては，急性心不全に対するNIPPV治療として示されているエビデンスを外挿して考えることが適切であろう．

前述の3要件をそれぞれ，
- SpO_2 95〜97%を目標にFiO₂ 1.0から開始して徐々に下げる
- 動脈血液ガスにてCO_2が貯留していた場合は，吸気圧（または1回換気量）を上げる
- 血行動態を評価しながら，PEEPを5 cmH_2O 以上かける

と分けて考えつつ，管理を行うことになる．

3 離脱のタイミング

IPPVからの離脱については，毎日プロトコルに基づいた離脱の判断を行うことで，通常のケアと比較して，離脱までの期間が短縮することが知られてお

り，spontaneous breathing test が最も有名な方法である[12]．やり方としては，30～120 分 CPAP モードで耐えられるかを確認し，その結果で抜管するかどうかを判断する．詳しくは成書を参照されたい．

4 その他，実際の管理でトラブルになりそうな点

NIPPV の装着に際して最も多いトラブルは，マスクに対する不快感である[13]．

装着に際してはすぐにベルトで固定することはせず，患者が落ち着いて装着できるよう用手的にフィッティングを行う．また，リークがあることを恐れるあまり，ベルトの緩みをなくしてしまうことはないようにしたい．マスクのすべての面に均等に圧がかかるようにすれば，リークは少なくできる．フルフェイスマスクの場合，適切なサイズを選ぶこと，マスクと額当ての角度を調整して，マスクと顔面が並行になるようにすること，またエアクッションのあるマスクについては，エアクッションのみが顔面に触れるようにすることでフィッティングは改善しうる．

ときに不快感の原因となりうるのが，加湿の失敗である．当院でもスタッフが慣れるまでは，回路に加湿釜を間に挟まずに換気が実施されたこと，蒸留水ボトルへの空気の流入孔をあけずに水が加湿釜に落ちなかったことなどのヒヤリハットを経験している．

先に述べたように NIPPV 専用機の回路については，呼気ポートを持っており，そこから呼気が出て行く．これを誤って塞いでしまうと，気道内圧の上昇から気胸を起こすなどの合併症の原因となりうるため，塞がないことを徹底したい．

このような不快感に対する対策を徹底しても，元からの閉所恐怖症や，原疾患によって不安感が増強し，NIPPV マスクの装着が難しくなる[13]ときがある．ベンゾジアゼピン系薬をはじめとする鎮静薬よりも呼吸抑制のリスクが少ないことからデクスメデトミジン（プレセデックス®）が用いられることもあるが，その NIPPV 装着に際しての有効性データは症例報告が散見されるのみである[14,15]．NIPPV の実施例が増えるにしたがって，治療成功割合は増える[16]とされており，各施設において，医師のみならず，看護師，薬剤師，臨床工学技士，理学療法士といったチームで NIPPV の忍容性を上げていくことが重要となってくる．

5 症例の解説

　clinical scenario 1 の心原性肺水腫の症例である．顔面の形から NIPPV を装着することが難しく，IPPV を用いた治療を行った．CPAP モード（PEEP 10 cmH$_2$O，FiO$_2$ 1.0）にて開始し，数時間後には呼吸切迫状態は改善，翌日には離脱抜管することができた．

■文献

1) Hoo GWS. Noninvasive Ventilation. 2014. http://emedicine.medscape.com/article/304235-overview. Accessed January 17, 2015.
2) West JB. The physiological challenges of the 1952 Copenhagen poliomyelitis epidemic and a renaissance in clinical respiratory physiology. J Appl Physiol. 2005; 99: 424-32.
3) Williams J, et al. Noninvasive positive-pressure ventilation（NPPV）for acute respiratory failure. Agency Healthc Res Qual. 2012.
4) 古川力丸．ナース・研修医のための世界でいちばん愉快に人工呼吸管理がわかる本．大阪：メディカ出版; 2013.
5) Hess DR. Noninvasive ventilation for acute respiratory failure. Respir Care. 2013; 58: 950-72.
6) Vital FM, et al. Non-invasive positive pressure ventilation（CPAP or bilevel NPPV）for cardiogenic pulmonary oedema. Cochrane Database Syst Rev. 2013; 5: CD005351.
7) Chen P, et al. Mechanical ventilation in patients with hypoxemia due to refractory heart failure. Intern Med. 2008; 47: 367-73.
8) Kouraki K, et al. Characteristics and clinical outcome of 458 patients with acute myocardial infarction requiring mechanical ventilation. Results of the BEAT registry of the ALKK-study group. Clin Res Cardiol. 2011; 100: 235-9.
9) Petrucci N, et al. Lung protective ventilation strategy for the acute respiratory distress syndrome. In: Petrucci N, editors. Cochrane Database of Systematic Reviews. Vol Chichester. UK: John Wiley & Sons; 2013.
10) Santa Cruz R, et al. High versus low positive end-expiratory pressure（PEEP）levels for mechanically ventilated adult patients with acute lung injury and acute respiratory distress syndrome（Review）. Summary of findings for the main comparison. Cochrane database Syst Rev. 2013;（6）.
11) Force TADT. Acute respiratory distress syndrome. JAMA. 2012; 307（23）: online first. doi: 10.1001/jama. 2012.5669.
12) Blackwood B, et al. Use of weaning protocols for reducing duration of mechanical ventilation in critically ill adult patients: Cochrane systematic review and meta-

analysis. BMJ. 2011; 342: c7237.
13) Gay PC. Complications of noninvasive ventilation in acute care. Respir Care. 2009; 54: 246-57; discussion 257-8.
14) Akada S, et al. The efficacy of dexmedetomidine in patients with noninvasive ventilation: A preliminary study. Anesth Analg. 2008; 107: 167-70.
15) Duan M, et al. Dexmedetomidine for sedation in the parturient with respiratory failure requiring noninvasive ventilation. Respir Care. 2012; 57: 1967-9.
16) Hess DR. Noninvasive ventilation for acute respiratory failure. Respir Care. 2013; 58: 950-72.

<片岡裕貴>

4章 機器管理

2 大動脈内バルーンパンピング

> **ここがポイント**
> - IABPは重症心不全などの治療に用いられる循環補助装置である．
> - 後負荷軽減や冠血流の増加効果がある．

1 基本的概念

　大動脈内バルーンパンピング（intra-aortic balloon pumping: IABP）は薬物治療抵抗性の心不全，心筋梗塞，難治性不整脈例などに用いられる機械的補助循環法の1つである．下行大動脈に留置されたバルーンが，心拍動に同期して拡張・収縮を繰り返すことで循環補助効果が得られる．1968年にKantrowitzによって臨床応用されて以来改良が重ねられ，現在，臨床現場で最も汎用されている補助循環法である[1]．

a．構造
1）バルーンカテーテル

　チップ，バルーン，アウターカテーテル，インナーカテーテルからなる．バルーンを拡張，収縮させるヘリウムガスはアウターカテーテルとインナーカテーテルの間を通り移動する．インナーカテーテル内の腔は挿入時にはガイドワイヤールーメン，留置後は動脈圧モニター用ルーメンとして用いる．チップはX線不透過でありIABP先端位置の確認に用いられる．カテーテルサイズは7～8 Frが主であるが，最近では6 Frのカテーテルやシースレスタイプなど細径化が図られている．これは下肢虚血や刺入部からの出血などの合併症の軽減に有効であるが，カテーテルルーメンの狭小化によりバルーンの応答性低下な

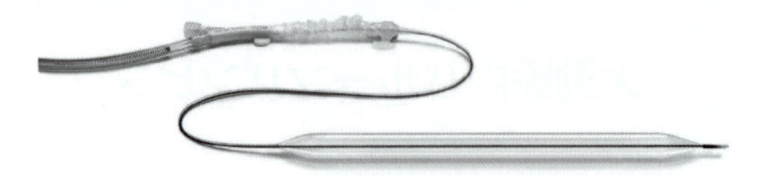

図1 ▶ IABP バルーンカテーテル

どの問題も起こりやすく，下肢虚血のリスクが高い場面以外では標準サイズの使用が望ましい（図1）．

2）駆動装置

モニターから入力される心電図，動脈圧の信号をもとにバルーンの収縮，拡張を制御する．駆動方式にはコンプレッサー方式，ベローズ方式の2種類がある．前者は内蔵されたコンプレッサーで陽圧と陰圧を作り出し，この圧力をダイアフラムを介してバルーン内に伝え，内部に満たされているヘリウムガスを移動させることで拡張，収縮を起こす．後者は内蔵されたステッピングモーターの回転で，ベローズを伸縮させて回路内のヘリウムガスを移動させバルーンの拡張，収縮が起こる．一般にバルーンの応答性は前者が優れているとされている（図2）．

b．効果

IABPは心臓の拡張期に膨張し収縮期に収縮する．拡張期にバルーンが膨張することで拡張期大動脈圧が上昇し冠血流が増加する．この効果は diastolic augmentation とよばれ心筋への酸素供給が増加する．一方収縮期直前にバルーンが収縮することで，大動脈内圧が低下，結果後負荷が軽減し心筋酸素需要が減少する．また，後負荷減少によって効率的な血液駆出が行えるようになり，1回拍出量も増加する．これらの収縮期での効果を systolic unloading とよぶ（図3）．

IABPの効果は圧補助にあり補助能力は自己心機能に依存する．よってIABPでも改善しない重症心不全例や致死性不整脈例には流量補助として経皮的心肺補助法（percutaneous cardiopulmonary support: PCPS）や補助人工心臓（ventricular assist system: VAS）などが必要となる．

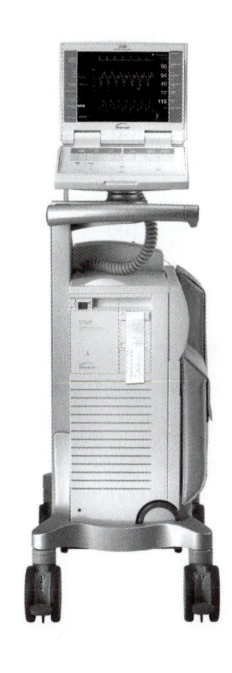

図2 ▶ IABP駆動装置（Maquet Japanより提供）

c．装着

　総大腿動脈から穿刺法によって経皮的に挿入する方法が一般的である．その他に外科的に大腿動脈を露出して行うカットダウン法もある．大腿動脈より近位側に狭窄，閉塞や高度の蛇行がありIABPの挿入が困難な場合には鎖骨下動脈など上肢の動脈が選択される場合もある．挿入に際してはまず大腿動脈にシースイントロデューサーを留置しバルーンカテーテルインナールーメン内を通したガイドワイヤーを大動脈内に進める．次にバルーンカテーテルをガイドワイヤーに沿わせて大動脈内を進めて，左鎖骨下動脈起始部の2 cm程度遠位にチップが位置するように留置する．血管造影室では透視下に位置決定が容易であるが，集中治療室など透視が使用できない環境ではバルーンカテーテル挿入前にあらかじめ穿刺部からの長さを測定しておき，最終的に胸部X線写真でバルーン先端の位置を確認してから固定を行うこととなる．また経食道エコーのガイド下で位置を決める方法もある．

d．バルーンサイズの選択

　バルーン中枢側端は鎖骨下動脈分岐部より2 cm程度末梢に留置するが，こ

心電図動脈圧波形

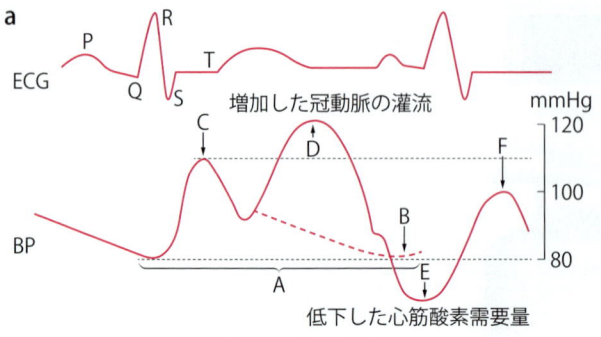

A: 1心周期
B: アシストされていない大動脈拡張終期圧
C: アシストされていない収縮期圧
D: ダイアストリック・オーグメンテーション（上昇した拡張期圧）
E: シストリック・アンローディング（低下した大動脈拡張終期圧）
F: アシストされた（低下した）収縮期圧

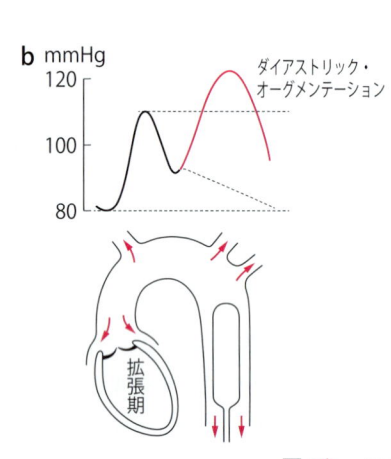

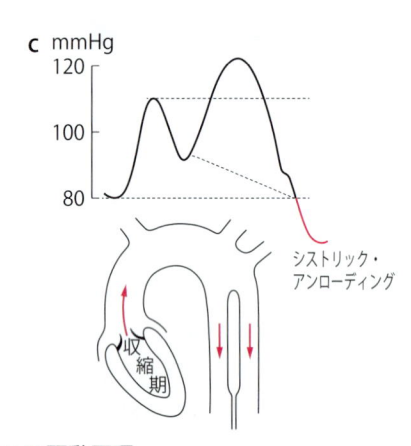

図3 ▶ IABPの駆動原理

れより末梢側に留置した際にはIABPの効果が十分発揮されない．バルーン末梢側については分岐血管への血流障害を防止するため腹腔動脈，上腸間膜動脈，腎動脈にかからないようにする必要がある．また一般に腹部大動脈は胸部大動脈より石灰化や蛇行が強いため，これらによるバルーン破裂のリスクを下げるためにもバルーン末梢側の位置決めは重要である．バルーンが上記のような範囲に収まり，かつ大動脈径に合ったバルーンを選択する必要がある．バルーンの容量，長さ，直径は製品によって異なるが，大まかな目安として身長

図4 ▶ IABP留置場所

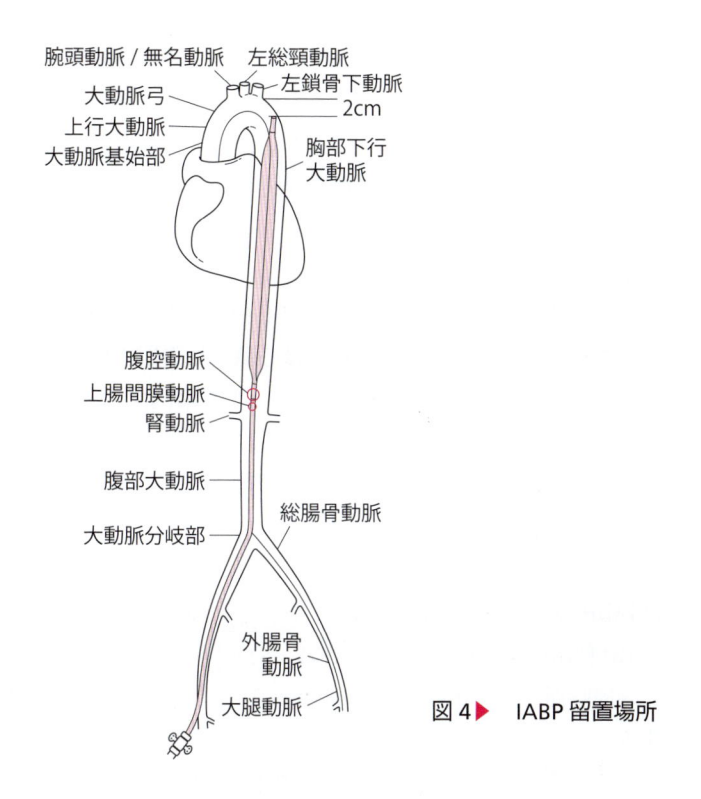

ごとに 150 cm 以下は 30 mL，150〜160 cm は 35 mL，それ以上は 40 mL が適しているとされている（図4）．

2　IABPの管理

a．至適トリガーモードの選択

　最近の駆動装置では，心電図や動脈圧を自動解析しタイミングの調整を行うオートトリガーモードが備わっており使用頻度も高い．それ以外の方法としては通常，心電図が安定している場合は QRS をトリガーとする心電図トリガーモードを使用する．心電図低電位やノイズ，電気メスの使用などで心電図が正常に認識できない場合は収縮期の立ち上がりをトリガーする動脈圧トリガーモードを選択する．圧モニタリングの場合，先端圧が駆動装置に伝わるまでにわずかな時間差ができるため，実際の心収縮に遅れてバルーンの収縮拡張が起こ

る．そのためバルーンの収縮のタイミングを早める必要がある．心房細動などの際にはR波をトリガーに用いる心電図ピークモードや不整脈モードを使用する．頻脈の際にはIABPが追従できないため，薬剤などでの脈拍コントロールも必要となる．心停止や心室細動の場合は内部同期モードを使用する．

b．タイミングの調整

アシスト比を2:1にした状態で自己心拍出の波形とIABPによる波形を比較しながら行う．まずバルーンの拡張は心臓の拡張期の始まりである大動脈弁が閉鎖する際の重拍切痕（dicrotic notch）に開始するように設定する．次にバルーンの収縮は動脈圧の立ち上がる直前になるように設定する．これは心電図波形においてはT波の頂上からP波の終了の間でバルーンが拡張し，T波の頂上からP波の終了直後に収縮させることとなる．

c．IABP 使用中の抗凝固療法

IABP使用中は血栓症予防のためにヘパリンなどでの抗凝固療法を行い，活性化凝固時間（activated clotting time: ACT）を150〜180秒程度にコントロールする．

3 適応と禁忌

a．適応

①心原性ショック
②ポンプ失調を伴う急性心筋梗塞[2-3)]

急性心筋梗塞後の低心拍出量状態にIABPは有効である．また心筋梗塞による機械的合併症（僧帽弁乳頭筋不全，心室中隔穿孔）に対しても有効であるが，これらには原則外科治療が必要なため，術前の循環動態安定化など手術への橋渡し的な使用となる．

③急性心筋炎[4)]

薬物治療だけでは血行動態が維持できない，心原性ショックや心室性不整脈などをきたした劇症型心筋炎に対してIABPが有効な場合があり，回復期までの橋渡しとなる．また，IABPを導入しても血行動態が改善しない場合は速やかにPCPSやVASを導入すべきである．

④薬剤抵抗性の致死的不整脈

⑤ハイリスク症例の血行再検における循環補助，または予防的使用[5]

　左冠動脈主幹部の病変や，低心拍出状態の患者など手技中に血行動態が不安定となることが予想された場合や，実際に不安定となった場合に用いることがある．

⑥低心拍出量症候群に対する心臓周術期での使用

　低心拍出状態の患者には，術前からIABPを挿入しておく場合や，術後人工心肺からの離脱時に使用することもある．また，人工心肺から離脱したものの，術後薬物抵抗性の低心拍出状態を認めた場合にも用いられることがある．

b．禁忌

①大動脈弁閉鎖不全症

　拡張期のバルーン拡張により逆流量が増加し左室負荷が増大する．禁忌となる逆流の程度についての詳細な基準はない．

②胸部大動脈瘤，大動脈解離

　バルーンのストレスにより動脈瘤の破裂や解離の進展を起こすリスクがある．

③下行大動脈の高度蛇行，石灰化

　カテーテルの屈曲などによってバルーンの破裂や血管損傷を起こす可能性がある．

④重度の下肢閉塞性動脈硬化症

　カテーテル挿入により，下肢阻血を引き起こす．

4　合併症

- 女性，高齢者，糖尿病，高血圧症，閉塞性動脈硬化症が合併症の危険因子である[6]．

①下肢の血行障害

　合併症のうちで最も頻度の高い合併症であるが，カテーテルの細径化によって頻度は減少傾向である．IABP留置前には造影検査で下肢血管の性状評価を行うことが望ましい．大腿動脈，足背動脈，後脛骨動脈の触診で血行障害がないことの確認は必須である．また留置後も下肢の視診（色調の確認），触診（温感，動脈触知の確認）は数時間ごとに行い，血行障害をきたしていないか確認

する必要がある．

②大動脈分枝の血行障害[7-8]

　大動脈内の血栓が遊離し塞栓症を発症する場合と，バルーンによる直接的な分枝血管入口部の閉塞がある．塞栓症のリスク評価には留置前に造影検査を行い大動脈の性状を確認することが有用である．バルーンによる分枝動脈の閉塞は，鎖骨下動脈，腹腔動脈，上腸間膜動脈，腎動脈などで起こりうるが，多く目にするのは腹部動脈の血行障害である．いずれもバルーンサイズが長すぎることや，バルーンカテーテルの留置位置が不適切であることが原因となるため，IABP導入時には患者の体格に応じた適切なバルーンサイズを選択し，透視を利用するなど至適部位への留置を心がける必要がある．留置後は胸部X線などで鎖骨下動脈と横隔膜の間に位置し，ずれを生じていないかを適宜確認していく必要がある．両側の橈骨動脈，頸動脈の拍動の確認や，腎機能障害，肝機能障害，腸間膜動脈虚血症状の有無の確認を行うことも重要である．

③バルーンの損傷，破裂[9]

　主に大動脈の石灰化によって起こるが，蛇行した血管内でバルーンが屈曲し素材の疲労や劣化によって起こる場合や，粗暴な挿入操作によって起こる場合もある．留置に際してはCTや術中の透視画像を参考に下行大動脈の性状を評価することが望ましく，破裂のリスクが高いと判断した場合は，長期間の同一カテーテル使用は避けるべきである．

　破裂を起こした場合，バルーン内圧の異常やライン内への血液の混入を認めるため，留置中の動脈圧波形やカテーテルラインのモニターは重要である．また，バルーン破裂が起こりバルーン内に血液が混入した場合，乾燥したヘリウムガスによってバルーン内に血液塊が形成されてしまう．この状態ではバルーンカテーテルの抜去は困難で外科的処置が必要となるため，破裂が疑われる場合には早急に抜去が必要である．

④挿入部からの出血

　出血性合併症はIABP使用中の抗凝固療法や血小板減少，また体動などによる挿入部のストレスで起こりやすくなる．皮膚表面への出血に対しては圧迫止血を行い刺入部周囲の単純縫合も併せて検討する．皮下血腫は大腿動脈刺入部からの出血を意味する．その場合も刺入部周囲の圧迫でまずは対応するが，出血が持続する場合はIABPを抜去した上で圧迫止血，もしくは外科的止血術を検討する必要がある．また腸骨動脈の背側から後腹膜に出血をきたす場合があ

るが，これは診断の遅れによって腹部コンパートメント症候群などを起こし致死的となりうるため，貧血の進行に併せて患者が腹痛や鼠径部の違和感，背部痛を訴える場合には CT などで早急に診断を行う必要がある．保存的治療としては輸血，抗凝固療法の減量，出血が持続している場合の止血術としては血管内治療，外科手術があげられる．

⑤血小板減少

バルーン表面での血小板消費のため，IABP 挿入中にはしばしば血小板減少を認めることがある．血小板の減少は IABP 抜去により速やかに回復するが，IABP の留置が必要で血小板減少により出血傾向を認める場合は，血小板輸血を適宜行う必要がある．

⑥感染症

カテーテルが鼠径部から大動脈内に留置されているため，感染症のリスクは常にある．挿入は血管造影室などで無菌操作を徹底し可能な限り清潔環境で行うことが望まれる．IABP 使用中に敗血症をきたした場合は，抗生剤投与およびバルーン抜去を行うが，いまだ血行動態的に IABP 離脱が不可能な場合は新しいバルーンに入れ替えをする．

● ウィーニング中は心不全の再増悪などが起こらないか十分に観察する．

離脱のタイミング

IABP 基準として文献的には以下の指標があげられる[10]．

■ 表 1 ■ IABP 基準

<血行動態的指標>
　　絶対条件
　　　収縮期圧 ≧ 90 mmHg
　　　肺動脈楔入圧 ≦ 20 mmHg
　　　心係数 ≧ 2.0 L/min/m^2（平均血圧 ≧ 60 mmHg 脈圧 30 mmHg）
　　相対条件
　　　心拍数 ≦ 110 min
　　　尿量 ≧ 30 mL/h
<臨床的指標>
　　　不整脈の消失
　　　心不全の解消
　　　尿量の確保
　　　バルーン拡張による圧より自己心の収縮による圧が明らかに優位である

実際には原疾患などにより上記の指標をすべて満たさない場合もある．

離脱の方法

離脱法にはアシスト頻度を減少させるアシスト比ウィーニングと，バルーンの容量を減らして離脱するボリュームウィーニングの2通りがあり，一般的に前者が用いられる．前者では心係数や血圧など血行動態を確認しながらアシスト比を1:1から1:2へ減少し問題がなければIABP抜去を行う．重症例ではさらに1:4，1:8と減少させていく．IABPのサポートを受けている心臓にとってウィーニングは負荷となり，循環動態の再増悪をきたす可能性がある．ウィーニングの間隔は場合によっては半日程度を十分にとり，必要に応じて強心薬などを併用しながら循環動態の再増悪が起こらないか慎重に観察する必要がある．なおアシスト比を1:2以下に減少させた場合，バルーン表面で血栓が形成されやすくなるため，抗凝固療法をACT200程度に強化する，もしくは1～2時間毎にアシスト比を5分間程度1:1に戻す必要がある．ボリュームウィーニングはバルーン容積を徐々に減少させオーグメンテーション圧を下げていくウィーニング法で，補助率の減少がアシスト比ウィーニングよりも緩徐に行える．

■文献

1) 関口　敦．補助循環マニュアル．Circulation up-to-date．大阪: メディカ出版; 2010. p.22-8.
2) Trost, JC, et al. Intra-aortic balloon counterpulsation. Am J Cardiol. 2006; 97: 1391-8.
3) ST上昇型急性心筋梗塞の診療に関するガイドライン作成研究班．ST上昇型急性心筋梗塞の診療に関するガイドライン（2013年度改訂版）．
4) 急性および慢性心筋炎の診断・治療に関するガイドライン作成研究班．急性および慢性心筋炎の診断・治療に関するガイドライン（2009年改訂版）
5) Milcali A, et al. Prophylactic intra-aortic balloon pump in high- risk patients under going coronary artery bypass grafting: a propensity score analysis. Interact Cardiovasc Throc Surg. 2009; 9: 291-4.
6) 井出博文．IABPの管理と合併症．Heart Nursing．1996; 9: 586-90.
7) Swartz MT, et al. Effects of intraaortic balloon position on renal artery bllod flow. Ann Thrac Surg. 1992; 53: 604-10.
8) Shin H, et al. Acute ischemic hepatic failure resulting from intraaortic balloon pump malposition. Eur J Crdiothrac Surg. 2000; 17: 492-4.
9) Nishida H, et al. Coparative study of five type of IABP balloon in terms of incidence of balloon rupture and other complication. Artif Organs. 1994; 18: 746-51.
10) 堀江知二．大動脈内バルーンパンピング（IABP）．臨床工学ハンドブック2000年度改訂版．p.9-11.

<佐賀俊介>

4章 機器管理

3 PCPS

> **ここがポイント**
> - PCPS と ECMO の使い分けについて知ろう．
> - PCPS 適応は十分なカテコラミンの使用および IABP による循環補助を行っても十分な心拍出量が確保できない場合．
> - PCPS 離脱は PCPS 流量を 1.0 L/min まで減量し心機能，循環不全の指標に問題なければ，on-off テストで評価．

1 基本的概念，回路，設定

補助循環装置としては経皮的心肺補助法（percutaneous cardiopulmonary support: PCPS），大動脈内バルーンパンピング（intra aortic balloon pumping: IABP），体外式・埋込式 VAD（ventricular assist device: VAD），IMPELLA などがあげられる．本稿では PCPS を取り上げる．

a．定義

PCPS とは，血液ポンプ，膜型人工肺，送脱血カニューレで構成された閉鎖回路の人工心肺装置と定義される．経皮的穿刺によるカニューレの挿入に限らず，外科的な切開によるカニューレの挿入も PCPS に含まれる．

PCPS と ECMO（extracorporeal membrane oxygenation）の呼称の使い分けについては若干，混乱があり整理をする必要がある．本邦では，同じ ECMO 装置を用いた体外循環でもその用途目的によって使い分けていることが多い．つまり，循環補助を目的する場合には動静脈アクセスで補助する ECMO 装置のことを「PCPS」（VA ECMO）と呼称し呼吸補助を目的とする場合には静脈

アクセスで補助する ECMO 装置のことを「venoneous ECMO」（VV ECMO）と呼称し使い分けている．

b．歴史

　PCPS はもともと外科手術で使用されていた人工心肺装置から発展・改良を遂げて誕生した．1953 年にアメリカで初めて心臓外科手術で人工心肺装置が使用された．その後，1980 年に Seldinger 法を応用した経皮的 IABP が開発され同様の手法で経皮的カニューレーションする PCPS を 1983 年に Phillips らが考案し心肺停止例に対し緊急心肺蘇生や循環維持を目的に臨床応用を行った．そして，1988 年頃より本邦でも広く臨床応用されるようになった．現在では，日本循環器学会による循環器専門医研修施設，研修関連施設およびその他施設を含む 3,791 施設を対象とした循環器疾患診療実態調査（2010 年）[1]によれば，PCPS 施行症例数は 4,441 例，施行施設数は 656 施設であり年々増加傾向である．また，この調査では調査対象の約 40％の施設が PCPS を導入しており，施設あたりの平均施行数は年間 6.8 件であった．本邦の現状としては諸外国と比較して総件数は少なくないが，施行施設が分散している．

c．回路，原理

　PCPS は図 1 のように血液ポンプを駆動力として脱血カニューレを介して右房から脱血し人工肺を経由することで酸素化し送血カニューレを介して大腿動脈（右総頸動脈，腕頭動脈）へ送血する．

　血液ポンプ自体は 5 L/min 以上の流量を出す性能を有しているので最大流量を規定するのはカニューレサイズとなる．カニューレサイズが小さい場合で流量を確保すると圧力損失が大きくなり溶血が高度となる．成人症例で脱血カニューレは 21 Fr，送血カニューレは 17 Fr を選択することが多い．

　血液ポンプには運動型ポンプ（羽根を高速回転させ発生する遠心力や揚力で血液を駆出）と容積型ポンプ（血液チャンバーやチューブの容積を変化させて血液を駆出）とに分けられる．現在，本邦で使用できる PCPS では遠心ポンプが用いられている．血液回路が折れ曲がったり，カニューレの先当たりなどで流量が低下し回路の破裂などが起こりにくく長期の管理において安全性が高く，またコンパクトであることから遠心ポンプが採用されている．

　人工肺は，中空糸のガス交換膜を数千本束ねた構造となっている．中空糸の

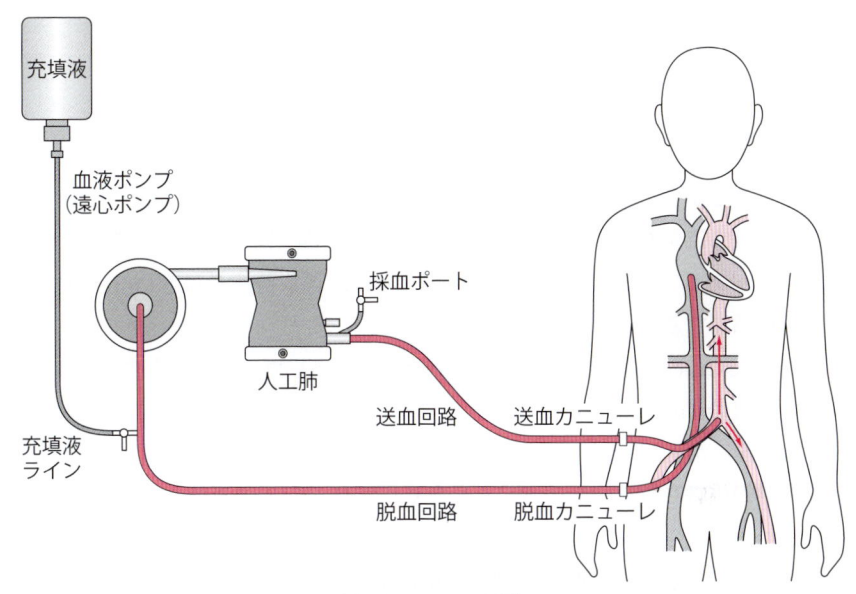

図1 ▶ PCPS 回路

内部を酸素と空気の混合ガスが流れ中空糸の外側を血液が灌流する．血液相とガス相のガス分圧の差で膜を介してガス交換が行われる．

1）PCPS と IABP

心不全にとっては PCPS により前負荷が軽減されるが，後負荷の増大および冠血流減少による心筋虚血を招くこととなる．そこでほとんどの症例で IABP が併用されている．IABP により後負荷増大を軽減し冠血流改善も期待される．また，PCPS に完全依存となっている重症症例の場合，PCPS のみでは脈圧が消失し非拍動流となる．しかし，IABP により拍動流を得ることで微小循環の改善，臓器血流の改善，生化学的指標の改善などをもたらすという報告もある．

2）mixing zone

大腿動脈から逆行性に送血している場合には，自己心拍出が改善してきた場合に自己の肺機能が悪いと酸素化不良の血液が心臓から脳へ供給され低酸素脳症をきたす可能性があるので PCPS 血流と自己心血流との混ざる箇所（mixing zone）を常に把握しておかなければならない．右橈骨動脈に動脈ラインを確保して圧波形のモニター，ガス分析を行い，両手に SpO_2 モニターを装着することで mixing zone の把握および脳血流の適切な酸素化が維持されているかを

チェックする．

d．設定

回路内血栓を予防するために ACT を延長させる（目標 ACT を 180〜220 としていることが多いが，SAVE-J ガイドライン[2]では目標 ACT 160〜180）．導入時は PCPS 流量を最大流量で補助するようにする．回転数が低すぎると逆流の可能性がある（SAVE-J ガイドライン[2]では，導入時流量は 60 mL/kg/min 以上を目標にするように推奨されている）．

ELSO（extracorporeal life support organization）ガイドライン[3]では PCPS 流量を 3.0 L/min/m^2 程度は確保できるように回路を設定するべきとしている．しかし，流量が 1.7 L/min/m^2 あれば脳血流，腎血流は自動調節能により比較的酸素供給が維持されるという報告[4]もあり正常体温での適正流量が $2.0〜2.3 \text{ L/min/m}^2$（成人）[5]と示されていることからも **PCPS 流量は 2.0 L/min/m^2 あれば十分と考えられる**．最終的には酸素供給が十分かどうかは酸素消費にも依存するので混合静脈血酸素度を脱血側回路内で連続的に評価し混合静脈血酸素度 70％以上を維持し適正な酸素供給バランスを保つように PCPS 流量などを調整する（流量に関しては血管内体液量・遠心ポンプ回転数を調整し，酸素化・二酸化炭素貯留に関しては酸素ガスの流量・酸素濃度を調整する）．

先述の通り，PCPS 導入に際しては IABP を併用していることがほとんどであり，その際の血圧は augmentation 圧が 90 mHg 以上，平均血圧 60 mmHg 以上を目標に保つよう全身管理を行う．

2　適応

PCPS の適応，導入基準に関して RCT はほとんどなく十分なエビデンスはあるとはいい難い．循環補助としての適応であれば急性心筋梗塞に伴う急性循環不全・難治性心室性不整脈・心破裂・心室中隔穿孔，劇症型心筋炎，心筋症に伴う心不全の急性増悪などがあがる．非心原性疾患に対しては急性重症肺塞栓症，偶発性低体温症，中毒などが適応としてあがる．急性心不全治療ガイドラインでは NYHA class Ⅳ，収縮期血圧 90 mmHg 以下，心拍出係数 2.0 L/min/m^2 以下，肺動脈楔入圧 20 mmHg 以上を機械的補助循環の適応の目安としており，一般的には**十分なカテコラミンの使用および IABP による循環補助を行っ**

ても十分な心拍出量が確保できない場合に PCPS の適応とすることが多い.

　心不全・心原性ショックに対する PCPS については単施設観察研究で比較的規模の大きな研究[6-11]がいくつか存在している. これらの研究によると心不全・心原性ショックに対する PCPS の離脱成功率は 33〜51%, 生存率は 20〜43% となっており PCPS 導入症例の内で原疾患が心筋炎 (離脱成功率: 71〜93%, 生存退院率: 64〜73%) の場合は予後がよい可能性も示唆されている.

3　離脱のタイミング

　PCPS の離脱に関しても十分なエビデンスはなく一定の基準は存在しない. 原疾患からの回復程度だけでなく, PCPS に伴う合併症の有無, PCPS 回路交換の必要性, 症例毎のバックグラウンドも考慮した上で離脱を総合的に判断していくことが多い. PCPS 導入から 48〜96 時間を回復評価時期の目安としていることが多い. 離脱を考慮する指標として文献で取り扱われている項目としては, 渡辺ら[12]が PCPS 流量＜1.0 L/min の条件で心拍出係数 2.0 L/min/m^2 以上, 収縮期血圧 90 mmHg 以上, 心拍数 120 bpm 以下, 肺動脈楔入圧 22 mmHg 以下, SaO$_2$ 94% 以上, PaCO$_2$ 45 mmHg 以下と報告している. Heneya ら[13]は PCPS 流量 1.0〜1.5 L/min で 6 時間観察し SvO$_2$ 70% 以上, 心エコー上での心改善を指標としてあげている. また離脱時の具体的な方法に関しても, SAVE-J ガイドライン[2]には「PCPS 流量を 1.0 L/min まで減量し心機能, 循環不全の指標に問題なければ, on-off テストで評価し離脱する」と記載されているのみであり一定の方法が定まっているわけではない. 結局のところ, PCPS 離脱時期および方法ともにそれぞれの施設の基準で管理されているのが現状である.

4　合併症・その対策

　ELSO resgistry[14]では 1.44 回/症例の合併症 (患者関連合併症, 回路関連合併症) が報告されており PCPS に伴う合併症には致命的な合併症となるものも多く含まれ, 早期発見とその対策が非常に重要となる.

a．患者関連合併症
1）出血性合併症
　PCPS挿入中，回路内が凝結するのを防ぐためにACTを延長（目標ACTを180〜220としていることが多いが，SAVE-Jガイドライン[2]では目標ACT 160〜180）させている．カニューレ刺入部出血，消化管出血，頭蓋内出血，挿管・胃管挿入手技に伴う損傷部位からの口腔内や鼻腔内からの出血があげられる．PCPSに関連する合併で最も多い．刺入部出血に関して6.3％に認めるという報告もある．

　対策としては刺入部の直視観察ができるように透明な保護テープで覆いガーゼ汚染の程度を確認する．出血を認める場合には圧迫止血を追加で行う，貧血が進行してきた場合には適宜，輸血を行う，出血の程度・部位によってはPCPS離脱も考慮する．消化管出血予防に関しては予防的なプロトンポンプ阻害薬やH_2ブロッカー投与を行う．

2）導入側の下肢虚血
　送血カニューレによる下肢動脈血流の減少，遮断により下肢筋肉が変性・壊死することで代謝産物が蓄積し挫滅症候群（代謝性アシドーシス，高カリウム血症，腎障害，高ミオグロビン血症など）を引き起こす．

　対策としてはPCPS導入時，送血カニューレ刺入部よりも末梢部にシースを留置し送血カニューレ血流の一部をシース経由で送血管刺入部末梢側の下肢血流確保を試みる．挫滅症候群に至るまでに下肢虚血の早期発見が非常に重要であり，挿入側の足背動脈の触知・ドプラエコーを用いた拍動の確認を適宜行い，早期発見に努める．挫滅症候群となった場合には血液透析などの対処を行う．

3）血小板減少
　異物（回路）表面や人工肺内での気泡との接触，血液ポンプの機械的刺激による血小板凝集などにより血小板減少を認める．

　対策としては臨床的に問題になるほどの低下を認める場合には血小板輸血を考慮する．ただし，PCPS導入症例では全身状態不良であることが多くDICなどの合併も考慮しなければならない．

4）血栓塞栓症
　PCPS研究会の報告によるとPCPSに関連した脳梗塞の頻度は0.1％とされている．PCPS挿入時は鎮静下にあり症状・身体所見の変化に乏しく早期発見は難しい．しかし，梗塞の部位・程度によっては致命的な事態にもなりかねず，

適宜，神経内科・脳神経外科との連携が必要と考える．
5）その他
感染症，腸管虚血などがあげられる．

b．回路関連合併症
1）回路内血栓
　人工肺や回路の分枝などの血液が乱流を呈するところに回路内血栓が形成されやすい．大きな血栓を形成すると人工肺内での酸素化を低下させ，凝固因子の低下や溶血を引き起こす．

　対策としては回路圧（脱血圧，人工肺の前圧・後圧，ガス圧）をモニタリング，定期的な直視での血栓確認を行い早期発見に努める．特に人工肺から送血管内に血栓を認めた場合には塞栓症をきたす可能性が高く回路交換を考慮しなければならない．

2）溶血
　人工肺内での気泡との接触，血液ポンプによる機械的刺激，過剰な回路内血流速，非生理的高圧・陰圧に曝露されることで赤血球が溶血する．貧血だけでなく，凝固因子や血小板数の減少，腎機能障害（血中遊離ヘモグロビン濃度が200 mg/dL 以上）にも注意する必要がある．

　対策としては赤色尿（ヘモグロビン尿）が疑われた場合には尿中ウロビリン検査や人工肺が赤色となっていないかを確認，その上で溶血に対してハプトグロビン投与を考慮する．

　最後に閉塞性僧帽弁位血栓弁による急性心不全に対して PCPS 早期導入により一命を取り留めた 1 例を紹介する．

> **症例　71 歳男性**
> 　7 年前に機械弁による僧帽弁置換術を施行，その後はワルファリン内服を継続していたが，3 カ月前より自己中断．2 日前から呼吸困難感主訴に救急搬送された．来院時現症は意識清明，呼吸数 44/min，心拍数 107 bpm，血圧 161/109 mmHg，SpO_2 85%（room air），体温 36.1℃．胸部 X 線では両側肺水腫を認めた．急性心不全と診断，NPPV 導入し一時的な酸素化改善を認めるも，すぐに酸素化は悪化したために来院 2 時間後には経口挿管を行った

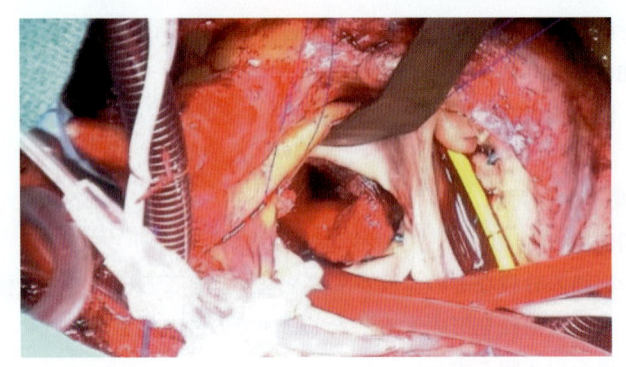

図2 ▶ 僧帽弁人工弁に付着した器質化血栓

(収縮期血圧 90 mmHg 台，心拍数 140 bpm). 血栓による人工弁機能不全が疑われカテーテル室へ移動し機械弁両側弁葉の可動制限を確認. さらなる循環不全に陥りショック状態となったために来院 4 時間後で PCPS, IABP を導入し緊急手術となった. 手術室へ移動し PCPS から人工心肺へ切り替え手術開始. 僧帽弁機械弁入口部を覆い隠すように一部器質化を伴った血栓を認めた (図 2). 付着した血栓を含め人工弁を取り除き，新規に人工弁(生体弁)を縫着した.

術中に人工心肺は離脱でき，術後は ICU に入室. 術後 1 日目に IABP 離脱，抜管. 術後 2 日目には ICU を退出，術後 12 日目に独歩退院となった.

■ 文献

1) 日本循環器学会. 循環器疾患診療実態調査 2010 年報告書. <http://poppy.ac/circ-res/report/report10_120203.pdf> Accessed Dec. 1, 2012.
2) 坂本哲也, 他. 厚生労働科学研究費補助金（循環器疾患・糖尿病等生活習慣病対策総合研究事業）研究報告書. 心肺停止患者に対する心肺蘇生補助装置等を用いた高度救命処置の効果と費用に関するエビデンスを構築するための多施設共同研究. 平成 22〜23 年度総合研究報告書.
3) Extracorporeal Life Support Organization (ELSO) General Guidelines for all ECLS cases. <http://www.elso.med.umich.edu/WordForms/ELSO%20Guidelines%20General%All%20ECLS%20Version1.1.pdf> Accessed Feb. 1, 2013.
4) Boston US, et al. Hierarchy of regional oxygen delivery during cardiopulmonary bypass. Ann Thorac Surg. 2001; 71: 260-4.
5) 阿部稔雄, 他. 体外循環の適正灌量・血液希釈. In: 上田裕一, 編. 最新人工心肺. 愛知: 名古屋大学出版会; 2011. p.79-85.

6) Smedira NG, et al. Clinical experience with 202 adults receiving extracorporeal membrane oxygenation for cardiac failure: survival at five years. J Thorac Cardiovasc Surg. 2001; 122: 92-102.
7) Chung SY, et al. Outcome of patients with profound cardiogenic shock after cardiopulmonary resuscitation and prompt extracorporeal membrane oxygenation support. A single-center observational study. Circ J. 2012; 76: 1385-92.
8) Vanzetto G, et al. Percutaneous extracorporeal life support in acute severe hemodynamic collapses: single centre experience in 100 consecutive patients. Can J Cardiol. 2009; 25: e179-86.
9) Magovern GJ Jr, et al. Extracorporeal membrane oxygenation for adult cardiac support: the Allegheny experience. Ann Thorac Surg. 1999; 68: 655-61.
10) Combes A, et al. Outcomes and long-term quality-of-life of patients supported by extracorporeal membrane oxygenation for refractory cardiogenic shock. Crit Care Med. 2008; 36: 1404-11.
11) Beurtheret S, et al. Emergency circulatory support in refractory cardiogenic shock patients in remote institutions: a pilot study (the cardiac-RESCUE program). Eur Heart J. 2013; 34: 112-20.
12) 渡辺和宏, 他. CPAに対するECPR下の低体温療法. ICUとCCU. 2012; 36: 99-106.
13) Haneya A, et al. A 5-year experience with cardiopulmonary resuscitation using extracorporeal life support in non-postcardiotomy patients with cardiac arrest. Resuscitation. 2012; 83: 1331-7.
14) Conrad SA, Rycus PT, Dalton H. Extracorporeal Life Support Registry Report 2004. ASAIO J. 2005; 51: 4-10.

<柴 昌行　佐藤幸人>

4章 機器管理

4 ECUM，CHDF

> **ここがポイント**
> - 急性心不全による体液貯留に対する治療として，利尿薬抵抗性あるいは腎機能障害を伴う場合は血液浄化療法（ECUM あるいは CHDF）を考慮する．
> - 血液浄化療法を用いた除水が利尿薬治療に勝るとのエビデンスは，予後についても腎機能温存効果についても明らかでなく，あくまで最大限の薬物治療を試みたうえで検討する．
> - 腎機能障害が軽度で除水をメインに行いたい症例には ECUM を，腎機能障害を伴い老廃物の除去が併せて必要だったり，ショックに陥った症例では CHDF を選択する．ただし本邦では「心不全」病名だけでの血液浄化療法の保険適応はなく「腎不全」に対しての治療との位置づけをする．
> - 体液量が是正され腎機能障害が改善されれば離脱を行うが，個々の患者に応じた適切な体液量の評価，腎予備能の評価を継続して行う．心エコー，腎ドプラエコーは有用である．

1 基本的概念，回路，設定

a．基本的概念

　過剰な体液の排泄は，急性心不全の治療における最重要目標の1つである．体液量の速やかな是正により，心不全急性期の患者が訴える呼吸困難や身の置きどころのなさといった強い苦痛を早期に取り除くことが可能で，交感神経の著しい亢進に基づく末梢血管抵抗の上昇といった悪循環を断ち切ることができる．また臨床症状の改善はもちろんのこと，臓器浮腫の解除による末梢臓器機

■ 表1 ■ 急性心不全における血液浄化療法適応

クラスⅡa
　1）血液濾過
　　a）体外限外濾過法（extracorporeal ultrafiltration method: ECUM）：レベルB
　　b）持続性静脈・静脈血液濾過（continuous veno-venous hemofiltration: CVVH）：
　　　レベルB
　　ただし，容量負荷があり，血行動態が安定している症例

クラスⅡb
　2）血液透析
　　a）血液透析（hemodialysis: HD）：レベルB
　　b）腹膜透析（peritoneal dialysis: PD）：レベルB
　3）血液透析濾過
　　a）持続的血液濾過透析（continuous hemodiafiltration: CHDF）：レベルC

循環器病の診断と治療に関するガイドライン（2010年度合同研究班報告）．
急性心不全 治療ガイドライン（2011年改訂版）．
www.j-circ.or.jp/guideline/pdf/JCS2011_izumi_h.pdf（2016年1月閲覧）

　能の改善，右心系・左心系の前負荷の至適化，上述のごとく苦しさゆえの交感神経過緊張が引き起こす血管抵抗上昇（後負荷の上昇）の是正により前方血流の増大・血行動態の改善も期待できる．

　心不全による体液貯留に対する治療の中心は利尿薬および病態に応じた薬物療法（血管拡張薬・強心薬）であるが，利尿薬抵抗性または腎機能障害を伴う症例においては血液浄化療法/腎代替療法（RRT: renal replacement therapy）を検討する[1-3]（表1）．急性期には限外濾過（ECUM: extracorporeal ultrafiltration method）あるいは持続的血液透析濾過（CHDF: continuous hemodiafiltration）が用いられる場合が多い．

　ECUMとCHDFのいずれを選択すべきかについて両者の違いを簡潔にいえば，ECUMは透析液や補充液を用いず過剰な水分の除去のみを行う血液浄化療法であり，CHDFは透析液と補充液を用い拡散と限外濾過の原理を併用した血液浄化療法で24時間ないしそれ以上の時間をかけゆっくりと体液量の是正を行う．ECUMでは濾過のみで拡散が働かないため，低分子は膜を通過して水分と一緒に出て行くが血漿と同濃度までしか除去されず，酸塩基平衡や電解質への影響が少ない．腎機能障害が軽微で溢水状態を早急に改善したい場合に用いる．溶質濃度の変化を伴わないため血漿浸透圧減少による循環動態への影響は

少なく血圧の変動を伴わず 500〜1000 mL/h 程度の除水が可能な場合もある．一般的には 250〜500 mL/h 程度で除水を行うことが多い．一方，CHDF は，心原性ショックなどで血圧が保てず，かつ溶質の除去や電解質・酸塩基平衡の是正が必要な症例で選択される．さらに透析膜に PMMA（polymethylmethacrylate）膜を使用することにより炎症性サイトカイン・メディエーターなどの中分子の除去が可能で，心不全に伴う炎症の軽減効果が期待でき，敗血症性ショックや呼吸窮迫症候群（ARDS）を合併した症例にも有用である[4]．

ただ急性心不全に対する血液浄化療法の適応は，あくまで利尿薬を含めた薬物治療を最大限行っても十分な尿量が得られず，かつ腎機能が低下した症例に限定すべきであると考えられる．これは，急性心不全治療において血液浄化療法（特に ECUM）が利尿薬に比して腎機能温存や予後改善に繋がる十分なエビデンスが認められないからである．

初期の研究である Unload 試験では体重減少や 90 日後の再入院減少は ECUM 群で利尿薬治療群より多く認められたが，呼吸困難や腎機能の改善度は両群で同等であった[5]．RAPID-CHF 試験においても ECUM 群でより迅速な体液量や呼吸困難の是正が可能であった[6]．これらの結果を受け米国心臓病学会（ACC: American College of Cardiology）・米国心臓協会（AHA: American Heart Association）合同の 2013 年心不全ガイドラインにおいて，ultrafiltration は明らかな容量負荷あるいは利尿薬抵抗性の心不全に対する class Ⅱb 治療として明記され[1]，本邦の急性心不全ガイドライン（2011 年改訂版）においても ECUM は class Ⅱa に格上げされた[2]．欧州心臓病学会(ESC: European Society of Cardiology) 2012 年ガイドラインはより慎重で，病態を選び限外濾過を考慮してもよいとしているがその安全性および効果については不明と記載されている[3]．一方，近年行われた CARRESS-HF 試験はうっ血の持続と腎機能悪化を呈する急性心不全患者に対する "rescue therapy" としての限外濾過について安全性や効果を調査した多施設ランダム化試験であるが，ECUM 群では利尿薬群と比し血清クレアチニン値が上昇し出血・vascular access 関連合併症を含む有害事象が多く認められた[7]．前述のいずれの試験や数々のメタ解析によっても両群での予後に差は認められず[8,9]，早期導入がもたらす腎機能温存効果のエビデンスも乏しいことから，現時点では血液浄化療法は心不全患者に対し最大限の薬物治療を試み，その上で反応の乏しい症例を選択して施行していきたい治療ストラテジーと考えられる．

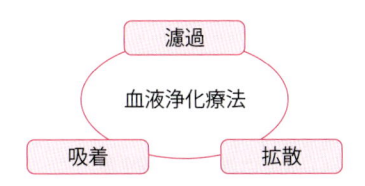

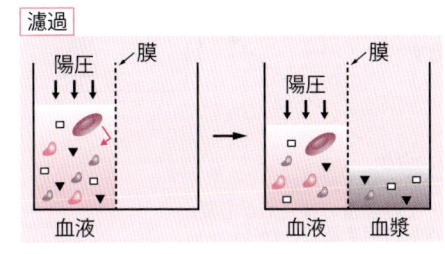

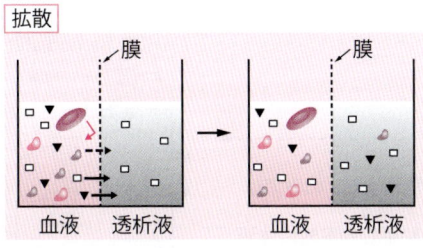

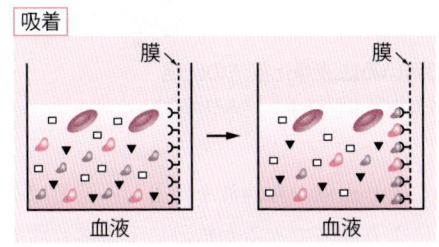

図1 ▶ 血液浄化療法にて使用される濾過-拡散-吸着の仕組み
(旭化成メディカルウェブサイト[10]より改変)

b. 主たる血液浄化療法の仕組みと回路

　血液浄化療法とは，血液を体外で循環させ病態に応じて"必要のない物質"（腎機能が温存されていれば純粋に水のみ，腎機能低下を伴っている場合は水＋貯留した不要な溶質）を，半透膜を介して拡散・濾過し，あるいは材料表面へ吸着することによって除去する治療法である．つまり，全ての血液浄化療法は「拡散」-「濾過」-「吸着」のいずれかあるいは組み合わせが基本となる．
　図1にそれぞれの仕組みを，図2に回路の違いについての概略を示す[10]．「濾

図2 ▶ 急性心不全で用いる血液浄化療法の回路

a. 血液濾過（HF: hemofiltration）

b. 限外濾過（ECUM: extra corporeal ultrafiltration method）

違い
- 補液を行うか否か
- ECUM では濾液量＝除水量
- HF では濾液－補充液＝除水量
- ECUM は速やかな除水を行いたい場合に適す

違い
- 透析による拡散現象を利用するか否か
- HD では透析液を用いて低分子物質の除去が可能
- 物質の除去・電解質の維持に HF では多量の補充液が必要
- HD においても濾過を用いた除水を併用することが多い

c. 血液透析（HD: hemodialysis）

d. 血液濾過透析（HDF: hemodiafiltration）

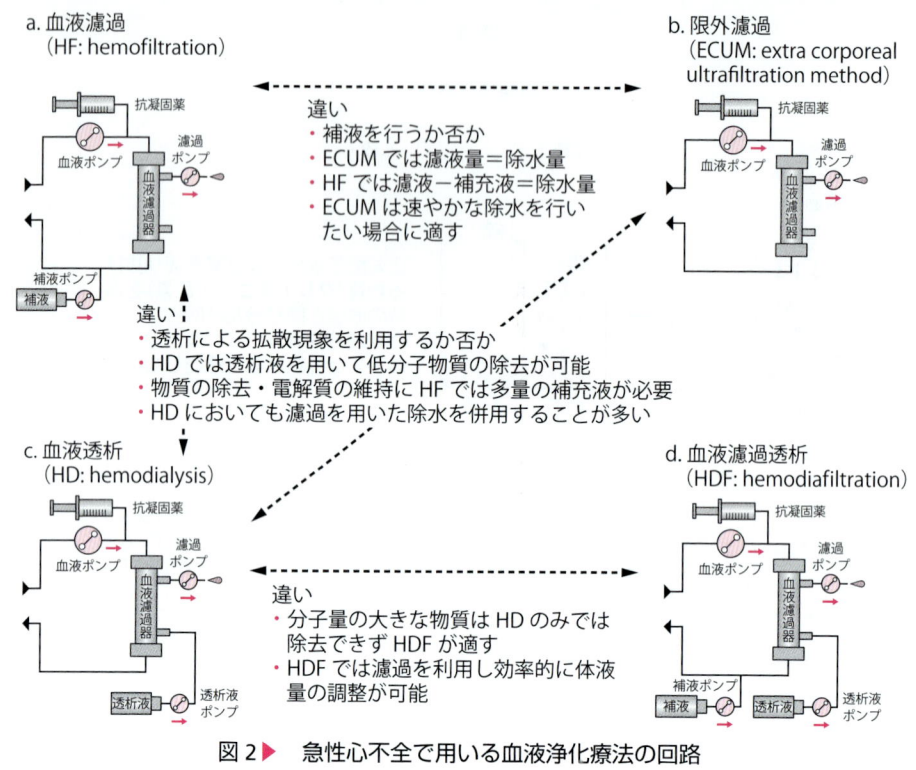

違い
- 分子量の大きな物質は HD のみでは除去できず HDF が適す
- HDF では濾過を利用し効率的に体液量の調整が可能

（旭化成メディカルウェブサイト[10]より改変）

過」では一定の圧勾配を利用し圧力により血液から濾液を除去し，溶質はそのときに用いる半透膜の網目の大きさにより除去できるが拡散による溶質除去は行われない．除去した濾液の代わりに補充液を血液内にポンプを用いて注入し電解質バランスの維持を図る仕組みを血液濾過（HF: hemofiltration）とよぶ（図2a）．小分子から中分子，低分子蛋白の除去能に優れミオグロビンやビリルビンなどは比較的効率良く除去される．血液透析（HD: hemodialysis）や血液濾過透析（HDF: hemodiafiltration）と比し透析液による拡散がない分だけ低分子物質の除去は緩除であるが，血漿浸透圧の変化・電解質バランスの崩れが起きにくく不均衡症候群をきたしにくい．補液をヘモフィルターの上流に注入する前希釈法と下流に注入する後希釈法があるが，前希釈法ではヘモフィルターの目詰まりがきたしにくい一方で1回に70Lを超える大量の補充液が必要で，後希釈法では20L程度の補充液で済むが目詰まりが起きやすい．フィル

ターへの脱血を患者自身の動脈圧で行うものを CAVH（continuous-arteriovenous hemofiltration），ポンプを用い静脈より脱血し静脈に返血するものを CVVH（continuous veno-venous hemofiltration）とよぶ．

　補充液を用いず除水のみを目的としたものが ECUM で，最もシンプルな回路となる（図 2b）．HF と同様に溶質濃度の変化を伴わず，速やかに除水を行いたい場合に選択される．過剰な除水は血管内脱水による腎機能の増悪をもたらすことがある．

　「透析」は透析液を用い，半透膜を介して濃度が異なる水溶液の間で生じる拡散現象により老廃物等を血中から除去できる（図 2c）．小分子量物質の除去能に優れる．

　「血液濾過透析」は補液と透析液を用い，濾過と拡散の両方の原理を組み合わせたツールである．回路が複雑になるが，HD のみでは除去の難しい溶質の除去が可能であり，体液過剰に加えて腎機能低下を伴い透析による老廃物の除去が数日にわたり必要な症例では，それぞれの利点を組み合わせ除水が緩除な CHDF が望ましい（図 2d）．

　なお，心不全治療に第 1 選択として「吸着」を利用した血液浄化療法が用いられることは少ないが，IL-6 や TNF-α などの炎症性サイトカインは急性心不全において増加しており，敗血症性ショックを伴う心不全ではエンドトキシンやサイトカインの除去を行う場合もある．

c．設定

　血液浄化療法の回路における設定項目について図 3 に示す[11]．図 3 は血液濾過透析の回路であるが，このうち透析液ポンプと補充液ポンプのない回路が濾過のみを利用した ECUM 回路となる．身体とのアクセスルートは，維持透析の導入された患者が急性心不全に陥った場合は作成ずみの内シャントを用いることができるが，本稿で問題としている一過性の体液貯留・1 型の急性心腎症候群（表 2）[12]では内頸静脈もしくは大腿静脈にダブルルーメンカテーテルを挿入し，脱血および返血ルートとする．脱血した血液は抗凝固薬と混合されヘモフィルターへ流れる．回路で設定できる項目は，血液流量，濾過流量，透析液流量，補液流量，除水速度である．また，回路で測定されるものとして脱血圧，入口圧，静脈圧，濾過圧，TMP（TransMembrane Pressure）がある．

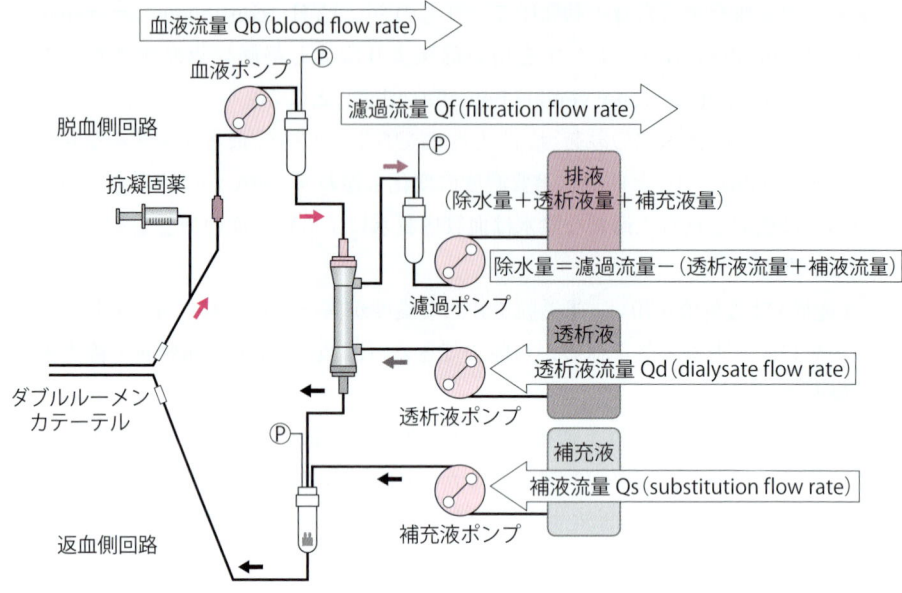

図3 ▶ 血液浄化療法における設定項目（岡田浩一．日本内科学会雑誌．2010; 99: 1013-9[11]より改変）

1）血液流量（blood flow rate: Qb）

脱血する血液流量であり CHDF では一般的に 60〜100 mL/h に設定する場合が多い（通常の HD では Qb＝200 mL/h 程度）．サイトカイン物質を大量に抜く目的などで後希釈の補液量を増やした設定の場合は，血液が濃縮して回路が詰まりやすくなるので，血流流量を 150〜200 mL に上げる必要がある．

2）濾過流量（filtration flow rate: Qf）

ヘモフィルターから水分を除去して破棄する量．血液流量の 30% 以下が目安だが 10% での設定が多い．除水が 0 の場合は，濾液ポンプ流量＝透析液流量＋補液流量であり，除水する場合は，濾液ポンプ流量＝透析液流量＋補液流量＋除水速度と設定する．

3）透析液流量（dialysate flow rate: Qd）

透析液ポンプ流量で設定．CHDF では小分子物質のクリアランスは，透析液流量に依存する．600 mL/h 程度の場合が多いが高カリウム血症を伴う場合，透析流量を上げて早期に電解質の是正を図る．

■ 表2 ■ 心腎症候群の分類（猪又孝元. Cardiac Practice. 2012; 23: 367-70[12]より改変）

分類	1*	2	3	4	5
因果	心→腎	心→腎	腎→心	腎→心	二次性
起因病態	急性非代償性心不全	慢性心不全	急性腎障害	慢性腎臓病	全身性疾患
疾患例	急性心不全 急性冠症候群	慢性心不全 心筋症	急性腎障害	慢性腎臓病	敗血症・膠原病（心腎障害を主病因としない疾患）
機序	急性の低心拍出やうっ血による腎血流の低下	慢性の腎虚血	腎障害に起因する直接的および間接的な心筋障害，乏尿による容量負荷・電解質異常・尿毒性物質の蓄積	慢性的な圧負荷・容量負荷，酸化ストレスの増加，RAA系亢進	全身性疾患に伴う一症状としての心機能・腎機能障害
派生病態	急性腎障害	慢性腎臓病	急性非代償性心不全	慢性心不全 急性非代償性心不全	心・腎障害のすべて

*「心不全」のみでは血液浄化療法の保険適応がなく，急性心不全では心腎症候群 type 1 の急性腎障害に対する治療として ECUM ないし CHDF が施行される．

4）補液流量（substitution flow rate: Qs）

補液ポンプ流量で設定．限外濾過による中分子物質の除去量は補液流量に依存する．通常の CHDF の補液量は 200〜300 mL/h 程度．サイトカイン除去を目指す場合（敗血症や ARDS を伴う症例など）は補液流量を上げ，それに伴い血液流量も上げる．

5）除水速度（body fluid removal rate）

濾過流量から透析液と補液流量を引いた値．ECUM では除水速度＝濾過流量となる．除水速度×時間＝総除水量である．

d．回路設定上のその他の留意点

1）アクセスルートの観察と圧モニター

大腿静脈は陰部が近く不潔になりやすくアクセスルートを挿入したままでの

ADL拡大が困難であるが，頸部からはSwan-Ganzカテーテル・中心静脈ラインなどが挿入されていることが多く内頸静脈の使用が困難な症例も多い．頸部穿刺時はエコーガイド下が望ましい．清潔を保ち出血などに早期に対応するためICUナースと連携し穿刺部の観察に留意する．脱血圧は脱血不良時には過度な陰圧となる．濾過器入口圧（動脈圧）の上昇は回路の目詰まりや返血部位の閉塞の可能性がある．返血圧（静脈圧）の上昇は同様に測定部位以降の閉塞（返血カテーテルの閉塞など）を示唆する．膜の目詰まりがあると濾過圧が低下する．脱血・送血不良時はカテーテル尖端位置を確認する．陰圧が持続すると回路内の血液が凝固しやすくなる．

2）モードの決定・膜の決定

腎機能障害が軽微で，尿量低下は過大な容量負荷に起因する前方血流の低下やRAAS系亢進による利尿薬抵抗性によるものであり，体液是正により改善すると見込まれる場合はECUMを選択する．腎機能障害を伴う場合，HDは小分子の除去に，HFは中分子の除去に適しているためこれらを組み合わせたCHDFが好まれる傾向にある．PMMA膜では膜表面の陰性荷電により炎症性サイトカインや蛋白が吸着される[4]．AN69ST膜（セプザイリス®）は2014年7月敗血症に対し保険収載された．

3）抗凝固薬の決定

回路内の血液の凝固を防ぐために用いる抗凝固薬を表3に示す．ヘパリンは安価でありACTを測定することで流量の調節ができ，またプロタミンで中和することが可能である．出血傾向のある患者では，ヘパリンを中和するために返血ラインにプロタミンの持続回路を接続することも可能である．低分子ヘパリンは抗凝固作用が弱く軽度の出血傾向のある患者に適しているがヘパリンの2倍程度コストがかかり，半減期はさらに長めである．ナファモスタットは半減期が短く，術直後など出血リスクのある患者に使用しやすいがヘパリンの10倍程度のコストがかかる．アルガトロバンはHIT患者の場合に適応になる．急性心不全で血液浄化療法を要する場合，患者は動脈圧ラインやCVP/Swan-Ganz圧モニターを要することが多いが，HITが疑われれば圧バックについてもヘパリンではなく生食500 mLにアルガトロバン1 mLを注入するなど留意が必要となる．ACTは前値の1.5～2倍（150～200秒を目安に），APTTは前値の1.5～2倍になるよう調整する．

■ 表3 ■ 血液凝固療法に用いる抗凝固薬（旭化成メディカルウェブサイト[10]より改変）

抗凝固薬	血中半減期	参考投与量	モニター法	適応例	特徴
ヘパリン	約90分	初回 1000〜2000 U	ACT	出血傾向のない場合	安価 Xa, Ⅱ因子に作用 中和が可能 AT-Ⅲ低下症例で無効
低分子ヘパリン	約240分	初回 10〜20 IU/kg 持続 7.5〜10 IU/kg/h （出血傾向例は最小量より）	抗Xa活性等	軽度の出血リスクのある症例	高価（フサン®より安価） Xa, Ⅱ因子に作用 （Xa因子への作用が主） ヘパリンより抗凝固作用が弱い 血小板・脂質代謝への影響が少ない
メシル酸ナファモスタット（フサン®）	約5〜8分	回路プライミング 20 mg 持続 20〜40 mg/h	ACT	高度の出血リスクのある症例	高価 半減期が短く，回路中で凝固を抑制し体内ではすぐに活性化する． 生食で溶解すると白濁 （ブドウ糖で溶解）
アルガトロバン	約30分	初回 10 mg 持続 25 mg/h （7 μg/kg/min）程度, 5〜40 mg/hで調整	ACT APTT	ATⅢ欠乏症 HIT Ⅱ型	ATⅢ非依存性トロンビン阻害薬 中和剤がない

4）血液浄化療法施行中の利尿薬併用

なお，血液浄化療法施行中の利尿薬併用の効果について明らかな指針はこれまで示されていないが，乏尿期から回復起点を捉えるために自尿の出現や時間尿量の増加を確認する必要があり，一定量の利尿薬の併用は必要と考えられる．トルバプタンはRAAS系の亢進や電解質異常をきたすことなく自由水の排出を促すためCHDFやECUMに依存する期間を短くする効果も期待される．少量のカルペリチドの投与はサイトカイン抑制効果・静脈系血管拡張作用に加

え腎保護作用が期待できる．

5）血液浄化療法施行中のその他の合併症

　低血圧は血液浄化療法におけるもっとも頻度の多い合併症である．CHDFでは組織から血液への水分移行が並行して起こるため循環血液量の変化が少なく低血圧のリスクは軽減されるが，それでも体外循環を開始したと同時に血圧が低下する症例もある．プライミングボリュームも血行動態の不安定な症例では決して無視できず，また脱血開始時には十分な留意が必要である．高血圧性心肥大や高齢者S状中隔を有する患者では除水により左室流出路狭窄が顕性化し急激な血圧低下をきたす場合もある．低血圧が原因と考えられる合併症の1つに頻度は低いが死亡率の高い非虚血性腸管虚血（NOMI: nonocclusive mesenteric ischemia）があり，激しい腹痛を伴わない症例もあることからたとえ軽度でも腹部症状が発生した場合はNOMIの可能性を念頭に画像診断を早急に進める．

2　適応

　上述の通り急性心不全治療における血液浄化療法の有用性についての明確なエビデンスはいまだ示されていない．本邦の急性心不全治療ガイドライン（2011年改訂版）では，急性血液浄化療法の適応は，「腎機能が低下し，利尿が得られない患者において必要となる」とされている[2]（表1）．しかしながら，血液浄化療法の保険適応疾患は「急性および慢性腎不全」であり「心不全」は含まれていない（2015年4月現在）．同ガイドラインでは急性心不全に対する急性血液浄化療法の主な目的として，①肺水腫の治療，②アシドーシスの改善，③電解質異常の補正，④輸液スペースの確保，⑤体液性の介在物質の除去をあげている．アシドーシスや電解質異常は確かにCa^{2+}の流入を阻害し心筋収縮を低下させるが，④⑤については主たる目的というより付随する効果であり，やはり①の肺水腫を速やかに軽減し患者の症状を取り除くことが治療の主眼である．

　ACC/AHAガイドライン（2013年）では，限外濾過の適応はclass Ⅱbとして「明らかな容量負荷を有する患者のうっ血症状の緩和と体液量の是正（エビデンスレベルB）」，「内科的治療に抵抗性の難治性うっ血（エビデンスレベルC）」に対し検討可能—"may be considered"—とされる[1]．やはり「うっ血の除去」

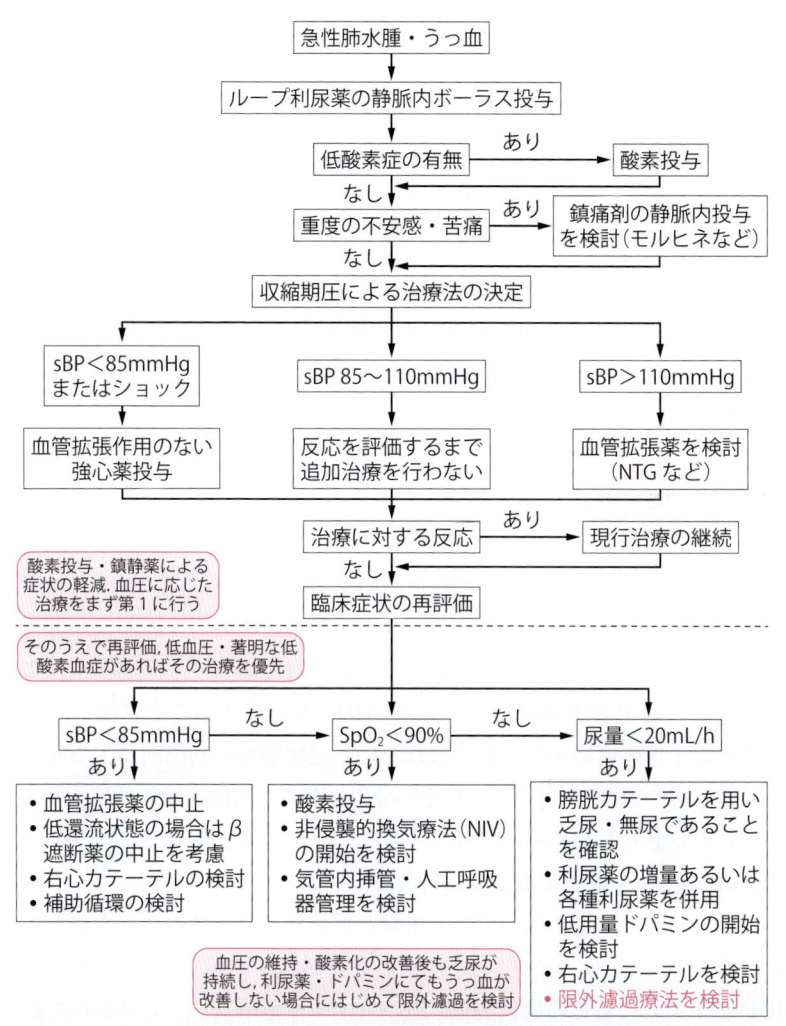

```
                    ┌─────────────────────┐
                    │   急性肺水腫・うっ血   │
                    └──────────┬──────────┘
                               ↓
                    ┌─────────────────────────────┐
                    │ ループ利尿薬の静脈内ボーラス投与 │
                    └──────────┬──────────────────┘
                               ↓
                      ┌───────────────┐   あり    ┌──────────┐
                      │ 低酸素症の有無 ├─────────→│ 酸素投与  │
                      └───────┬───────┘          └──────────┘
                              │なし
                              ↓
                      ┌───────────────┐  あり   ┌──────────────────┐
                      │ 重度の不安感・苦痛├────→│ 鎮痛剤の静脈内投与 │
                      │               │       │を検討(モルヒネなど)│
                      └───────┬───────┘       └──────────────────┘
                              │なし
                              ↓
                    ┌─────────────────────┐
                    │ 収縮期圧による治療法の決定 │
                    └──┬──────────┬──────────┬──┘
```

図4▶ ESCガイドラインにおける急性心不全初期対応アルゴリズム
(McMurray JJ, et al. Eur Heart J. 2012; 33: 1787-847[3])より改変)

分岐:
- sBP＜85mmHg またはショック → 血管拡張作用のない強心薬投与
- sBP 85〜110mmHg → 反応を評価するまで追加治療を行わない
- sBP＞110mmHg → 血管拡張薬を検討(NTGなど)

→ 治療に対する反応 ─あり→ 現行治療の継続
  ↓なし
  臨床症状の再評価

(左側注記) 酸素投与・鎮静薬による症状の軽減. 血圧に応じた治療をまず第1に行う

―――――――――――――――――――――――

(左側注記) そのうえで再評価. 低血圧・著明な低酸素血症があればその治療を優先

- sBP＜85mmHg ─なし→ SpO₂＜90% ─なし→ 尿量＜20mL/h
  ↓あり   ↓あり   ↓あり

sBP＜85mmHg あり:
- 血管拡張薬の中止
- 低還流状態の場合はβ遮断薬の中止を考慮
- 右心カテーテルの検討
- 補助循環の検討

SpO₂＜90% あり:
- 酸素投与
- 非侵襲的換気療法(NIV)の開始を検討
- 気管内挿管・人工呼吸器管理を検討

尿量＜20mL/h あり:
- 膀胱カテーテルを用い乏尿・無尿であることを確認
- 利尿薬の増量あるいは各種利尿薬を併用
- 低用量ドパミンの開始を検討
- 右心カテーテルを検討
- 限外濾過療法を検討

(下部注記) 血圧の維持・酸素化の改善後も乏尿が持続し, 利尿薬・ドパミンにてもうっ血が改善しない場合にはじめて限外濾過を検討

「症状の緩和」が主たる目的とされるが, 具体的な指標は示されていない.

ESCガイドライン(2012年)では, より明確な基準が示された. 急性肺水腫あるいは肺うっ血に対してまずループ利尿薬の投与を行う. そして状況に応じて酸素, モルヒネ, さらに血圧により血管拡張薬や強心薬などを投与し, 血圧の維持や酸素化の改善を進めた後にも尿量が20 mL/hを下回る場合は利尿薬

の増加，併用，低用量ドパミンの投与を行う．ループ利尿薬の倍量投与，最大量としてフロセミド 500 mg を投与後し，反応が乏しければドパミン 2.5 μg/kg/min で投与開始，それでも肺うっ血に改善がない場合にはじめて血液浄化療法（veno-venous ultrafiltration）を開始するというものである[3]（図 4）．

また，これまで急性心不全に対する ECUM と CHDF の効果を比較した研究はなく，血液浄化療法と利尿薬との比較を行った前向き研究はすべて限外濾過についてである．本邦の保険適応からは「腎不全」合併例への適応を原則とするため CHDF を選択する場合も多いが，体液量の評価・迅速な除水の必要性・装置の簡便さや諸外国での前向きランダム化試験を参考に ECUM が望ましい症例には適切に使用していきたい．

3 離脱のタイミング

急性心不全患者に対する血液浄化療法の離脱のタイミングについては明確な基準がないのが現状である．つまり，体液量が是正され腎機能障害が改善された時点となる．利尿薬への反応性が回復した場合であっても，利尿薬による腎毒性を懸念し適切な体液量となるまで CHDF を継続することに関してはエビデンスがなく保険適応からも勧められない．乏尿期から利尿期に入ると，急激に尿量が回復し脱水と Na，K の不足が起こりやすく時間採血の頻度を増やし，点滴内容の見直しを含め電解質補正・酸塩基平衡の是正を行う必要があるが，むやみに CHDF を継続することは避ける．

離脱の目安は，除水を行わずとも尿量が保たれバランスのコントロールが可能な状態であること，ダブルルーメンカテーテルを留置したままいったん CHDF を中断してもその間に利尿，BUN/Cr 値や電解質バランスが保たれることなどである．体液量の継続的・持続的な評価が必要である．また腎予備能の評価として，腎血流ドプラを用いた RI（resistance index）も有用である[13]．

うっ血の程度・体液量の評価には，血液浄化療法が必要な心不全の場合 ICU で治療されることが多く，Swan-Ganz カテーテルや CVP ラインが挿入されており観血的なモニタリングが持続的に可能な症例もままある．一方，胸部 X 線写真，下大静脈系，血清 hANP の推移，バイオインピーダンス法を用いた評価などを併用する．下大静脈径が中心静脈圧とリニアに相関するかについてはまだ議論があるが，径の拡大（>2.0 cm 程度）と呼吸性変動の消失は体液過剰の

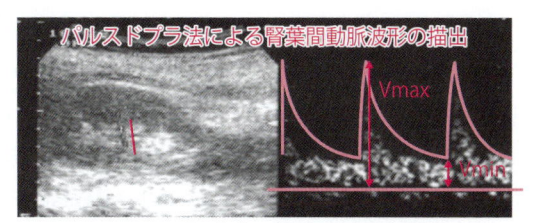

図5 ▶ 腎ドプラによる resistive index（RI）を用いた腎予備能の評価

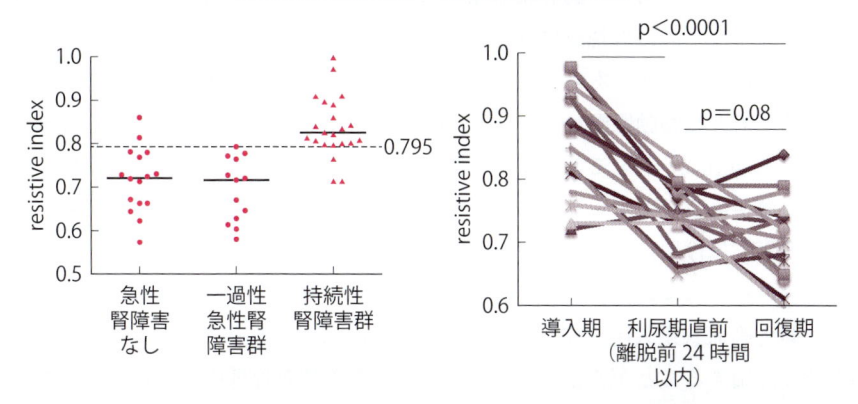

上段: RI の計測手法，下段左: 急性腎障害のない群，一過性急性腎障害群（3日以内に尿量が正常化/血清クレアチニン値の50%低下と定義），持続性腎障害群（3日を経ても腎障害が回復しない）における RI 値（Darmon M, et al. Care Med. 2011; 37: 68-76[15]より改変），下段右: 自験例における心臓術後急性腎障害症例における腎代替療法開始時・利尿期直前・回復期の RI 値

よい指標である[14]．

　腎血流の改善の徴候を見逃さないことも大切である．腎ドプラエコーを用いた RI は，ベットサイドで簡便に計測できる腎予備能の指標であり，腎動脈血流をパルスドプラ法で測定し収縮期の最高速度と拡張期の最低速度の差を収縮期最高速度で除したものである〔RI＝（PSV－EDV）/PSV〕（PSV: peak systolic velocity, EDV: end-diastolic velocity）[15]（図5）．比であるため，血流の絶対量やドプラ角度依存がなく超音波機器の種類に関係なく計測が可能である．正常腎機能の RI カットオフ値は，0.65～0.7 程度と報告されているが，腎障害の進行・腎血流低下に伴い高値（一過性に 0.9 を超える症例もある）となり，利尿期に入る前に低下傾向を示し回復期には前値に戻る場合が多い（図5下段）．日々のモニタリングでの RI の低下は腎予備能─急性腎障害からの回復: 離脱開

始一の指標となる．

　また適切な体液量は個々の患者にとって異なるため，離脱のタイミング評価のみでなく離脱後もベッドサイドでの心エコーを繰り返し，左心系右心系にとっての前負荷が適正化されていることを確認し薬物療法を微調整することが望ましい．右心系の前負荷の指標としては上述の下大静脈系径や肝うっ血の程度の評価が有用である．右室収縮能系は前負荷に依存する傾向があるが，後負荷のわずかな上昇にも鋭敏に反応し，右室から左室への血流が回らなくなることがあり注意が必要である．右室収縮機能の簡便かつ再現性のある指標として収縮期三尖弁輪移動距離（tricuspid annular plane systolic excursion: TAPSE，正常値 16 mm 以下）をモニタリングする．右室後負荷の指標としては肺動脈圧を三尖弁逆流圧較差から算出する．肺血管抵抗をエコーで算出することも可能であるが，急性期には有効肺血管床が保たれており当座は推定肺動脈圧の低下が認められればよい．左心系の前負荷としては左室拡張末期容積の推移とあわせ，肺毛細血管楔入圧・左室拡張末期圧についてはリニアではないが E/E' の推移で評価することができる．左室後負荷となる体血管抵抗については心ドプラエコーによる推定が可能で，MRV/TVI_{LVOT}（僧帽弁逆流速度 MRV: mitral regurgitant velocity，左室流出路駆出血流速度パターンの時間積分値 TVI_{LVOT}: time velocity integral at left ventricular outflow tract）と相関する．体血圧と末梢臓器灌流機能（肝腎機能の改善）をモニタリングし適宜血管拡張薬を併用する．

まとめ

　急性心不全治療における血液浄化療法は，現在までのランダム化スタディや本邦・諸外国のガイドラインと照らす限り，あくまでも最大量の利尿薬や強心薬・血管拡張薬を含めた薬物療法を最大限行ってもなお反応が乏しくうっ血の解除が困難な症例が対象となる．しかしながら，うっ血の持続は有効腎血流をさらに低下させ腎機能障害を助長するため，病態に応じ適切な血液浄化療法を選択する必要がある．離脱時期の決定や離脱後の体液量についても詳細にベットサイドでモニタリングを行い，電解質の変化についても注意深く観察を続ける必要がある．

■文献

1) Yancy CW, et al. 2013 ACCF/AHA guideline for the management of heart failure: a report of the American College of Cardiology Foundation/American Heart

Association Task Force on practice guidelines. Circulation. 2013; 128: 3240-327.
2) 循環器病の診断と治療に関するガイドライン: 急性心不全治療ガイドライン（2011年改訂版）http://www.j-circ.or.jp/guideline/pdf/JCS2011_izumi_h.pdf
3) McMurray JJ, et al; ESC Committee for Practice Guidelines. ESC Guidelines for the diagnosis and treatment of acute and chronic heart failure 2012: The Task Force for the Diagnosis and Treatment of Acute and Chronic Heart Failure 2012 of the European Society of Cardiology. Developed in collaboration with the Heart Failure Association (HFA) of the ESC. Eur Heart J. 2012; 33: 1787-847.
4) Libetta C, et al. Intermittent haemodiafiltration in refractory congestive heart failure: BNP and balance of inflammatory cytokines. Nephrol Dial Transplant. 2007; 22: 2013-9.
5) Costanzo MR, et al; Ultrafiltration Versus Intravenous Diuretics for Patients Hospitalized for Acute Decompensated Heart Failure (UNLOAD) Investigators. Ultrafiltration is associated with fewer rehospitalizations than continuous diuretic infusion in patients with decompensated heart failure: results from UNLOAD. J Card Fail. 2010; 16: 277-84.
6) Bart BA, et al. Ultrafiltration versus usual care for hospitalized patients with heart failure: the Relief for Acutely Fluid-Overloaded Patients With Decompensated Congestive Heart Failure (RAPID-CHF) trial. J Am Coll Cardiol. 2005; 46: 2043-6.
7) Bart BA, et al. Ultrafiltration in decompensated heart failure with cardiorenal syndrome. N Engl J Med. 2012; 367: 2296-304.
8) Kwong JS, et al. Ultrafiltration for acute decompensated heart failure: a systematic review and meta-analysis of randomized controlled trials. Int J Cardiol. 2014; 172: 395-402.
9) Cheng Z, et al. Efficacy and safety of ultrafiltration in decompensated heart failure patients with renal insufficiency. Int Heart J. 2015; 56: 319-23.
10) This is CRRT-持続緩除式血液濾過について: 旭化成メディカルウェブサイト http://www.asahi-kasei.co.jp/medical/
11) 岡田浩一. 透析療法（HDとHDF, CHD, CHDFなど）. 日内会誌. 2010; 99: 1013-9.
12) 猪又孝元. 心不全における腎機能の悪化. Cardiac Practice. 2012; 23: 367-70.
13) Ninet S, et al. Doppler-based renal resistive index for prediction of renal dysfunction reversibility: A systematic review and meta-analysis. J Crit Care. 2015; 30: 629-35.
14) Porter TR, et al. Guidelines for the use of echocardiography as a monitor for therapeutic intervention in adults: a report from the American Society of Echocardiography. J Am Soc Echocardiogr. 2015; 28: 40-56.
15) Darmon M, et al. Diagnostic accuracy of Doppler renal resistive index for reversibility of acute kidney injury in critically ill patients. Intensive Care Med. 2011; 37: 68-76.

〈黒田揮志夫　加藤倫子〉

4章 機器管理

5 VAD

ここがポイント

- 補助人工心臓（VAD）は内科的治療抵抗性の難治性重症心不全や心原性ショックの状態で適応となる.
- わが国で臨床使用が可能なVADは体外設置型と植込型があり，使用目的によってBTT，BTC/BTD，BTR，BTB，DTと分類される.
- VADの適応や機種の選択にあたってはINTERMACS Profile分類が有用である.
- VADの設定の最適化には心エコーと右心カテーテル検査が有用であり，管理にあたっては多職種連携が重要である.
- VADによる循環補助下でも心不全の内科的治療を極力導入することで自己心機能が改善しVADからの離脱が可能となる症例がある.

1 補助循環における補助人工心臓（ventricular assist device: VAD）の位置づけ

内科的治療に抵抗性の難治性重症心不全，あるいは心原性ショックの状態において，心臓のポンプ機能不全に起因する全身の循環不全状態を改善する目的で導入されるのが補助循環である．補助循環のうち経皮的補助循環としてよく用いられるのが大動脈内バルーンポンピング（intra-aortic balloon pump: IABP）や経皮的心肺補助（percutaneous cardiopulmonary support: PCPS）であり，患者の血行動態が重篤であるほどこの両者は併用されることが多い．IABPの血行動態や不全心に対する効果，あるいはその適応などについては他稿を参照されたいが，基本的には圧補助，後負荷軽減，冠血流量の増加，心仕

事量の減少などを期待して使用するものである．それに対してPCPSは流量補助によって全身循環を維持するものである．その特徴として，1) 遠心ポンプと膜型人工肺を用いた人工心肺装置であり循環補助のみでなく強力な呼吸補助を同時に行うことができる，2) 基本的には大腿静脈や頸静脈，鎖骨下静脈などの末梢血管から脱血カニューレを挿入し，大腿動脈などの末梢血管に挿入したカニューレから逆行性に送血を行うものである．PCPSの大きな問題点の1つとして，全身循環の維持が得られやすい一方で，左心室にとっては後負荷を増大させることとなり，心仕事量を増大させたり心室の収縮能の改善の障害となりやすいことがあげられる．

一方で補助人工心臓あるいは心室補助装置(ventricular assist device: VAD)は，心房もしくは心室から脱血し大動脈や肺動脈に順行性に送血を行う装置の総称と考えることができる．PCPSとの相違点として，**VADはその回路に人工肺が含まれていない純粋な循環補助装置であることに加えて，心臓から直接血液を吸引してポンプの力で血液を大動脈に送り出すことから，心室の前負荷を軽減し心仕事量を減少させつつ心筋のエネルギー代謝を改善させる**ことがあげられる．

これらの補助循環はいずれも自己心を温存した状態で心臓のポンプ機能の一部を補うものである．海外では心臓を切除して同所性に埋め込まれる完全置換型人工心臓（total artificial heart: TAH）も臨床使用されているが，わが国での導入は未定である．

2　VADの分類 (図1)

a．補助する循環系による分類

補助人工心臓は左房もしくは左室から脱血して大動脈に送血して左心系の循環補助を行う左心補助人工心臓（left ventricular assist device: LVAD），右房もしくは右室から脱血して肺動脈に送血して右心系の循環補助を行う右心補助人工心臓（right ventricular assist device: RVAD），両者を同時にいれて体循環および肺循環を補助する両心補助人工心臓（biventricular assist device: BiVAD）と分類される．一般的にはRVADが単独で使用されることはほとんどないといってよく，LVADもしくはBiVADとして用いられることが多い．

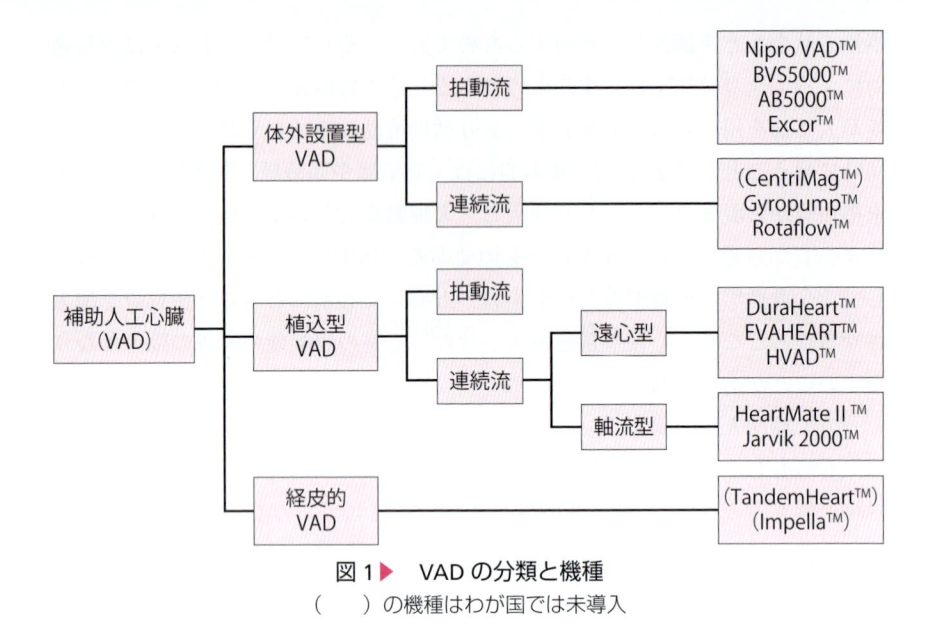

```
補助人工心臓        ┌─ 体外設置型 ─┬─ 拍動流 ──── Nipro VAD™
  （VAD）         │    VAD      │              BVS5000™
                  │              │              AB5000™
                  │              │              Excor™
                  │              └─ 連続流 ──── (CentriMag™)
                  │                             Gyropump™
                  │                             Rotaflow™
                  ├─ 植込型 ─────┬─ 拍動流
                  │    VAD      │
                  │              └─ 連続流 ─┬─ 遠心型 ─── DuraHeart™
                  │                         │             EVAHEART™
                  │                         │             HVAD™
                  │                         └─ 軸流型 ─── HeartMate II™
                  │                                       Jarvik 2000™
                  └─ 経皮的 ─────────────────────────── (TandemHeart™)
                       VAD                               (Impella™)
```

図1 ▶ VADの分類と機種
（　）の機種はわが国では未導入

b．血液ポンプの部位による分類

血液ポンプ本体が体外にある体外設置型補助人工心臓と体内に植え込まれる植込型補助人工心臓に分類される．またわが国では未導入ではあるが，経皮的に左心バイパス補助を行う経皮的補助人工心臓も開発されている．

c．ポンプの駆動方式による分類

ポンプの動作自体で拍動性の血流を産み出す拍動流補助人工心臓とポンプの駆出が連続性の連続流補助人工心臓に分けられる．前者は脱血側と送血側にそれぞれ人工弁を有しているが後者は人工弁を有さない．また連続流補助人工心臓はポンプの形態と送血様式から遠心ポンプと軸流ポンプに分類される．

わが国で主に用いられている体外設置型補助人工心臓は空気駆動拍動流のNipro VADである．他に1台のコンソールで右心・左心・両心補助が可能なAB5000，BVS5000，最近小児での保険適応を取得したEXCORなどがある．一方植込型補助人工心臓はいずれも電気駆動連続流であり現在わが国では治験中のものも含めると5機種が臨床使用可能である（図2）[1]．このうちEVA-HEART，DuraHeart，HVADは遠心ポンプでありHeartMate II，Jarvik 2000は軸流ポンプである．経皮的補助人工心臓は海外ではImpellaやTandemHeart

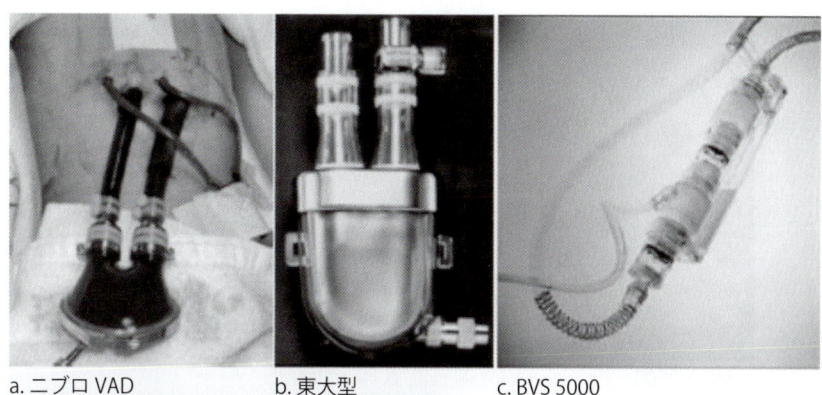

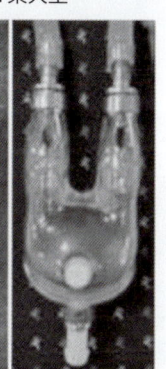

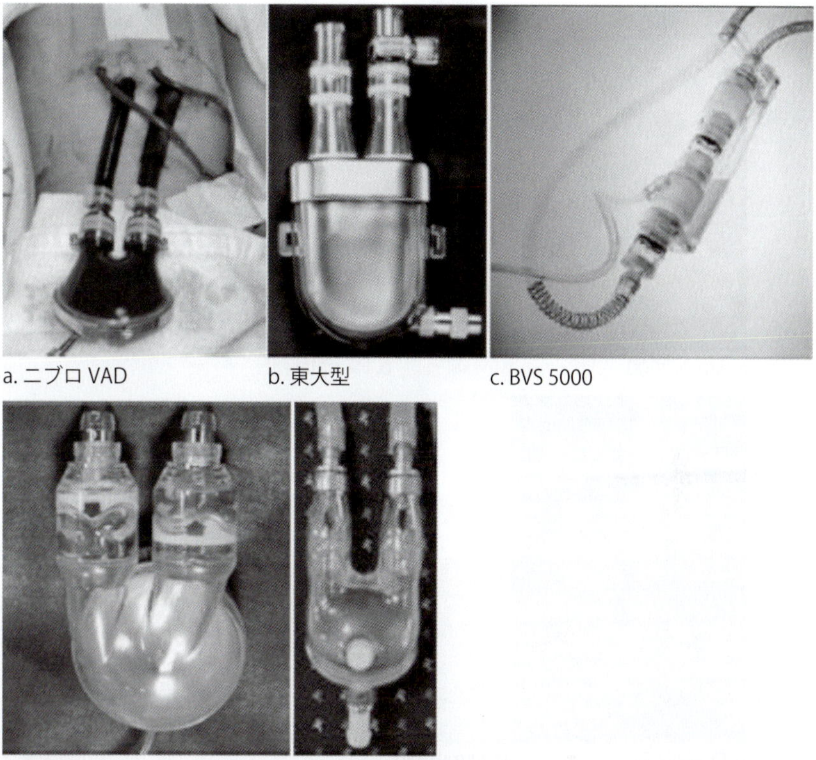

a. ニプロ VAD　　b. 東大型　　c. BVS 5000

d. AB 5000　　e. EXCOR

A. 体外設置型

図2 ▶ VAD の実例

日本循環器学会/日本心臓血管外科学会合同ガイドライン（2011-2012 年度合同研究班報告）．重症心不全に対する植込み型補助人工心臓治療ガイドライン．http://www.j-circ.or.jp/guideline/pdf/JCS2013_kyo_h.pdf（2016 年 1 月閲覧）

が臨床応用されているがいずれも短期間の左心補助を目的としたものである．

3　VAD 使用の目的

　VAD 治療の適応や種類の選択は，心不全の進行の速度や多臓器機能を含めた全身状態を考慮し，VAD 使用の目的を明確にしたうえで行うものである．VAD 治療の目的は表1に示すように，心臓移植適応の患者における移植までのブリッジ使用を目的とした Bridge to Transplant(BTT)，心原性ショックや，

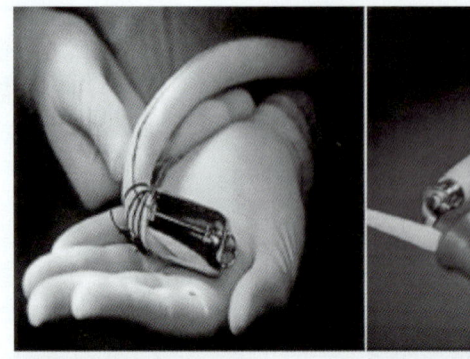

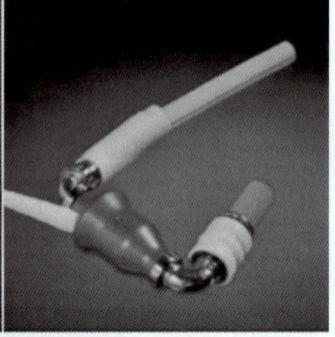

a. Jarvik 2000　　　　　　b. HearMate II

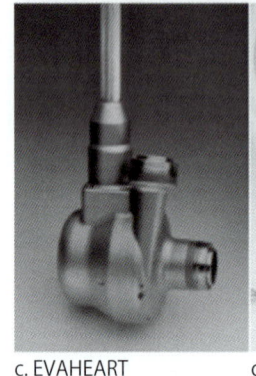

c. EVAHEART　　　　d. DuraHeart

B. 植込型

図2 ▶ つづき

　肝機能や腎機能などの他臓器不全の合併などのために心臓移植適応の判断が困難な状況でVAD治療後に心臓移植適応の判断を行うBridge to Decision（BTD）/Bridge to Candidacy（BTC），劇症型心筋炎や産褥期（周産期）心筋症のように自己心機能が回復するまでの循環補助を目的とするBridge to Recovery（BTR），循環動態の急激な破綻などのためにまず体外設置型VADを装着しておいてその後心臓移植適応を取得するなどして植込型VADへの植え替えを行うBridge to Bridge（BTB），移植適応がない症例での長期のVAD使用であるDestination Therapy（DT）などが提唱されている．重症心不全におけるVAD使用の全体像を図3に示す[2]．

　体外設置型VADはこれらのいずれの目的でも使用可能であるが，植込型

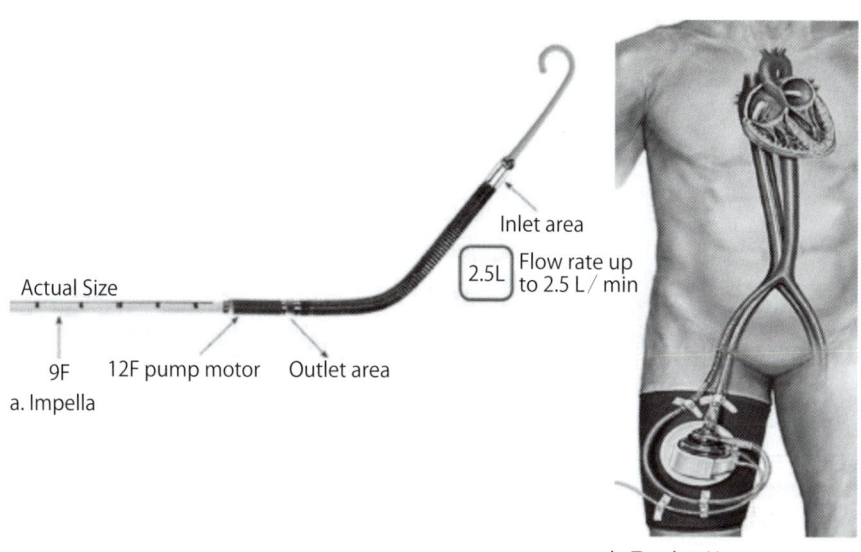

Actual Size
9F　12F pump motor　Outlet area
Inlet area
2.5L　Flow rate up to 2.5 L / min

a. Impella

b. TandemHeart

c. 経皮的

図 2 ▶　つづき

■ 表 1 ■　VAD 使用の目的

VAD 治療の目的	概要
Bridge to Transplant（BTT）	心臓移植までの橋渡しとしての使用
Bridge to Decision/Candidacy（BTD/BTC）	心臓移植の適応判断までの橋渡しとしての救命目的での使用
Bridge to Recovery（BTR）	心臓の機能が回復するまでの橋渡しとしての使用
Bridge to Bridge（BTB）	植込型 VAD 装着までの橋渡しとしての体外設置型 VAD の使用
Destination Therapy（DT）	永久使用

VAD はわが国では現在のところ BTT としての使用のみが保険償還されている．現在補助人工心臓治療関連学会協議会から DT 使用の提言がなされており，近い将来植込型 VAD の DT での使用が現実のものとなる可能性がある．

図3 ▶ VAD 使用の目的

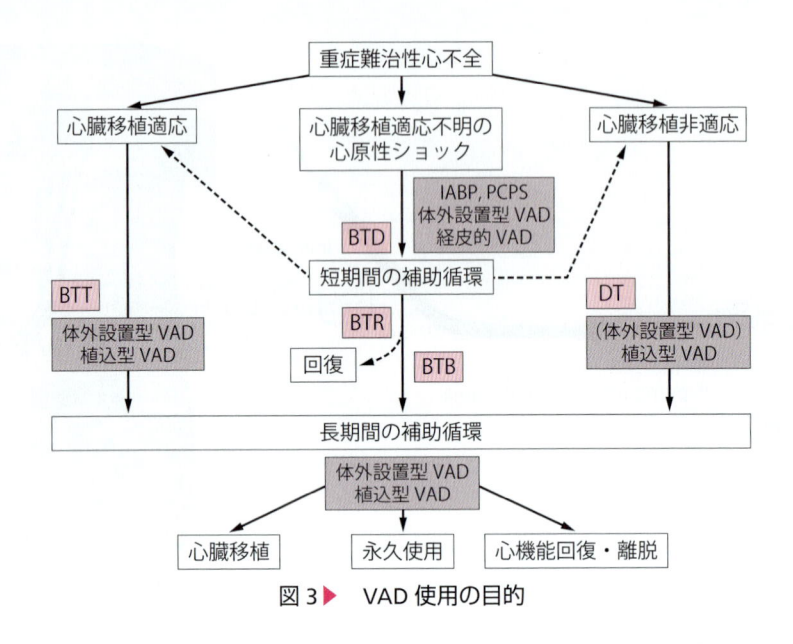

4　VAD の適応

　前述の心臓移植までの橋渡し（Bridge to Transplant: BTT）の目的で VAD を考慮する場合には，心臓移植の適応を満たすことが求められる．心臓移植の適応，除外基準を表2[3]に示す．植込型 VAD の場合にはこれらの基準に加えて表3のごとく在宅治療安全基準が定められており在宅治療を安全に実施できる体制の整備が求められている[4]．

　一方で急激に血行動態が破綻しつつある心原性ショックや主要臓器の機能障害を合併している場合は PCPS や体外設置型 VAD の適応となる[2]．この場合の体外設置型 VAD の使用は BTC/BTD，あるいは BTR としての目的で使用されることが多く，必ずしも心臓移植までの橋渡しの目的でなくても適応となる．したがって対象となる疾患も，拡張型心筋症，拡張相肥大型心筋症のみならず，広範心筋梗塞などの虚血性心疾患，劇症型心筋炎，産褥期（周産期）心筋症，弁膜症，二次性心筋症，致死性重症不整脈などより多くの心疾患が含まれる．

　近年重症心不全の分類として INTERMACS Profile 分類が提唱されている（表4）[1]．これによると，心原性ショックで IABP や PCPS の補助循環を要する状

表2　心臓移植の適応　2013年2月1日

Ⅰ．心臓移植の適応は以下の事項を考慮して決定する．
　　Ⅰ．移植以外に患者の命を助ける有効な治療手段はないのか？
　　Ⅱ．移植治療を行わない場合，どの位の余命があると思われるか？
　　Ⅲ．移植手術後の定期的（ときに緊急時）検査とそれに基づく免疫抑制療法に心理的・身体的に十分耐え得るか？
　　Ⅳ．患者本人が移植の必要性を認識し，これを積極的に希望すると共に家族の協力が期待できるか？
　　などである
Ⅱ．適応となる疾患
　　心臓移植の適応となる疾患は従来の治療法では救命ないし延命の期待がもてない以下の重症心疾患とする．
　　Ⅰ．拡張型心筋症，および拡張相の肥大型心筋症
　　Ⅱ．虚血性心筋疾患
　　Ⅲ．その他（日本循環器学会および日本小児循環器学会の心臓移植適応検討会で承認する心臓疾患）
Ⅲ．適応条件
　　Ⅰ．不治の末期的状態にあり，以下のいずれかの条件を満たす場合
　　　　a．長期間またはくり返し入院治療を必要とする心不全
　　　　b．β遮断薬および ACE 阻害薬を含む従来の治療法では NYHA 3 度ないし 4 度から改善しない心不全
　　　　c．現存するいかなる治療法でも無効な致死的重症不整脈を有する症例
　　Ⅱ．年齢は 65 歳未満が望ましい
　　Ⅲ．本人および家族の心臓移植に対する十分な理解と協力が得られること
Ⅳ．除外条件
　　Ⅰ．絶対的除外条件
　　　　a．肝臓，腎臓の不可逆的機能障害
　　　　b．活動性感染症（サイトメガロウイルス感染症を含む）
　　　　c．肺高血圧症（肺血管抵抗が血管拡張薬を使用しても 6 wood 単位以上）
　　　　d．薬物依存症（アルコール性心筋疾患を含む）
　　　　e．悪性腫瘍
　　　　f．HIV（Human Immunodeficiency Virus）抗体陽性
　　Ⅱ．相対的除外条件
　　　　a．腎機能障害，肝機能障害
　　　　b．活動性消化性潰瘍
　　　　c．インスリン依存性糖尿病
　　　　d．精神神経症（自分の病気，病態に対する不安を取り除く努力をしても，何ら改善がみられない場合に除外条件となることがある）
　　　　e．肺梗塞症の既往，肺血管閉塞病変
　　　　f．膠原病などの全身性疾患
Ⅴ．適応の決定
　　当面は，各施設内検討会および日本循環器学会心臓移植委員会適応検討小委員会の 2 段階審査を経て公式に適応を決定する．心臓移植は適応決定後，本人および家族のインフォームドコンセントを経て，移植患者待機リストにのった者を対象とする．医学的緊急性については，合併する臓器障害を十分に考慮する．
　　付記事項
　　Ⅰ．上記適応症疾患および適応条件は，内科的および外科的治療の進歩によって改訂されるものとする．

（日本循環器学会心臓移植委員会 HP より．http://plaza.umin.ac.jp/~hearttp/）

■ 表3 ■ 植込型 VAD の適応と在宅治療安全管理基準

		適応基準
対象	疾患・病態	心臓移植適応基準に準じた末期的重症心不全で，対象となる基礎疾患は，拡張型および拡張相肥大型心筋症，虚血性心疾患，弁膜症，先天性心疾患，心筋炎後心筋症などが含まれる
選択基準	心機能	NYHA：クラスⅢ～Ⅳ（Ⅳの既往あり）
	ステージ	D（重症の構造的疾患があり，最大限の内科治療にもかかわらず，安静でも明らかな心不全症状がある患者）
	薬物治療	ジギタリス・利尿薬・ACE 阻害薬・ARB・硝酸塩・β遮断薬などの最大限の治療が試みられている
	強心薬・補助循環	ドブタミン・ドーパミン・エピネフリン・ノルエピネフリン・PDE Ⅲ阻害薬などに依存，または IABP，体外設置型補助人工心臓などに依存
	年齢	65 歳以下が望ましい（身体能力によっては 65 歳以上も考慮する）
	BSA	システムにより個別に規定
	血行動態	stage D，NYHA クラスⅣの既往
	条件	他の治療では延命が望めず，また著しく QOL が障害された患者で，治療に参加することで高い QOL が得られ，長期在宅治療が行え，社会復帰が期待できる患者
	治療の理解	補助人工心臓の限界や併発症を理解し，家族の理解と支援が得られる

在宅治療安全管理基準（付録参照）	
（1）在宅治療体制	補助人工心臓を扱う病院医療チームをはじめ患者自宅復帰の実現に向けて体制整え，在宅経過観察基準を整えること
（2）患者・介護者の遵守事項	患者および介護者の遵守事項を定めること
（3）退院許可基準	住宅条件を含めた退院許可基準を定めること
（4）緊急時の対応	在宅時における緊急時の患者，介護者および病院の対応方法を明らかにするとともに，必要な機関（消防等）への協力要請を行うこと 24 時間対応が可能であること
（5）機器モニタリング	在宅時の患者および機器のモニタリング方法を整えること
（6）機器保守点検	機器の保守点検法を整えること
（7）トラッキング	治療成績評価のためレジストリー（＊）を構築すること

（＊）「埋め込み型補助人工心臓のトラッキング医療機器分科会事業」によるレジストリー（J-MACS）はすでに成立し登録が始まっている．新たな植込型補助人工心臓実施施設はそれに参加すること．
（日本臨床補助人工心臓研究会 HP より．http://www.jacvas.com/standard_i.html）

■ 表4 ■ INTERMACS (J-MACS) Profile

レベル	INTERMACS	J-MACS	INTERMACSの ニックネーム	VAD適応決定 までの時間
1	Critical cardiogenic shock	重度の心原性ショック	Crash and burn	hours
2	Progressive decline	進行性の衰弱	Sliding fast	days
3	Stable but inotrope dependent	安定した強心薬依存	Dependent stability	few weeks
4	Resting symptoms	安静時症状	Frequent flyer	months
5	Exertion intolerant	運動不耐容	House-bound	
6	Exertion limited	軽労作可能状態	Walking wounded	
7	Advanced NYHA Ⅲ	安定状態		

日本循環器学会/日本心臓血管外科学会合同ガイドライン（2011-2012年度合同研究班報告）．重症心不全に対する植込み型補助人工心臓治療ガイドライン．http://www.j-circ.or.jp/guideline/pdf/JCS2013_kyo_h.pdf（2016年1月閲覧）

態はINTERMACS Profile 1に分類される．Profile 1での植込型VADは術後早期の生命予後が他のProfileと比較して有意に不良であることが報告されている[5]ことから，多くの場合は植込型VADの適応とはならず，可及的速やかに体外設置型VADの適応を検討すべきである．

　PCPSが挿入されている患者において体外設置型VADへと循環補助の変更を検討するタイミングも重要である．PCPSによる循環補助は通常は1週間程度の短期間の補助を想定したものであり，長期化することで感染や出血などの合併症が増加しやすいことがいわれている．また前述のとおりPCPSは大腿動脈から逆行性に送血を行うことから左室の後負荷が上昇し不全心の機能回復の障害となりえる．PCPS装着後早期に自己心機能の回復が得られず自己大動脈弁の開放が認められない場合や肝腎機能障害が進行したり，肺水腫を合併したりした際には速やかに体外設置型VADへの交換を検討する必要がある．

　ただし，DT目的のVADが認められていないわが国の現状を考えると，心臓移植適応の取得が困難である高齢者や全身性疾患，悪性疾患を有する患者に対するVADの適応については慎重に検討する必要がある．

　強心薬持続点滴中で肝機能や腎機能などの臓器障害が進行しているProfile 2や強心薬持続点滴中であるが血行動態が安定しており臓器障害がないProfile 3

などは VAD 植え込みまでに時間的猶予があることから移植適応の有無などについて検討を行ったうえで植込型 VAD 装着のタイミングをはかるべきである．わが国における植込型 VAD の適応は原則として Profile 2～3 であるが前述の Profile 1 の患者群の中にも主要他臓器の障害が軽度である場合には VAD 後の予後が良好である可能性が報告されており今後のさらなる適切な患者選別が重要である．また，より軽症とされる Profile 4～6 についても内科的治療と VAD 治療の生命予後の比較で VAD 治療の内科的治療に対する有効性が報告されており[6]，欧米では植込型 VAD の適応とされている．また INTERMACS Profile 分類には修飾因子が規定されており，心室性不整脈による植込型除細動器の頻回適正作動（おおむね 1 週間に 2 回以上）は modifier A として Profile にかかわらず早期の VAD の適応とされている．VAD 治療の合併症による再入院や生活の質（quality of life: QOL）の低下の問題はあることからより早期の VAD 治療が望ましいと一概に論じることは慎むべきではあるが，今後の医療機器の進歩や管理法の向上などによって VAD 治療の適応が拡大していく可能性がある．

　一方で，劇症型心筋炎など多臓器不全を伴う INTERMACS Profile 1 の症例や右室の収縮能低下が顕著な重症の心筋症などでは LVAD のみの循環補助では循環動態の改善がはかれない症例が少なからず存在する．また LVAD 装着術の手術侵襲によって周術期に右心の低心拍出が顕在化することもある．このような症例の中には一酸化窒素（NO）の吸入を行ったり，強心薬の持続点滴などでも右室の拍出量が不足し RVAD を必要とし BiVAD での管理を必要とする症例がある一定の割合で存在する．術後の右心不全の予測因子を表 5 に示す[7]．わが国では植込型補助人工心臓で RVAD としての使用が保険償還されているものはないことから，必然的に体外設置型 VAD が用いられることになる．施設によって使用するポンプは異なるが，最初から Nipro VAD を使用する施設と，最初は連続流の Rotaflow や Gyropump を使用し，1～2 週間のうちに離脱が困難で右心補助を長期間必要と判断した時点で Nipro VAD を使用する施設がほとんどである．BiVAD の長期予後は LVAD と比較すると不良である[5]．

表5 VAD術後の右心不全予測因子

> 女性
> 小さい体表面積
> 腎機能障害
> 高ビリルビン血症
> 低アルブミン血症
> 右室収縮能低下
> 左室拡張末期径　＜63 mm
> 右房圧/肺動脈楔入圧比
> 　RAP/PAWP　＞0.63
> 右室一回仕事係数
> 　RVSWI　＜300〜600 mmHg・mL/m^2

5　VADの管理と合併症

a．VADによる管理の実際

　VADによる循環補助を行う場合の管理目標は図4に示すように，1）低心拍出やうっ血による症状・徴候の改善，2）臓器障害の改善，3）至適血圧の管理，4）血行動態改善があげられる．体外設置型拍動型VAD，植込型連続流VADに共通しているのはその補助流量は前負荷によって左右されるということである．また植込型連続流VADでは補助流量が後負荷にも大きく影響を受けることが報告されている．したがってVAD装着後は十分な前負荷が得られるよう体液量の管理が重要である．LVADの場合であれば，左心の前負荷を規定する因子として体液量のほかに右室の収縮能や肺血管抵抗，心外からの圧迫，左室壁構造物や血栓などによる脱血不良などに留意する必要があり，必要に応じてこれらに介入を行う．後負荷に関しては至適血圧の管理とともに送血管の血栓や屈曲による狭窄や閉塞の有無の評価が重要である．さらに駆動圧やポンプスピードといったVADによる流量補助強度の設定，心拍数や補助回数の設定などの適正化が必要である．LVADによる補助が多ければ多いほどよいというわけではなく，図5に示すような弊害の可能性があることから，補助の強度は心エコーや右心カテーテル検査を行ったうえで最適化をはかるべきである．表6に筆者らの施設での植込型VADの心エコーおよび右心カテーテル検査による評価法を示す．心エコーでの評価時の理想的な補助強度は，①心不全の症状や

```
                    ┌──────────────────┐
                    │ LVADによる循環補助 │
                    └──────────────────┘
                              │
              ┌───────────────┼───────────────┐
              ▼               
        ┌─────────────────────────┐
        │ 症状・徴候の改善         │
        │   低心拍出症状・徴候     │
        │   うっ血症状・徴候       │
        └─────────────────────────┘
              
        ┌─────────────────────────┐
        │ 臓器障害の改善           │
        └─────────────────────────┘
              
        ┌─────────────────────────┐
        │ 血圧管理                 │
        │   平均血圧：70〜80mmHg   │
        │   （85mmHgを超えない）   │
        └─────────────────────────┘
              
        ┌──────────────────────────────┐
        │ 血行動態管理                  │
        │   心係数＞2.2L/分/m²          │
        │   肺動脈楔入圧＜18mmHg        │
        │   右房圧＜16mmHg              │
        └──────────────────────────────┘
```

図4▶　VADによる管理目標

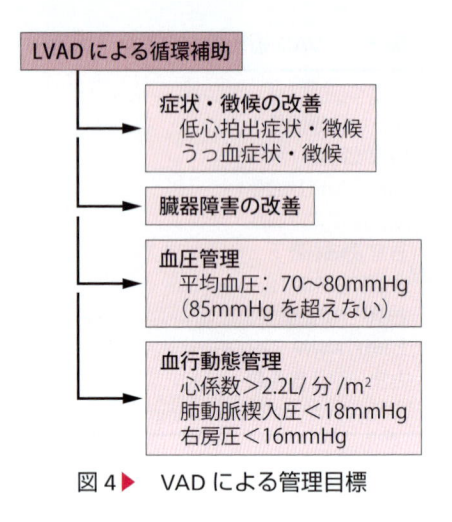

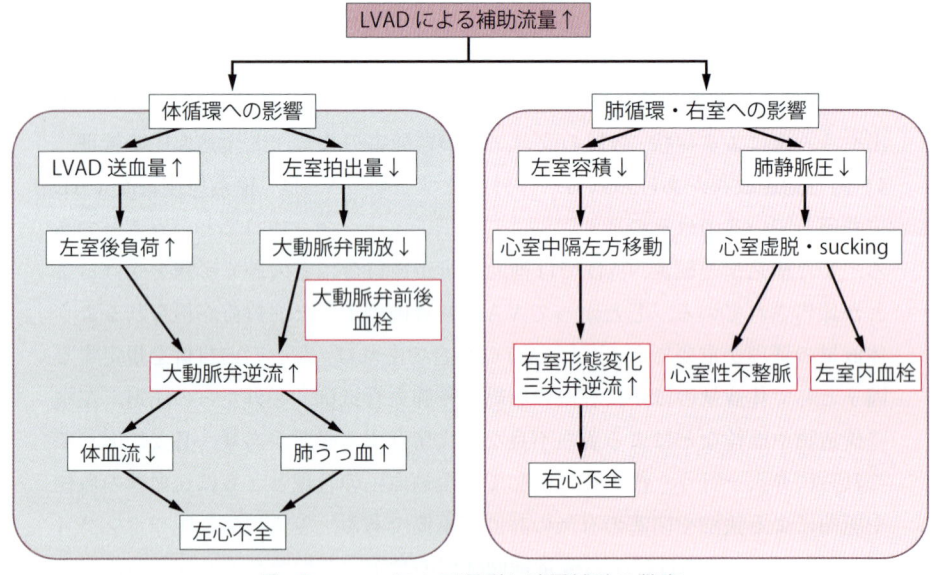

```
                    ┌──────────────────┐
                    │ LVADによる補助流量↑│
                    └──────────────────┘
                 ┌─────────┴─────────┐
         体循環への影響            肺循環・右室への影響
    ┌──────────┬──────────┐     ┌──────────┬──────────┐
 LVAD送血量↑  左室拍出量↓        左室容積↓   肺静脈圧↓
    ↓            ↓                ↓              ↓
 左室後負荷↑  大動脈弁開放↓   心室中隔左方移動  心室虚脱・sucking
    │            │                ↓          ↓        ↓
    │       大動脈弁前後          右室形態変化  心室性不整脈 左室内血栓
    │         血栓               三尖弁逆流↑
    ↓            ↓                ↓
       大動脈弁逆流↑              右心不全
    ↓                    ↓
   体血流↓            肺うっ血↑
         ↓         ↓
          左心不全
```

図5▶　VADによる過剰な流量補助の弊害

徴候がなく，②心室中隔が中間位にあり，③大動脈弁が周期的に開放する，これらの3条件をなるべく満たす最小限の補助である．また右心カテーテル検査では，①心係数＞2.2 L/分/m²，②肺動脈楔入圧＜18 mmHg，③右房圧＜16

■ 表 6a ■ 心エコーによる VAD 植込み術後の評価と調節

心エコーを用いた評価と調節
・頻度：
　　　術後早期は毎日
　　　一般病棟移動後退院までは週 1 回
　　　退院後は 3〜6 カ月ごと
・評価項目：
　　　左室サイズ，右室サイズ
　　　心室中隔の位置
　　　大動脈弁の開放の有無・頻度
　　　大動脈弁や僧帽弁の逆流の有無・程度
　　　下大静脈径
　　　左室・大動脈基部血栓の有無
　　　脱血・送血の異常の有無
・評価法：
　　　Ramp テスト（ポンプスピードを段階的に変化させて評価する）
《最適なポンプスピードの目安》
以下の条件を満たす最低の回転数
　・心不全の症状や徴候がない
　・心室中隔中間位
　・大動脈弁が周期的に開放する
※ポンプスピードを過度に下げすぎないこと．
※左室収縮能低下が高度の場合は，ポンプスピードを下げても大動脈弁が
　まったく開放しないこともある．

mmHg が達成できる状態が望ましい．

b．VAD による管理中の合併症（表 7）[8]

VAD 管理中の主な合併症として，①装置の不具合，②送血脱血カニューレやドライブラインあるいは植込型の場合のポンプポケットや縦隔などの感染，③神経機能障害，④大量出血などがあげられる．またこれに加えて長期の管理中には右心不全，大動脈弁不全（逆流），心室性不整脈，溶血などの合併症も生じうる．これらの合併症は予防が重要であり，そのためには適切な機器管理，送脱血カニューレやドライブラインなどの創部のケア，適切な抗凝固療法，適切な補助強度設定や血圧の調節などが重要である．植込型 VAD で患者が退院して在宅ですごすような場合には，これら合併症の予防や合併症発生時の早期の対処のための患者や介護者への指導や教育体制，救急医療体制の整備も重要

■ 表 6b ■　右心カテーテル検査による VAD 植込み術後の評価と調節

> 右心カテーテル検査による評価
> ・実施時期：
> 　　退院前（外出・外泊トレーニング前後）
> 　　心不全の症状や徴候出現時
> 　　ポンプスピード変更に伴う不整脈出現時
> 　　LVAD 動作不良（送脱血不良・ポンプ血栓など）が疑われる場合
> ・評価項目：
> 　　心拍数
> 　　大動脈圧
> 　　右房圧，肺動脈圧，肺動脈楔入圧
> 　　心拍出量/心係数
> 　　混合静脈血酸素飽和度
> ・実施にあたっての注意点：
> 　　抗凝固療法を継続したままで行う
> 《評価手順》
> 血行動態目標の
> 　　心係数＞2.2 L/分/m²
> 　　肺動脈楔入圧＜18 mmHg
> 　　右房圧＜16 mmHg
> 　　を達成できる状態を目指す
> 1）心係数＜2.2 L/分/m² の場合
> 　　①右房圧＜10 mmHg なら
> 　　　生理食塩水 10 mL/kg 負荷
> 　　②Ramp スピードテスト
> 　　③肺血管抵抗高値なら，肺動脈拡張薬投与
> 　　　（酸素，一酸化窒素，PDE5 阻害薬）
> 　　④心拍数増加（ペーシング）
> 2）心係数＞2.2 L/分/m² の場合
> 　　①Ramp スピードテスト
> 　　②右房圧＜10 mmHg なら
> 　　　生理食塩水 10 mL/kg 負荷

である．これらの管理のためには医療機関内の多職種連携や地域社会における医療福祉体制の連携が必須である．

6　VAD 離脱のタイミング

急性期に血行動態が破綻して VAD を装着した症例の一部で早期あるいは慢

表7 VAD管理中の合併症（植込型VADの場合）

- ・装置の不具合
  外部コントローラ，外部バッテリ，ポンプ駆動部等に発生した不具合（植込型）
  処置を要する装置内血栓症等（体外設置型）
- ・主要な感染
  ドライブライン，ポンプポケット，体外式カニューレ挿入部位等に発生した感染
- ・神経機能障害
  脳卒中（頭蓋内出血，塞栓症），TIA（一過性虚血性発作），けいれんなど
- ・大量出血
  死亡の原因となる，あるいは再手術，入院，輸血等を要する出血

これに加えて，右心不全，大動脈弁不全（逆流），心室性不整脈，溶血などが問題となる．

（医薬品医療機器総合機構ホームページより．http://www.pmda.go.jp/files/000208291.pdf）

性期に心機能が改善してくることが知られている[9,10]．心不全の原因疾患が劇症型心筋炎や産褥期（周産期）心筋症の場合には自然経過のなかで心機能の改善が認められることが多いが，拡張型心筋症やそのほかの心筋症の一部でも術前に十分な内科的治療ができていなかった症例ではVADによる循環補助下でβ遮断薬，ACE阻害薬，アルドステロン拮抗薬などのガイドラインに準拠した心不全治療薬を十分に使用することで心機能が改善することがある．そのような症例ではVADからの離脱を考慮していく必要がある．自己の心機能の改善を示唆する所見として，①VAD補助下でも自己大動脈弁の開放がみられる，②左室駆出率が35％以上に改善する，③BNP値が術前と比較して十分に低下している，④運動耐容能が改善する，などがあげられる．このような場合には実際にVADのweaningとオフテストを試みる．

拍動流LVADの離脱基準として，LVAD停止下で心エコー上左室駆出率（LVEF）45％以上，左室拡張末期径（LVDd）55 mm以下で離脱が可能とするBerlin基準[10]がよく用いられてきたが，最近では，①Swan-Ganzカテーテル留置下でポンプを停止し心係数，肺動脈楔入圧の変化やエコーでの左室径や駆出率の変化を観察する，②運動負荷やドブタミン負荷を行って心拍出予備能を評価する，③輸液負荷を行って心係数や肺動脈楔入圧の変化を観察する，というプロトコールが広く用いられている（図6）[11]．

植込型VADでは完全にポンプを停止することはできないが，機器固有の最

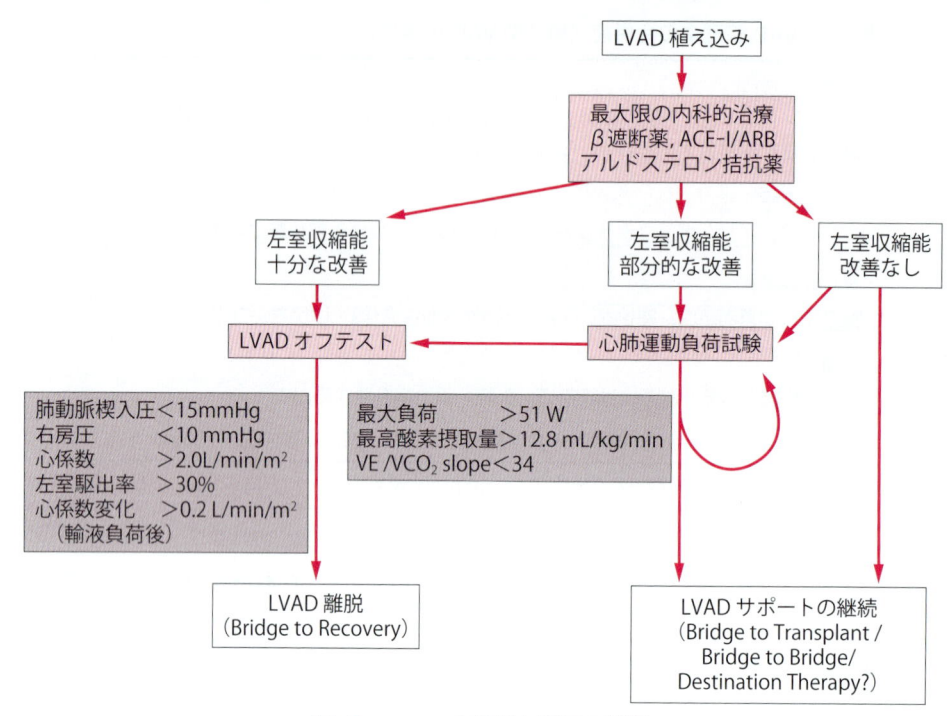

```
                    ┌─────────────┐
                    │ LVAD 植え込み │
                    └─────────────┘
                           │
                ┌──────────────────────┐
                │  最大限の内科的治療      │
                │  β遮断薬, ACE-I/ARB    │
                │  アルドステロン拮抗薬    │
                └──────────────────────┘
         ┌─────────────┼─────────────┐
   ┌──────────┐  ┌──────────┐  ┌──────────┐
   │ 左室収縮能  │  │ 左室収縮能  │  │ 左室収縮能 │
   │ 十分な改善  │  │ 部分的な改善│  │ 改善なし   │
   └──────────┘  └──────────┘  └──────────┘
```

図6 ▶ VAD の離脱と継続の判断

- LVAD オフテスト
  - 肺動脈楔入圧 <15 mmHg
  - 右房圧 <10 mmHg
  - 心係数 >2.0 L/min/m²
  - 左室駆出率 >30%
  - 心係数変化 >0.2 L/min/m² （輸液負荷後）
  - → LVAD 離脱（Bridge to Recovery）

- 心肺運動負荷試験
  - 最大負荷 >51 W
  - 最高酸素摂取量 >12.8 mL/kg/min
  - VE/VCO₂ slope <34
  - → LVAD サポートの継続（Bridge to Transplant / Bridge to Bridge / Destination Therapy?）

低許容回転数まで低下させたうえで体外設置型 VAD に準じて行われていることが多いようである．

■ 文献

1) 日本循環器学会/日本心臓血管外科学会合同ガイドライン（2011-2012 年度合同研究班報告）重症心不全に対する植込み型補助人工心臓治療ガイドライン．
   http://www.j-circ.or.jp/guideline/pdf/JCS2013_kyo_h.pdf
2) Peura JL, et al. Recommendations for the use of mechanical circulatory support: device strategies and patient selection: a scientific statement from the American Heart Association. Circulation. 2012; 126: 2648-67.
3) 日本循環器学会心臓移植委員会ホームページ．
   http://www.j-circ.or.jp/hearttp/HTRecCriteria.html
4) 日本臨床補助人工心臓研究会ホームページ．
   http://www.jacvas.com/standard_i.html
5) Kirklin JK, et al. Seventh INTERMACS annual report: 15,000 patients and count-

ing. J Heart Lung Transplant. 2015; 34: 1495-504.
6) Estep JD, et al; ROADMAP Study Investigators. Risk assessment and comparative effectiveness of left ventricular assist device and medical management in ambulatory heart failure patients: Results from the ROADMAP study. J Am Coll Cardiol. 2015; 66: 1747-61.
7) Patlolla B, et al. Right-ventricular failure following left ventricle assist device implantation. Curr Opin Cardiol. 2013; 28: 223-33.
8) 独立行政法人医薬品医療機器総合機構ホームページ. http://www.pmda.go.jp/files/000208291.pdf
9) Matsumiya G, et al. Who would be a candidate for bridge to recovery during prolonged mechanical left ventricular support in idiopathic dilated cardiomyopathy? J Thorac Cardiovasc Surg. 2005; 130: 699-704.
10) Dandel M, et al. Heart failure reversal by ventricular unloading in patients with chronic cardiomyopathy: criteria for weaning from ventricular assist devices. Eur Heart J. 2011; 32: 1148-60
11) Higo T. A classical but useful predictor of future left ventricular assist device explantation. Circ J. 2015; 79: 505-7

〈肥後太基〉

5章 特殊な心不全

1 CS4: 急性冠症候群

急性冠症候群（ACS）は不安定狭心症・非ST上昇型心筋梗塞（NSTEMI）・ST上昇型心筋梗塞（STEMI）・心臓性突然死を包括した概念であるが，本稿では劇的な血行動態の変化をきたすSTEMIにおける急性心不全について解説する．

1 STEMIに伴う心不全の病態生理とその対処法

a．左室心筋障害に伴うポンプ機能不全

ここがポイント
- Killip分類を用いて迅速に重症度判定．
- 循環動態の維持を徹底する．

STEMIでは冠動脈の閉塞に伴い支配領域の左室心筋が急速に拡張障害および収縮障害をきたし，ポンプ機能不全が出現する．障害心筋が広汎であるほど，ポンプ機能不全は重篤となり早急な治療介入が必要となるが，救急の現場では身体所見から簡便に重症度を判定するKillip分類（表1）が有用である．
[対処法]
①Killip分類クラスⅢ・クラスⅣを呈するような重篤なポンプ機能不全例では大動脈バルーンパンピング（IABP）や経皮的心肺補助法（PCPS）といった機械的補助の導入を積極的に考慮する．冠動脈の閉塞により発症した病態であるため再灌流療法を速やかに行うことは非常に重要であるが，循環動態が破綻した状況においては冠動脈造影やprimary PCIよりも機械的補助を導入し循環動態の安定化を第1に検討すべきである．
②機械的補助までは必要なくとも，低灌流による臨床徴候がある場合はカテ

■ 表1 ■ Killip 分類: 身体所見に基づいた重症度分類

クラスⅠ	ポンプ失調なし	肺野にラ音なく,Ⅲ音を聴取しない
クラスⅡ	軽度～中等度の心不全	全肺野の50%未満の範囲でラ音を聴取あるいはⅢ音を聴取する
クラスⅢ	重症心不全,肺水腫	全肺野の50%以上の範囲でラ音を聴取する
クラスⅣ	心原性ショック	血圧90 mmHg未満,尿量減少,チアノーゼ,冷たく湿った皮膚,意識障害を伴う

循環器病の診断と治療に関するガイドライン（2012年度合同研究班報告）.
ST上昇型急性心筋梗塞の診療に関するガイドライン（2013年改訂版）.
www.j-circ.or.jp/guideline/pdf/JCS2013_kimura_h.pdf（2016年1月閲覧）

コラミンの持続静注を考慮する．使用するカテコラミンは循環動態に応じて決定する．ドブタミンは心筋収縮力を増強させるため，急性左室収縮不全の病態の治療としては理にかなっているが，血管拡張作用を有するため投与により血圧はやや低下することが危惧される．このため，単剤で使用されることよりもドパミンやノルアドレナリンとの併用を行うことが多い．当院ではドパミン・ドブタミンはある一定の範囲内での増減にとどめ（おおむね15γ程度まで），血圧の補助はノルアドレナリンの増減で対処するようにしている．

b. 不整脈

ここがポイント

- 上室性不整脈の合併に注意．
- 病態に応じた適切な薬剤選択と治療目標設定（rhythm or rate control）が大切．
- 本邦では保険適応を取得できていないがアミオダロン静注療法も必要に応じて考慮する．

急速に進行する心筋障害や心内圧の上昇などに伴って多彩な不整脈が惹起される．心室頻拍や心室細動といった致死性不整脈の管理が重要であることはいうまでもないが，急性左室収縮障害を呈している病態においては一般的には重

症度の低い不整脈である上室性不整脈（特に心房細動）の発現は病態を悪化させる一因となり得る．

[対処法]

循環動態の不安定な状況下での発作性心房細動に対しては，心拍数のコントロールを厳格に行うことが重要である．またリズムコントロールも可能な範囲で考慮する．

a）心拍数コントロール

ほとんどの症例では頻脈性心房粗細動が問題となる．徐拍化を行う薬剤としてはβ遮断薬・房室伝導抑制薬などが使用される．

①β遮断薬

β遮断薬の静注投与は心拍数の低下作用に優れ，障害心筋の酸素需要を減少させるため有効である．一方で急性のポンプ失調を呈している状態では陰性変力作用が問題となる．比較的陰性変力作用が少なく短時間作用型のランジオロールの使用が望ましいが，これを用いても心不全の急激な悪化を招くことがあるため注意が必要である．

②房室伝導抑制薬

通常の頻脈性心房粗細動に対する治療ではCa拮抗薬（ベラパミルなど）を用いることが多いと思われるが，陰性変力作用・血管拡張作用をもつため心不全の悪化や血圧の低下などに注意が必要となる．急性左心不全を呈しているSTEMI急性期・亜急性期には使用が困難であることも多い．ジゴキシンは強心作用を有するため，急性左心不全を呈している状態でも使用しやすいが効果発現が遅く過量投与にも注意が必要なため単剤では十分な治療効果は得にくい．

③抗不整脈薬

アミオダロンは交感神経活性および房室伝導抑制効果をもつため頻脈性の心房粗細動の徐拍化に有効である．次項で述べるリズムコントロールにも有用であるため非常に有効な選択肢であると考えられる．しかし，本邦では心房細動に対するアミオダロン静注は保険適応外である．

b）リズムコントロール

重篤な急性左心不全を呈している状況では，たとえ心拍数コントロールが得られていたとしても心房収縮の欠如による心機能低下が問題となることもある．このような場合にはリズムコントロールを積極的に考えることも必要である．洞調律維持には抗不整脈の使用が必要であることが多いが，急性心筋梗塞

の患者を対象にした試験ではないものの CAST の結果を考慮するとⅠ群の抗不整脈薬の使用は極力控える方が望ましいと思われる．このため，心拍数コントロールの章でも紹介したβ遮断薬やアミオダロンの使用を考慮する．

c．右室梗塞合併

> **ここがポイント**
> - 循環動態維持のため急速輸液による前負荷の維持を徹底．
> - 左心不全単独と比較し至適血管内容量の把握が難しいため観血的モニタリングの併用を考慮．

　右冠動脈の近位部からは右室を灌流する右室枝が派生する．このため，右冠動脈近位部を責任病変とする急性心筋梗塞では高率に右室梗塞を合併する．広汎な右室梗塞を合併すると
- 右室収縮低下による左室前負荷減少，
- 右室拡張に伴う心嚢内圧上昇による左室コンプライアンス低下，

により低心拍出の状態となる．右室梗塞の診断基準は表2に示す通りである．心拍出量を維持するためには前負荷の維持が必須であるため，急速大量輸液を行う．過量輸液を行うと左心不全症状が顕在化し肺水腫を合併するので注意が必要である．至適血管内容量を維持することが身体所見からは判断しづらいので，可能な限り Swan-Ganz カテーテルを用いて右房圧・肺動脈楔入圧（概ね 15 mmHg 前後に保つ）・心拍出量を持続的にモニタリングすることが望ましい．再灌流療法が適切に行われれば通常，右室機能は時間経過とともに改善してくるため徐々に除水が必要となってくる．

d．機械的合併症

> **ここがポイント**
> - 常に機械的合併症を念頭において聴診・超音波検査を怠らない．
> - 内科的治療では致死率が高く，早期の外科的介入を考慮する．

　梗塞心筋が破綻することにより発症する．心筋梗塞後24時間以内の超急性期

表2 右室梗塞診断基準

A．剖検	
B．大基準	・心電図 V_{4R} の ST 上昇（0.1 mV 以上） ・心エコーで右室の akinesis または dyskinesis ・平均右房圧≧10 mmHg かつ 　（平均肺動脈楔入圧－平均右房圧）≦5 mmHg ・右房圧の noncompliant 波形 ・肺動脈圧の交互脈または早期立ち上がり
C．小基準	・下壁梗塞 ・心エコーの右室拡大 ・平均右房圧≧6 mmHg（安静時） ・Kussmaul 徴候 ・^{99m}Tc ピロリン酸の右室への集積
確定診断	1．剖検診断 2．臨床診断 　・大基準 2 項目以上 　・大基準 1 項目と小基準 2 項目以上（心エコー，平均右房圧の項目は重複しないこと） 　・小基準 4 項目以上

（後藤葉一，他．冠動脈疾患の集中治療．南江堂；1988．p.115-22．より改変引用）

と発症後 3〜5 日の発症が多いが，primary PCI の行える施設が多く存在する本邦では血栓溶解療法を行うことが少なく，超急性期の発症数は過去と比較して低下していると思われる．病型としては下記 3 種類があり，それぞれの特徴については表 3 に示す．

①乳頭筋断裂による僧帽弁閉鎖不全
②心室中隔穿孔
③左室自由壁破裂

左室自由壁破裂には oozing rupture type と blow out rupture type があるが後者は発症と同時に致命的となり救命は非常に難しい．前者は定期的な経胸壁心臓超音波検査を行い心嚢水の増加がないか確認することが重要である．急性心筋梗塞後の心不全と関連するのは乳頭筋断裂による僧帽弁閉鎖不全と心室中隔穿孔である．ともに，発症すると急激に心不全が悪化する．聴診を怠らず，新規の心雑音を聴取する場合は経胸壁心臓超音波検査で機械的合併症の有無を評価する．発症が確認されれば IABP の留置を積極的に検討し，心臓外科チー

表3 心室中隔穿孔，左室自由壁破裂，乳頭筋断裂の特徴

特徴	心室中隔穿孔	左室自由壁破裂	僧帽弁乳頭筋断裂
頻度	・再灌流療法なし：1〜3% ・線溶療法あり：0.2〜0.34% ・心原性ショック患者：3.9%	・0.8〜6.2% ・線溶療法はリスクを低下させない ・primary PCIはリスクを低下させる可能性あり	・約1% ・後乳頭筋＞前乳頭筋
発症時期	・2つのピーク：24時間以内と3〜5日 ・期間：1〜14日	・2つのピーク：24時間以内と3〜5日 ・期間：1〜14日	・2つのピーク：24時間以内と3〜5日 ・期間：1〜14日
臨床症状	・胸痛，呼吸困難，低血圧	・胸痛，失神，低血圧，不整脈，嘔気，不穏，突然死	・突然の呼吸困難と肺水腫，低血圧
身体所見	・粗い汎収縮期雑音，thrill（＋），Ⅲ音，肺水腫，両室不全，心原性ショック	・頸静脈怒張（29%），奇脈（47%） ・electromechanical dissociation ・心原性ショック	・柔らかい心雑音，thrill（−） ・重症肺水腫，心原性ショック
心エコー所見	・心室中隔穿孔，左-右シャント，右室負荷所見	・心膜液貯留，心嚢内の高エコー輝度（血腫），心筋の亀裂，心タンポナーデの所見	・左室の過剰収縮，乳頭筋ないし腱索の断裂，弁尖の過剰な動き，重症僧帽弁逆流
右心カテーテル	・右房から右室での酸素飽和度の上昇	・心室造影では確認困難，心タンポナーデの典型的所見はつねには現れず	・右房-右室間の酸素飽和度上昇なし，v波増大，肺動脈楔入圧上昇

(ACC/AHA guidelines for the management of patients with ST-elevation myocardial infarction. J Am Coll Cardiol. 2004; 44: E1-E211より改変)

ムと連携を取って手術療法を検討することが必要である．

最後に

急性心筋梗塞に伴う心不全は，通常の心不全と比して突然発生した心臓の機能障害に伴うものであるため，循環動態が容易に破綻し得るという特徴をもつ．このため，心不全の診療にも迅速性が求められる．予後改善のためには循

環動態を上手にコントロールしつつ再灌流療法による心筋サルベージを図ることが重要である．また，再灌流療法を行うことがほとんどであるため観血的モニタリングや補助循環の導入などは他の疾患に起因する心不全と比して導入が容易である．状態に応じて適切な術後マネージメントをすることも重要である．

■文献

1) Guidelines for the management of patients with ST-elevation acute myocardial infarction（JCS2013）.
2) Antman EM, et al. ACC/AHA guidelines for the management of patients with ST-elevation myocardial infarction: A report of the American College of Cardiology/American Heart Association Task Force on Practice Guidelines (Committee to Revise the 1999 Guidelines for the Management of patients with acute myocardial infarction). J Am Coll Cardiol. 2004; 44: E1-211.
3) The CAST Investigators. Effect of encainide and flecainide on mortality in randomized trial of arrhythmia suppression after myocardial infarction. N Engl J Med. 1989; 321: 406-12.
4) The CAST-II Investigators. Effect of the antiarrhythmic agent moricizine on survival after myocardial infarction. N Engl J Med. 1992; 327: 227-33.
5) 後藤葉一．右室梗塞．In: 平盛勝彦，他，編．冠動脈疾患の集中治療．東京: 南江堂; 1988. p.115-22.

＜福原 怜＞

5章 特殊な心不全

2 CS 5: 右心不全

> **ここがポイント**
> - CS5 は，左心不全に続発する場合を除いた急性右心不全をきたす疾患群である．
> - 右室収縮力の低下，右室前負荷の増大，右室後負荷の増大，右室拡張障害が単独もしくは複合して引き起こされる病態である．
> - 初期対応として，収縮期血圧に基づき，利尿薬，強心薬，血管収縮薬の使用を検討する．
> - 基礎疾患および循環動態によって，利尿薬や血管拡張薬の使用法が異なるため，正しい診断と病態把握が重要である．

CS5 は，急性右心不全であり，左心不全に続発する場合を除いた疾患群である[1]．急激または緩徐な発症で，肺水腫を認めず，右室機能不全および全身性の静脈うっ血所見を認める．この病態による心不全は他の心不全と管理・治療方針が異なるため，別のシナリオに分類されている．本稿では CS5 に分類される右心不全の病態および治療について概説する．

1 CS5 に分類される右心不全の病態

CS5 に分類される右心不全をきたしうる原因疾患を表1に示す．右室収縮力の低下をきたす病態としては，虚血性心疾患として右室梗塞，心筋疾患として不整脈源性右室異形成症などがあげられる．右室容量負荷の増加は感染性心内膜炎などで三尖弁機能障害を急性にきたした場合や Fontan 循環の破綻などでみられる．右室後負荷の増大は，急性肺塞栓，肺高血圧症の増悪時などでみられる．また，心タンポナーデや収縮性心外膜炎では右室の拡張障害を介して，

表 1 左心不全に続発する場合を除いた急性右心不全の病態と原因疾患

病態	原因疾患
右室収縮力の低下	右室梗塞，不整脈源性右室異形成症など
右室容量負荷の増加	急性の三尖弁逆流，Fontan循環の破綻など
右室後負荷の増大	肺塞栓症，肺動脈性肺高血圧，慢性血栓塞栓性肺高血圧症など
右室拡張障害	心タンポナーデ，収縮性心外膜炎など

表 2 右心不全の症状・所見

病態	症状・所見
体静脈のうっ血	体重増加 浮腫 頸静脈怒張 肝静脈の怒張
腹部諸臓器のうっ血	右季肋部痛 食欲不振 悪心・嘔吐 腹部膨満感 胸水・腹水 肝腫大 黄疸

右心不全をきたす．もちろんこれらの病態は複合的に発生することがある．たとえば，肺動脈性肺高血圧症や慢性血栓塞栓性肺高血圧症において代償期を経て，非代償期に心不全症状をきたした場合には，右室後負荷の増大に加えて，右室容量負荷の増加や右室収縮力の低下をきたしていることが多い．このような場合，病態はより複雑になるため，治療方針も慎重に検討する必要がある．

2 右心不全の症状・所見

右心不全の症状・所見を表 2 に示す．体静脈のうっ血による症状・所見として，体重増加，浮腫，頸静脈や肝静脈の怒張が認められる．腹部諸臓器のうっ血による症状・所見としては，右季肋部痛，食欲不振，悪心・嘔吐，腹部膨満感，胸水・腹水，肝腫大，黄疸などがあげられる．

3 急性右心不全に対する治療の原則

　Mebazaaらは，CS5の右心不全への初期対応として，酸素吸入下（ただし，高二酸化炭素血症を有する症例には低流量から）で酸素飽和度やバイタルサインをモニタリングしながら，表3に示す治療指針を提唱している[1]．すなわち，収縮期血圧が90 mmHg以上に保たれ，かつ体液貯留を認めれば，利尿薬を考慮する．逆に収縮期血圧が90 mmHg未満の場合には強心薬を考慮する．治療によって収縮期血圧が100 mmHg以上を確保できない場合には血管収縮薬を検討する．

　初期対応と並行して，診断確定および病態把握を行い，図1に示すアプローチを検討する．すなわち，原疾患の治療を進めながら，右室前負荷の適切なコントロール，右室収縮力の増強，右室後負荷の軽減を目指した治療を行う．必

表3 CS5 に分類される右心不全に対する初期対応

	対応
収縮期血圧＞90 mmHg かつ体液貯留あり	利尿薬
収縮期血圧＜90 mmHg	強心薬
収縮期血圧＞100 mmHg に改善しないとき	血管収縮薬

酸素療法　原疾患の治療
↓
┌─────────────────────┐
│　右室前負荷の適切なコントロール　│
│　　　　　　＋　　　　　　│
│　　右室収縮力の増強　　　│
│　　　　　　＋　　　　　　│
│　　右室誤負荷の軽減　　　│
└─────────────────────┘
↓ 循環動態がコントロールできないとき
補助循環

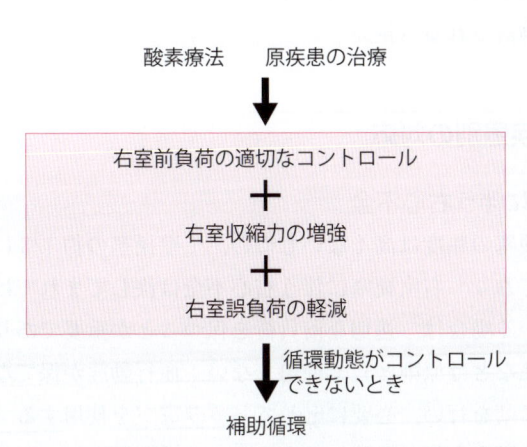

図1 CS5 に分類される右心不全に対する治療アプローチ

要に応じて経皮的心肺補助装置の使用を検討する場合もある．

　ここで1つのポイントとなるのは適切な前負荷の調整である．急性右心不全による浮腫は静脈系の圧上昇による血液成分の組織側への流出により生じるため，有効循環血液量は減少している状態にある．このため，輸液を含め，右室前負荷を高めに保つ必要があるとされる[2]．一方，慢性の経過で代償期を経て急性増悪している右心不全症例においては，容量負荷の改善を速やかに行うことが重要である．しかし，前負荷を軽減することにより心拍出量の低下を招くことを恐れるあまり，利尿薬を十分に使用できず，前負荷の軽減が達成できていない例も散見される．前負荷を適切に調整するためには病態の正確な把握が必須である．

　利尿薬は一般的にはループ利尿薬が使用される．重症例でループ利尿薬のみでコントロール困難な場合はサイアザイド利尿薬やアルドステロン拮抗薬が併用される．また，バソプレシン受容体拮抗薬のトルバプタンが有効な場合もある．いずれも電解質バランスに留意する必要がある．

　右室収縮力の増強には，ドブタミンまたはPDE-Ⅲ阻害薬が使用される．体血圧を保つことができない場合には，ドパミンやノルアドレナリンの使用も検討するが，これらは肺動脈圧の上昇をきたしてさらなる低心拍出をきたす可能性があるため，注意を要する．

　右室後負荷の軽減目的には，肺動脈性肺高血圧症においては肺血管拡張薬が使用され，また肺血栓塞栓症に対してはカテーテル治療や，血栓摘除術，血栓内膜摘除術が検討される（後述）．

4　基礎疾患別の対応

a．右室梗塞に伴う右心不全

　右室のみの梗塞の頻度は高くないものの，下壁梗塞の約1/3に右室梗塞を合併するとされており，右室梗塞に伴う右心不全は決してまれではない．右心不全をきたしている場合は，適切な前負荷を保つことが重要であり，硝酸薬，モルヒネ，利尿薬などは原則として使用しない．血行動態が保てない場合には輸液による容量負荷を行い，必要に応じてドブタミンを使用する．また，房室ブロックに伴う徐脈を合併している場合には，心拍出量を保つために一時的ペーシングの使用を検討する．

b．急性肺塞栓に伴う右心不全

　急性肺血栓塞栓症の治療アルゴリズムの1例を図2に示す[3]．循環動態が不安定な場合は，輸液による容量負荷をかけながら，カテコラミンを使用する．それでも改善が認められない場合には，経皮的心肺補助装置の使用が検討される．同時に原因疾患の治療として，抗凝固療法を行う．重症度に応じて，血栓溶解療法，カテーテル治療，外科的治療を検討する必要がある．

c．肺高血圧症に伴う右心不全

　肺動脈性肺高血圧症に対しては，酸素療法や利尿薬を含めた支持療法に加え肺血管拡張薬が治療の主体となる[4]．右心不全を合併しているWHO機能分類クラスIVに対しては静注プロスタサイクリン製剤（エポプロステノール，トレプロスチニルなど）を用いて後負荷の軽減をはかる．最近，プロスタサイクリン静注薬に加え，エンドセリン受容体拮抗薬やPDE-V阻害薬を初期から積極的に併用することもガイドラインで推奨され始めた（推奨クラスIIa，エビデンスレベルC）[5]．急性期の管理としてNO吸入療法が有効な場合もあるが，特殊な装置が必要とするため一部の施設での使用に限られている．右心不全が重篤な場合は，ドブタミン併用下に肺血管拡張療法を行う．体血圧を保てない場合には，ドパミンやノルアドレナリンを使用することも検討する．これらの治療に反応しない場合は肺移植の適応を検討する．

　慢性血栓塞栓性肺高血圧症に対しては，現時点で承認されている薬剤は可溶性グアニル酸シクラーゼ刺激薬のリオシグアトのみであるが，右心不全をきたしている症例に対してリオシグアト単独での治療効果には限界がある．酸素吸入やドブタミンを含めた支持療法を行いながら，ブリッジング治療としてリオシグアトや適応外ではあるが静注プロスタサイクリン製剤を用いて血行動態を安定させ，バルーン肺動脈形成術（BPA: balloon pulmonary angioplasty）もしくは肺動脈血栓内膜摘除術（PEA: pulmonary endarterectomy）に持ち込むことを目指す[6]．

おわりに

　CS5に分類される心不全に対するアプローチについて概説した．疾患個別の管理や治療の詳細についてはそれぞれのガイドラインや成書を参照されたい．病態によっては，利尿薬や血管拡張薬の使用法が180度変わってくることもあ

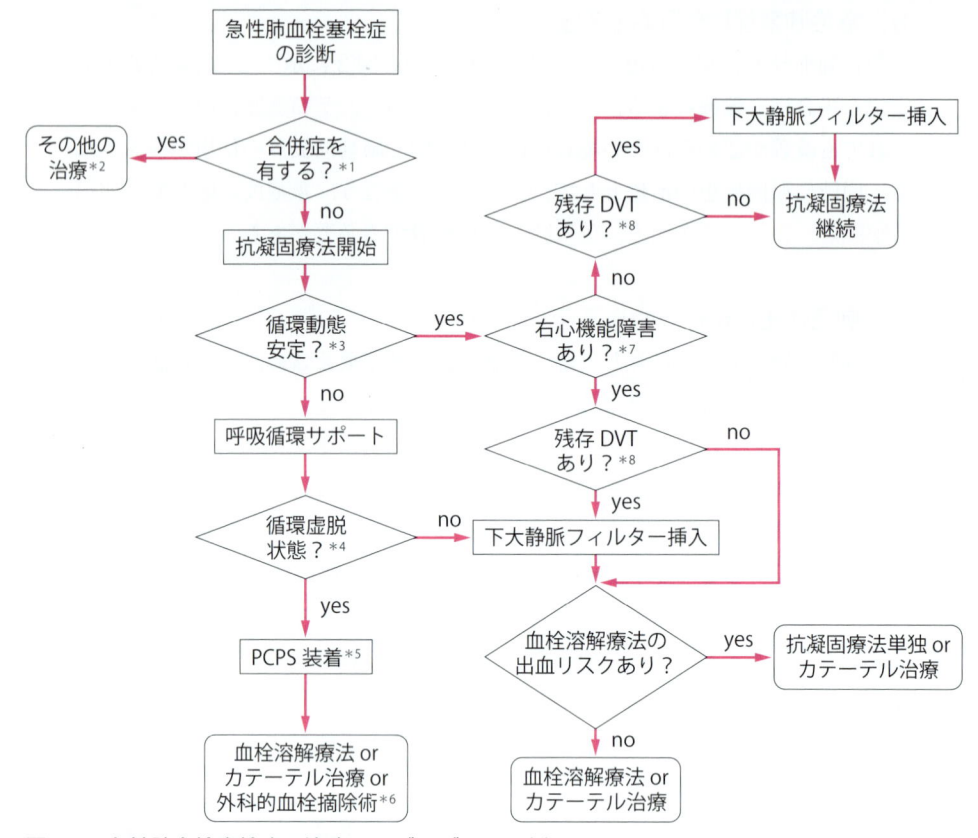

図2 ▶ 急性肺血栓塞栓症の治療アルゴリズムの1例

*1 高度な出血のリスクがある場合
*2 病態に応じた施行可能な治療を行う
*3 循環動態不安定とは，ショックあるいは遷延する低血圧状態を示す
*4 心肺蘇生を要する状態，あるいは高度なショックが遷延する状態
*5 施設の設備や患者の状態により，装着するか否かを検討する
*6 施設の状況や患者の状態により，治療法を選択する
*7 心エコーによる右室拡大や肺高血圧の存在により評価
*8 遊離して再塞栓をきたした場合，重篤化する危険性のある深部静脈血栓
治療のアルゴリズムを示すが，あくまでも1例であり，最終的な治療選択は各施設の医療資源に応じて決定することを，妨げるものではない．
DVT：深部静脈血栓症，PCPS：経皮的心肺補助
循環器病の診断と治療に関するガイドライン（2008年度合同研究班報告）．
肺血栓 塞栓症および深部静脈血栓症の診断，治療，予防に関するガイドライン（2009年改訂版）．
www.j-circ.or.jp/guideline/pdf/JCS2009_andoh_h.pdf（2016年1月閲覧）

る．他の病態の心不全にも共通して言えることであるが，特にこの疾患群では正しい診断と病態評価が重要であることを強調したい．

■文献

1) Mebazaa A, et al. Practical recommendations for prehospital and early in-hospital management of patients presenting with acute heart failure syndromes. Crit Care Med. 2008; 36（1 Suppl）: S129-39.
2) 日本循環器学会．急性心不全治療ガイドライン（2011年改訂版）．
3) 日本循環器学会．肺血栓塞栓症および深部静脈血栓症の診断，治療，予防に関するガイドライン（2009年改訂版）．
4) 日本循環器学会．肺高血圧症治療ガイドライン（2012年改訂版）．
5) Galiè N, et al. 2015 ESC/ERS Guidelines for the diagnosis and treatment of pulmonary hypertension: The Joint Task Force for the Diagnosis and Treatment of Pulmonary Hypertension of the European Society of Cardiology（ESC）and the European Respiratory Society（ERS）: Endorsed by: Association for European Paediatric and Congenital Cardiology（AEPC）, International Society for Heart and Lung Transplantation（ISHLT）. Eur Respir J. 2015 Aug 29. pii: ERJ-01032-2015. doi: 10.1183/13993003.01032-2015.[Epub ahead of print]
6) 日本循環器学会．2014年版慢性肺動脈血栓塞栓症に対するballoon pulmonary angioplastyの適応と実施法に関するステートメント．

<江本憲昭>

6章 急性心不全に対する多職種管理

1 看　護

1 急性心不全患者の呼吸管理

ここがポイント

- 急性心不全患者は呼吸，循環が不安定のため人工呼吸器管理を必要とすることが多い．
- 人工呼吸器管理を行いながら，病院関連肺炎（HAP）や人工呼吸器関連肺炎（VAP）を予防するケアが重要．
- 早期抜管に向け，医師，看護師，理学療法士と協働し安全にウィーニングできるよう目標を立てる．
- 人工呼吸器離脱後は心負荷に注意し，再挿管を回避することが重要．

　急性心不全は，急激に発症し短時間で生命の危機的状況に陥る可能性がある．患者・家族は恐怖と不安にさらされるため，看護師は治療の介助を迅速に行うとともに，患者・家族の精神的な支援も同時に行うことが必要である．

　急性心不全患者は，呼吸困難を主訴に救急搬送されることが多く，急性心不全治療ガイドラインで示されているクリニカルシナリオ（CS）（表1）やNohoria-Stevenson分類（図1）などに準じた治療が行われる．

　循環・呼吸状態の安定が図れない場合は，気管挿管による人工呼吸器管理を行うことになる（図2）．

　人工呼吸器管理が必要な患者は，CS1のような肺水腫を示す場合と，Nohoria-Stevenson分類Profile Cのような心原性ショックを示す患者に分けられる．

表1 入院早期における急性心不全患者の管理アルゴリズム(クリニカルシナリオ)

入院時の管理	
・非侵襲的監視:SpO₂,血圧,体温 ・酸素 ・適応があれば非侵襲陽圧呼吸(NPPV) ・身体診察	・臨床検査 ・BNPまたはNT-pro BNPの測定:心不全の診断が不明の場合 ・心電図検査 ・胸部X線写真

CS 1	CS 2	CS 3	CS 4	CS 5
収縮期血圧(SBP)> 140 mmHg	SBP 100〜140 mmHg	SBP<100 mmHg	急性冠症候群	右心不全
・急激に発症する ・主病態はびまん性肺水腫 ・全身性浮腫は軽度:体液量が正常または低下している場合もある ・急性の充満圧の上昇 ・左室駆出率は保持されていることが多い ・病態生理としては血管性	・徐々に発症し体重増加を伴う ・主病態は全身性浮腫 ・肺水腫は軽度 ・慢性の充満圧,静脈圧や肺動脈圧の上昇 ・その他の臓器障害:腎機能障害や肝機能障害,貧血,低アルブミン血症	・急激あるいは徐々に発症する ・主病態は低灌流 ・全身浮腫や肺水腫は軽度 ・充満圧の上昇 ・以下の2つの病態がある ①低灌流または心原性ショックを認める場合 ②低灌流または心原性ショックがない場合	・急性心不全の症状および徴候 ・急性冠症候群の診断 ・心臓トロポニンの単独の上昇だけではCS4に分類しない	・急激または緩徐な発症 ・肺水腫はない ・右室機能不全 ・全身性の静脈うっ血所見

治療				
・NPPVおよび硝酸薬 ・容量過負荷がある場合を除いて,利尿薬の適応はほとんどない	・NPPVおよび硝酸薬 ・慢性の全身性体液貯留が認められる場合に利尿薬を使用	・体液貯留所見がなければ容量負荷を試みる ・強心薬 ・改善が認められなければ肺動脈カテーテル ・血圧<100 mmHgおよび低灌流が持続している場合には血管収縮薬	・NPPV ・硝酸薬 ・心臓カテーテル検査 ・ガイドラインが推奨するACSの管理:アスピリン,ヘパリン,再灌流療法 ・大動脈内バルーンパンピング	・容量負荷を避ける ・SBP>90 mmHgおよび慢性の全身性体液貯留が認められる場合に利尿薬を使用 ・SBP<90 mmHgの場合は強心薬 ・SBP>100 mmHgに改善しない場合は血管収縮薬

治療目標		
・呼吸困難の軽減 ・状態の改善	・心拍数の減少 ・尿量>0.5 mL/kg/min	・収縮期血圧の維持と改善 ・適正な灌流に回復

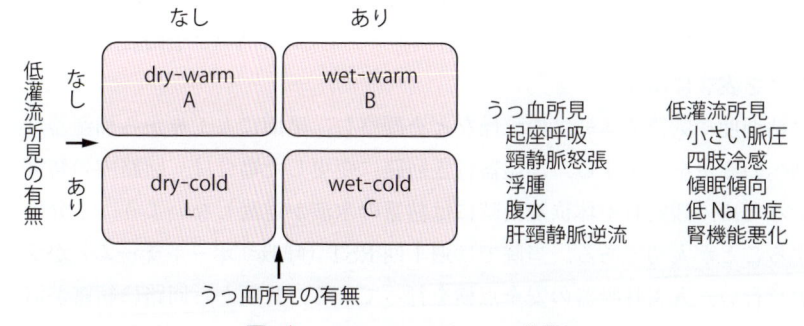

	うっ血所見 なし	うっ血所見 あり
低灌流所見 なし	dry-warm A	wet-warm B
低灌流所見 あり	dry-cold L	wet-cold C

うっ血所見
- 起座呼吸
- 頸静脈怒張
- 浮腫
- 腹水
- 肝頸静脈逆流

低灌流所見
- 小さい脈圧
- 四肢冷感
- 傾眠傾向
- 低Na血症
- 腎機能悪化

図1 ▶ Nohria-Stevenson分類

循環器病の診断と治療に関するガイドライン(2010年度合同研究班報告),
急性心不全治療ガイドライン(2011年改訂版).
www.j-circ.or.jp/guideline/pdf/JCS2011_izumi_h.pdf(2016年1月閲覧)

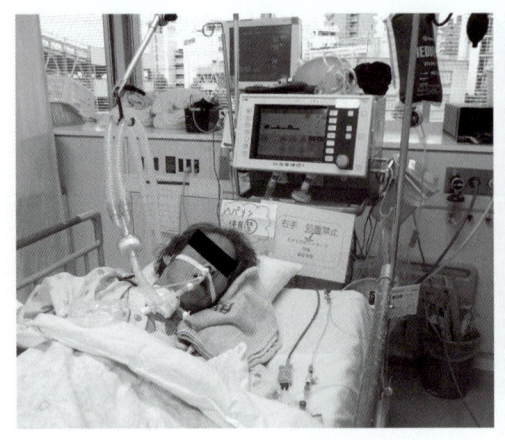

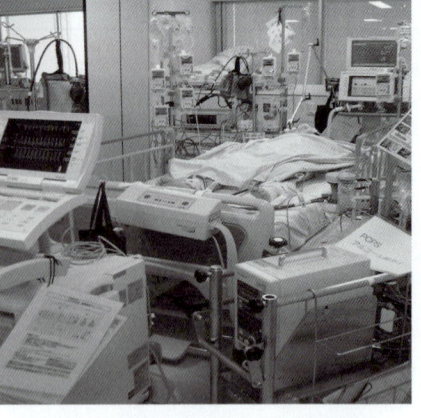

図2 ▶ 人工呼吸器管理　　　　　図3 ▶ 特殊治療を受ける重症患者

　病態にもよるが，CS1で人工呼吸器を装着した場合は，肺うっ血の改善と血行動態の安定により，早期に呼吸器離脱〜抜管が可能となる．しかし，心原性ショックなどで人工呼吸器管理になった患者の場合は，低左心機能の状態から，さらにその他の合併症（感染症や多臓器不全など）が起こる可能性がある．そのため，カテコラミン投与や血液濾過装置（CHDF），大動脈バルーンパンピング（IABP）などの補助循環の治療も併用しており，人工呼吸器管理も長期間にわたる（図3）．
　長期間人工呼吸器を装着することで表2のような合併症が起こりえる．
　人工呼吸器装着中の患者の看護としては，これら表2に示す合併症の予防に努めることが必要である．特に人工呼吸器関連肺炎（VAP）は人工呼吸器管理が長期間となり，予後を悪化させる合併症の1つである．VAP予防として行う看護ケアを表3に示す．
　痰の粘稠度や気管チューブの乾燥などを観察し，早期に人工鼻から加湿器付き回路への変更を考慮する．加湿器付き回路に変更した場合は，回路内の結露が増えるため，観察時や体位変換時には結露の水滴が逆流しないよう，十分に注意することが大切である．当院では週1回RST（呼吸サポートチーム）がラウンドを行い，人工呼吸器の安全点検を行っている．日頃から回路に結露が溜まっていないか，ウォータートラップに水が溜まっていないかなど，意識して観察するよう心がけている．
　気管チューブの管理としては，毎日胸部X線写真で気管チューブの位置を確

■ 表 2 ■　人工呼吸器装着中の合併症

A．呼吸器系への影響
　　気管チューブによる気道粘膜の損傷
　　肺・胸郭のコンプライアンスの低下
　　絨毛運動の低下，痰の排出困難など
B．人工呼吸器関連肺障害
　　高い気道内圧や大きな換気量によって気胸，皮下気腫，縦隔気腫などの原因となる．
C．人工呼吸器関連肺炎（ventilator associated pneumonia: VAP）
　　気管挿管，人工呼吸器装着前に肺炎は認めなかったが，気管挿管後人工呼吸器を装着し 48 時間以降に発症する肺炎
D．循環器系への影響
　　陽圧換気により静脈還流が低下し，心拍出量が低下する．
　　鎮静薬の投与や心拍出量の低下により血圧が低下する．
　　抗利尿ホルモンの分泌により尿量が低下する．

認し，勤務交代時には気管チューブの固定が正しい位置であるかダブルチェックしている．体位変換時や口腔ケアなどの処置の前後にはカフ圧計でカフ圧の確認を行っている．カフ圧は低すぎると分泌物が気管に垂れ込む可能性があり，高すぎると気管粘膜の損傷に繋がるため，カフの適正圧は 20〜30 cmH$_2$O 程度で管理できるようにする．

　気管吸引操作は患者にとって心負荷が増大し，侵襲的な処置になるため，効率的に短時間で行う必要がある．そのため，血行動態の変化に注意し，呼吸音の聴取，気道内圧の上昇，SpO$_2$ 値の低下などから痰の貯留があるのか十分にアセスメントを行い実施することが重要である．また，気管吸引を行うときは，手指衛生と標準予防策による感染予防が必要である．患者の感染を予防するとともに，医療者自身の感染予防を行うことが重要である（図 4）．

　口腔ケアは 1 日 3 回（朝・昼・夕）と汚染時に実施している．口腔ケアを行うときには手指衛生と標準予防策を実施し，感染予防に努める．気管チューブやバイトブロックなどにより口腔内が汚染しやすくなり，また，固定による口腔内の損傷などを起こす．口腔ケアを行うときは，口腔内の観察（口腔粘膜の状態，損傷の有無，乾燥の有無，口臭の有無，動揺歯の有無など）を適切に行い，汚染物を十分に取り除くことが必要である．歯ブラシによるブラッシングは歯垢の除去に役立つが，重症患者の場合は粘膜が傷つきやすく出血傾向にある患者も多いため，この場合，専用の綿棒やスポンジブラシを使用し，力を入

表3　VAP予防のための看護ケア

A. 人工呼吸器の回路を管理
- 回路の組み立て，回路交換時には回路汚染がないように注意する（医師，ME，看護師で連携する）
- 頻回の回路交換は行わず，汚染した場合には速やかに回路交換を行う
- 加温，加湿により回路に結露が溜まりやすくなるため，体位変換時に誤嚥しないよう注意する

B. 加温・加湿の管理
- 気管チューブ内が乾燥すると菌がバイオフィルムを形成しVAPの原因を引き起こす
- 気道粘膜の乾燥は絨毛運動が障害される．また，分泌物が粘稠になり気道クリアランスが低下する
- VAP予防には加温・加湿が重要となる（人工鼻，加湿器付き回路など）

C. 気管チューブの管理
- 気管チューブはカフ上部付きのものを選択する
- 気管チューブに破損や汚れがある場合は交換する
- 気管吸引を行う場合は呼吸音を確認し効率的に短時間で行う（低酸素血症，出血，循環動態の変動のリスクがあるため）
- 気管チューブ内を蒸留水でしっかり洗浄する

D. 口腔ケア
- 口腔内には常在菌が存在しており，口腔内の乾燥により細菌の増殖につながる．また，歯磨き粉などの洗い流しによりVAPを引き起こす可能性がある
- 定期的に口腔内を観察し，清潔を保持することが重要となる

E. 体位の工夫
- 仰臥位で管理することで無気肺を発症したり，胃内容物の逆流によりVAP発生率が増加する
- 体位は常に30～45°の半座位で管理することが重要となる
- 循環動態が安定していれば，肺理学療法を取り入れ肺のコンプライアンスを上昇することも必要となる

れ過ぎないように気をつけることが大事である．また，汚染が強い場合などは洗口液を適量使用し，気管に流れ込まないように体位の工夫（側臥位，頭側30°挙上）と適切な吸引手技が重要となる．吸引が困難な場合は，口腔内ウェットティッシュなどを使用し丁寧に拭き取る方法がある．口腔ケアは，患者の負担を最小限に，短時間で安全に実施することが求められる．

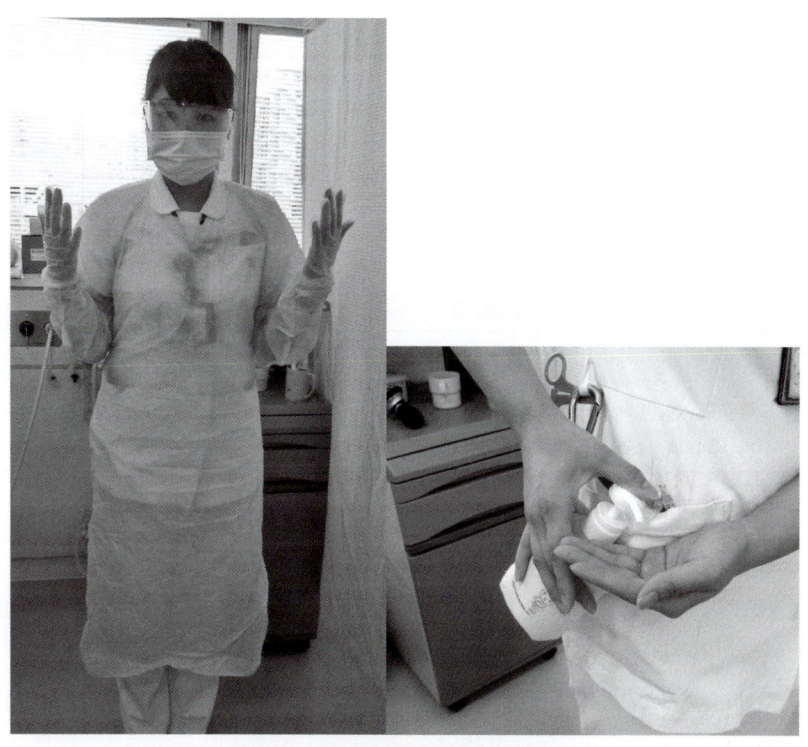

図 4 ▶　気管吸引時の標準予防策

a．ウィーニング時の看護

ここがポイント

- ウィーニングできる状態なのか医師とともに評価を行う（意識レベルが清明，循環動態が安定，感染がコントロールされている，適切な酸素化と pH の維持など）（表 4）．
- 心負荷がかかり心不全再増悪をきたさないように，血管拡張薬や降圧薬，鎮静薬の調整などが必要となる．
- 長期人工呼吸器装着患者は呼吸筋疲労が著しいため，日々のウィーニングを継続し抜管につなげる．
- 理学療法士と情報共有し，安全にウィーニングが行えるようにする．

■ 表 4 ■　ウィーニングの開始基準

A．酸素化と pH が適切に維持できている
・P/F 比＞150〜300
・PEEP≦5〜8 cmH₂O
・FiO₂≦0.4〜0.5，PaO₂≧60 mmHg
・pH≧7.35
B．換気能が維持できている
・呼吸数＜30 回/分
・1 回換気量＞5 mL/kg（理想体重）
C．循環動態が安定している
D．鎮静剤を中止している
　投与中であっても容易に覚醒する
E．発熱がない
F．代謝が安定している

■ 表 5 ■　RASS：リッチモンド興奮-鎮静スケール（Richmond Agitation-Sedation Scale）（日集中医誌. 2014; 21: 539-79 より改変）

スコア	用語	説明
+4	好戦的な	明らかに好戦的な，暴力的な，スタッフに対する差し迫った危険
+3	非常に興奮した	チューブ類またはカテーテル類を自己抜去：攻撃的な
+2	興奮した	頻繁な非意図的な運動，人工呼吸器ファイティング
+1	落ち着きのない	不安で絶えずそわそわしている，しかし動きは攻撃的でも活発でもない
0	意識清明な 落ち着いている	
−1	傾眠状態	完全に清明ではないが，呼びかけに 10 秒以上の開眼およびアイ・コンタクトで応答する
−2	軽い鎮静状態	呼びかけに 10 秒未満のアイ・コンタクトで応答
−3	中等度鎮静状態	呼びかけに動きまたは開眼で応答するがアイ・コンタクトなし
−4	深い鎮静状態	呼びかけに無反応，しかし，身体刺激で動きまたは開眼
−5	昏睡	呼びかけにも身体刺激にも無反応

　患者の循環動態が安定し，ボリュームコントロールが適切に行えていることが確認できたらウィーニングが開始される．人工呼吸器管理中は鎮痛・鎮静を行っているため，ウィーニングを行うときは鎮静を中止するか呼びかけに対して容易に覚醒する程度にしておく．鎮静評価スケールとして Richmond Agitation-Sedation Scale（RASS）（表 5）を使用し，人工呼吸器管理中は −3〜−1

（治療経過に合わせて設定）でコントロールしている．鎮痛・鎮静が上手くいかない場合は，患者にとって苦痛が増大し，混乱やせん妄，恐怖などを引き起こし結果的には人工呼吸器離脱が困難となり予後を悪化させる可能性がある．ウィーニング時も鎮静を中止することで患者が混乱し，心負荷増大から血行動態が不安定となり，呼吸状態が悪化することがあるため，慎重に鎮静薬のコントロールを行う必要がある．

呼吸状態の評価としては表5に示す．

人工呼吸器管理が長期にわたっている場合は，理学療法士による肺理学療法の介入を行っている．医師・看護師だけでなく，理学療法士も含めて患者の全身状態を把握し，情報共有することが大切である．

b．抜管前後の看護

> **ここがポイント**
> - 抜管時は急変に備えるため，できるだけ人を確保し，安全に抜管できるようお互いにコミュニケーションを図る．
> - 抜管時には救急カートや除細動器などを準備し，再挿管や急変対応が行えるようにしておく．
> - 抜管後は意識レベルの確認，呼吸状態の観察，咳嗽反射・喀痰排出の有無，嗄声の有無，心不全徴候の有無を観察する．

抜管を安全に成功させるためには，患者の全身状態を整えるとともに，医師，看護師がコミュニケーションを図り，それぞれの役割分担について把握しておくことが必要である．医師は気管チューブを抜去，呼吸状態の観察，看護師は抜管前後のバイタルサイン測定とモニタリングの確認，口腔・気管吸引の実施，酸素マスクや経鼻カニューレへの変更，患者の体位の調整（できるだけ呼吸しやすいように座位を保持する），薬剤や再挿管の準備などを行う．人工呼吸器装着期間が長期になると喉頭浮腫を起こしている可能性があるため，必要時には気管支拡張薬やステロイド薬の投与を行う．

2 急性心不全患者の栄養管理

ここがポイント
- 急性心不全患者は呼吸・循環が不安定なため，まず初期治療を行い，呼吸・循環が安定したことを確認してから食事を開始する．
- 人工呼吸器管理や重症管理になる患者には，早期から経腸栄養を開始し，血糖コントロールを厳密に管理することで予後の改善を目指す．
- 栄養管理は医師，看護師，管理栄養士など多職種で管理する．

　CCUに入室する急性心不全患者のなかでも，初期治療で循環・呼吸が安定し，症状の改善を認めた場合はその日のうちに食事が開始される．食事の種類は患者の病態によって様々であるが，塩分制限やカロリー制限，蛋白制限，カリウム制限などを行っている患者が多い．看護師は，患者の血液検査の結果から，電解質のバランスや低栄養の有無，腎機能の値，糖尿病の有無などを把握しておくことも重要である．食事を配膳するときは，座位の保持が可能であるか，呼吸状態が安定しているか，循環動態が安定しているかなど患者の状態を観察し，食事摂取により心不全増悪をきたさないかアセスメントする必要がある．

　日々の食事摂取量を確認するとともに排便コントロールがついているか合わせて観察する．便秘時に努責をかけることで心負荷が増大するため，便秘傾向になる場合は緩下薬の投与を早期より開始する．

　体うっ血が著明な患者は，臓器のうっ血も考えられ，腸管浮腫などにより消化・吸収が障害され，栄養状態が悪化する場合がある．食事摂取時の消化器症状や排便の性状，1日の水分量，尿量，体重の変化など治療の経過とともに経時的に観察することが大切である．

　また，低左心機能で低心拍出症候群（low output syndrome: LOS）の患者は，倦怠感や食欲不振が持続し，経口摂取が可能であっても食事摂取ができない場合が多い．患者の好みを事前に確認し，摂取できる食種を選択していくことが必要である．炭酸飲料やゼリー，麺類など，のど越しのいい飲み物や食事

を好む患者が多い印象である．治療の効果と検査データの推移を確認しながら，適宜患者に合わせた食種を選択していくことが重要である．また，心臓悪液質（カヘキシー）の患者には食事制限よりも蛋白質やエネルギーの摂取が必要になるため，患者の好むものを優先して摂取してもらう．

　急性心不全患者のなかでも，初期治療では呼吸・循環が維持できず人工呼吸器管理になる患者は多い．このような患者は合わせて多臓器不全や感染などの合併症を併発し，栄養管理においては慎重に管理する必要がある．栄養管理が不十分であると，治療も長期間となり予後不良の状態になる．重症患者の栄養管理は多職種で関わり，病態や治療に応じて栄養投与を調節していくことが重要である．当院でも週1回，多職種でNST（栄養サポートチーム）カンファレンスを行い，重症患者の栄養管理を行っている．

　経口摂取が困難な患者，重症患者の場合はbacterial translocation（BT）の予防や腸管の免疫を維持させるためにも早期から経腸栄養を開始することが重要である．できるだけ絶食期間をなくし，少量だけでも経腸栄養を投与していくことが求められている．

　看護師は患者の全身状態を把握し，栄養管理がスムーズに行えるよう観察，ケアを行っていく必要がある．患者の全身状態の把握としては，日々の検査データ，治療内容，バイタルサインなどからフィジカルアセスメントを行う．経腸栄養の開始前後には，血行動態の変動の有無，腹部の観察（腸蠕動運動，排便・排ガスの有無，経鼻チューブからの廃液の量・性状）などを確認する．経腸栄養投与時は，患者の上半身をベッド30°以上ギャッチアップし，逆流，嘔吐などによる誤嚥性肺炎を予防する．下痢を起こすと皮膚障害や電解質のバランスが崩れるため，経腸栄養が継続できない要因の1つとなる．経腸栄養開始時は，下痢の予防も含めた投与方法を考えることも必要である（表6）．

　急性心不全などの侵襲期には，ストレスホルモンやサイトカインの産生，異化亢進などにより血糖値が上昇する．また，栄養投与，薬剤投与（カテコラミン製剤，ステロイド剤など）によっても高血糖になりやすい．高血糖が持続することで，酸化ストレス，炎症反応，過凝固，免疫機能障害など様々な障害を引き起こすため，重症患者における血糖コントロールは栄養管理とともに重要となる．血糖値は150 mg/dL前後にコントロールし，極端な高血糖や低血糖に陥らないよう注意する．

■ 表6 ■ 経腸栄養施行中の下痢対策

栄養剤の投与方法	少量から緩徐に増量する
栄養剤の投与速度	投与時間を長くする "カンガルーポンプ" などの使用を検討
薬剤の投与	整腸剤，下剤を細かく調整する
栄養剤の種類の変更	食物繊維を含有しているもの 浸透圧の低いもの 窒素源がペプチドであるもの

(西田 修. ICU・CCU 看護の超重要ポイントマスターブック. 大阪: メディカ出版; 2013. p.51[2])より改変)

3 急性心不全患者の心臓リハビリテーション

ここがポイント

- 呼吸・循環が安定したら，早期から心臓リハビリテーションを行う．
- 二重負荷を避け，心負荷のかからないケアを考える．
- 入院前の日常生活動作（ADL）を把握し，廃用症候群を予防する．
- 機能的なリハビリテーションのみならず，疾患教育や生活習慣の改善，セルフケア能力の向上などを目的とした包括的なプログラムである．

急性心不全患者は，呼吸・循環が不安定で安静時や労作時に呼吸困難などの自覚症状がある場合は安静が必要となる．急性期の管理としては，第1に患者の血行動態を安定させ，患者の自覚症状を取り除くことが最も優先される．しかし，心不全患者は高齢者が多く，重症患者になると長期臥床や鎮静薬投与などにより筋力は著しく低下し，廃用症候群をきたす可能性が高い．CCUでは重症管理を行いながら，早期からリハビリテーションを開始するために入院時より48時間以内にPTカンファレンスを行っている（図5）．
治療により心不全のコントロールが付き，患者の自覚症状が改善したことを

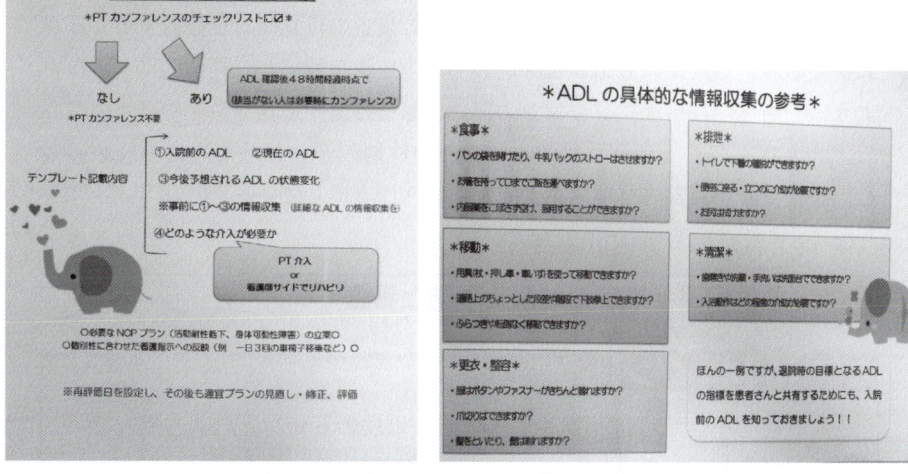

図5 ▶ PTカンファレンスに使用する資料

確認した後，安静度を拡大していく．医師とともに朝のカンファレンスで前日からの状態を情報共有し，ボリュームの評価，自覚症状の有無，バイタルサインの値などから安静度の変更を行っている．安静度を拡大するときは，前後の血圧と心拍数，酸素飽和度，自覚症状の有無を確認し，評価している．

治療の効果が得られず，労作時に呼吸困難を自覚している患者，血圧や心拍数に変動がある患者に対しては低強度の床上リハビリテーションを行い，筋力低下の予防に努めている．

人工呼吸器管理，持続血液濾過装置（CHDF），大動脈バルーンパンピング（IABP），経皮的心肺補助装置（PCPS）などのME機器を装着している患者に対しては，看護師だけでなく，早期より理学療法士と協働し，他動運動などの床上リハビリテーションと肺理学療法を継続して実施している．

重症患者にとっては清潔ケアや体位変換なども容易に心負荷がかかることがある．患者の状態を日々アセスメントし，心負荷を最小限としたケアを実施していく必要がある．清潔ケアや体位変換，リハビリテーションの前後には心負荷指数（PRP）の変化率を用いてケアやリハビリテーションの評価を行っている．また，Swan-Ganzカテーテルやフロートラックシステムなどでモニタリングを行っている場合は，心拍出量や心係数，体血管抵抗などを参考にケアの方法を考えていく．β遮断薬の投与や，ペースメーカー留置中の患者の場合は心

拍数に変化が現れない場合もあるため，PRPの値だけで評価するのではなく，呼吸状態や発汗，倦怠感，下肢の脱力感など患者の自覚症状を確認することが大事である．退院後にも患者自身が心不全の症状を理解し，過活動にならないように，急性期からモニタリングの数値と患者の自覚症状を関連づけて患者にフィードバックすることが重要となる．急性期の辛い体験を患者の経験に残し，患者自身が異常の早期発見ができるように支援している．

4　急性心不全患者のせん妄予防と看護

ここがポイント

- 急性心不全患者は不安や恐怖体験，環境の変化などによりせん妄を引き起こしやすい．
- 呼吸・循環が不安定であり，低酸素血症や低心拍出量，代謝性アシドーシスの患者が多い．人工呼吸器装着により鎮静薬，鎮痛薬の投与，睡眠障害，身体拘束などによりせん妄を起こしやすい．
- CCUでは入院時よりせん妄予防のケアが必要となる．

　せん妄は色々な要因で発症する（表7）．せん妄を起こすと患者は興奮し，交感神経が活性化され，心負荷が増大する．心不全患者がせん妄を起こすと心不全増悪に繋がることが予測される．また，せん妄状態を抑制するために，身体拘束の実施や，抗精神薬を投与することでさらに心不全増悪を招く危険性がある．そのため，心不全患者にはできるだけせん妄を起こさないよう予防することが大切である．CCUに入院することで患者は環境の変化，症状や治療に対する不安，苦痛ストレスなどを体験する．さらに急性心不全で循環動態が不安定な状況下で人工呼吸器管理が必要となる患者は特にせん妄の予防を視野に入れ，早期から予防していく必要がある．

　看護師はせん妄を起こしやすい患者の特徴を知り，日々患者のアセスメントとせん妄予防に対するケアを実施することが求められる．当院のCCUでもせん妄予防として，循環動態が安定したらできるだけ早期離床を行い，ラジオやテレビが見られる環境を提供している．また，カレンダーや時計を患者の見える位置に配置し，毎日日付と時間を伝えるようにしている（図6）．その他家族

■ 表7 ■ せん妄の危険因子

A. 患者要因
　年齢，高血圧，認知症，ICU・CCU入室の経験，過去にせん妄の経験がある
B. 重症疾患による要因
　感染，敗血症，貧血，疼痛，人工呼吸器装着，心不全，代謝性アシドーシス，昏睡，多臓器不全，頭蓋内病変，血糖異常，不整脈，電解質異常，薬剤（麻薬，ベンゾジアゼピン系製剤，ステロイド剤など）
C. 環境要因
　日光の遮断，身体拘束，騒音，隔離，睡眠-覚醒リズムの障害など

（ICU看護ここが新しくなった最新動向2015のポイント．重症集中ケア．日総研．2015年 8．9月号．p.4[4)]より改変）

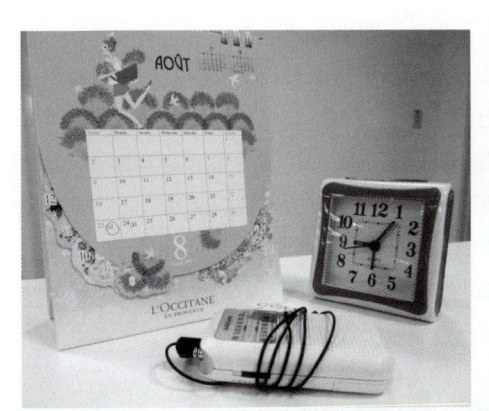

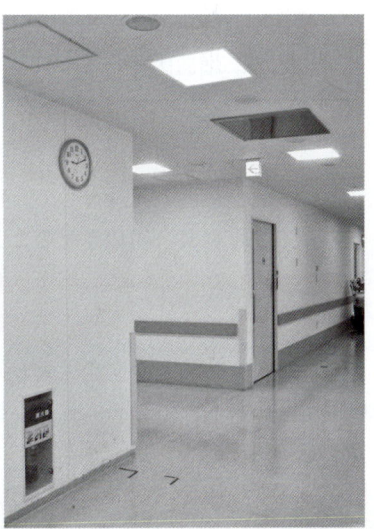

図6 ▶ せん妄予防

の写真や患者が大事にしているものなども配置することがある．昼夜のリズムをつけるために昼間は安静度範囲内でのリハビリを継続し，夜間は良眠できるように看護師の足音やモニター音，ME機器のアラーム音が大きくならないように配慮し，照明の調整なども行っている．必要時には眠剤を使用するが，眠剤が原因でせん妄が出現することもあるため，せん妄の徴候がみられる場合は，早期よりリエゾン介入し眠剤の調整を行っている．近年ではせん妄評価

ツールとして Confusion Assessment Method for the Intensive Care Unit（CAM-ICU）や Intensive Care Delirium Screening Checklist（ICDSC）が推奨されている．

5　急性心不全患者における患者指導

> **ここがポイント**
> - 急性期は生命の維持・苦痛の緩和が第1優先であるが，患者が体験する症状を患者自身に経験として残すことが重要である．
> - 治療の経過とともにモニタリングや心不全手帳などの資材を活用し，セルフモニタリングへの関わりをもつ．
> - 心不全はどのような病気なのか患者自身が理解することが大切である．増悪因子について，共に話し合い再発予防へつなげる．

　急性心不全患者の看護として，症状や血行動態を早期に改善し，治療に伴う苦痛や不安を軽減・緩和させることが重要となる．血行動態が安定し，症状の改善がみられたら，今後心不全増悪による再入院の予防や異常の早期発見から早期受診行動に移せるよう心不全管理についての患者教育が必要となる．心臓リハビリテーションのなかで少し触れているが，急性期は「呼吸困難感，咳嗽，喘鳴，意識混濁，倦怠感，食欲不振」など患者にとって苦痛を自覚している時期である．モニタリングを行うなかで，「血圧が高値，酸素飽和度が低下，頻脈」などの数値を患者にみてもらい，自身の自覚症状と結びつけることが必要である．また，血管拡張薬や陽圧換気，利尿薬などにより症状が改善したとき，「治療により症状が改善した」という体験を患者にフィードバックすることが重要となる．患者自身が苦しい思いから楽になったと感じることで治療の効果を自覚し，また，苦しくなる前に受診しなければならないと認識してくれるからである．CCUでも患者の指導として心不全手帳を用いて患者教育を実施している（図7）．自身の血圧，脈拍，体重，自覚症状などを手帳に記入し，看護師が患者とともに振り返ることでセルフモニタリングが継続でき，患者の自己管理能力が向上すると考えられる．急性期には，患者自身に入院までの経過を語ってもらい増悪因子について振り返り再入院の予防や早期受診行動につなげるた

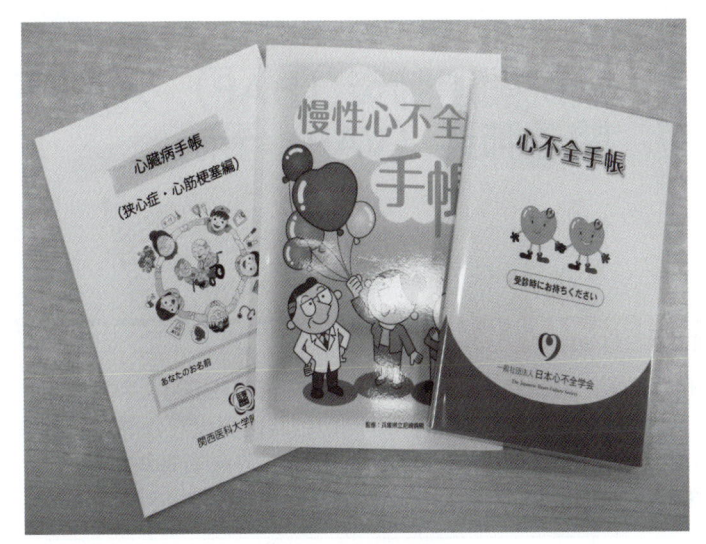

図7▶ 心不全手帳

めの支援が必要である．そして慢性期では在宅における継続した自己管理行動がとれるよう教育支援することで心不全増悪による重症化を防ぐことにつながると考える．

■文献
1) 日本循環器学会．急性心不全治療ガイドライン（2011年改訂版）．
2) 西田 修．ICU・CCU看護の超重要ポイントマスターブック．大阪: メディカ出版; 2013.
3) 石井はるみ．カラービジュアルで見てわかる！はじめてのICU看護．大阪: メディカ出版; 2013.
4) ICU看護ここが新しくなった最新動向2015のポイント．重症集中ケア．日総研. 2015.8.9月号．p4.
5) 佐藤幸人．最強！心不全チーム医療 スペシャリストになる！．大阪: メディカ出版; 2014.
6) 吉永和正．看護師・研修医必須 救急・ICUですぐに役立つガイドライン．これだけBOOK 大阪: メディカ出版; 2014.
7) 眞茅みゆき，他．心不全ケア教本．大阪: メディカ出版; 2012.
8) 安田 聡．新版CCU看護マニュアル．第3版．大阪: メディカ出版; 2013, 3月.

<大北亜樹>

6章 急性心不全に対する多職種管理

2 病院関連肺炎（HAP），人工呼吸器関連肺炎（VAP）予防

> **ここがポイント**
> - HAP対策においてVAP予防は非常に重要である．
> - VAPは人工呼吸管理開始後48時間以降に発生した肺炎である．
> - VAP予防バンドルを用いた包括的な人工呼吸管理を行う．
> - 多職種連携（チーム医療）を導入しVAP対策を行う．

1 院内肺炎と人工呼吸器関連肺炎について

　院内肺炎（hospital-acquired pneumonia: HAP）とは入院後48時間以降に新しく出現した肺炎と定義されており，基礎疾患をもち，免疫能や全身状態などあらゆる面で患者の条件が悪いため治療が困難となることが多いとされている[1]．日本呼吸器学会からは，生命予後因子，肺炎重症度規定因子からなる重症度分類（図1）が設定されており，重症群となれば死亡率40.8%となり，予後不良な疾患といえる．

　海外の報告では，HAPの約半数は人工呼吸器関連肺炎（ventilator-associated pneumonia: VAP）とされている[2]．また，日本の厚生労働省院内感染対策サーベイランス事業（Japan Nosocomial Infection Surveillance: JANIS）が行った2013年の熱傷患者およびICU在室日数が2日以内の患者を除いたICU入室患者29,120症例を対象とした解析では，感染症発生件数の合計は671件であり，VAPの発生率が1.3/1,000患者・日（324件）と最も多く，次いでカテーテル関連血流感染症が0.8/1,000患者・日（204件）で，尿路感染症が最も少なく，0.6/1,000患者・日（143件）であった[3]．

　このように院内肺炎の対策において，集中治療領域におけるVAP予防が重要

1. 生命予後予測因子

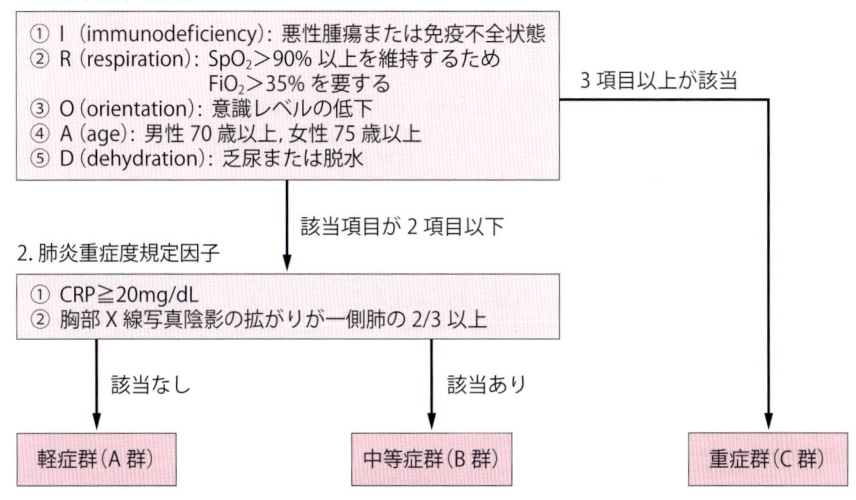

① I (immunodeficiency): 悪性腫瘍または免疫不全状態
② R (respiration): SpO_2>90% 以上を維持するため FiO_2>35% を要する
③ O (orientation): 意識レベルの低下
④ A (age): 男性 70 歳以上, 女性 75 歳以上
⑤ D (dehydration): 乏尿または脱水

→ 3 項目以上が該当 → 重症群(C群)

該当項目が 2 項目以下 ↓

2. 肺炎重症度規定因子

① CRP≧20mg/dL
② 胸部 X 線写真陰影の拡がりが一側肺の 2/3 以上

該当なし → 軽症群(A群)
該当あり → 中等症群(B群)

→抗 MRSA 薬の使用を考慮すべき条件(グラム染色などを含めて)

3. MRSA 保有リスク

① 長期(2 週間程度)の抗菌薬投与
② 長期入院の既往
③ MRSA 感染やコロニゼーションの既往

図1▶ 成人院内肺炎の重症度分類 (成人院内肺炎診療ガイドライン. 日本呼吸器学会. 2008)[1]

な課題と考えられる. 本稿では VAP の予防と対策について概説を行う.

2 定義と診断

VAP とは気管挿管・人工呼吸器開始後 48 時間以降に新たに発生した肺炎と定義されている[1]. 発症時期により早期 VAP と晩期 VAP に区別されることが多く, 晩期 VAP は耐性菌が問題となることが多いとされている.

VAP の診断方法には gold standard は存在せず報告によって様々であるが, 一般的には発熱などの身体所見, 胸部 X 線, 細菌培養検査などで VAP の診断は行われることが多い. VAP は人工呼吸管理患者の 9〜27% で発症しているとされており[4], VAP 発症のリスクは人工呼吸器開始 5 日までは 1 日あたり 3%,

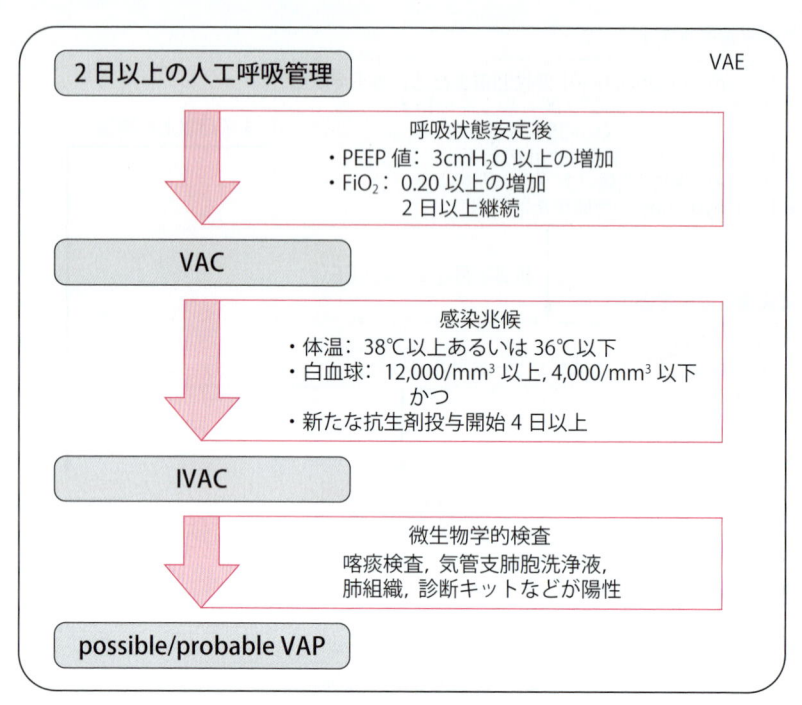

```
┌─────────────────────────────────────────────────────────────┐
│  2日以上の人工呼吸管理                                VAE    │
│           ↓                                                  │
│              呼吸状態安定後                                   │
│              ・PEEP値：3cmH₂O以上の増加                       │
│              ・FiO₂：0.20以上の増加                           │
│                2日以上継続                                    │
│           ↓                                                  │
│       VAC                                                    │
│              感染兆候                                         │
│              ・体温：38℃以上あるいは36℃以下                  │
│              ・白血球：12,000/mm³以上, 4,000/mm³以下          │
│                かつ                                           │
│              ・新たな抗生剤投与開始4日以上                    │
│           ↓                                                  │
│       IVAC                                                   │
│              微生物学的検査                                   │
│              喀痰検査, 気管支肺胞洗浄液,                      │
│              肺組織, 診断キットなどが陽性                     │
│           ↓                                                  │
│       possible/probable VAP                                  │
└─────────────────────────────────────────────────────────────┘
```

図2▶ CDCのVAEサーベイランス(Centers for Disease Control and Prevention)[6]

5〜10日までは1日あたり2%，10日以降は1日あたり1%とされている[4,5]．

また，新しい概念として，米国のCenters for Disease Control and Prevention (CDC) より**人工呼吸器関連イベント (ventilator-associated event: VAE) サーベイランス**が提唱されている[6]．人工呼吸器が導入され呼吸状態が安定した後のFiO₂, PEEP値の変化よりventilator-associated condition (VAC) の判定を行い，感染を疑う所見によりinfection-related ventilator-associated condition (IVAC), さらに喀痰所見よりpossible/probable VAPを定義している (図2)．VAEサーベイランスでは，VAPに対して定期的な評価を行うことを推奨しており，calculatorも作成している (図3)[7]．

3 発症機序

気道は外部から侵入してくる細菌に対する防御機能をもっているが，**気管挿管することで防御機能は低下**する．VAPの原因となる細菌の侵入経路は多く

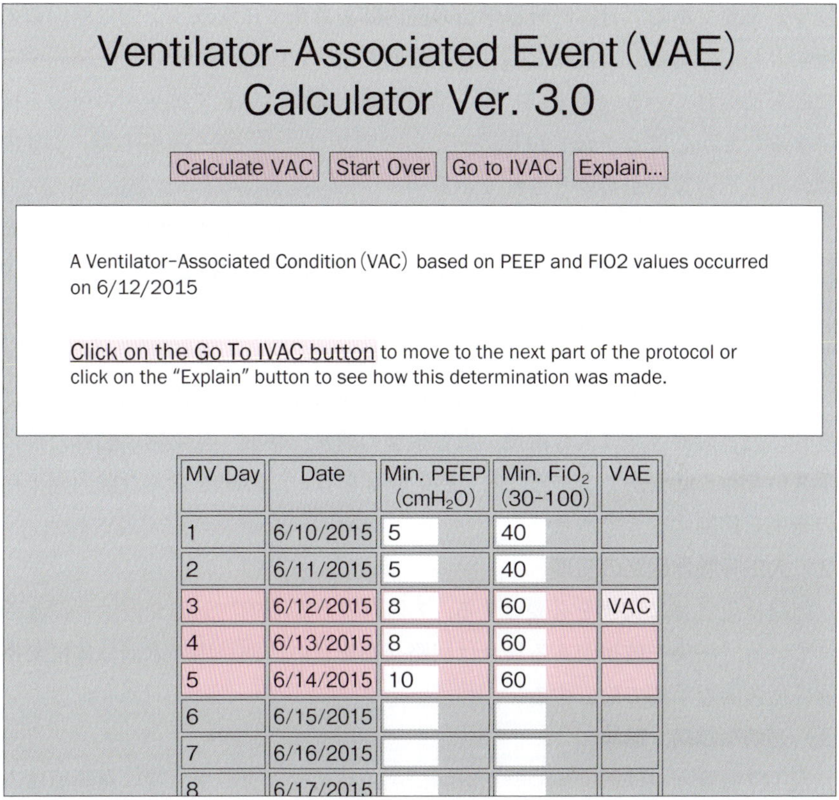

Ventilator-Associated Event (VAE) Calculator Ver. 3.0

[Calculate VAC] [Start Over] [Go to IVAC] [Explain...]

A Ventilator-Associated Condition (VAC) based on PEEP and FIO2 values occurred on 6/12/2015

Click on the Go To IVAC button to move to the next part of the protocol or click on the "Explain" button to see how this determination was made.

MV Day	Date	Min. PEEP (cmH$_2$O)	Min. FiO$_2$ (30-100)	VAE
1	6/10/2015	5	40	
2	6/11/2015	5	40	
3	6/12/2015	8	60	VAC
4	6/13/2015	8	60	
5	6/14/2015	10	60	
6	6/15/2015			
7	6/16/2015			
8	6/17/2015			

図3 ▶ CDC の ventilator-associated event (VAE) calculator[7]

が防御機能の低下した気道を介して侵入しているとされている．VAP の発症機序としては，1）挿管されていることによる microaspiration，2）挿管チューブのバイオフィルム形成，3）カフ上部の分泌物の貯留とカフを介したタレこみ，4）気道クリアランスの低下などが考えられる[2]．

近年，VAP に先行して気管・気管支炎からの発症機序として，人工呼吸器関連気管気管支炎（ventilator-associated tracheobronchitis: VAT）の概念も報告されており[8]，VAT に対する抗生剤治療の有用性も報告されている[9,10]．

4　治療と予防

いったん VAP が発症してしまうと，その治療としては早期の適切な抗生剤

投与が重要である．日本呼吸器学会の院内肺炎診療ガイドラインでは原因菌の検索として，喀痰，血液など検体採取を行い，empiric treatment を開始することを推奨している（図 4, 5）[1,11]．早期 VAP，晩期 VAP で抗生剤の種類を検討することが必要とされており，晩期 VAP であれば耐性菌も考慮した，より広域の抗生剤の選択が必要とされている[2,4]．

また，VAP 対策で最も重要なことは予防である．日本集中治療学会からは表 1 のような「人工呼吸関連肺炎予防バンドル」が提唱されている[12]．以下に VAP バンドルを中心に解説をする．

1）手指衛生

手洗い，手指衛生はすべての院内感染症対策の基本的な手段である．医療従事者は患者診療区域に入る前後，患者接触の前後，体液・分泌物に触れた後に手洗いを行う必要がある．施設内で感染教育を行い，VAP を含めた院内感染症の発生を抑制すべきである．

2）人工呼吸器回路の管理

回路は患者毎に交換を必要とする．7 日以内の定期的な回路交換は不要とされている．汚染や破損がある場合は回路交換を行い，回路内の水滴は体位交換前に無菌的な手技で除去する．

3）適切な鎮痛，鎮静

人工呼吸管理中は鎮痛・鎮静を適切に用いることが重要で，特に過鎮静は人工呼吸期間の延長の原因となり，VAP の発生頻度を増加させ，人工呼吸器時間や ICU 滞在日数が長引く要因となる．

4）人工呼吸器からの離脱の評価

気管挿管は VAP のリスク因子であり，気管挿管を短縮するため，人工呼吸器からの離脱のプロトコールを定め定期的に評価を行う．自発呼吸トライアル（spontanenous breathing trial: SBT）を用いて，1 日 1 回呼吸器離脱の可能性を検討する．

5）人工呼吸中の体位

仰臥位で患者の管理を行うと VAP の発症率が増加するとされており，30°を目安としヘッドアップを行うことで，VAP の発生率を低下させる．特に経管栄養を行うときは可能な限りヘッドアップを実施する．経十二指腸栄養は逆流を防止には有用で VAP の発症率を低下させると報告されている[13]．

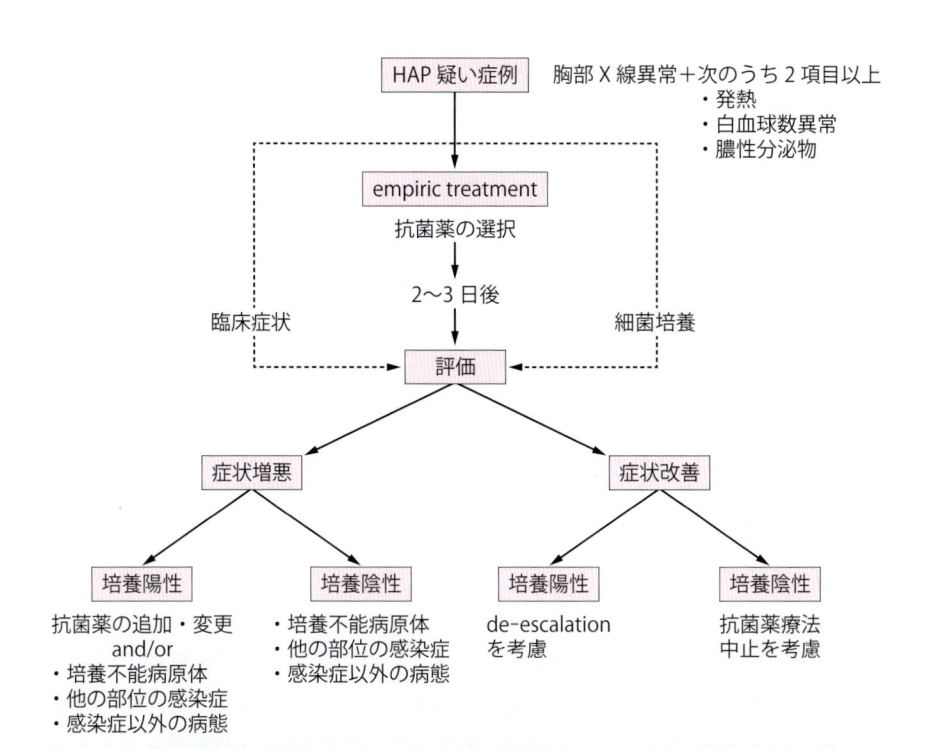

```
                    ┌─────────────┐   胸部X線異常＋次のうち2項目以上
                    │ HAP 疑い症例 │         ・発熱
                    └─────────────┘         ・白血球数異常
                           │                ・膿性分泌物
                    ┌─────────────┐
                    │empiric treatment│
                    │  抗菌薬の選択  │
                    └─────────────┘
                         2～3日後
                           ↓
         臨床症状    ┌─────────┐   細菌培養
         ─────────→ │  評価   │ ←─────────
                    └─────────┘
                     ↙        ↘
              症状増悪         症状改善
              ↙    ↘          ↙     ↘
        培養陽性  培養陰性  培養陽性   培養陰性
```

症状増悪・培養陽性:
抗菌薬の追加・変更 and/or
・培養不能病原体
・他の部位の感染症
・感染症以外の病態

症状増悪・培養陰性:
・培養不能病原体
・他の部位の感染症
・感染症以外の病態

症状改善・培養陽性:
de-escalation を考慮

症状改善・培養陰性:
抗菌薬療法 中止を考慮

図4▶ 院内肺炎疑い症例に対する病原体検査の流れ(成人院内肺炎診療ガイドライン. 日本呼吸器学会. 2008[1]), 前田光一, 他. 日内会誌. 2011; 100: 3497-502[11])

軽症群(A群)	中等症群(B群)			重症群(C群)
	①グループ1 (単剤投与)	②グループ2 (条件*により併用投与)	③グループ3 (原則併用投与)	B群の抗菌薬選択 + AMK+CPFX
CTRX SBT/ABPC PAPM/BP	TAZ/PIPC IPM/CS MEPM	CFPM±CLDM	CAZ+CLDM CPFX+SBT/ABPC	
代替薬 CTRX→CTX	代替薬 IPM/CS, MEPM →DRPM, BIPM	代替薬 CFPM→ CPR, CZOP *誤嚥か嫌気性菌が 疑われる場合	代替薬 CAZ→AZT, SBT/CPZ CPFX→PZFX SBP/ABPC→CLDM	代替薬 CPFX→PZFX AMK→GM, TOB, ISP, ABK
・緑膿菌などの耐性 菌の関与を疑う場 合B群へ	・品質のよい喀痰などの培養で緑膿菌など耐性菌が 分離されない場合はA群へ			・緑膿菌が分離され ない場合はアミノ 配糖体系薬を中止 ・レジオネラを疑う 所見がなければキ ノロン系薬を中止

図5▶ 日本呼吸器学会院内肺炎診療ガイドラインにおける重症度群別の抗菌薬選択(成人院内肺炎診療ガイドライン. 日本呼吸器学会. 2008[1]), 前田光一, 他. 日内会誌. 2011; 100: 3497-502[11])

表1　人工呼吸関連肺炎予防バンドル

Ⅰ．手指衛生を確実に実施する．
Ⅱ．人工呼吸器回路を頻回に交換しない．
Ⅲ．適切な鎮静・鎮痛をはかる．特に過鎮静を避ける．
Ⅳ．人工呼吸器からの離脱ができるかどうか，毎日評価する．
Ⅴ．人工呼吸中の患者を仰臥位で管理しない．

(日本集中治療学会 ICU 機能評価委員会．人工呼吸関連肺炎予防バンドル 2010 改訂版)[12]

　このような VAP バンドルを用いて，人工呼吸管理を行うことは非常に重要と考えられ，VAP 発生を抑制しえる[2,14]．そもそも人工呼吸管理を行わなければ VAP は発生しないため，浅い鎮静を行い，早期の呼吸器からの離脱を目指す考え方は特に重要であると考えられる．日本集中治療学会の J-PAD ガイドラインでも人工呼吸管理中は，「毎日鎮静を中断する」あるいは「浅い鎮静深度を目標とする」プロトコールのいずれかをルーチンに用いることを推奨している[15]．上記内容に加え，口腔ケア，挿管チューブの管理，気管内吸引といった処置も VAP 予防としては重要な要素であり，これらを含めた人工呼吸管理を包括的に行うためには，チーム医療を取り入れ多職種の連携が必要と考えられる．チーム医療の導入により VAP の発症率が低下すると報告されており[16,17]，VAP 対策に限らず多職種連携は，これからの医療には欠かせない要素となると考えられる．

まとめ

　VAP は発症すると抗生剤の投与を行うしかなく，特に晩期 VAP は耐性菌なども問題となる．感染兆候の有無などの定期的な評価やバンドルを用いた管理を包括的に行い，VAP 予防と対策を実践することが，なによりも重要と考える．これらの予防と対策を多職種で行うチーム医療を導入できれば，人工呼吸管理となった患者の予後を改善させる可能性があると考える．

■文献

1) 日本呼吸器学会呼吸器感染症に関するガイドライン作成委員会．成人院内肺炎診療ガイドライン．日本呼吸器学会．2008.
2) Kalanuria AA, et al. Ventilator-associated pneumonia in the ICU. Crit Care. 2014;

18: 208.
3) 厚生労働省院内感染対策サーベイランス事業（Japan Nosocomial Infection Surveillance: JANIS）．(http://www.nih-janis.jp/)
4) American Thoracic Society, Infectious Diseases Society of America: Guidelines for the management of adults with hospital-acquired, ventilator-associated, and healthcare-associated pneumonia. Am J Respir Crit Care Med. 2005; 171: 388-416.
5) Cook DJ, et al. Incidence of and risk factors for ventilator-associated pneumonia in critically ill patients. Ann Intern Med. 1998; 129: 433-40.
6) Centers for Disease Control and Prevention.(http://www.cdc.gov/nhsn/acute-care-hospital/vae/)
7) Ventilator-associated Event（VAE）Calculator Version 3.0.(http://www.cdc.gov/nhsn/VAE-calculator/)
8) Grgurich PE, et al. Diagnosis of ventilator-associated pneumonia: controversies and working toward a gold standard. Curr Opin Infect Dis. 2013; 26: 140-50.
9) Craven DE, et al. Ventilator-associated tracheobronchitis: The impact of targeted antibiotic therapy on patient outcomes. Chest. 2009; 135: 521-8.
10) Nseir S, et al. Antimicrobial treatment for ventilator-associated tracheobronchitis: a randomized, controlled, multicenter study. Crit Care. 2008; 12: R62.
11) 前田光一，他．わが国の肺炎診療ガイドラインの進歩．院内肺炎（HAP）のガイドライン．日内会誌．2011; 100: 3497-502.
12) 日本集中治療学会ICU機能評価委員会．人工呼吸関連肺炎予防バンドル2010改訂版（http://www.jsicm.org/pdf/2010VAP.pdf）
13) Alhazzani W, et al. Small bowel feeding and risk of pneumonia in adult critically ill patients: a systematic review and meta-analysis of randomized trials. Crit Care. 2013; 17: R127.
14) Youngquist P, et al. Implementing a ventilator bundle in a community hospital. Jt Comm J Qual Patient Saf. 2007; 33: 219-25.
15) 日本集中治療医学会J-PADガイドライン作成委員会．日本版・集中治療室における成人重症患者に対する痛み・不穏・せん妄管理のための臨床ガイドライン．日集中医誌．2014; 21: 539-79.
16) Judy K, et al. Critical care bug team: A multidisciplinary team approach to reducing ventilator-associated pneumonia. Am J Infect Control. 2000; 28: 197-201.
17) Alejandro CA, et al. Reduction in the incidence of ventilator-associated pneumonia: A multidisciplinary approach. Respir Care. 2012; 57: 688-96.

＜黒住祐磨＞

6章 急性心不全に対する多職種管理

3 心不全集中治療領域における栄養管理

> **ここがポイント**
> - 急性心不全における栄養に関しての言及は少なく，まだまだ課題の多い分野である．
> - 集中治療領域での"栄養"に対する考え方を理解する．
> - 栄養に関して，急性心不全特有の病態を考える．
> - 入院早期からの多職種による栄養介入により防ぎうる低栄養を予防する．

慢性心不全の領域ではすでに栄養の重要性がいわれており，カヘキシーの概念が提唱され最新の ACCH/AHA 心不全ガイドライン 2013 においても予後不良因子であることが明記された[1]．カヘキシーは日本語で「悪液質」と略され，心不全の他に chronic obstructive pulmonary disease（COPD）や悪性腫瘍などの慢性悪性疾患に認められる低栄養状態のことをいい，その診断基準を表1に示す[2]．

これらの慢性疾患における低栄養の病態は複雑であり，単に栄養補充により改善されるものではなく，心不全により生じる炎症性サイトカインの上昇，インスリン抵抗性，蛋白異化亢進などからなっており，その治療は簡単ではない[3,4]．最も重要なことは基礎疾患である心不全の治療であることはいうまでもないが，栄養不足も重要な原因であり，カヘキシーである心不全患者に6週間高カロリーサプリメントの投与により有意に体重増加を認めたとの報告もあり，栄養補充の重要性が示唆されている[5]．

急性心不全領域では慢性心不全領域ほど栄養管理について言及されていないのが現状である．挿管や非侵襲的陽圧換気が必要となる重症急性心不全患者では，心臓集中治療室（CCU）に入室することとなり，病院にもよるが循環器内

■ 表1 ■ カヘキシーの診断基準

1. 慢性疾患の存在
2. 12カ月における5%以上の体重減少またはBMI＜20 kg/m²
3. 以下の3つを満たすこと
   ・筋力低下
   ・倦怠感
   ・食欲不振
   ・低 fat-free mass index
   ・生化学指標異常
       a．炎症亢進：CRP＞5.0 mg/L，IL-6＞4.0 pg/mL
       b．ヘモグロビン＜12 g/dL
       c．血中アルブミン＜3.2 g/dL

(Evans WJ, et al. Clin Nutr. 2008; 27: 793-9)[2]

科医師により集中治療管理が行われることがほとんどである．心臓集中治療管理に関しては問題ないが，一般的な集中治療に関しては苦手としている循環器内科医も少なくなく，そういった点では集中治療医により管理される集中治療室に遅れをとっているといえるかもしれない．

CCUにおいても心臓以外の一般的な集中治療管理がグローバルスタンダードのレベルで行うことができれば急性心不全患者の予後をさらに改善できるかもしれない．逆に考えると，新たな心不全治療方法・薬を生み出すよりも，集中治療域で築き上げられた栄養介入を含む一般的な管理方法をCCU領域に導入することの方がはるかに容易と考えられる．

高齢社会とともに，単に長期生存という目標から，ADLの自立または低下の予防という目標にシフトしている現在の医療状況を考慮しても，栄養やリハビリ介入の重要性はいうまでもない．特に重症な状態であるほど筋力や認知機能の低下が重篤になりやすく，その予防のために早期からの多職種アプローチが望まれると考える．

1 集中治療室での栄養管理

集中治療室での栄養管理に関しては国内外多数の学会からガイドラインが出ており，国内からは日本静脈経腸栄養学会（JSPEN）から"静脈経腸栄養ガイドライン[6]"や日本呼吸療法医学会から"栄養管理ガイドライン[7]"などが出さ

れている．これらのガイドラインが提示する集中治療室での栄養管理の原則は共通しており，以下のポイントにまとめられる．

 a．早期からの栄養介入の開始
 b．経腸栄養を第 1 選択とする
 c．低用量の栄養から開始する

a．早期からの栄養介入の開始

 入院後血行動態の安定とともにできるだけ早期に，具体的にはCCU入室後24〜48時間以内に経口または経腸栄養を開始することが推奨されている．この場合の血行動態の安定とは，蘇生期を離脱した状態をいい，逆にいうと不安定な状態（ショック状態，高用量のカテコラミン使用時，カテコラミン増量時，多量輸液投与時など）でない場合である．カテコラミンを使用していても，低用量維持の状態または減量傾向である場合は栄養介入を開始してもよい．また，腸蠕動音や排ガス・排便がなくても早期の栄養開始が推奨されている．これらの身体所見は有用な所見であり，経過をみることは大切であるが，感度特異度が高いものではなく，所見の有無のみで栄養開始または中止の判断をすべきではなく，バイタル変化や胃残量，血液ガス分析・血液検査結果などから総合的に判断すべきである．

b．経腸栄養を第 1 選択とする

 経口摂取可能な場合はもちろん食事をしてもらうが，重症患者，特に挿管患者など経口摂取が不可能な場合はまず経腸栄養を第 1 選択とする．腸管を使用することでバクテリアルトランスケーションの予防，感染率の低下，高血糖の予防などの利点が考えられている．したがって原則として静脈栄養ではなく経腸栄養が推奨されている．また，心不全管理において非常に重要である水分管理に関しても経腸栄養のほうが容易であり，静脈栄養よりも volume over となりにくい．

 生命予後という観点からは，経腸栄養の方が静脈栄養よりも優れているということは最近の報告[8]からも明らかではないが，静脈栄養が経腸栄養にとって代われると解釈すべきではなく，経腸栄養の方が血糖管理や感染コントロールが安全・容易であり，さらに安価という点からやはり経腸栄養が第 1 選択となる．また心不全管理以外の全身管理において，安全で容易に行える方法を選択

することは CCU での集中治療として重要であると考える.

　静脈栄養を考慮すべき場合としては，①もともと健常な患者が7日間で目標カロリーに経腸栄養で達しない場合，②入院時から栄養不良状態が予想され，経腸栄養が実施困難な場合である．入院直後からの経腸栄養と静脈栄養の併用は推奨されないが，経腸栄養では十分に目標エネルギーに達しない場合は静脈栄養を併用することを考慮すべきである．

c．低用量の栄養から開始する

　至適な必要エネルギーを予想することは困難であるが，最も正確な計算方法は間接熱量計である．しかし施設または患者の状態により必ずしも使用可能ではなく，簡易式（25〜30 kcal/kg/day）または Harris-Benedict 式などが計算式として用いられる．その簡便性から簡易式がよく用いられる印象である．重要なことは目標エネルギー設定し，低用量の栄養（permissive underfeeding）から必ず開始することである．急性期のストレス下では炎症の惹起やストレスホルモンの分泌などにより蛋白異化が生じ，内因性のエネルギーが少なからず生じると考えられる．内因性エネルギーを正確に測定することは不可能であるが，少なくともこのような状況下で目標エネルギー分の栄養投与をすぐにしてしまうと明らかな overfeeding となってしまう．overfeeding は高血糖を生じ感染リスクを上昇させるなどの有害事象を生じる可能性がある．また overfeeding は浮腫を増悪させるともいわれている．

　状態の安定とともに内因性のエネルギーは減少すると考えられ，徐々に目標エネルギーに投与量を増量していく．具体的には1週間を目安に目標エネルギーの5〜6割まで増量を最低限の目標とし，それが困難であれば静脈栄養を併用する．

　挿管患者では鎮静薬を使用されていることが多く，鎮静薬としてよく使用されるプロポフォールは脂質製剤（約1 kcal/mL）であるため投与エネルギーの計算に含める必要があることに注意する．

　エネルギーの組成は蛋白質を基本として考え，1.0 g/kg/day として残りのエネルギーを計算し，20％程度を脂質エネルギーとし残りを糖質エネルギーとする．侵襲下では蛋白必要量が増加すると考えられており，十分量の蛋白質を投与できているかどうかに注意する．当院で採用している経腸栄養剤を表2に提示する．最も標準的な栄養剤である MA-8® から基本的に開始している．一般

表2 当院採用の経腸栄養種類・成分表

種類	半消化態	半消化態	消化態	消化態		半消化態(高濃度)	半消化態(高濃度)	糖尿病用	腎疾患用	腎疾患用	半固形
製品名	MA-8	YHフローレ	ペプタメンS	ペプタメン AF	MEIN	アキュア ENZ2.0	メイバランス 2.0	グルセルナ EX	リーナレン LP	リーナレン MP	リカバリー ニュートリート
容量	400 mL/バッグ	200/本	200/本	200/本	200/本	250 mL/バッグ	200/本	250 mL/缶	250 mL/バッグ	250 mL/バッグ	267 g/バッグ
一般組成											
エネルギー kcal	400	200	300	300	200	500	400	250	400	400	400
蛋白質 g	16	8	10.5	19	10	19	13.6	10.5	4	14	20
脂質 g	12	5.6	12	13.2	5.6	18.9	13.2	13.9	11.1	11.1	9.6
炭水化物 g	58.8	—	37.5	26.4	—	—	55.8	23.5	—	—	—
糖質 g	57.2	28.8	—	—	26.6	62.5	—	—	70	60	56.8
食物繊維 g	1.6	3	—	—	2.4	8.5	4	3.5	—	4	6
水分 g	339	168.4	153	155	168.8	171.8	139.2	212	189.6	187.2	168
ミネラル											
ナトリウム mg	480	200	330	240	140	640	320	233	120	240	720
カリウム mg	380	200	300	464	160	530	320	390	120	120	720
カルシウム mg	240	160	234	202	160	230	200	175	120	120	320
マグネシウム mg	30	40	108	62	40	70	60	70	60	60	132
リン mg	240	170	170	170	140	160	200	175	80	140	400
鉄 mg	3.2	2	3.2	3.2	2	4.5	4	3.5	6	6	6
亜鉛 mg	4	2	4.4	4.4	6	6	3.2	3	6	6	6
銅 mg	0.28	0.1	0.3	0.3	0.1	0.35	0.32	0.35	0.3	0.3	0.54
マンガン mg	0.72	0.016	1.5	1.5	0.35	2	0.8	—	0.92	0.92	1.8
クロム μg	12	4.8	17.4	17.4	5.92	18	12	—	12	10	14
モリブデン μg	12	5.8	18	48	5	15	10	—	10	10	44
セレン μg	12	12	12	12	10	15	14	4	36	36	18
ヨウ素 μg	52	25.4	70	90	19.4	100	60	—	60	60	68
塩素 mg	440	220	300	162	160	280	320	360	30	40	760
食塩 g	1.2	0.5	0.84	0.61	0.36	1.63	0.81	—	0.3	0.61	1.83
物性値											
浸透圧 mOsm/L	260	700	520	440	600	490	600	316	720	730	—
pH	6.8	4	6.9	6.9	4	6.4	6.7	—	5.7	6.2	3.6
粘度 mPa·s	12	40	7	13	30	70	50	—	15	25	5000
特徴	最も標準的な栄養剤. (1 kcal/mL)	乳酸菌発酵成分配合.	蛋白質を低分子ペプチドやアミノ酸まで分解 (1.5 kcal/mL)	高蛋白質 蛋白質を低分子ペプチドやアミノ酸まで分解		高濃度	高濃度	糖質制限	低蛋白質 低P, K, Mg 高濃度	低蛋白質 低P, K, Mg 高濃度	胃瘻用

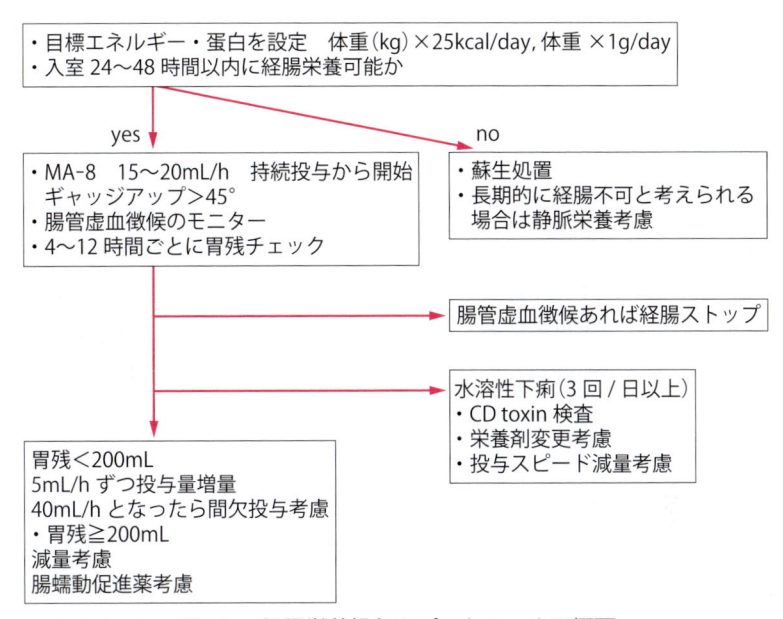

```
┌─────────────────────────────────────────────────────────┐
│ ・目標エネルギー・蛋白を設定  体重(kg)×25kcal/day, 体重×1g/day │
│ ・入室 24～48 時間以内に経腸栄養可能か                      │
└─────────────────────────────────────────────────────────┘
        yes │              │ no
            ▼              ▼
┌──────────────────────┐  ┌──────────────────────┐
│・MA-8 15～20mL/h 持続投与から開始│  │・蘇生処置              │
│ ギャッジアップ＞45°   │  │・長期的に経腸不可と考えられる│
│・腸管虚血徴候のモニター│  │ 場合は静脈栄養考慮    │
│・4～12 時間ごとに胃残チェック│  └──────────────────────┘
└──────────────────────┘
            │          ┌──────────────────────────┐
            ├─────────▶│腸管虚血徴候あれば経腸ストップ│
            │          └──────────────────────────┘
            │          ┌──────────────────────────┐
            │          │水溶性下痢(3回/日以上)      │
            ├─────────▶│・CD toxin 検査            │
            │          │・栄養剤変更考慮           │
            │          │・投与スピード減量考慮     │
            ▼          └──────────────────────────┘
┌──────────────────────┐
│胃残＜200mL           │
│5mL/h ずつ投与量増量   │
│40mL/h となったら間欠投与考慮│
│・胃残≧200mL          │
│ 減量考慮             │
│ 腸蠕動促進薬考慮      │
└──────────────────────┘
```

図1 ▶ 経腸栄養投与のプロトコールの概要

的に蛋白制限が必要である腎不全に関しても，慢性期と超急性期での栄養管理は異なった考え方をする．急性腎不全を合併している場合は，個別に栄養製剤を考慮する必要があるが，電解質異常を特に認めていない場合は非腎不全患者と同様の投与方法で行う．急性期ストレスによる蛋白異化は同様に生じており，始めから蛋白制限は行わない．また持続透析の場合は透析により蛋白が喪失するためむしろ必要投与量は増加する．電解質異常，特に高カリウム血症や高リン血症には十分に注意し必要に応じて制限を行う．

当院での経腸栄養投与プロトコールの概要を図1に提示する．

d．その他の注意点

1）誤嚥予防

経腸栄養を行う際には常に誤嚥の予防を考慮すべきである．投与の際には30～45°のギャッジアップを行うべきであり，場合によっては胃残の量を4～12時間ごとにチェックし胃内停留が生じている場合はチューブ先端を十二指腸に留置する．上部消化管蠕動促進薬（メトクロプラミド，エリスロマイシンなど）の投与，投与方法を持続投与にするなどの対策を講じるべきである．間

欠投与を持続投与に切り替えるだけで胃内停留を防げる場合もある．

2）入院前の栄養状態の評価

慢性心不全の急性増悪の場合，入院前から低栄養・栄養障害の状態にある場合もあり，その評価が必要となる．評価方法としては様々な方法があるが，最も重要な評価方法は病歴聴取であると考える．入院前からの食事歴や生活歴の聴取は入院時の栄養学的なリスクの評価に役立つ．病歴聴取が困難である場合もあり，その場合は体重・身長や生化学的検査を参考とする．アルブミンなどのバイオマーカーは疾患の影響も受けるためその評価には注意が必要である．

慢性的な栄養障害が疑われた場合，さらに栄養投与量には慎重になるべきである．こういった患者に急速に栄養投与を行った場合"refeeding syndrome"に陥る可能性がある．"refeeding syndrome"とは，慢性栄養失調の患者に急速に栄養を投与した場合に生じる有害事象であり，低カリウム血症，低リン血症，低マグネシウム血症などの電解質異常，代謝性アシドーシス，心不全などを発症し，重症化すると致死的となる．電解質異常は不整脈の原因となり，また低リン血症は呼吸筋障害の原因となり抜管の遅れに繋がる可能性もある．ビタミン欠乏にも注意が必要であり，特にビタミンB_1の欠乏は心不全増悪，Wernicke-Korsakoff症候群の原因となる．高度の栄養障害が疑われる場合は，これらの電解質の定期的なフォローや補正，ビタミンの十分な補充が不可欠となる．

3）血糖管理

高血糖は感染合併症のリスクを生じ，また厳格な血糖管理は潜在的な低血糖を生じる可能性がある[9]．特に静脈栄養の場合は血糖が上昇しやすい．さらに，投与経路や投与方法（持続投与または間欠投与）により管理方法も異なってくる．

4）経腸栄養中の下痢

経腸栄養中の下痢は高頻度に認められ，その原因として投与栄養剤の問題（投与スピード，栄養剤の浸透圧や種類），薬剤性，患者側の問題（短腸症候群や炎症性腸疾患など），偽膜性腸炎などが考えられる．特に偽膜性腸炎には注意が必要であり，疑った場合は早急な検査および対応を行わなければ，アウトブレイクにつながる可能性がある．

2 急性心不全特有の病態を考える

　他の重症疾患との最も大きな相違点は<u>水分管理</u>であると考える．水分管理は急性心不全の治療に直結する問題であり，どのような栄養介入を選んだとしても in balance とならないように注意が必要である．特に静脈栄養の場合は in balance となりやすく，中心静脈栄養であっても目標エネルギー分の投与を行うと水分の過剰投与となってしまう．また，経口摂取が可能な栄養不良患者に対して，栄養補助薬品を追加する場合も注意が必要である．ほとんどの栄養補助薬品は飲料製品であり，その水分量を含んだ飲水制限の考慮が必要である．

　また最近では心不全により生じる<u>炎症</u>が栄養失調の重要な原因の1つとして考えられている．慢性心不全のカヘキシー患者では炎症性サイトカインの上昇を認め食欲を低下させる．また，インスリン抵抗性を示し，蛋白異化や脂肪分解の亢進を認める．急性心不全時にも少なからずこのような病態が生じていると考えられ，我々の施設での急性心不全患者115名の入院後のヘモグロビン値，血清アルブミン値，CRP 値（これらはカヘキシー診断基準のバイオマーカー）の変動に優位な相関関係を認め，図2に示す（unpublished data）．心不全の基礎治療薬である angiotensin-converting enzyme inhibitor や β 遮断薬により体重減少に対する抑制効果が報告[10,11]されており，心不全に対する加療そのものが栄養状態の改善の役割を果たしていると考えられる．

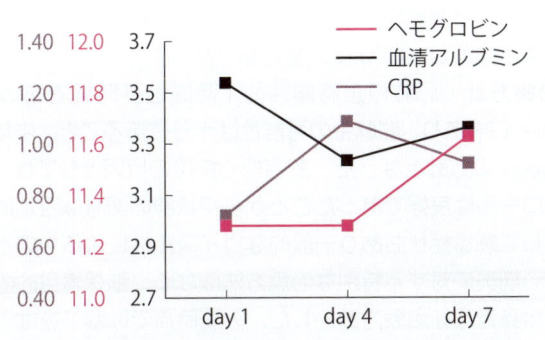

図2 ▶ 急性心不全患者におけるヘモグロビン値，血清アルブミン値，CRP 値の入院後の変化
（MANOVA p＜0.001）

症例 　39 歳女性

主訴　心肺停止（cardiopulmonary arrest: CPA）

主病名　劇症型心筋炎

現病歴　数日前から発熱・体調不良あり，近医で抗菌薬投与受けたが改善しなかった．朝方，突然呼吸停止，家族が心肺蘇生しながら救急要請．目撃あり，bystander cardiopulmonary resuscitation（CPR）あり．救急隊接触時の波形は心室細動（ventricular fibrillation: VF），すぐに電気的除細動施行するも除細動成功せず，搬送を優先となった．

既往歴　甲状腺機能亢進症に対して近医フォロー中．

内服薬　なし．

来院時所見　身長 150 cm，体重 48.5 kg，BMI 21.6 kg/m^2．来院時心室細動，心肺停止．

胸部 X 線　肺うっ血像（＋），心胸郭比 44%．

血液検査所見　WBC 16,800/μL，RBC 482 万/μL，Hb 14.3 g/dL，Plt 8.7 万/μL，T-Bil 0.2 mg/dL，AST 187 IU/L，ALT 79 IU/L，LDH 649 IU/L，ALP 296 IU/L，CPK 784 U/L，CPK-MB 174 IU/L，CRP 2.42 IU/L，Alb 3.4 g/dL，BUN 23.9 mg/dL，Cr 0.93 mg/dL，Na 131 mEq/L，K 6.2 mEq/L，Cl 98 mEq/L，BNP 1178.8 pg/mL，トロポニン T 2.85 ng/mL．

来院後経過　救急外来にて電気的除細動を数回施行するも除細動は成功せず．挿管し人工呼吸器管理とし，すぐさま体外循環の方針に切り替え，カテーテル室へ搬送し percutaneous cardiopulmonary support device（PCPS）および intra-aortic balloon pumping（IABP）導入に成功．発症後から PCPS 導入まで約 60 分，来院後から 20 分経過していた．続いて冠動脈造影検査をしたが明らかな有意狭窄は認めなかった．経胸壁心エコーではびまん性に重度の左室壁運動低下を認めた．以上の経過，および検査結果より劇症型心筋炎と診断し，CCU に入室となった．

入院後治療方針　心肺停止時間は約 1 時間と長時間であったが，目撃・bystander CPR あり，脳蘇生の可能性は十分にあること，また若年齢であり full support の方針となった．劇症型心筋炎の原因としては，甲状腺機能のコントロールは良好であったことから甲状腺の関与は否定的と考え，前駆症状として感冒症状もあり一般的なウイルス性によるものと考えた．したがって心筋炎に対する特別な治療方法はなく，脳保護目的の脳低体温療法を含む全身管理を治療方針とした．入院時点では脳予後は不明であり，社会復帰を目標として加療にあたった．

栄養管理計画　病歴から本疾患発症前の栄養状態は良好であると考えられ

た．また，PCPSが導入されており，腸管血流は安定していると考えた．入院時点ではカテコラミンの使用なく血圧も安定しており，以上のことから経腸栄養開始は可能であると考えた．慎重なフォローアップのもと，CCU入室 24 時間以内に少量の持続投与にて開始する方針とした．

必要エネルギーは簡易式より，58.5 kg×25 kcal/day＝1462 kcal/day（≒1500 kcal/day）とした．また，必要蛋白は体重 kg×1 g/day として 59 g/day 以上とした．これらの約 60%を 1 週間で達成することを目標として，当院採用の一般的な経腸栄養剤である MA-8®（エネルギー 1 kcal/1 mL，蛋白 4.0 g/100 mL）を 10 mL/h から開始とした．胃残量の確認，動脈ガス分析・肝機能の適宜フォローを行い問題なければ徐々に増量させた．

入院後経過 第 2 病日に VF storm となり，電気的除細動を数回行うも洞調律に復帰せず．ランジオロール持続点滴を開始したところ洞調律化を認め，その後の血行動態は安定していた．脳低体温療法（34℃24 時間，復温 48 時間）を行い第 4 病日に終了，その後は浅鎮静を心がけた．第 4 病日から徐々に痛み刺激に反応を示すようになった．第 5 病日にはベッドサイドの心エコー検査にて ejection fraction（EF）は 30%程度まで回復し，心電図でも QRS 幅の縮小を認めたため（図 3），PCPS を離脱．第 6 病日には IABP 離脱し，意識レベルも従命可能にまで回復した．その後，抜管に成功し第 14 病日には CCU から一般病棟へ棟出に至った．リハビリを継続し，入院中に肺炎を合併するも最終的には第 43 病日に自宅退院となった．退院時は歩行，階段昇降可能であり，高次機能障害も認めなかった．心エコーでの心機能評価はほぼ正常にまで回復を認めた．退院後，体力の回復とともに職場への復帰にも成功した．

考察 劇症型心筋炎による院外 CPA に対して PCPS 導入となった若年患者に対して早期経腸栄養を行った challenging case を提示した．劇症型心筋炎は急性期を乗り切ると予後良好の疾患であり[12]，来院時点では脳機能予後は不明であったが，脳蘇生の可能性が考えられたため，社会復帰を最終目標として加療にあたった．社会復帰を目標とした場合，心臓に対する集中治療のみでは限界があるため，筋肉を含む全臓器に対して集中治療を行うべきである．早期栄養もその 1 つのアプローチとして考え，十分に循環動態および腸管血流の評価考察を行ったうえで早期開始可能と判断した．本症例では特に有害事象なく目標エネルギーを達し，最終的な社会復帰に少なからず貢献したと考えている．

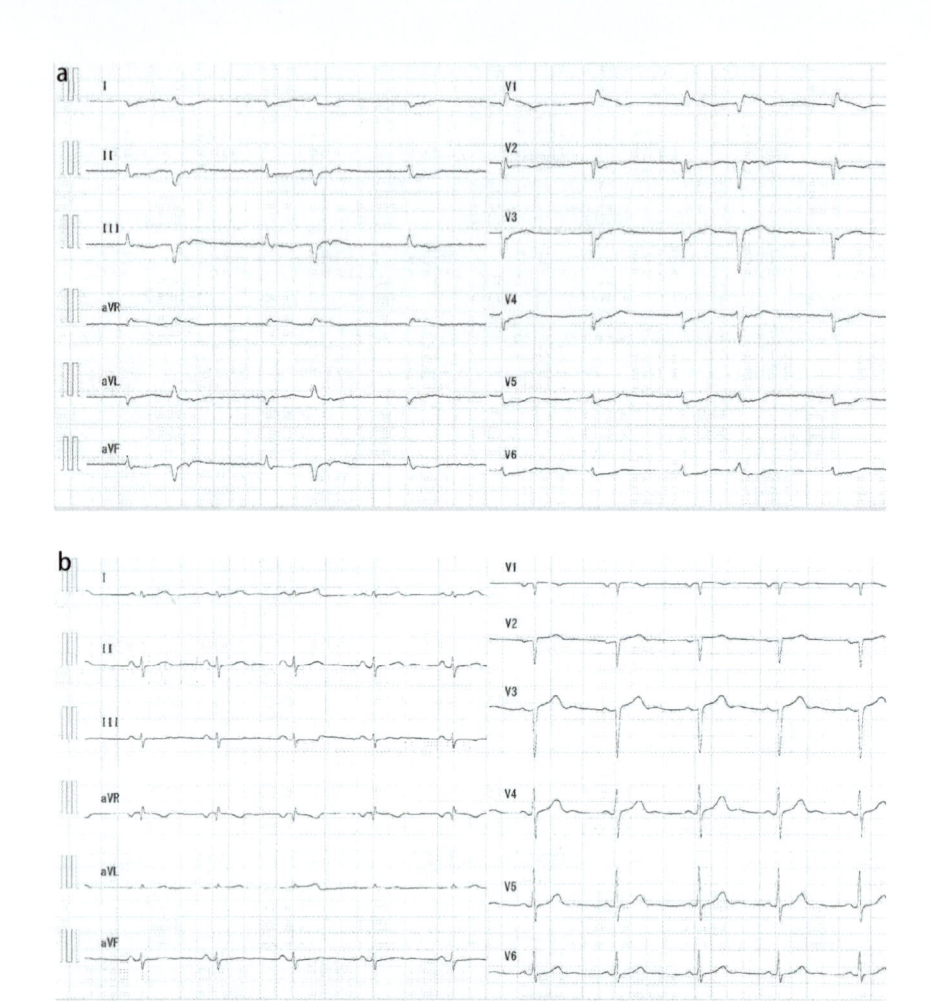

図3 ▶ 入院時の心電図（a），退院時の心電図（b）

最後に

　急性期の栄養管理を安全かつ効果的に行うためには医師，看護師，栄養士，理学療法士，薬剤師など様々な職種の協力が必要不可欠となってきている．日々変化のある集中治療室では毎日の**多職種カンファレンス**にて評価されることが望ましく，また超急性期を脱した患者の栄養障害に対してはNSTラウンドによる評価・介入が手助けとなる．栄養学に関しても，このような**チーム医療**が今後の鍵となると考える．

■文献

1) 2013 ACCF/AHA Guideline for the Management of Heart Failure: A Report of the American College of Cardiology Foundation/American Heart Association Task Force on Practice Guideline.
2) Evans WJ, et al. Cachexia: a new definition. Clin Nutr. 2008; 27: 793-9.
3) Doehner W, et al. Impaired insulin sensitivity as an independent risk factor for mortality in patients with stable chronic heart failure. J Am Coll Cardiol. 2005; 46: 1019-26.
4) Jankowska EA, et al. Anabolic deficiency in men with chronic heart failure: prevalence and detrimental impact on survival. Circulation. 2006; 114: 1829-37.
5) Rozentryt P, et al. The effects of a high-caloric protein-rich oral nutritional supplement in patients with chronic heart failure and cachexia on quality of life, body composition, and inflammation markers: a randomized, double-blind pilot study. J Cachexia Sarcopenia Muscle. 2010; 1: 35-42.
6) 日本静脈経腸栄養学会. 静脈経腸栄養ガイドライン. 第3版. 東京: 照林社; 2013.
7) 急性呼吸不全による人工呼吸患者の栄養管理ガイドライン2011年版. 人工呼吸. 2012; 29: 75-120.
8) Harvey SE, et al. Trial of the route of early nutritional support in critically ill adults. N Engl J Med. 2014; 371: 1673-84.
9) NICE-SUGAR Study Investigators, Finfer S, et al. Intensive versus conventional glucose control in critically ill patients. N Engl J Med. 2009; 360: 1283-97.
10) Anker SD, et al. Prognostic importance of weight loss in chronic heart failure and the effect of treatment with angiotensin-converting-enzyme inhibitors: an observational study. Lancet. 2003; 361: 1077-83.
11) Anker SD, et al. Does carvedilol prevent and reverse cardiac cachexia in patients with severe heart failure? Results from the COPERNICUS study. Eur Heart J. 2002; 23: 394 (abstract).
12) Robert E, et al. Long-term outcome of fulminant myocarditis as compared with aute (nonfulminant) myocarditis. N Engl J Med. 2000; 342: 690-5.

＜中山寛之＞

6章 急性心不全に対する多職種管理

4 急性心不全における急性期心臓リハビリテーション

ここがポイント

- 心臓リハビリは「運動療法」のみならず，「患者教育」や「カウンセリング」も含めた，一生涯継続するべき包括的プログラムである．
- 心不全の心臓リハビリの効果は，運動耐容能を改善させるほか，近年施行された大規模無作為割付け試験の結果などから，長期的な運動療法は安全で，死亡や入院のリスクを低下させる．
- わが国のガイドラインにおいて，急性心不全の心臓リハビリは推奨レベルクラスⅠまたはⅡaとなっており，積極的に行うべき治療である．ただし，入院中のみでの心臓リハビリの長期予後効果は確認されていない．
- 急性心不全の心臓リハビリでは，早期離床・早期退院を目指すことに加え，上記効果を得るため，退院後の外来心臓リハビリへの参加継続の動機付けを図ることが重要である．
- 心不全の心臓リハビリにおいては急性期より多種職チームによる介入が重要である．

1　心不全の心臓リハビリとは？

　心不全は，「心臓に器質的あるいは機能的異常が生じ，心ポンプ機能の代償機転が破綻し，末梢組織の酸素需要に見合うだけの血液量を拍出できない状態」，つまり「心機能不全に末梢機能不全を伴い運動耐容能が低下した状態」をいい，幸いいったん軽快しても，不適切な療養行動などにより増悪して再入院や死に至る場合がある．また，日常生活活動（activity of daily living: ADL）の低下を引き起こし，抑うつや不安感など精神的なストレスにより生活の質（quality of life: QOL）も低下させる．

　高齢化社会を迎え，心不全患者はますます増加し，入退院を繰り返し，家族とともに身体的・精神的のみならず，経済的にも疲弊していくのを現場で目の当たりにすると，その傾向は今後，さらに悪化することが予想される．

　心不全における心臓リハビリテーション（以下：心臓リハビリ）は，心不全患者の単なる「運動療法」による運動耐容能改善のみならず，「患者教育」や「カウンセリング」，その先の「疾病管理」にも重点を置いた包括的なプログラムであり，心不全患者の入院中（急性期）から退院後（回復期・維持期）の生活において，一生涯継続して行うものである[1]．また，昨今，心不全の多職種チームによる医療介入の重要性が示される[2]なか，その多職種チーム医療の中心的な役割を果たす機能のポジションになると考えられる．このため，心不全の増悪や再入院を予防し，長期予後を改善するための適した治療・疾病管理プログラムと考えられる．

a．心不全に対する心臓リハビリの運動療法の適応

　一般的に，心不全で運動療法の適応となるのは安定期にあるコントロールされた，NYHA Ⅱ～Ⅲ度の症例である．「安定期にある」とは，少なくとも過去1週間において心不全の自覚症状（呼吸困難，易疲労性など）および身体所見（浮腫，肺うっ血など）の増悪がないことを指す．「コントロールされた心不全」とは体液量が適正に管理されていること（"euvolemic"），具体的には，中等度以上の下肢浮腫がないこと，および中等度以上の肺うっ血がないことなどを指す．なお，わが国では，2006年4月の診療報酬改定により心不全が「心大血管リハビリテーション」の対象疾患と承認され，その条件として，①左室駆出率40％以下，②血中BNP 80 pg/mL以上，③最高酸素摂取量80％以下のいずれかを満たすこととされている．

　また，運動療法の絶対的禁忌と相対的禁忌を表1に示す．高齢，左室駆出率低下，補助人工心臓（LVAS）装着中，植込み型除細動器（ICD）装着後などは禁忌とならない[1]．

b．心不全における心臓リハビリの効果

　心不全に対する心臓リハビリの効果（表2）は運動耐容能改善のみならず，心臓への効果（心機能，冠循環，左室リモデリングの改善），末梢への効果（骨

■ 表1 ■ 心不全の運動療法の禁忌

I．絶対的禁忌	1) 過去1週間以内における心不全の自覚症状（呼吸困難，易疲労性など）の増悪 2) 不安定狭心症または閾値の低い［平地ゆっくり歩行（2 METs）で誘発される］心筋虚血 3) 手術適応のある重症弁膜症，特に大動脈弁狭窄症 4) 重症の左室流出路狭窄（閉塞性肥大型心筋症） 5) 未治療の運動誘発性重症不整脈（心室細動，持続性心室頻拍） 6) 活動性の心筋炎 7) 急性全身性疾患または発熱 8) 運動療法が禁忌となるその他の疾患（中等症以上の大動脈瘤，重症高血圧，血栓性静脈炎，2週間以内の塞栓症，重篤な他臓器障害など）
II．相対的禁忌	1) NYHA IV度または静注強心薬投与中の心不全 2) 過去1週間以内に体重が2 kg以上増加した心不全 3) 運動により収縮期血圧が低下する例 4) 中等症の左室流出路狭窄 5) 運動誘発性の中等症不整脈（非持続性心室頻拍，頻脈性心房細動など） 6) 高度房室ブロック 7) 運動による自覚症状の悪化（疲労，めまい，発汗多量，呼吸困難など）
III．禁忌とならないもの	1) 高齢 2) 左室駆出率低下 3) 補助人工心臓（LVAS）装着中の心不全 4) 植込み型除細動器（ICD）装着例

循環器病の診断と治療に関するガイドライン（2011年度合同研究班報告）．
心血管疾患におけるリハビリテーションに関するガイドライン（2012年改訂版）
www.j-circ.or.jp/guideline/pdf/JCS2012_nohara_h.pdf（2016年1月閲覧）

格筋・呼吸筋・血管内皮機能改善），神経体液性因子への効果（自律神経・換気応答・炎症マーカーの改善）のほか，QOLや長期予後に関して，1999年にBelardinelliら[3]が自施設における99症例を対象にした無作為割付け試験にて，心不全患者においても冠動脈疾患同様に運動耐容能・QOLが改善されることに加え，再入院率や心事故率が低下することを報告した（図1）．また，2004年に9編の無作為割付け試験における中等～重症心不全患者801例を対象としたメタアナリシス（ExTraMATCH研究[4]）により，生存率（$p=0.015$），無事故

■ 表2 ■ 心不全に対する運動療法の効果

1. 運動耐容能：改善
2. 心臓への効果
   a）左室機能：安静時左室駆出率不変または軽度改善，運動時心拍出量増加反応改善，左室拡張早期機能改善
   b）冠循環：冠動脈内皮機能改善，運動時心筋灌流改善，冠側副血行路増加
   c）左室リモデリング：悪化させない（むしろ抑制），BNP低下
3. 末梢効果
   a）骨格筋：筋量増加，筋力増加，好気的代謝改善，抗酸化酵素発現増加
   b）呼吸筋：機能改善
   c）血管内皮：内皮依存性血管拡張反応改善，一酸化窒素合成酵素（eNOS）発現増加
4. 神経体液因子
   a）自律神経機能：交感神経活性抑制，副交感神経活性増大，心拍変動改善
   b）換気応答：改善，呼吸中枢 CO_2 感受性改善
   c）炎症マーカー：炎症性サイトカイン（TNF-α）低下，CRP低下
5. QOL：健康関連QOL改善
6. 長期予後：心不全入院減少，無事故生存率改善，総死亡率低下（メタアナリシス）

循環器病の診断と治療に関するガイドライン（2011年度合同研究班報告）．
心血管疾患におけるリハビリテーションに関するガイドライン（2012年改訂版）
www.j-circ.or.jp/guideline/pdf/JCS2012_nohara_h.pdf（2016年1月閲覧）

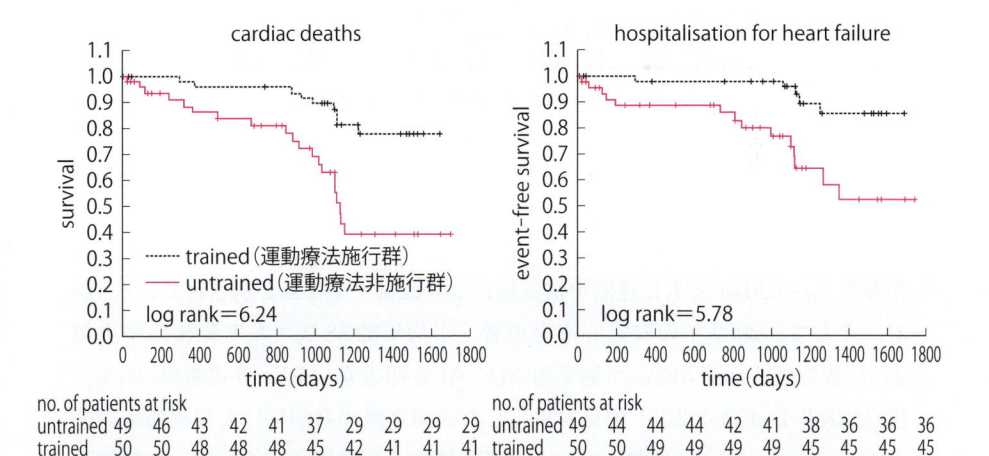

図1▶ 慢性心不全の運動療法の予後効果（単施設前向き無作為化対照試験）
（Belardinelli R, et al. Circulation. 1999; 99: 1173-82)[3]

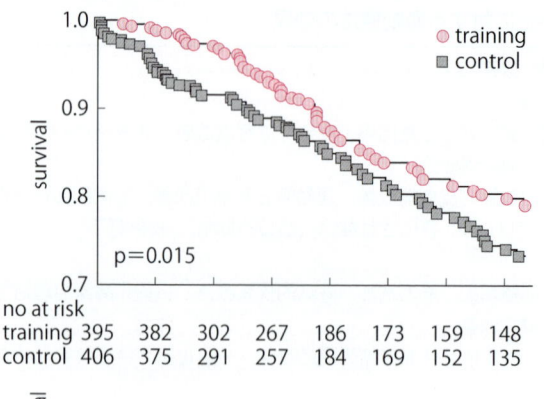

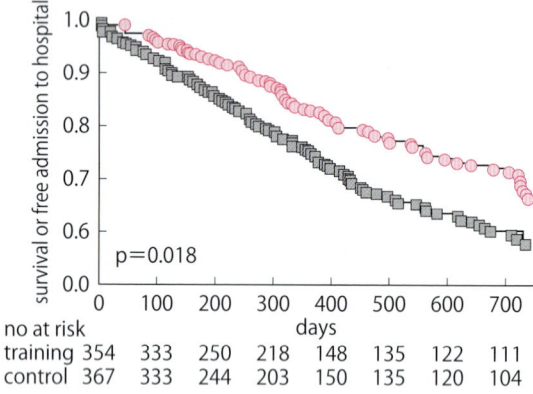

図2 ▶ 慢性心不全の運動療法の予後効果
心不全・左室機能低下に関する運動療法の報告9編における
メタアナリシス
(Piepoli MF, et al. BMJ. 2004; 328: 189-92)[4]

生存率（p＝0.018）ともに運動療法実施により改善することが示されている（図2）．そして，2009年の安定心不全患者〔平均年齢58歳，左室駆出率中央値25％，虚血性心筋症51％，至適薬物療法（ACE阻害薬/ARB・β遮断薬）95％，ICD/CRT-D 45％〕2,331例を対象にした前向き無作為割付け大規模臨床試験（HF-ACTION試験[5]）において，予後に影響する背景因子を補正後，運動療法群では総死亡または総入院は11％減少（p＝0.03），心血管死亡または心不全入院は15％減少（p＝0.03）し，**心不全患者に対する運動療法は安全で，死亡や入院のリスクが低下することが示された**（図3）．

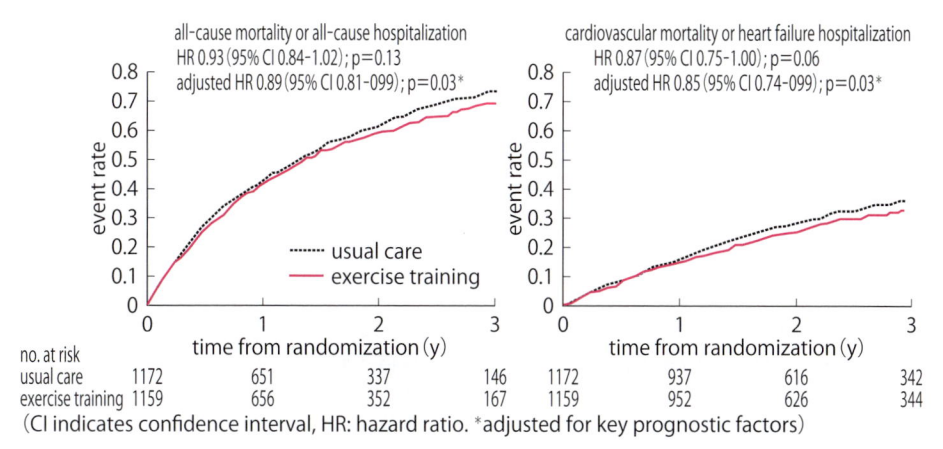

図3 ▶ 慢性心不全の運動療法の予後効果（多施設前向き無作為化対照大規模試験）
（O'Connor CM, et al. JAMA. 2009; 30: 1439-50）[5]

2 急性心不全における急性期心臓リハビリとは？

　日本循環器学会からの「心血管疾患におけるリハビリテーションに関するガイドライン（2012年改訂版）[1]」上，心不全において急性期も，慢性期ともに心臓リハビリは推奨レベルクラスⅠまたはⅡaとなっており，積極的に行うべき治療である（表3）．

a．急性心不全における急性期心臓リハビリの運動療法の適応

　急性心不全患者において，肺うっ血や発熱などにより安静時でも呼吸困難などの症状のある場合や大動脈内バルーンパンピング（intra aortic balloon pumping: IABP）などが挿入されている場合には絶対安静につき理学療法・運動療法（早期離床と運動を総称しearly mobilizationという[6]）は推奨されない．
　しかし，最近，安静時の症状がなければ，カテコラミンなど強心薬静脈投与中の患者，またNYHA Ⅳ度の患者であっても低強度の理学療法・運動療法（例えば，ベッド上でゴムチューブやボールを用いた低強度のレジスタンストレーニング）を行うことが推奨されるようになってきた．自力座位が可能になれば，座位時間を徐々に延長し，立位訓練を行い，ベッドサイドに降りられるようになったら，つま先立ち運動やスクワットなど自重を利用したレジスタンスト

■ 表3 ■ 心血管疾患ガイドラインにおけるリハビリテーション

急性心不全における心血管疾患リハビリテーション	慢性心不全における心血管疾患リハビリテーション
クラス I 1. すべての急性心不全患者に対して再発予防・自己管理についての教育プログラムの実施が推奨される（エビデンスレベル C） クラス IIa 1. すべての急性心不全患者に対して心不全安定後に心リハプログラムの実施は妥当である（エビデンスレベル C）	クラス I 1. 運動耐容能の低下を示す慢性心不全患者への自覚症状の改善および運動耐容能の改善を目的とした運動療法の実施が推奨される（エビデンスレベル A） クラス IIa 1. 収縮機能低下を有するすべての慢性心不全患者への運動耐容能の改善や QOL の改善および心事故減少を目的とした運動療法の実施は妥当である（エビデンスレベル B） 2. 運動耐容能低下を示す拡張期心不全患者への運動耐容能の改善を目的とした運動療法の実施は妥当である（エビデンスレベル B） 3. 筋力低下を有する慢性心不全患者に対して，運動耐容能の改善を目的とした低強度レジスタンストレーニングを含めた運動療法の実施は妥当である（エビデンスレベル C）

レーニング，片足立ちやステップ運動などバランス練習を行う．特に高齢者は筋力低下，バランス機能低下が認められるため，できるだけ早期介入が大切である．歩行が可能になれば，段階的に距離を延ばし，日常生活動作の改善を図っていく．

ただし，これらのステップアップに関するコンセンサスは確立されておらず，実際の運用にあたっては患者の自覚症状のみならず，他覚的なモニタリング（具体的には心電図変化，血圧，心拍数，呼吸回数など）に注意して進めていき，また，環境整備，転倒・転落予防や急変時の対応などに十分な注意を払う必要がある．

また，安全性に関しても確立されたデータは乏しいが，ICU での早期リハビリテーションでは有害事象は 1～16％ 程度で，これらのほとんどが予測できる範疇の事象であり，いずれも特別な処置を要さなかったこと[6]，またわが国で

の心筋梗塞の急性期の重篤な事故の発生は402,162件中17件と非常に少ないことが報告されており[7]，十分なリスク管理下であれば，急性心不全であっても，安全に行うことは可能かと考えられる．

b．急性心不全における急性期心臓リハビリの運動療法の効果

現在のところ，急性心不全に対する入院中のみの心臓リハビリの長期予後改善効果は証明されていない．前述した心不全の心臓リハビリ効果を獲得するには外来心臓リハビリまで継続し行うことが必要である．急性心不全の心臓リハビリでは，過剰な安静の弊害（身体的・精神的デコンディショニング，褥瘡，肺塞栓など）を防止するための早期離床・早期退院とともに，退院後の外来心臓リハビリへの参加継続の動機付けを図ることが重要である．

c．急性心不全における急性期心臓リハビリの患者教育とカウンセリングについて

1）患者教育

心不全の増悪は，心筋虚血や不整脈，感染症，コントロール不良の高血圧，腎不全，貧血などの医学的要因だけでなく，水分・塩分管理，服薬管理不徹底，過労・過負荷，喫煙，過剰なアルコール摂取などの不十分なセルフケア，身体・精神的なストレスなど患者側要因でも起こる[8]．

心不全の心臓リハビリを成功させるためには，運動療法を指導するのみでなく，心不全に関する正しい知識（心不全の病態，増悪の誘因，増悪時の初期症状，冠危険因子など），再発予防への生活習慣の改善〔食事療法（水分・塩分），服薬指導，禁煙指導，自己検脈・体重測定指導など〕や日常生活の活動許容範囲などについて，本人のみならず，家族も含めて，指導用の心不全手帳やパンフレットを用いて急性期から教育し，自己チェックをしてもらうこと（セルフモニタリング）が重要である（図4）．

2）カウンセリング

急性心不全の患者は身体的苦痛のほか，低酸素や脳虚血から意識レベル低下，興奮，錯乱，せん妄[9]を認め，さらに，死への恐怖，将来への不安，環境の変化などによる精神的ストレスが多く，不安・抑うつ状態に陥っていることが少なくない[10]．また，患者は必ずしも自らその症状を訴えるとは限らないさらに，その家族にも精神的ストレスが襲ってくるため，多職種チームのス

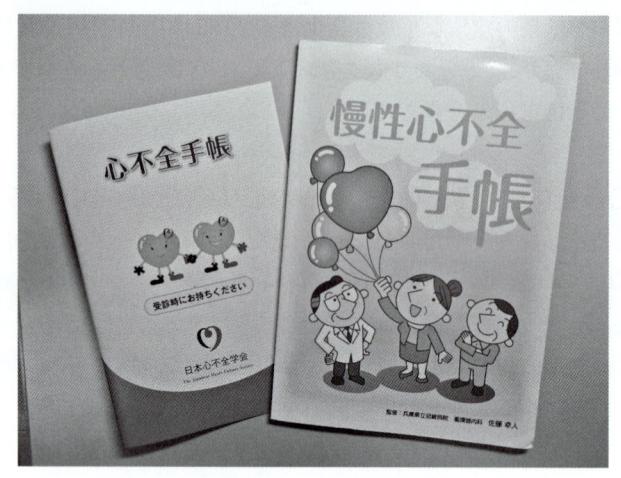

図4▶ 心不全手帳

タッフが介入し，それらを早期に発見し，カウンセリングすることにより，患者，その家族の精神的ストレスを軽減することが大切と考えられる．

3 当院での急性心不全における急性期心臓リハビリの取り組み

a．急性心不全リハビリプログラム

当院では急性心不全患者の急性期より，可能な限り，「急性心不全リハビリプログラム」（表4）を運用している．この利点は，①医師，看護師，理学療法士など多職種が，またベテラン，新人など経験・知識・能力の差がやや異なっていても，心臓リハビリの状況を一目で確認でき，さらに，CCUなど集中治療室から一般病棟への転室時の患者の状態把握にも役立ち，早期離床・早期退院にむけて共通の認識をもつことができる点がある．例えば，運動開始前後の自覚症状の有無，進行基準に従い，クリアすれば次の段階に進み，できなければ翌日に再度行う．また，②自主運動の目安も示して，患者が自主的に活動できるように工夫している点．③プログラム上，6分間歩行が終了すれば，自動的に退院後の外来心臓リハビリへ参加を促す点がある．また，④昨今，病院では入院期間短縮が求められることが多く，患者教育が入院中のみでは不十分になることもあり，不十分であったところを重点的に外来心臓リハビリスタッフが引き継ぎ行うことができる点がある．

表4 ■ 急性心不全リハビリテーションプログラム (2013.5.21 第1版作成)

急性心不全リハビリテーションプログラム（医療者用）　氏名（　　）　主治医（　　）　担当看護師（　　）　担当理学療法士（　　）　心臓リハビリ室（　　）

		①	②	③	④	⑤	⑥	⑦	⑧	⑨
運動負荷		ギャッジアップ90度 10分	端座位2分	立位1分 ※起立性低血圧確認	廊下歩行 50 m	廊下歩行 100 m	廊下歩行 200 m	廊下歩行 300 m	6分間歩行テスト	心臓リハビリ室
日付[担当]		/[　]O.K /[　]O.K /[　]O.K	/[　]O.K /[　]O.K /[　]O.K	/[　]O.K /[　]O.K /[　]O.K	/[　]O.K /[　]O.K /[　]O.K	/[　]O.K /[　]O.K /[　]O.K	/[　]O.K /[　]O.K /[　]O.K	/[　]O.K /[　]O.K /[　]O.K	/[　]O.K /[　]O.K /[　]O.K	/[　]O.K /[　]O.K /[　]O.K
安静度		ベッド上自由	端座位可	ベッドサイド自由	室内自由		病棟内トイレ歩行	病棟内自由	院内自由	
排泄	尿	ベッド上	端座位可	ポータブルトイレ	下半身シャワー可	トイレ歩行	シャワー可			
	便		ベッド上	車椅子使用可						
清潔		清拭（介助）	清拭	（自力）						入浴可
自主運動療法	座位	ベッド上座位時間を増やすベッド上でのストレッチ体操	端座位時間を増やす（端座位での食事）	椅子座位時間を増やす（食前後20分以上目標）	椅子座位時間を増やす（食前後30分以上目標）	椅子座位時間を増やす（食前後30分以上目標）	椅子座位時間を増やす（食事以外で午前・午後各30分目標）	椅子座位時間を増やす（食事以外で午前・午後各30分目標）		
	歩行			車椅子使用しデイルームで過ごす			毎食後廊下歩行 2往復（200 m）	廊下歩行を1日2往復ずつ増やす（目標1回10分以上の歩行を1日3回）		
患者教育 日付 [担当]		情報収集開始	パンフレット 心不全手帳配布	心不全教育開始		心リハ健康教室参加（木曜日）				
		/[　] /[　]	適時薬剤師による薬剤指導 適時栄養士による栄養指導							

進行基準

開始前後を通じ、患者がややきつい（Borg13）と表現するような胸痛、呼吸困難、動悸などの自覚症状がないこと。
体重を前より1kg以上増加していないこと。
（増加の場合は医師に報告し、リハの可否を確認する）はすの表参照
基準を満たさない場合は医師と相談し、OKならないに進む。
バイタル基準・バイタルの表参照。バイタルの基準に変更があれば右下の表に書き込む。

項目	開始前	開始後
心拍数	120 拍以下	開始前より40拍以上増加しない
収縮期血圧	80〜160 mmHg	20 mmHgの上昇や低下がない
呼吸状態	SpO_2=90%以上かつ呼吸回数6回/15秒未満	SpO_2=90%以上かつ呼吸回数6回/15秒未満
心電図		3連以上のPVCが出現しない、かつ、新たなる心房細動が出現しない

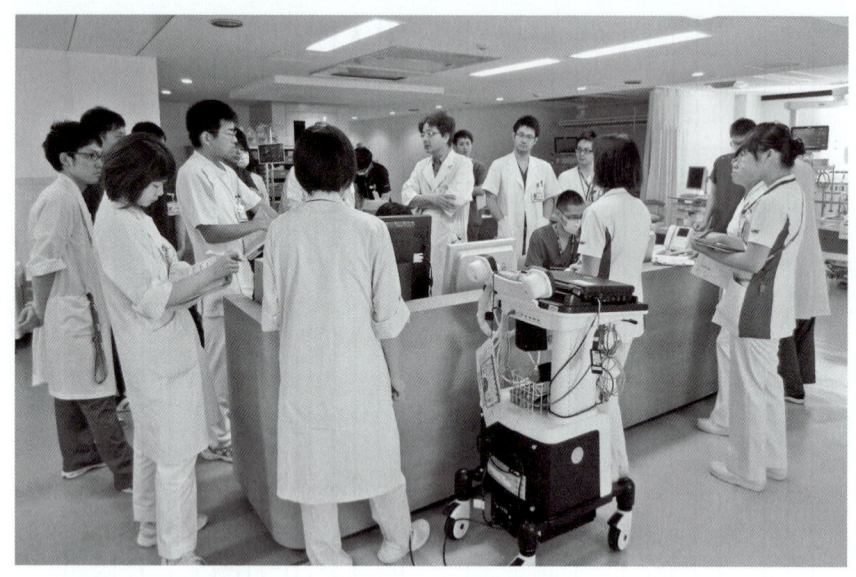

図5▶ 当院の CCU カンファレンス（多職種カンファレンス）の様子

　このプログラムの安全性に関しては，2013年9月より使用しており，医師がプログラム可能と判断し導入した患者連続約130症例において，プログラムが原因と考えられる心事故は起きていない．

b．CCU カンファレンス

　当院には現在のところ，**心不全患者の多職種カンファレンス**として，週1回の多職種心不全カンファレンス（約30分），心臓リハビリカンファレンス（約1時間）に加え，毎朝，CCU（CHCU と併せて16床）カンファレンス（約30分）を行っている．これは，心不全患者以外の入院患者も含まれるが，医師，看護師（CCU/CHCU，一般病棟，慢性心不全認定看護師），理学療法士，管理栄養士，薬剤師，臨床工学士，ソーシャルワーカー，心臓リハビリスタッフなど約30名前後の多種職が一同に会し，意見の交換をしている．急性期の患者の情報は多く，病態は複雑で，変化も激しいので，個人で理解するのは困難なことが多い．適切な心臓リハビリを行うためには，患者の情報・病態を直接，主治医を含めた，多職種で共有することは重要である．このようなことは，ごくあたりまえであるが，急性心不全における急性期心臓リハビリが成功する重要

入院中		退院後	
入院 → 安定化・退院準備	退院 →	慢性安定期 →	

急性期パス
- 急性期治療
- ベッドサイドリハ
- 患者教育

入院心リハ
- 運動療法
- 医学監視
- 退院指導・教育

外来通院心リハ
- 運動療法
- 生活指導・教育
- 医学監視・管理

在宅心リハ
- 運動療法
- 自己管理
- 定期外来受診

急性心不全パス ／ 心臓リハビリテーション ／ 疾患管理プログラム

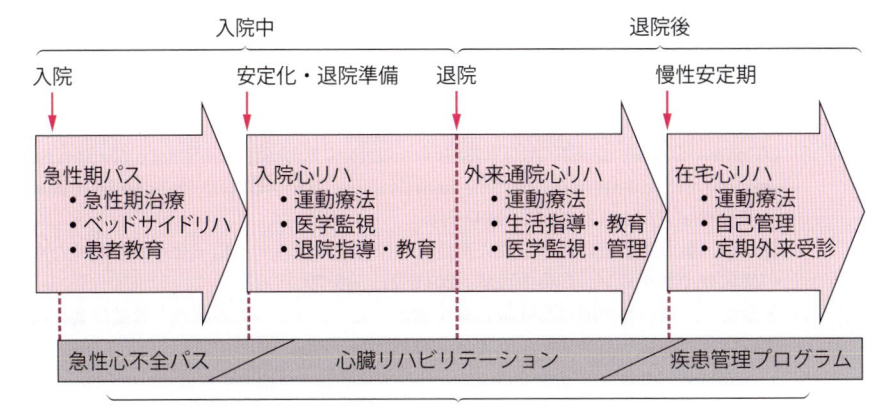

心不全パス・心臓リハビリ・疾病管理プログラムの連携

図6▶ 心不全に対する心臓リハビリテーション

循環器病の診断と治療に関するガイドライン（2011年度合同研究班報告）．
心血管疾患におけるリハビリテーションに関するガイドライン（2012年改訂版）
www.j-circ.or.jp/guideline/pdf/JCS2012_nohara_h.pdf（2016年1月閲覧）

な役割と考える（図5）．

ただし，このようなカンファレンスは，スタッフの負担が増えないように，また意見の言いやすい雰囲気にできるように，ファシリテーターは心がける必要がある．

おわりに

心不全における心臓リハビリは入院時の急性期リハビリプログラムから退院後の外来における疾病管理プログラムまで，つまり，急性期から慢性期までシームレスに継続するための治療として考えられている（図6）．このため，心不全治療において多職種チームで行う心臓リハビリは非常に重要と考えられる．

■文献

1) 心血管疾患におけるリハビリテーションに関するガイドライン（2012年改訂版）．
2) McAlister FA, et al. Multidisciplinary strategies for the management of heart failure patients at high risk for admission: A systematic review of randomized trials. J Am Coll Cardiol. 2004; 44: 810-9.
3) Belardinelli R, et al. Randomized, controlled trial of long-term moderate exercise training in chronic heart failure: effects on functional capacity, quality of life, and

clinical outcome. Circulation. 1999; 99: 1173-82.
4) Piepoli MF, et al; ExTraMATCH Collaborative. Exercise training meta-analysis of trials in patients with chronic heart failure (ExTraMATCH). BMJ. 2004; 328: 189-92.
5) O'Connor CM, et al; HF-ACTION Investigators. Efficacy and safety of exercise training in patients with chronic heart failure: HF-ACTION randomized controlled trial. JAMA. 2009; 30: 1439-50.
6) 日本版・集中治療室における成人重症患者に対する痛み・不穏・せん妄管理のための臨床ガイドライン. 日集中医誌. 2014; 21: 539-79.
7) 後藤葉一, 他. わが国における心臓リハビリテーションの実態調査と普及促進に関する研究. 心臓リハビリテーション. 2006; 11: 36-40.
8) Tsuchihashi M, et al. Clinical characteristics and prognosis of hospitalized patients with congestive heart failure--a study in Fukuoka, Japan. Jpn Circ J. 2000; 64: 953-9.
9) Ely EW, et al. Delirium as a predictor of mortality in mechanically ventilated patients in the intensive care unit. JAMA. 2004; 291: 1753-62.
10) Vaccarino V, et al. Depressive symptoms and risk of functional decline and death in patients with heart failure. J Am Coll Cardiol. 2001; 38: 199-205.

<谷口良司>

5 心不全集中治療領域における疼痛・不穏・せん妄管理

ここがポイント

- うまく鎮痛・鎮静薬を使うかではなく，うまく"疼痛・不穏・せん妄"を管理するか．
- 必ず"疼痛"管理から始める．
- スケールを用いた客観的で正確な評価を心がける．
- せん妄は脳という臓器の急性障害である．

急性期集中治療室での疼痛・不穏・せん妄管理に関して，2013年に米国集中治療学会によりガイドライン（PAD guideline）[1]が改訂され，また日本では2014年に日本集中治療学会により疼痛・不穏・せん妄に対するガイドラインが作成された[2]．これらのガイドラインに共通することは，今までの不穏・せん妄に対する薬物治療を中心とした考え方ではなく，重症患者の疼痛・不穏・せん妄をより総合的に管理すること，つまり患者中心の考え方に沿って作成されていることである．疼痛・不穏・せん妄の管理を行うにあたって重要なことは，正確に評価することであり，薬物治療よりも非薬物治療が優先される．正確な評価があって初めて介入が始まるのであり，そのための様々な評価ツールの有用性が示されてきた．ただし，これらの評価のルーチン化はまだまだ達成されていない施設も多く，特に一般的なICU領域よりもCCU領域において少ないと思われる．今後はCCU領域でもコメディカルと協力し，"疼痛・不穏・せん妄"を正確に評価し介入していくことが必要であると考えられる．

1 疼痛管理

疼痛・不穏・せん妄管理のなかで，まず疼痛管理から開始することを心がけ

る．せん妄が疑われた場合も，疼痛コントロールがしっかりできているかの再評価をすべきである．疼痛の評価に関しては，患者が自己申告可能な場合は Numerical Rating Scale（NRS），Visual Analogue Scale（VAS）で，患者が自己申告不可能な場合は Critical-Care Pain Observation Tool（CPOT），Behavioral Pain Scale（BPS）で評価を行う．当院では NRS（無痛を 0 点として 10 点満点で自己評価）と CPOT（表 1）を使用し，看護師によるベッドサイドによる評価を行っている．NRS>3 または CPOT>2 の場合は痛みへの介入を行っている．

鎮痛薬としては麻薬ではフェンタニル，麻薬拮抗性ではペンタゾシン（ペンタジン®，ソセゴン®）やブプレノルフィン（レペタン®），非麻薬性では NSAIDs やアセトアミノフェンなどが使用される．2013 年から経静脈投与用のアセトアミノフェンとしてアセリオ静注液® が使用可能となり，腸管使用が困難な症例でも比較的副作用の少ないアセトアミノフェンによる疼痛管理が可能となった．

《薬剤》
- フェンタニル
  用法：フェンタニル（0.02 mg/1 mL）5 mL＋生理食塩水 43 mL
  　　　2 mL/h から開始　適宜増減
  副作用：呼吸抑制，血圧低下，ショック，不整脈，興奮など
- ペンタゾシン（ペンタジン®，ソセゴン®）
  用法：7.5〜30 mg　静脈注射または筋肉注射　適宜増減
  副作用：ショック，呼吸抑制，傾眠，悪心，嘔吐など
- ブプレノルフィン（レペタン®）
  用法：ブプレノルフィン（0.6 mg/3 mL）＋生理食塩水 45 mL
  　　　2 mL/h で開始　適宜増減
  副作用：呼吸抑制，悪心，嘔吐，ショックなど
- アセトアミノフェン（アセリオ注®，カロナール®）
  用法：アセトアミノフェン 500 mg/回　点滴静注 or 内服　6 時間ごと
  副作用：肝障害，ショック，中毒性表皮壊死融解症，腎不全など
- フルルビプロフェン（ロピオン®）
  用法：15〜30 mg　点滴投与　6 時間ごと
  副作用：胃潰瘍，腎障害，血小板凝集抑制，ショックなど

■ 表1 ■ Critical-Care Pain Observation Tool (CPOT)

指標	状態	説明	点
表情	筋の緊張がまったくない	リラックスした状態	0
	しかめ面・眉が下がる・眼球の固定,まぶたや口角の筋肉が萎縮する	緊張状態	1
	上記の顔の動きと眼をぎゅっとするに加え固く閉じる	顔をゆがめている状態	2
身体運動	全く動かない(必ずしも無痛を意味していない)	動きの欠如	0
	緩慢かつ慎重な運動・疼痛部位を触ったりさすったりする動作・体動時注意をはらう	保護	1
	チューブを引っ張る・起き上がろうとする・手足を動かす/ばたつく・指示に従わない・医療スタッフをたたく・ベッドから出ようとする	落ち着かない状態	2
筋緊張(上肢の他動的屈曲と伸展による評価)	他動運動に対する抵抗がない	リラックスした	0
	他動運動に対する抵抗がある	緊張状態・硬直状態	1
	他動運動に対する強い抵抗があり,最後まで行うことができない	極度の緊張状態あるいは硬直状態	2
人工呼吸器の順応性(挿管患者)または発声(抜管された患者)	アラームの作動がなく,人工呼吸器と同調した状態	人工呼吸器または運動に許容している	0
	アラームが自然に止まる	咳きこむが許容している	1
	非同調性: 人工呼吸の妨げ,頻回にアラームが作動する	人工呼吸器に抵抗している	2
	普通の調子で話すか,無音	普通の声で話すか,無音	0
	ため息・うめき声	ため息・うめき声	1
	泣き叫ぶ・すすり泣く	泣き叫ぶ・すすり泣く	2

(Gélinas C から日本語訳についての許諾を得た.名古屋大学大学院医学系研究科博士課程後期課程看護学専攻,山田章子氏のご好意による.これは信頼性・妥当性を検証中の暫定版である)
(日集中医誌.2014; 21: 539-79)[2]

2 不穏管理

不穏状態となっている原因を考える必要があり，低拍出症候群や肺うっ血が増悪していないか，感染症が合併していないか，十分な鎮痛がはかられているかなど再評価を行う．不穏の評価に関しては Richmond Agitation-Sedation Scale（RASS）や Sedation-Agitation Scale（SAS）などがあり，当院では RASS（表2）を用いてベッドサイドにて行っている．鎮静深度に関しては，常に過鎮静とならないように注意し，個々の患者に合わせて可能であれば Sedation Vacation を行い，浅鎮静を心がけている[3]．現在のところ浅鎮静と心筋虚血との間に明確な関係は認められておらず，深鎮静は抜管の遅れ，死亡率の増加との関係がいわれている．

鎮静薬としてはプロポフォール，デクスメデトミジン（プレセデックス®），ミダゾラムなどが症例に応じて使われることが多い．デクスメデトミジンは呼吸抑制の副作用が少なく，非挿管患者での使用が可能である．徐脈化の副作用は逆に頻拍性の心不全患者の不穏治療に有効である．挿管患者の鎮静薬には基本的には非ベンゾジアゼピン系の鎮静薬の使用が推奨されているが，これはベンゾジアゼピン系が非ベンゾジアゼピン系の鎮静薬に比べ不穏の発生率が高く，抜管の遅れにつながる可能性を指摘されているためである[5,6]．

《薬剤》
- デクスメデトミジン（プレセデックス®）
  用法：デクスメデトミジン 1A（200 μg/2 mL）＋生理食塩水 48 mL
  　　　2 mL/h から開始　0〜0.7 μ/kg/h
  副作用：低血圧，高血圧，徐脈，心停止，心室細動，呼吸抑制，肝障害など

- プロポフォール
  用法：2 mL/h から開始　0〜3 mg/kg/h
  副作用：血圧低下，呼吸抑制，不整脈，プロポフォールインフュージョン症候群（PRIS）*，横紋筋融解，肝障害，膵炎など

- ミダゾラム（ドルミカム®）
  用法：ミダゾラム（2 mg/1 mL）10 mL＋生理食塩水 38 mL
  　　　2 mL/h から開始　0〜0.18 mg/kg/h

■ 表2 ■ Richmond Agitation-Sedation Scale（RASS）

スコア	用語	説明	
+4	好戦的な	明らかに好戦的な，暴力的な，スタッフに対する差し迫った危険	
+3	非常に興奮した	チューブ類またはカテーテル類を自己抜去；攻撃的な	
+2	興奮した	頻繁な非意図的な運動，人工呼吸器ファイティング	
+1	落ち着きのない	不安で絶えずそわそわしている，しかし動きは攻撃的でも活発でもない	
+0	意識清明な落ち着いている		
−1	傾眠状態	完全に清明ではないが，呼びかけに10秒以上の開眼およびアイ・コンタクトで応答する	呼びかけ刺激
−2	軽い鎮静状態	呼びかけに10秒未満のアイ・コンタクトで応答	呼びかけ刺激
−3	中等度鎮静	状態呼びかけに動きまたは開眼で応答するがアイ・コンタクトなし	呼びかけ刺激
−4	深い鎮静状態	呼びかけに無反応，しかし，身体刺激で動きまたは開眼	身体刺激
−5	昏睡	呼びかけにも身体刺激にも無反応	身体刺激

（日集中医誌．2014；21：539-79）[2]

副作用：呼吸抑制，不整脈，悪性症候群，せん妄，肝障害など
*PRIS　まれではあるがプロポフォール投与後に代謝性アシドーシス，横紋筋融解，不整脈，心不全などを生じる致死的合併症のことをいう．発症率は用量に依存し48時間以上の大量投与（4.2 mL/kg/h以上）は控える．

3　せん妄管理

　せん妄とは，原因となる疾患があり，急性発症の失見当識・集中力低下・認知機能の低下・幻覚などの症状を認め，その症状に日内変動を伴うものをいう．認知症との異なる点は，その症状がほとんどの場合は可逆性という点である．せん妄には活発型，不活発型，混合型の3つの分類があり，一般的な不穏興奮

を呈するものは活発型のことをいい，せん妄の一部に過ぎない．不活発型のせん妄の症状は無気力，記銘力低下，傾眠，無表情などであり，せん妄であることがわかりづらく，発見が遅れる傾向にある．せん妄は脳という臓器の急性障害であり，集中治療室に入室し人工呼吸管理となった患者の最大80％に生じるともいわれている．

せん妄の評価にはConfusion Assessment Method for the Intensive Care Unit（CAM-ICU）やIntensive Care Delirium Screening Checklist（ICDSC）などがあり，当院ではCAM-ICU（表3）を使用し看護師のベッドサイドによる評価を行っている．ただし，これらのスケールは感度が高くないことを理解しておくこと必要があり，スケールが陰性であってもせん妄が疑われた場合は多職種によるアプローチを開始すべきである．

せん妄管理に関して大切なのは予防することである．せん妄の発症は死亡率の上昇，集中治療室入室期間および在院日数の長期化，長期的な認知機能の低下，医療費増大などに関連するが，せん妄が生じてしまってからの加療による予後改善は示されていない[7]．予防方法としては原疾患の治療と早期離床が重要となる．理学療法士・看護師らと協力し，入院後早期から安全に心不全リハビリの介入を行うことにより早期離床をはかる．

せん妄が生じてしまった場合，二次的な有害事象（転倒，点滴・気管内チューブの自己抜去など）を予防するためにもせん妄に対する治療が必要となる．早期離床は治療としても効果があり，他には家族の付き添い，ラジオ・音楽鑑賞などの環境調整が非薬物療法として有効である．それでもコントロールが困難である場合は薬物療法を考慮する．薬物療法としては定型抗精神病薬であるハロペリドール（セレネース®，リントン®）や非定型抗精神病薬であるリスペリドン（リスパダール®）が使用されることが多い．また，集中治療室では呼吸抑制が少なく，持続投与での管理が可能なデクスメデトミジン（プレセデックス®）も有用である．ただし，副作用としての徐脈化・血圧低下には注意が必要であり，モニター管理がしっかりと可能な環境での投与とすべきである．ベンゾジアゼピン系はせん妄を誘発するおそれがあるため使用を控えるべきである．

《薬剤》
- ハロペリドール（セレネース®，リントン®）
  用法：2.5〜5 mg/回　点滴投与

表3 Confusion Assessment Method for the Intensive Care Unit（CAM-ICU）

1．急性発症または変動性の経過	ある　なし

A．基準線からの精神状態の急性変化の根拠があるか？
　　　または
B．（異常な）行動が過去24時間の間に変動したか？　すなわち，移り変わる傾向があるか，あるいは鎮静スケール（例えばRASS），GCSまたは以前のせん妄評価の変動によって証明されるように，重症度が増減するか？

2．注意力欠如	ある　なし

注意力スクリーニングテスト（ASE）の聴覚か視覚のパートでスコア8点未満により示されるように，患者は注意力を集中させるのが困難だったか？

3．無秩序な思考	ある　なし

4つの質問のうちの2つ以上の誤った答えおよび/または指示に従うことができないことによって証明されるように無秩序あるいは首尾一貫しない思考の証拠があるか？

質問（交互のセットAとセットB）
セットA
1．石は水に浮くか？
2．魚は海にいるか？
3．1グラムは，2グラムより重いか？
4．釘を打つのにハンマーを使用してもよいか？

セットB
1．葉っぱは水に浮くか？
2．ゾウは海にいるか？
3．2グラムは，1グラムより重いか？
4．木を切るのにハンマーを使用してもいいか？

指示
1．評価者は，患者の前で評価者自身の2本の指を上げて見せ，同じことをするよう指示する．
2．今度は評価者自身の2本の指を下げた後，患者にもう片方の手で同じこと（2本の指を上げること）をするよう指示する．

4．意識レベルの変化	ある　なし

現在の意識レベルは清明以外の何か，例えば，用心深い，嗜眠性の，または昏迷であるか？（例えば評価時にRASSの0以外である）
意識明瞭：自発的に十分に周囲を認識し，また，適切に対話する．
用心深い/緊張状態：過度の警戒．
嗜眠性の：傾眠傾向であるが，容易に目覚めることができる，周囲のある要素には気付かない，あるいは自発的に適切に聞き手と対話しない．または，軽く刺激すると十分に認識し，適切に対話する．
昏迷：強く刺激した時に不完全に目覚める．または，力強く，繰り返し刺激した時のみ目覚め，刺激が中断するや否や昏迷患者は無反応の状態に戻る．

全体評価（所見1と所見2かつ所見3か所見4のいずれか）	はい　いいえ

CAM-ICUは，所見1＋所見2＋所見3または所見4を満たす場合にせん妄陽性と全体評価される．所見2：注意力欠如は，2種類の注意力スクリーニングテスト（ASE）のいずれか一方で評価される．
＜聴覚ASEの具体的評価方法＞
患者に「今から私があなたに10の一連の数字を読んで聞かせます．あなたが数字1を聞いた時は常に，私の手を握りしめることで示して下さい．」と説明し，たとえば「2・3・1・4・5・7・1・9・3・1」と，10の数字を通常の声のトーンと大きさ（ICUの雑音の中でも十分に聞こえる大きさ）で，1数字1秒の速度で読み上げ，スコア8点未満の場合（1のときに手を握ると1点，1以外で握らない場合も1点）は所見2陽性（注意力欠如がある）となる．
＜視覚ASEの具体的評価方法＞
視覚ASEに使用する絵は，Web上（http://www.icudelirium.org/delirium/monitoring.html）から無料でダウンロード可能である．PacketAとPacketBは，それぞれがひとくくりの組であり，いずれか一方を用いて評価する．
ステップ1：5枚の絵を見せる．
　　指示：次のことを患者に説明する．「＿＿＿＿さん，今から私があなたのよく知っているものの絵を見せます．何の絵を見たか尋ねるので，注意深く見て，各々の絵を記憶して下さい．」そしてPacketAまたはPacketB（繰り返し検査する場合は日替わりにする）のステップ1を見せる．ステップ1のPacketAまたはBのどちらか5つの絵をそれぞれ3秒間見せる．
ステップ2：10枚の絵を見せる．
　　指示：次のことを患者に説明する．「今から私がいくつかの絵を見せます．そのいくつかは既にあなたが見たもので，いくつかは新しいものです．前に見た絵であるかどうか，「はい」の場合には首をたてに振って（実際に示す），「いいえ」の場合には首を横に振って（実際に示す）教えて下さい．」そこで，どちらか（PacketAまたはBの先のステップ1で使った方のステップ2）の10の絵（5つは新しく，5つは繰り返し）をそれぞれ3秒間見せる．
スコア：このテストは，ステップ2における正しい「はい」または「いいえ」の答えの数をスコアとする．高齢患者への見え方を改善するために，絵は15 cm×25 cmの大きさにカラー印刷し，ラミネート加工する．眼鏡をかける患者の場合，視覚ASEを試みる時，彼/彼女が眼鏡を掛けていることを確認しなさい．
ASE: Attention Screening Examination, GCS: Glasgow coma scale, RASS: Richmond Agitation-Sedation Scale.

（日集中医誌．2014; 21: 539-79）[2]

副作用：悪性症候群，薬剤性 Parkinson 症候群，QT 延長症候群，麻痺性イレウス，肝機能異常，深部静脈血栓症，無顆粒球症，横紋筋融解，SIADH など

- リスペリドン内用液（リスパダール®）

用法：0.5〜1 mg/回　内服

副作用：悪性症候群，薬剤性 Parkinson 症候群，QT 延長症候群，麻痺性イレウス，肝機能異常，深部静脈血栓症，無顆粒球症，横紋筋融解，SIADH など

- デクスメデトミジン（プレセデックス®）

用法：デクスメデトミジン 1A（200 μg/2 mL）＋生理食塩水 48 mL　2 mL/h から開始　0〜8.5 mL/h の範囲で適宜増減（体重 50 kg 計算で 0〜0.7 μ/kg/h）

副作用：低血圧，高血圧，徐脈，心停止，心室細動，呼吸抑制など

4　症例提示

症例 1　60 歳代男性

前日からの呼吸苦症状が徐々に増悪し救急要請された．慢性腎不全のため維持透析中である．病院搬送時の意識はやや混濁し，血圧が 220/164 mmHg，脈拍 130 bpm，酸素 10 L リザーバーマスクで呼吸回数 30 回/分，SpO$_2$ 80%台，身体所見にて呼気時喘鳴を認め四肢冷汗著明であった．血液検査にて BNP 775 pg/mL と上昇を認めるも心筋逸脱酵素の上昇は認めず，胸部 X 線で著明なうっ血像を認め，心電図変化はなく，心エコー検査では EF 39%（既存の左冠動脈前下行枝領域の陳旧性梗塞像），有意な弁膜症は認めず以前の所見と著変なく ACS は否定的と考えられた．

クリニカルシナリオ 1 の急性非代償性心不全と診断し，すぐさまニトロ持続静注による降圧を行い非侵襲的陽圧換気（NPPV）を導入し CCU 入院となった．NPPV 導入後，意識レベル改善し酸素化良好となったが，呼吸苦症状のため不穏状態となった．NPPV の必要性を説明するが，不快感のためマスクを自身で外し頻回に酸素化低下を生じたため，デクスメデトミジン持続点滴で不穏コントロールを開始した．その後，呼吸苦症状およびマスク不快感は軽快し NPPV の受け入れ良好となった．SpO$_2$ は安定し，透析で体液コントロールを行い徐々に酸素化改善を認めた．入院 2 日に NPPV 離脱し鎮静もオフ，心

不全リハビリを行い軽快退院となった．

症例 2　70 歳代男性

突然発症の胸痛で救急搬送された．心電図にて前壁誘導のST上昇を認め，緊急冠動脈造影検査にて左冠動脈前下行枝近位部の完全閉塞を認めた．急性前壁中隔心筋梗塞の診断に至り，緊急経皮的冠動脈形成術を施行しCCU入室．peak CK 6,986 IU/L，心エコー検査で前壁中隔領域の severe hypokinesis および心尖部領域の akinesis を認めた．

来院後から洞調律を保てていたが，入院第3日に頻拍性の発作性心房細動とともに呼吸状態悪化を認めた．BNPが 929 pg/mL と上昇，胸部X線で著明なうっ血像と両側胸水を認め，急性心不全合併の診断に至った．呼吸状態が保てず，心筋梗塞後のため血行動態が不安定な状況下であったため気管挿管の適応と判断し施行した．フェンタニル持続点滴で鎮痛コントロール，ミダゾラム持続点滴で鎮痛鎮静を行い，人工呼吸器管理としたところ呼吸状態，血行動態は安定した．浅鎮静でのコントロールを心がけ，意思疎通良好であったためミダゾラム持続点滴を終了し，疼痛，喉の不快感も認めなかったため鎮痛薬も徐々に減量し終了した．軽度の痛みや不眠症状には，頓用の鎮痛薬や睡眠導入薬，抗不安薬で対応した．その後，問題なく抜管に至り，心臓リハビリを行い退院に至った．

5　解説

症例1は維持透析中の患者がクリニカルシナリオ1（CS1）の急性心不全となった症例である．急性心不全ではNPPVが非常に効果的な治療であり，その恩恵により気管内挿管が必要となることが非常に少なくなった．しかし，NPPVマスクへの不快感などにより拒否感を強く示す患者も少なくなく，NPPVをうまく導入できるかどうかが治療の鍵となる．特に呼吸苦のためすでに不穏状態の患者や認知症のある高齢者では，NPPV必要性の説明に対する理解が乏しく導入が困難であることが多い．必要な気管挿管を躊躇すべきではないが，一度挿管してしまうとリハビリ・離床が遅れることとなり，NPPVで酸素化良好な症例ではできるだけ挿管を行いたくない．症例1では不穏状態となってしまった患者に対して，呼吸抑制の副作用が少なく持続点滴によるコントロールが可能なデクスメデトミジンを鎮静薬として使用することでNPPV

の継続維持に成功した．これにより，速やかに呼吸状態は改善傾向を示した．また，早期から心不全リハビリを行うことを可能とし，早期離床にもつながった．急性心不全，特に CS 1 の患者の場合，来院後の初療から超急性期加療が最も重要であり，この時期の治療に成功すれば速やかに軽快することがほとんどである．そのなかで，NPPV の円滑な導入が大きな治療成功の鍵となり，デクスメデトミジンの持続点滴が役立つことがある．ただし副作用として血行動態への影響があり，特に徐脈傾向には注意が必要である．逆に本症例のように頻脈の患者では，その副作用が rate control に役立つ場合もある．

　症例 2 では急性心筋梗塞の患者に頻拍性心房細動が合併した症例である．重症の急性心不全に至り気管挿管を必要とした．PAD guideline に沿って日中の浅鎮静を心がけ，コミュニケーションを積極的に行うことにより意識レベルや疼痛レベルを正確に知ることができた．気管内チューブによる不快感や痛みの訴えも認めずそのまま鎮静鎮痛薬のオフに成功している．気管挿管による人工呼吸器管理患者に対して，無鎮静コントロールを行うことにより ICU 滞在期間の短縮や人工呼吸器離脱が早期化する報告[8]があり，症例 2 のように安全に施行できる状態・環境であればコメディカルと協力しながら行ってもよいかもしれない．

まとめ

　せん妄予防のための早期リハビリや環境調整とはすなわち，もともとの人間らしい生活に近づけるとういことであり，CCU という特殊な環境下でもまずそういった努力を行うべきである．もちろん鎮静薬なしに安全な管理を行えない場合も多々あり，鎮静薬を有効に使用するためにはそれぞれの薬剤の長所・短所を理解する必要がある．

　適切な睡眠リズムもせん妄を予防するために重要なことであり，日中の良好な覚醒が良好な睡眠につながる．そのために日中のリハビリや家族・友人の面会，テレビやラジオなどの娯楽の導入が有効である場合がある．また，薬物療法としてはメラトニン作動薬であるラメルテオン（ロゼレム®）内服が日内リズムを改善し良好な睡眠を促し，せん妄を予防する可能性があるという報告もある[9]．

　最後に，疼痛・不穏・せん妄に対して適切な管理を行うためには医師だけではなく看護師，理学療法士，言語聴覚士，薬剤師などの他職種による協力が必

要不可欠であり，心不全チーム医療の役割の1つであると考える．

■文献

1) Barr J, et al. Clinical practice guidelines for the management of pain, agitation, and delirium in adult patients in the intensive care unit. Crit Care Med. 2013; 41: 263-306.
2) 日本版・集中治療室における成人重症患者に対する痛み・不穏・せん妄管理のための臨床ガイドライン．日集中医誌．2014; 21: 539-79.
3) Shehabi Y, et al. Sedation depth and long-term mortality in mechanically ventilated critically ill adults: a prospective longitudinal multicenter cohort study. Intensive Care Med. 2013; 39: 910-8.
4) Riker RR, et al. Dexmedetomidine vs midazolam for sedation of critically ill patients: a randomized trial. JAMA. 2009; 301: 489-99.
5) Hall RI, et al. Propofol vs midazolam for ICU sedation: a Canadian multicenter randomized trial. Chest. 2001; 119: 1151-9.
6) Salluh JI, et al. Outcome of delirium in critically ill patients: systematic review and meta-analysis. BMJ. 2015; 350: h2538.
7) Srom T, et al. A protocol of no sedation for critically ill patients receiving mechanical ventilation: a randomized trial. Lancet. 2010; 375: 475-80.
8) Hatta K, et al. Preventive Effects of Ramelteon on Delirium A Randomized Placebo-Controlled Trial. JAMA Psychiatry. 2014; 71: 397-403.

<中山寛之>

6章 急性心不全に対する多職種管理

6 慢性期につなぐ患者指導

> **ここがポイント**
> - 症状の徴候の有無にかかわらず，すべての心不全ステージの患者に対してACE阻害薬を用い，薬剤の忍容性がある限り増量を試みる．
> - 左室収縮能の低下した収縮不全に対するβ遮断薬の有効性は確立されている．
> - β遮断薬は初期導入時からきめ細やかな配慮が必要で，使用方法によっては病状が悪化する"もろ刃"的薬剤である．個々の患者にとっての最適な用量・心拍数を見極めβ遮断薬を漸増していくことが重要である．
> - 療養指導は，多職種チームでの包括的管理が基本である．
> - 心不全の増悪を予防するためには，退院後の患者自身によるセルフケア実践が不可欠である．

　急性期を脱した患者が心不全を増悪させることなく，質の高い療養生活を過ごすためには，最適な薬物治療と退院後の患者自身によるセルフケア実践がとても重要である．本稿では，退院前に調節されるべき生命予後改善薬，ACE阻害薬とβ遮断薬について概説した後，慢性期につなぐ患者指導について説明する．

1　退院前に調節されるべき生命予後改善薬: ACE阻害薬とβ遮断薬

　心不全はあらゆる心臓病の終末像であり，心収縮および拡張障害，神経体液性調節異常からなる複雑な病態である．何らかの原因で心ポンプ機能が障害さ

```
心筋障害
   ↓
心ポンプ機能不全 ← ─ ─ ┐
   ↓                    │ 心肥大
                         リモデリング
                         アポトーシス
神経体液性因子の上昇         │
▶ 交感神経系              │   ┌─────────────────┐
▶ レニン-アンジオテンシン-  │   │ ACE 阻害薬       │
  アルドステロン(RAA)系    ├─┤ アンジオテンシンⅡ │
▶ エンドセリン            │   │ 受容体拮抗薬(ARB) │
▶ サイトカイン            │   │ 抗アルドステロン薬 │
▶ 酸化ストレス            │   │ β遮断薬          │
                         │   └─────────────────┘
```

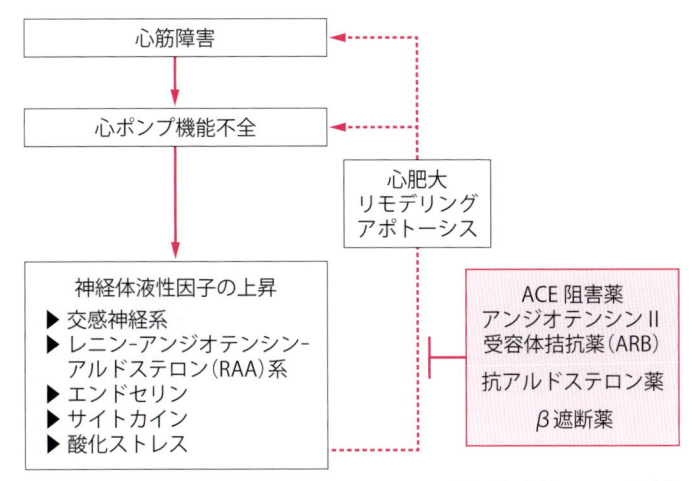

図1 ▶ 慢性心不全の形成・進展における神経体液性因子の役割
(Braunwald E, et al. Circulation. 2000; 102: Ⅳ14-Ⅳ23 より改変)

れると，交感神経系やレニン-アンジオテンシン (RA) 系をはじめとする「神経体液性因子」が活性化される．これらの過剰な活性化は，心筋の梗塞・機能変化（心筋リモデリング）を引き起こし，さらに心筋障害や心ポンプ機能低下を悪化させ，悪循環を形成している．

現在，収縮不全による慢性心不全治療は神経体液性因子の活性を抑制するRA系抑制薬およびβ遮断薬を中心に行われてきている（図1）．

a．ACE 阻害薬

ACE 阻害薬の左室収縮不全患者における生命予後および心血管イベントに対する有効性は，CONSENSUS 試験や SOLVD などの多くの大規模臨床試験で確認されている．

症状の徴候の有無にかかわらず，すべての心不全ステージの患者に対してACE 阻害薬は用いられるべきであり，薬剤の忍容性がある限り増量を試みるように推奨されている（図2）．

ARB は，ACE 阻害薬に忍容性がない患者に対して投与することが推奨されている．

1) ACE 阻害薬の作用

慢性心不全において RA 系の亢進は，全身および局所に影響し，悪循環をも

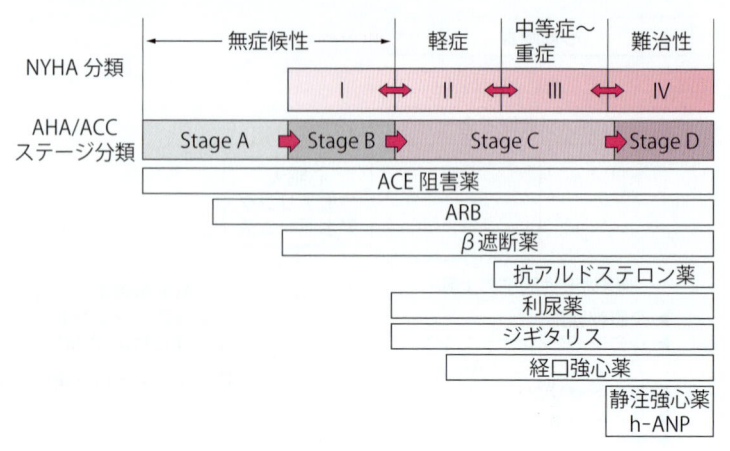

図2▶ 心不全の重症度からみた薬物治療方針
循環器病の診断と治療に関するガイドライン（2009年度合同研究班報告）．
慢性心不全治療ガイドライン（2010年改訂版）．
www.j-circ.or.jp/guideline/pdf/JCS2010_matsuzaki_h.pdf（2016年1月閲覧）

たらす．ACE阻害薬は，アンジオテンシンⅡの作用を阻害することにより，その血管収縮作用の抑制，アルドステロン分泌低下を介したNa利尿をもたらす（図3）．またACEはキニン分解酵素であるキニナーゼⅡでもあるため，ACE阻害薬はキニン分解を抑制し，ブラジキニンを増加させる．ブラジキニンはNOの産生やプロスタグランジンI_2の産生を促進し，血管拡張・Na利尿に働く．

ACE阻害薬は心筋組織局所においてもアンジオテンシンⅡ産生抑制を介して作用し，心筋細胞肥大や間質繊維化の抑制から心筋リモデリングを抑制する．

現在，臨床で用いられているARBはAT_1受容体選択性であり，アンジオテンシンⅡのAT_1受容体を介した作用を抑制することができる．

2）日常診療におけるACE阻害薬治療

慢性心不全患者に対するACE阻害薬やARBの服薬指導では，これらの薬剤が血圧を下げる目的でなく，心保護を目的として処方されていることを十分に説明する．

ACE阻害薬およびARBの内服時は，血圧低下，腎機能の悪化，高カリウム血症に注意が必要である．

「空咳」はACE阻害薬投与後2〜3週間以内に最も高頻度に起こる副作用で

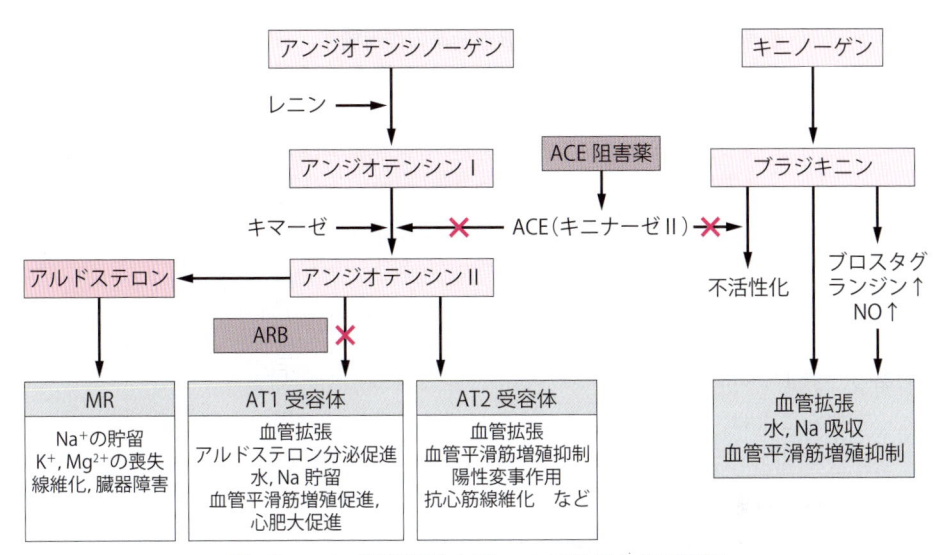

図3 ▶ ACE阻害薬およびARBの効果と作用機序

BK: ブラジキニン, NO: 一酸化窒素, ACE: アンジオテンシン変換酵素, ARB: アンジオテンシン受容体Ⅱ拮抗薬, AT1（2）: アンジオテンシンⅡタイプ1（2）受容体, MR: ミネラルコルチコイド受容体

ある．しかし「咳嗽」を強調しすぎるとその頻度が増加することも知られている．したがって，副作用としての「咳嗽」を強調しすぎないこと，および「咳嗽」が生じてもしばらく様子をみると自然消失することがあることを説明することが大切である．

b．β遮断薬

収縮不全患者に対してわが国で利用できるβ遮断薬のうちエビデンスが確立されている薬剤は，カルベジロールとビソプロロールの2種である．本邦で利用できるメトプロロールは酒石酸メトプロロールであり，MERIT-HFで有効性が実証されたコハク酸メトプロロールとは異なる．一方，左室収縮能の保たれた心不全に対するβ遮断薬治療は，いまだ確立しているとはいえない．

1）β遮断薬の作用

β遮断薬が収縮不全患者の心機能や生命予後を改善させるメカニズムには，心拍数の低下や陰性変力作用による心筋酸素需要の抑制，拡張時間の延長による拡張機能の改善，交感神経・レニン抑制による体液貯留や血管収縮の抑制，カテコラミンにより心筋障害の抑制（Ca過負荷の抑制），抗不整脈作用などが

表1　心不全に対するβ遮断薬の作用機序

- 心拍数減少による心筋消費エネルギーの節約
- 心拍数減少による拡張期特性の改善
- レニン分泌抑制による体液貯留や血管収縮の抑制
- カテコールアミンによる心筋傷害の抑制（Ca過負荷の抑制）
- 抗不整脈作用

(Alderman J, et al. Circulation. 1985; 71: 854-7 改変)

ある（表1）．

　重要なことは，β遮断薬はこれらの急性の薬理学的効果のみならず薬理学的効果を基盤として心筋に長期的な生物的効果（左室のリバースリモデリング）をもたらす点である．

　リバースリモデリングの指標である左室駆出率の改善は，左室の負荷条件によるものではなく心筋収縮性の増加そのものであり約3～6カ月の期間を要すると考えられている．左室駆出率は慢性心不全における予後規定因子であり，持続的な改善は予後の改善につながる．

2）日常診療におけるβ遮断薬治療—到達用量と到達心拍数の観点から

　慢性心不全患者において安静時の心拍数が高いことは心血管イベントリスクの上昇につながる．β遮断薬は，心拍数を直接的に低下させるだけでなく，長期投与によって心機能の改善をもたらし間接的にも心拍数を低下させる．先行研究では，心不全患者の心拍数の減少が総死亡や心不全入院率の減少と直接関連することが示唆されている（図4）[1]．

　β遮断薬は心拍数の減少効果に加えて，到達用量も大変重要である．筆者らの検討ではβ遮断薬の到達用量が心イベントリスクを減少させることが明らかになり，増量の重要性が裏付けられている[2]．本試験では，収縮不全患者をβ遮断薬の導入時期によって2群に分けている．患者背景は2群でまったく差がなかったもののβ遮断薬の到達用量（カルベジロール換算1日用量）は6.2 mgと9.5 mg，到達心拍数は74 bpmと70 bpmといずれも有意差がみられた．3年間の追跡後，β遮断薬の用量が多く心拍数が低下していた「2006年以降にβ遮断薬を導入した群」で心不全入院および総死亡のリスクが10%減少していた（図5a）．

　対象者背景にまったく差がなかったことを鑑みれば，本結果のリスク減少率

メタ回帰直線

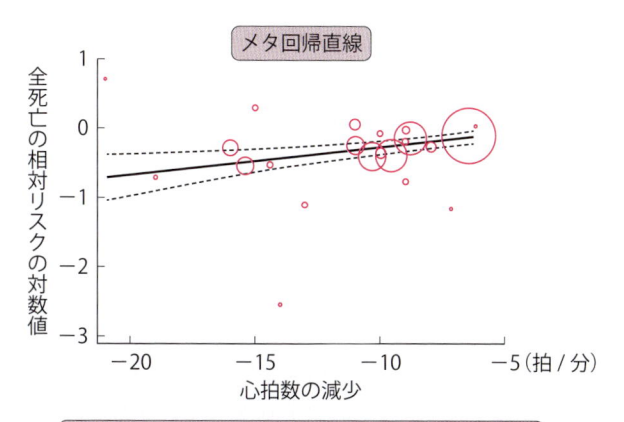

メタ回帰分析：心不全患者の全死亡リスクへの影響

潜在的修飾因子	試験数	患者数	相対リスク(95%CI)	P値
ベースライン心拍数	19	17,981	1.07(0.88-1.32)5拍/分あたり	0.47
心拍数の減少	17	17,831	0.82(0.71-0.94)5拍/分あたり	0.006

図4 ▶ β遮断薬による心拍数低下と予後改善
(McAlister FA, et al. Ann Intern Med. 2009; 150: 784-94)[1])

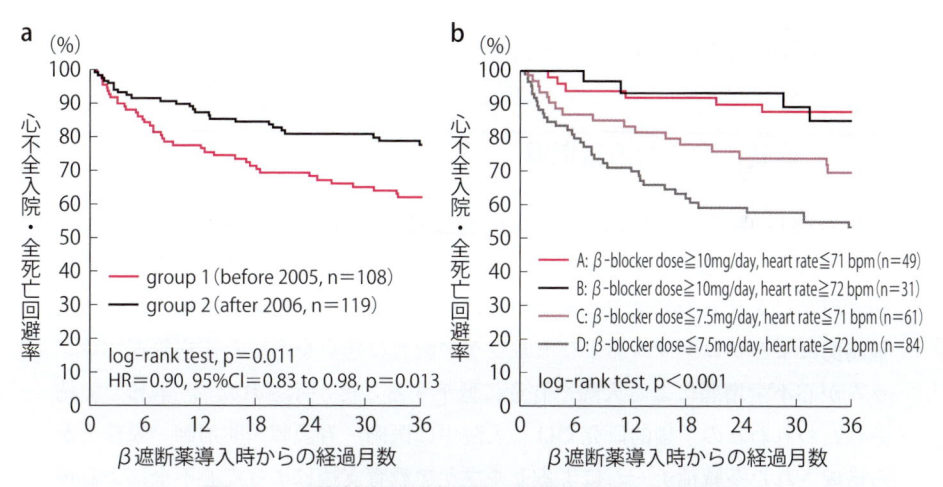

a
- group 1 (before 2005, n=108)
- group 2 (after 2006, n=119)

log-rank test, p=0.011
HR=0.90, 95%CI=0.83 to 0.98, p=0.013

b
- A: β-blocker dose≧10mg/day, heart rate≦71 bpm(n=49)
- B: β-blocker dose≧10mg/day, heart rate≧72 bpm(n=31)
- C: β-blocker dose≦7.5mg/day, heart rate≦71 bpm(n=61)
- D: β-blocker dose≦7.5mg/day, heart rate≧72 bpm(n=84)

log-rank test, p<0.001

図5 ▶ β遮断薬の到達用量・到達心拍数と生命予後
a．β遮断薬の導入時期別，b．到達用量と到達心拍数別
group 1: 2005年以前にβ遮断薬を導入した群，group 2: 2006年以降にβ遮断薬を導入した群を示す．
β遮断薬用量は，カルベジロール換算1日用量．HR, ハザード比; CI, 信頼区間．
(Kato N, et al. Circ J. 2013; 77; 1001-8[2])より改変)

はβ遮断薬の用量の差とそれに伴う心拍数減少の効果と考えられる．また到達用量別では10 mg以上群で，到達心拍数別では71 bpm以下で有意にイベント発生率が低くなった．図5bは到達用量および到達心拍数をかけ合わせて予後への影響を調べたものである．さらに，多変量解析ではβ遮断薬の用量が心拍数とは独立に心イベントリスクを抑制することが示されており，β遮断薬の徐拍作用以外の予後改善作用を裏付けているといえる．

我々の検討結果を考慮すれば，<u>到達心拍数は70以下（60台）を目標にβ遮断薬を漸増し，非常に低用量で60台が達成できた場合には過度の徐脈や症候性の低血圧に注意しながら，カルベジロールであれば20 mg/日，ビソプロロールであれば5 mg/日を上限として，可能な限り増量することが望まれる</u>．

β遮断薬には致死性不整脈の予防やアポトーシスの抑制効果など徐拍作用を介さない作用も存在する．そのため，ある程度徐拍が達成されたとしてもβ遮断薬の増量の余地があれば，できるだけ増量することが望ましい．

β遮断薬の死亡率改善においては，<u>突然死を顕著に減少</u>させることがわかっている．これはACE阻害薬や抗不整脈薬の薬剤には認められなかったものである．したがって，現時点ではACE阻害薬やβ遮断薬の各々の単独療法よりも併用療法のほうが有効と考えられている．

2 退院に向けた患者指導

a．多職種協働・セルフケア支援の重要性

1990年代より慢性心不全患者の予後改善・再入院予防を目的とした心不全疾病管理プログラムの効果が欧米を中心に検証された．そのメタ解析では，多職種協働によるプログラムおよびセルフケア教育に焦点をあてた疾病管理プログラムが心不全増悪による入院を有意に低下することが示された[3]．本邦で実施されたわれわれの予備的研究では，入院中に医師・看護師・薬剤師・栄養士から構成された多職種チームによるセルフケア教育支援によって心不全による再入院/心臓死が抑制されることがわかっている[4]．慢性心不全患者のセルフケアが良好な群と不良な群で臨床転帰を比較すると，セルフケアが不良な群で有意に心不全入院・心臓死の発生率が高いことがわかっている（図6）[5]．これらの結果は，<u>心不全疾病管理における多職種協働・セルフケア支援の重要性</u>を示唆している．

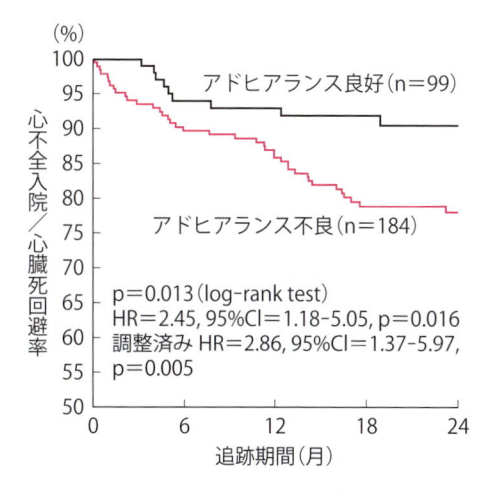

図6 セルフケア行動のアドヒアランスと生命予後の関連性

5つの心不全セルフケア行動(体重測定,運動,塩分管理,服薬,増悪時の対処行動)を評価.
調整変数:年齢,BNP,β遮断薬,ACE阻害薬/ARB,心不全の知識レベル
(Kato N, et al. Int Heart J. 2013; 54: 382-9[5])より改変)

1）チーム医療で実施!!

慢性期の心不全患者に対する療養指導は，**多職種チームでの包括的管理が基本**となる．これは，慢性心不全が基礎疾患の増悪のみならず，服薬の中断などのセルフケア不足，抑うつなどの心理的問題，1人暮らしなどの社会的問題によっても引き起こされるためである．チーム医療のメンバーには，医師・看護師・薬剤師・栄養士・訪問看護師・ソーシャルワーカー・精神科医・リエゾン看護師などが含まれる．

b．患者指導の基本的なこと

急性期を脱した患者の中には，心不全が治ったと思い込んでいる場合がある．**慢性心不全の増悪を予防するためには，退院後の患者自身によるセルフケア実践が必要**であることを十分に説明する．

療養指導では，理想的な内容の支援ではなく，患者が実際に在宅で必要な療養行動を継続して実践できるように，**具体的かつ実践的な指導**が大切である．

患者指導では適切な教材を活用するようガイドラインで推奨されている．図7は，東大病院で利用している慢性心不全患者の教育パンフレットの目次である[6]．このパンフレットでは大切な内容を星の数で示し，あとで拾い読みしやすいように工夫をしている．

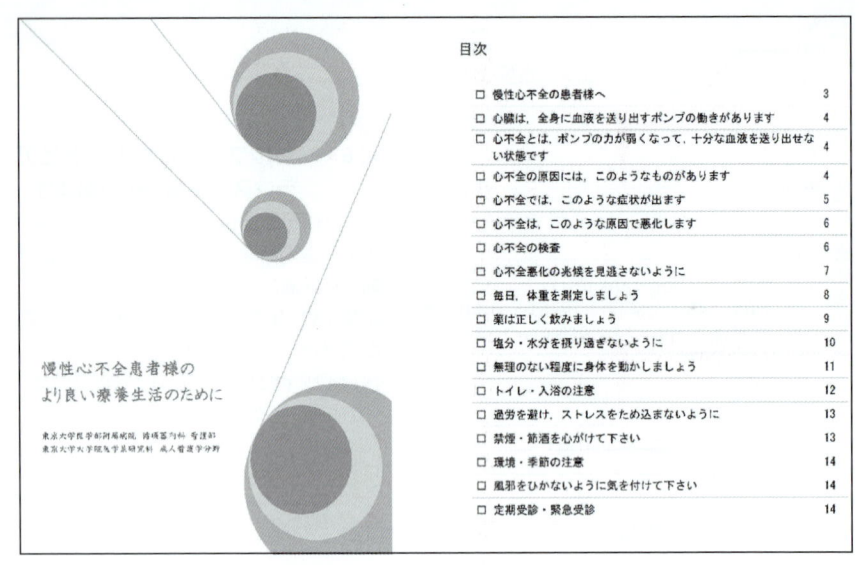

図7▶ 慢性心不全患者教育パンフレットの目次
(Kato N, et al. Nurs Health Sci. 2012; 14: 156-64[6])より改変)

c．患者指導の内容

　心不全患者に対する指導内容には，心不全に関する基礎知識，症状モニタリングと増悪時の対処法，薬物治療，塩分や水分管理などの食事療法などがあげられる（表2）[7]．

1）心不全に関する基礎知識

　適切な療養行動の実践のためには，患者や家族が心不全に対する基礎知識を有することが望まれる．心不全とはどのような病気で，どのようなことがきっかけで悪化する可能性があるのかなど，患者が自身の疾患を身近に感じ，心不全とうまくつき合っていけるようにサポートする．

2）症状モニタリングと増悪時の対処法

　心不全に関する一般的な症状には，労作時息切れ，下腿浮腫，体重増加，夜間の尿量増加，倦怠感，食欲低下などがある．心不全の症状モニタリングや増悪時の対処行動が不十分なために，医療機関への受診が遅れる患者は多く，その支援は大切である．図8は，心不全増悪時の対処法に関する教育パンフレットの一部である．

　急性心不全で入院してきた患者の場合，入院にいたるまでの経過を患者とと

■ 表2 ■ 心不全患者および家族に対する教育支援の内容

一般的事項	心不全の病態の説明 身体的変化（症状・徴候） 精神的変化 予後
症状のモニタリングと管理	心不全増悪時の症状 体重の自己測定（毎日） 症状増悪時の対処方法 精神症状の対処方法
食事療法	ナトリウム・水分制限 アルコール制限 遵守するための方法
薬物療法	薬の性質，量，副作用 併用薬剤 複雑な薬物治療への対処 費用 遵守するための方法
活動・運動	仕事および余暇 運動療法 性生活 遵守するための方法
危険因子の是正	禁煙 肥満患者における体重コントロール 脂質異常症，糖尿病，高血圧の管理

（Moser DK, et al. Heart Failure. 2004: 772 より改変）

もに振り返りながら，患者の症状モニタリングの知識やスキルを評価し，患者が気づいていない心不全増悪の徴候があれば，それらを正しく認識し，適切に対処できるように指導する．また，何が心不全増悪の引き金となったのかについて話し合い，それが予防可能な因子の場合は再発予防に努められるよう支援する（図9）．

　毎日の体重測定（毎朝，排尿後）はすべての心不全患者で推奨されている．患者のなかには，体重を測定しているもののその値をどのように評価してよいかわからない場合もある．患者が体重測定の必要性を理解し，毎日体重を測定し，記録する習慣をつけられるよう支援する．

□ 心不全悪化の兆候・症状を見逃さないように

定期的に自分の症状を確認することは，とても大切です．表は，注意しなければいけない兆候・症状と，そうした兆候・症状が起こった時の対処方法を，3 段階に分けて示しています．

すぐに連絡する必要がある兆候・症状

- 持続する胸の痛み
- ひどく，持続する息切れ，座っていても息が苦しい
- 失神，気を失う，植込み型除細動器（ICD）が作動した

出来るだけ早く主治医や看護師に連絡する必要がある兆候・症状

- 急激な体重の増加（1 週間で 2 キロ以上増えた）
- 身体（足，腹部，顔など）のむくみが増した（特に，足，むこうずねや足の甲を押してみるとよく分かる）
- 尿の量が減った，尿の回数が減った
- 息苦しさが増してきたが，少し休めば回復する
- 横になると息苦しく，身体を起こしている方が楽である（特に，夜間）
- いつもより枕を高くしないとよく眠れない
- 咳や痰が多くなった
- 痰がピンク色になり，血が混じることがある
- 脈が速い，いつもよりひどい動悸がする

主治医や担当の看護師と話し合うもの

- 息苦しさが増した
- 食欲の低下
- 疲れやすさ・だるさが増した

他にも，気になる症状があれば，主治医や看護師に相談して下さい．

図 8▶　教育パンフレット: 心不全増悪時の対処方法

・3 段階に分けて説明: ・すぐに連絡（赤色），・約 1 週間以内に受診（黄色），・次の外来まで（青色）

（Kato N, et al. Nurs Health Sci. 2012; 14: 156-64[6]より改変）

心不全の増悪が疑われた場合は，塩分摂取や身体活動を制限するとともに速やかに医療機関を受診するように指導する．個々の患者の「目標体重」や「受診の目安となる体重」など，どのような症状や徴候が現れたら受診すべきか，具体的に説明しておくことも大切である．

3）薬物治療

医師により最適な薬物が処方されていたとしても患者がそれを内服しなければその効果は得られない．それゆえに，服薬アドヒアランス向上のための教育・サポートはとても大切である．薬剤の一包化や種類・投与回数の減量など薬剤師や看護師と連携し取り組む．

□ 心不全は，このような原因で悪化します ★★

- 慢性心不全は「慢性」といっても，状態がいつも安定しているとは限りません．塩分・水分の過剰摂取，薬の飲み忘れなどで状態が悪化することがあります．
- 日常生活の中で，次のような悪化の原因を避けることがとても大切です．

悪化の原因
✓ 水分・塩分の摂り過ぎ
✓ 薬の飲み忘れ・中断
✓ かぜ（ウイルス感染）
✓ 過労・ストレス
✓ お酒の飲み過ぎ
✓ 心不全の原因疾患の悪化
✓ 貧血の悪化
✓ 腎臓病の悪化

図9 ▶ 教育パンフレット：心不全増悪の誘因
（Kato N, et al. Nurs Health Sci. 2012; 14: 156-64[6]より改変）

　患者によっては，心不全症状が落ち着いてくると心不全が治ったと思い込み，服薬を自己中断・減量する場合がある．現在の状態は薬物治療の効果であり，長期的な予後改善のためには正確な服薬の継続が不可欠であることを説明する．

　患者自身による服薬管理が難しい場合は，家族の協力を得ることも必要である．独居や高齢患者の場合は，訪問看護師やヘルパーなど地域のサポートを活用し患者の服薬を支える．

4）食事療法

　塩分の過剰摂取は循環血液量の増加をもたらし，前負荷を増大させるため，心臓に負担となる．軽症の心不全では，1日7g以下程度の塩分制限が推奨されている．しかし，厳しい塩分制限は，食欲を低下させ，特に高齢者の場合は栄養不良を招く可能性がある．また患者の塩分管理に対するやる気を低下させる恐れがある．したがって，これまでの食生活をよくアセスメントし"実現可能な"目標値を設定することも大切である．

　栄養士を含めたチーム医療による教育・指導の有効性も示されている[4]．患者のニーズに応じて栄養士から栄養指導が受けられるように調整する．

　水分を多く摂ることが身体によいと認識している心不全患者も存在する．心不全における過剰な飲水は前負荷の増加を招く可能性があり，患者の病状に応

□ 塩分・水分を摂り過ぎないように ★★

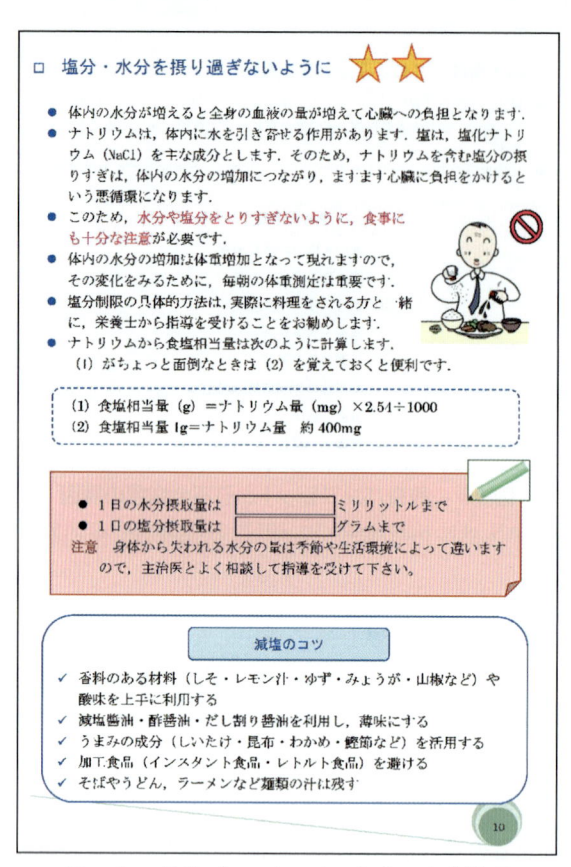

● 体内の水分が増えると全身の血液の量が増えて心臓への負担となります．
● ナトリウムは，体内に水を引き寄せる作用があります．塩は，塩化ナトリウム（NaCl）を主な成分とします．そのため，ナトリウムを含む塩分の摂りすぎは，体内の水分の増加につながり，ますます心臓に負担をかけるという悪循環になります．
● このため，**水分や塩分をとりすぎないように，食事にも十分な注意**が必要です．
● 体内の水分の増加は体重増加となって現れますので，その変化をみるために，毎朝の体重測定は重要です．
● 塩分制限の具体的方法は，実際に料理をされる方と一緒に，栄養士から指導を受けることをお勧めします．
● ナトリウムから食塩相当量は次のように計算します．
　(1) がちょっと面倒なときは (2) を覚えておくと便利です．

(1) 食塩相当量 (g) ＝ナトリウム量 (mg) ×2.54÷1000
(2) 食塩相当量 1g＝ナトリウム量　約400mg

● 1日の水分摂取量は　　　　　　　　ミリリットルまで
● 1日の塩分摂取量は　　　　　　　　グラムまで
注意　身体から失われる水分の量は季節や生活環境によって違いますので，主治医とよく相談して指導を受けて下さい．

減塩のコツ
✓ 香料のある材料（しそ・レモン汁・ゆず・みょうが・山椒など）や酸味を上手に利用する
✓ 減塩醤油・酢醤油・だし割り醤油を利用し，薄味にする
✓ うまみの成分（しいたけ・昆布・わかめ・鰹節など）を活用する
✓ 加工食品（インスタント食品・レトルト食品）を避ける
✓ そばやうどん，ラーメンなど麺類の汁は残す

図10▶　教育パンフレット：塩分・水分管理
（Kato N, et al. Nurs Health Sci. 2012; 14: 156-64[6]）より改変）

じた適切な助言が必要となる．図10は，塩分・水分管理に関する教育パンフレットの一部である[6]．

アルコール性心筋症では禁酒が必須である．それ以外の場合でも，酒のつまみには塩辛いものが多く，塩分の過剰摂取につながる可能性がある．また，飲酒行動が過剰な水分・カロリー摂取にもつながりうるため，十分に注意するよう患者に指導する．

禁煙は必須である．ニコチンパッチなどの禁煙補助品の利用や禁煙外来への受診など，禁煙に向けたサポートを提供する．受動喫煙も避ける必要がある．

5）運動療法

過度の労作は心不全増悪の誘因となる一方，適度な運動は運動耐容能を増し，日常生活中の症状を抑え，QOL を向上，予後の改善をもたらす．

しかし，心不全になると運動をしてはいけないと思っている患者は多い．患者の運動・身体活動に対する認識を確認し，適切な情報を提供する．また，日常生活の中で身体を動かす習慣をつけられるように支援するとともに，無理をせず十分な休息をとるように支援する．

6）社会的活動・仕事

心不全に伴う倦怠感や易疲労感，運動耐容能の低下などによって，これまでの仕事や家事の継続が困難となり，家族・社会的役割を喪失することもある．これは患者の社会的孤立や自尊心の低下を招く．

心不全を患うことによって，家族関係や家庭生活，職業にどのような影響が生じているかの情報を得て支援するとともに，患者が社会的あるいは精神的に隔離されないように注意する．

7）排泄と入浴

心不全患者は水分を控えることで便秘になりやすい．過度の怒責は血圧上昇を招き，心負荷を増加させるため，食物繊維を多く含む食事の摂取や緩下薬の服用などにより便秘を予防する．

入浴は慢性心不全患者において禁忌ではなく，適切な入浴は心負荷を軽減させ，臨床症状の改善をもたらすことが明らかになっている．熱いお湯は交感神経を緊張させるため，40〜41℃程度のぬるま湯が推奨されている．鎖骨下までの深さの半座位浴で，時間は 10 分以内を心がけるよう指導する．

8）性生活・セクシャルカウンセリング

心不全の増悪や心筋梗塞後，植込み型除細動器を装着しての退院後「性生活を再開してもよいのか，何に気をつけるべきか」など，性生活に対して不安や疑問を有している患者は多くいる．性生活は患者の QOL に影響を及ぼす因子で，患者・パートナーに対するセクシャルカウンセリングは重要である[8]．患者が不安なく，安全に，性生活をおくれるように医師や薬剤師と連携しながらサポートする．

医療者が循環器疾患患者に対して質の高いセクシャルカウンセリングを提供するためには，その知識・スキルの獲得のための教育環境の整備が求められている．

9）感染予防・予防接種

　風邪などの感染症は，代謝亢進，発熱，頻脈を引き起こすため心負荷となり，心不全を悪化させる因子となる．肺炎などの呼吸器系感染症は低酸素血症を招くため，特に注意が必要である．風邪の季節には特に注意し，普段から予防のためにうがいなどの口腔ケア，手洗い，室内の温度・湿度の調節，換気などの環境調節を習慣化させるよう支援していく．すべての心不全患者，特に重症患者では，病因によらずインフルエンザに対するワクチンを受けることがガイドラインにより推奨されている．

10）心理的支援

　慢性心不全患者は，心不全に伴う倦怠感や息苦しさ，症状がいつ起こるかわからないことへの不安，再発への無力感，死への恐怖心から抑うつ状態を引き起こしやすいことがわかっている．心不全における抑うつは心不全増悪による再入院や死亡のリスクを高める危険因子であり，適切な治療・ケア提供が必要である[9,10]．

d．急性期から慢性期，そして外来・在宅へと続く指導・ケアの重要性

　わが国では診療報酬がつかないなどの理由で外来でのケア提供は現時点で難しく，結果的に主に入院中に患者教育やセルフケア支援を提供する施設が多いように思う．しかし，退院後，初めて日常生活の問題に直面し，どの程度動いてよいのか，どのような食事を摂ったらいいのか，どのような症状に気をつけるべきなのか，疑問を生じる患者は多くいる．また，入院中はどうしても身体・治療状況に意識が集中する．退院後，ようやく自分自身の病気と向き合い，ゆっくりと落ち着いて考えることができる患者も実際は多い．

　入院中の心不全セルフケア支援の効果を調べたわれわれの研究では，退院後一時的にセルケア行動は改善したものの6カ月後にはその効果が認められなかった[4]．

　このような退院後に患者が直面する日常生活上の困難や問題，改善した療養行動の維持という点を考慮すると，退院後も継続してケアを提供できるシステムが日本でも求められているといえる．特に，心不全増悪リスクの高い患者に対しての継続した看護ケア提供は重要である．

　近年，退院後の看護ケアの提供方法は，外来のみならず在宅や地域ネットワークを活用したケア，遠隔モニタリングを用いたケアなど多様化している．

本邦の患者・家族に最適なケアモデルの選定・実施については，今後さらに検討していく必要がある．

おわりに

心不全管理は，"One size does not fit all"といわれるように，個々の患者のニーズに応じた柔軟な教育支援・ケア提供が求められる．患者・家族のQOL向上および心不全の増悪予防のために患者指導は重要であり，多職種チームでの包括的管理が求められている．本稿が心不全看護ケアの質の向上に寄与できれば幸いである．

■文献

1) McAlister FA, et al. Meta-analysis: beta-blocker dose, heart rate reduction, and death in patients with heart failure. Ann Intern Med. 2009; 150: 784-94.
2) Kato N, et al. Trend of clinical outcome and surrogate markers during titration of beta-blocker in heart failure patients with reduced ejection fraction. Circ J. 2013; 77: 1001-8.
3) McAlister FA, et al. Multidisciplinary strategies for the management of heart failure patients at high risk for admission: a systematic review of randomized trials. J Am Coll Cardiol. 2004; 44: 810-9.
4) Kato NP, et al. How effective is an in-hospital heart failure self-care program in a Japanese setting? Lessons from a randomized controlled pilot study. Patient Prefer Adherence（in press）.
5) Kato N, et al. Insufficient self-care is an independent risk factor for adverse clinical outcomes in Japanese patients with heart failure. Int Heart J. 2013; 54: 382-9.
6) Kato N, et al. Development of self-care educational material for patients with heart failure in Japan: a pilot study. Nurs Health Sci. 2012; 14: 156-64.
7) 日本循環器学会．慢性心不全治療ガイドライン（2010年改訂版）．2010．[cited 2015 Aug 10]．Available from: http://www.j-circ.or.jp/guideline/pdf/JCS2010_matsuzaki_h.pdf.
8) Steinke EE, et al. Sexual counseling for individuals with cardiovascular disease and their partners: A consensus document from the American Heart Association and the ESC Council on Cardiovascular Nursing and Allied Professions（CCNAP）. Circulation. 2013; 128: 2075-96.
9) Kato N, et al. Depressive symptoms are common and associated with adverse clinical outcomes in heart failure with reduced and preserved ejection fraction. J Cardiol. 2012; 60: 23-30.
10) Kato N, et al. Relationship of depressive symptoms with hospitalization and death in Japanese patients with heart failure. J Card Fail. 2009; 15: 912-9.

＜加藤尚子＞

7 終末期心不全

ここがポイント

- 終末期との判断は厚労省の指針を順守し，担当医だけでなく医療，ケアチームのなかで慎重に行う．
- 終末期における積極的な治療は生命予後を改善させないばかりでなく，患者自身に苦痛を与え尊厳を奪うこともあることを認識する．
- 心不全における緩和ケアの概念は欧米の論文に記載はあるが，日本では具体的な内容の記述はない．
- 死別に際しては家族の悲嘆が十分に表出できるように支援する．

心不全の終末期医療は社会的に重要な課題であるにもかかわらず，終末期との判断がしばしば困難であることやエビデンスに乏しいことなどから，具体的な記述が困難な領域となっている．厚生労働省の「終末期医療の決定プロセスに関するガイドライン」によると，終末期医療およびケアの決定方針は担当医だけでなく医療，ケアチームの中で慎重な判断を行うこととし，チームでの合意を求めている[1]（表1）．

症状の緩和を目指す緩和ケアは医療側と患者側双方の選択肢の1つであり，末期心不全においては通常治療も中止することなく並行して考えることが可能であるとされる．しかし注意点として，終末期医療の内容はそれぞれの社会背景，人生観などによって異なるため，欧米とは異なった日本独自の検討が必要である．また末期心不全患者における緩和ケアでは，呼吸困難だけでなく，うつ状態や痛み，浮腫，低栄養など多角的に問題点を検討することが必要である．

■ 表1 ■ 終末期医療及びケアの方針決定

(1) 患者の意思の確認ができる場合
　①専門的な医学的検討を踏まえたうえでインフォームド・コンセントに基づく患者の意思決定を基本とし，多専門職種の医療従事者から構成される医療・ケアチームとして行う．
　②治療方針の決定に際し，患者と医療従事者とが十分な話し合いを行い，患者が意思決定を行い，その合意内容を文書にまとめておくものとする．
　上記の場合は，時間の経過，病状の変化，医学的評価の変更に応じて，また患者の意思が変化するものであることに留意して，その都度説明し患者の意思の再確認を行うことが必要である．
　③このプロセスにおいて，患者が拒まない限り，決定内容を家族にも知らせることが望ましい．
(2) 患者の意思の確認ができない場合
　患者の意思確認ができない場合には，次のような手順により，医療・ケアチームの中で慎重な判断を行う必要がある．
　①家族が患者の意思を推定できる場合には，その推定意思を尊重し，患者にとっての最善の治療方針をとることを基本とする．
　②家族が患者の意思を推定できない場合には，患者にとって何が最善であるかについて家族と十分に話し合い，患者にとっての最善の治療方針をとることを基本とする．
　③家族がいない場合及び家族が判断を医療・ケアチームを委ねる場合には，患者にとっての最善の治療方針をとることを基本とする．

(厚生労働省．終末期医療の決定プロセスに関するガイドライン．2007)[1]

1 救急・集中治療における終末期の定義と判断

　日本集中治療医学会，日本循環器学会，日本救急医学会合同の「救急・集中治療における終末期に関する提言（ガイドライン）」では「救急・集中治療の場合，多くは極めて短い時間に死が切迫する事態となる．患者本人は一部の例外を除いて意識がなく，自らの意思表示もできない．このような状況においては患者家族や関係者などもその事態を受け入れる余裕はなく，冷静な判断ができないことが通常である．」「そのような中で，治療当初に蘇生や救命のためにと装着した人工呼吸器などの生命維持装置や高度な医療機器に依存した状態が，『救命不能だが，直ちに心停止には至らない』という状態が発生し，結果として患者本人の尊厳を損ねていると思われる場合が存在することがある．」と述べている[2]．救急・集中治療における終末期に関する提言（ガイドライン）での終

表2　救急・集中治療における終末期に関する提言（ガイドライン）での終末期の定義とその判断

「救急・集中治療における終末期」とは，重篤な疾病や不慮の事故などに対して適切な医療を行ったにもかかわらず死が不可避と考えられる場合であり，臨床的には様々な状況がある．たとえば，医療チームが慎重かつ客観的に判断を行った結果として以下の1）～4）に相当する場合である．
1）不可逆的な全脳機能不全であると十分な時間をかけて診断された場合
2）生命が人工的な装置に依存し，生命維持に必須な臓器の機能不全が不可逆的であり，移植などの代替手段もない場合
3）その時点で行われている治療に加えて，さらに行うべき治療方法がなく，現状の治療を継続しても近いうちに死亡することが予測される場合
4）回復不可能な疾病の末期，例えば悪性疾患の末期であることが，積極的治療の開始後に判明した場合

末期の定義とその判断を表2に示す．

2　終末期心不全治療の考え方

足し算ばかりの治療でなく，引き算の治療も重要

　臨床の現場では慢性・急性心不全のガイドラインを順守して，ある治療法の効果がなければさらに次の治療を上乗せする，いわば足し算の治療体系となっている．しかし慢性・急性心不全のガイドラインは多施設研究結果をもとに構築されており，根拠となった論文の対象患者は重症心不全患者であったとしても予後がきわめて不良と予想される患者は除外されていることが多く，終末期患者のエビデンスではないことに注意が必要である．当然，終末期患者では，治療法の上乗せによる生命予後改善効果はある程度で頭打ちになり，それ以上の治療法はかえって副作用をおこしQOLを低下させてしまうはずである．終末期では引き算の治療体系も必要である．医師は，家族からの「できるだけの治療をしてください」という言葉で治療を追加し続けることが多いのであるが，家族の真の意図は「助かるならできるだけの治療を，助からないなら苦痛のないように看取りをしたい」という意味であることが多く，その真意を知る必要がある．表3に救急・集中治療における終末期に関する提言（ガイドライン）での延命措置を中止する方法についての選択肢を示す．

表3　救急・集中治療における終末期に関する提言（ガイドライン）での延命措置を中止する方法

一連の過程において，すでに装着した生命維持装置や投与中の薬剤などへの対応として，①現在の治療を維持する（新たな治療は差し控える），②現在の治療を減量する（すべて減量する，または一部を減量あるいは終了する），③現在の治療を終了する（すべてを終了する），④上記の何れかを条件付きで選択するなどが考えられるが，実際の対応としては例えば以下の（1）～（5）などの1つまたは複数から選択する．
　（1）人工呼吸器，ペースメーカー（植込み型除細動器の設定変更を含む），人工心肺装置などの生命維持装置を終了する．
　　（注）このような方法は，短時間で心停止となることもあるため状況に応じて家族らの立会いの下に行う．
　（2）人工血液透析，血液浄化などを終了する．
　（3）人工呼吸器の設定や昇圧薬の投与量など，呼吸や循環の管理方法を変更する．
　（4）水分や栄養などの補給を減量するか，終了する．
　（5）心肺停止時に胸骨圧迫を行わない．

3　終末期心不全における緩和ケア

　がんの末期は比較的徐々に悪化の経過をたどり終末期が明確であることが多いのに対し，非がんである心不全では終末期の予測はしばしば困難である．このため，緩和ケアの導入時期についてはいまだ明確なものはないが，緩和ケア自体は従来の心不全治療と並行して行うものと認識されている．また緩和ケア自体は呼吸困難や痛みの改善，またはQOLの改善に主体が置かれ，生命予後の改善を目的とするものではない．積極的に薬剤を大量投与して死期を早める安楽死とは異なり，適切な緩和ケアは症状を改善することにより，結果として延命作用が期待できるのではないかと考えられている．転移性肺がん患者では適切な緩和ケアは，むしろ症状を改善し延命作用があることが最近報告された[3]（図1）．心不全でも適切な緩和ケアを行うことにより，呼吸困難が緩和すれば呼吸停止による死が延命でき，致死性不整脈が減少すれば心臓突然死を延命できる可能性もあると考える（図2）[4]．

1）基本的な緩和ケア

　末期心不全患者で最も苦痛の原因となる症状は，肺うっ血による呼吸困難と浮腫である．一般にカテコラミンなどの点滴強心薬の使用は心不全患者の予後

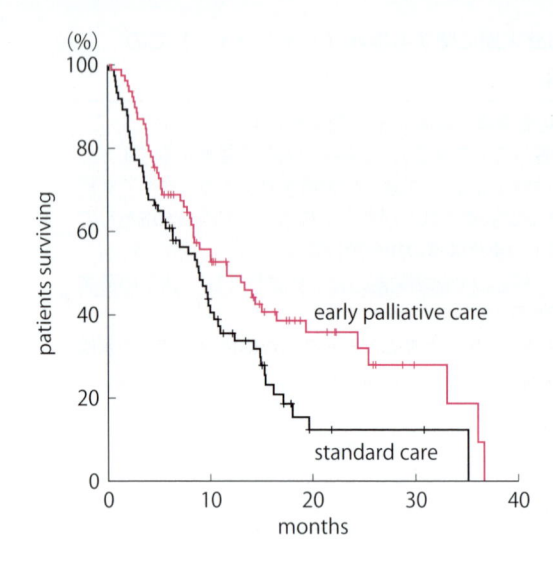

図1 ▶ 転移 non-small-cell 肺がんにおける緩和ケアと予後

緩和ケアを行った群のほうが，行わなかった群より予後良好であった．

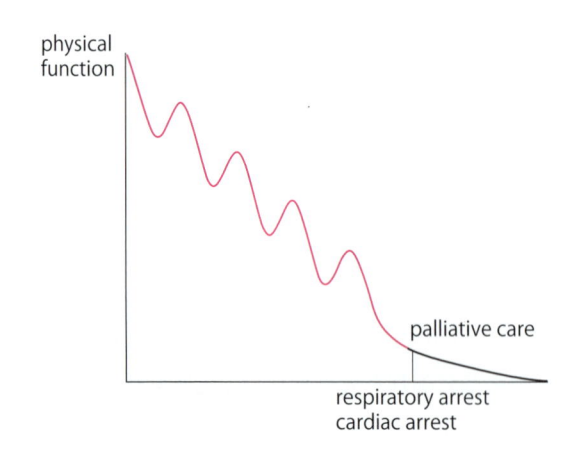

図2 ▶ 末期心不全における理想的緩和ケアの概念図

末期心不全患者では呼吸困難が耐え難くなり，しばしば突然に呼吸停止，心停止を生じる．適切な緩和ケアは呼吸困難を改善し，交感神経系を抑制すことにより，呼吸停止による死が延命でき，致死性不整脈が減少すれば心臓突然死を延命できる可能性もあると考える．

を悪化させる懸念があることより，末期でない心不全患者に対する漫然とした点滴強心薬の投与は推奨されていない．しかし臓器うっ血と臓器低灌流を伴うような末期心不全においては，呼吸困難改善のために緩和ケアの一環として，または入院回避を目的として点滴強心薬の間歇または持続投与を院内または在宅で行うことは容認される．なお末期では食事摂取量が低下するが，不用意な補液はうっ血症状をかえって悪化させることがある．むしろ食事摂取量が減っても補液をしないほうが，肺うっ血による呼吸困難は楽な場合もある．

2）モルヒネ投与の記述

　欧米では終末期心不全患者の呼吸困難緩和のために，低用量のモルヒネ，オキシコドンの効果が検討されている．しかしモルヒネには鎮静作用はないので単独薬剤では呼吸困難を完全に取り去ることが困難な症例もあり，モルヒネの投与量を増量すると，かえって錯乱，せん妄などが出現する症例もある．またモルヒネ投与は多くの欧米の心不全緩和ケアの総論に記述はあるものの，わが国ではいまだ社会的なコンセンサスが得られておらず，各施設での取り組みが報告されているに過ぎない．適切な心不全治療が行われていることが大前提であり，安易なモルヒネなどの使用は決してすべきでない．

　筆者の施設ではモルヒネに限らず，終末期心不全の緩和ケアを行う際に，種々のチェックポイントを設けている．具体的には適切な心不全治療を行っても患者に耐え難い呼吸困難があり，その苦痛が従来の治療では改善しない状態にあると判断し，生命予後が数日または数週間である場合に限り検討を開始している．さらに医師単独の判断ではなく，看護師，薬剤師を含む多職種カンファレンスで議題として取り上げ議論する．顧問弁護士や院内同意書委員会もチェックした内容の承諾書を用意しており，家族全員の総意も書面で確認する．緩和ケアは患者の苦痛緩和を目的とするものであって，これが生命予後の短縮に結びつくものではないことを丁寧に説明し，呼吸抑制のない少量投与を行うことと明記している．

4　カルテの記載と死後カンファレンス

　終末期との判断にいたる過程・根拠，緩和ケアに至る過程・根拠さらには本人または家族への説明などはカルテに詳細に記載すべきであり，時系列に沿って検討され続けるべきである[2]．表4に救急・集中治療における終末期に関する提言（ガイドライン）で述べられたカルテ記載について示す．家族の悲嘆が表出できるように支援することが，「循環器疾患における末期医療に関する提言」[5]や「集中治療における終末期患者家族へのこころのケア」[6]などに記載されている．患者が死亡した場合は，多職種で死後カンファレンスを行って反省点を洗い出すとともに，その経験を今後に生かすようフィードバックを行うことが必要である．

■ **表4** ■ 救急・集中治療における終末期に関する提言（ガイドライン）で述べられたカルテ記載

1）医学的な検討とその説明について
　（1）終末期であることが明記されている．
　（2）家族らとその範囲などについて具体的に記載している．
　（3）上記（1）について家族らに説明した内容を記載している．
　（4）上記（3）に際して家族らによる理解や受容の状況を記載している．
2）患者本人の意思について
　（1）患者本人の意思表示（advance directive）の有無について確認し記載している．
　（2）上記（1）がない，または不明な場合に，家族らによる忖度を確認し記載している．
3）終末期への対応について
　（1）患者本人の意思または advance directives の内容について記載している．
　（2）家族らの意思について記載している．
　（3）取り得る選択肢をあげている．
　（4）患者にとって，最善の選択肢について検討し，記載している．
　（5）選択肢の可能性とそれらの意義について検討している．
　（6）主治医を含む医療チームとして検討している．
　（7）法律・社会規範などについて検討している．

■ 文献

1) 厚生労働省. 終末期医療の決定プロセスに関するガイドライン. 2007. http://www.mhlw.go.jp/shingi/2007/05/dl/s0521-11a.pdf
2) 日本集中治療医学会，日本救急医学会，日本循環器学会. 救急・集中治療における終末期に関する提言. 2014.
3) Temel JS, et al. Early palliative care for patients with metastatic non-small-cell lung cancer. N Engl J Med. 2010; 363: 733-42.
4) Sato Y. Multidisciplinary management of heart failure-just beginning in Japan. J Cardiol. 2015: 66: 181-8.
5) 日本循環器学会. 循環器疾患における末期医療に関する提言. 2010.
6) 集中治療における終末期患者家族へのこころのケア http://www.jsicm.org/pdf/110606syumathu.pdf

〈佐藤幸人〉

索 引

■ あ行

アシデミア	75
アニオンギャップ	77
アミオダロン	240, 248
アルガトロバン	294, 295
アルカレミア	75
アンカロン	240
一次予防	6
1年死亡率	3
1回拍出量変化量	165
院内死亡率	13, 17
院内肺炎	350
植込型補助人工心臓	304
右室圧	158
右室拡大	86
右室機能障害	139
右室梗塞	323, 327
右室ストレイン	140
右心カテーテル	171
右心不全	327
右心補助人工心臓	303
うっ血	228
うっ血スコア	65
うっ血性肝障害	44
右房圧	158
右房拡大	87
運動療法	407
エスモロール	252
エポプロステノール	331
炎症性サイトカイン	288
エンドセリン受容体拮抗薬	331
塩分管理	405
オフテスト	317
オルプリノン	223

■ か行

外来心臓リハビリ	378
カウンセリング	370
加湿	264
下大静脈径	135
カテーテルアブレーション	248
カテコラミン	210, 217, 321
生理作用	212
カヘキシー	358
可溶性グアニル酸シクラーゼ	
刺激薬	331
カリウム保持性利尿薬	200
カルベジロール	251, 397
カルペリチド	2, 233, 295
換気	262
肝酵素異常	46
看護ケア	408
間質性肺水腫	90
間質浮腫	84
患者教育	370
患者指導	401
感染予防	408
緩和ケア	413
機械的合併症	323
機械的補助	320
偽小葉	45
機能的僧帽弁逆流症	117, 142, 144
偽膜性腸炎	364
逆流弁口面積	146
救急・集中治療における終末期に	
関する提言（ガイドライン）	411
急性心筋梗塞	102, 223

急性心不全	1, 20, 185
急性期に処置を必要とする不整脈	177
症候群	12
初期治療の目的	168
治療ガイドライン	296
独立した予後関連因子	171
予後	170
6病態	173
急性僧帽弁逆流	228
急性肺塞栓	327
強心薬	220, 329
胸水	93
胸部 X 線写真	23, 81
虚血性肝障害	44
クリニカルシナリオ	14, 173, 174, 391
ケアチーム	410
経腸栄養	360
経皮的心肺補助装置	331
血液ガス分析	68
血液浄化療法	286, 287, 295, 296
血液透析	290
血液濾過	290
血液濾過透析	290
血管拡張薬	227, 297
血管収縮薬	329
血行動態的うっ血	28
血清シスタチン C	36
血栓溶解療法	331
限外濾過	287
抗凝固薬	294, 295
抗凝固療法	331
呼気終末陽圧呼吸	178
呼吸管理	185
手順	186
呼吸困難	100
呼吸サポートチーム	336
呼吸仕事量	262
呼吸性アシドーシス	76
呼吸性アルカローシス	76
混合静脈血酸素飽和度	162
混合性障害	77

■ さ行

サイトカイン	289, 291, 292, 294, 295
左室拡大	86
左室拡張末期圧	21, 160
左室拡張末期壁応力	99
左室駆出率	14
左室駆出率保持型心不全	117
左室形態	123
左室収縮機能	118
左室自由壁破裂	324, 325
左室心筋重量	120
左室壁応力	21
左室流入血流速波形	126
左心補助人工心臓	303
左房圧	21
左房拡大	86
左房容積係数	125, 129
サムスカ	59
酸塩基平衡	287, 298
酸塩基平衡異常	75
三尖弁輪移動距離	139
酸素化	262
酸素中毒	188
三位一体	10
時間軸	4
ジギタリス	251
持続的血液透析濾過	287
持続的陽圧呼吸	178, 190
疾病管理	371
自発呼吸トライアル	354
社会的活動	407
収縮期血圧	12, 13, 15
収縮性心外膜炎	327
収縮性心膜炎	99
収縮不全型心不全	117
終末期	410

終末期医療の決定プロセスに関する	
ガイドライン	410
順応性自動制御換気	178
硝酸イソソルビド	230
上室性不整脈	321
症状モニタリング	402
静注プロスタサイクリン製剤	331
静注薬	4
静脈圧	158
静脈栄養	361
静脈収縮	20
初期評価と対応	168
食事療法	405
心陰影	82
心陰影拡大	84
腎うっ血仮説	31
心エコー	12, 14, 286
心胸郭比	84
心筋炎	112
心筋梗塞	107
神経体液性因子	395
腎血流ドプラ	298
心原性ショック	47, 170, 212, 213, 217, 288, 302
心原性肺水腫	263
人工呼吸器関連イベント	352
人工呼吸器関連気管気管支炎	353
人工呼吸器関連肺炎	350
予防バンドル	354
心室中隔穿孔	324, 325
心腎症候群	29, 291, 293
心腎連関	29
心臓悪液質	343
心臓リハビリ	370
身体活動	407
腎代替療法	287
心タンポナーデ	327
腎ドプラエコー	286, 299
心拍出量	19, 160
心拍数	12, 17
心拍数コントロール	322
心負荷指数	345
心不全	111
関連因子	181
増悪時の対処方法	404
程度や重症度を示す分類	171
手帳	377
誘発要因	182
心房細動	99
心保護	396
腎保護	7
腎予備能	286
心理的支援	408
推定糸球体濾過率	100
水分管理	406
スピロノラクトン	200
成人院内肺炎の重症度分類	351
セクシャルカウンセリング	407
セルフケア支援	400
セルフケア実践	401
セルフモニタリング	377
せん妄	377, 383
挿管	263
相対的壁厚	121
僧帽弁狭窄症	99
僧帽弁輪部速度波形	131
ソーシャルワーカー	380

■た行

退院後死亡率	13
体外設置型補助人工心臓	304
大規模臨床試験	8
代謝性アシドーシス	76
代謝性アルカローシス	76
代償反応	76
大動脈内バルーンパンピング	267, 375
多職種協働	400
多職種チーム	371, 377
チーム医療	401

致死性心室性不整脈	238
長期予後	372
鎮痛薬	346
低酸素血症	71
低拍出症候群	162
鉄の肺	261
電撃性肺水腫	28, 99, 194
点滴カテコラミン	210
透析患者	101
到達心拍数	399
到達用量	399
動脈圧心拍出量	164
ドパミン	214
ドブタミン	213, 330
トルバプタン	59, 206, 295, 330
ドレナージ機構	26
トレプロスチニル	331
トロポニン	107

■ な行

難治性重症心不全	302
ニクズク肝	45
ニコランジル	234
二層性陽圧換気	178
ニトログリセリン	230
ニフェカラント	243
日本静脈経腸栄養学会	359
入院期間	3
乳頭筋断裂	324, 325
尿浸透圧	38
尿素窒素	55
尿中アルブミン	37
熱希釈法	161
年齢	15
ノルアドレナリン	217

■ は行

肺うっ血	22, 23, 27, 28, 90, 375
安全率	27
所見	25
バイオマーカー	96
肺血管陰影	25, 88
肺血管拡張薬	330
敗血症性ショック	291
肺血栓塞栓症	102
肺高血圧症	135, 138, 327
肺動脈	87
肺動脈圧	160
肺動脈カテーテル	156
肺動脈血栓内膜摘除術	331
肺動脈性肺高血圧症	328
肺動脈楔入圧	19, 25, 131, 160
肺胞性肺水腫	90
肺毛細血管圧	26, 27
バクテリアルトランスケーション	360
バタフライ様の陰影	92
発症機序	181
バルーン肺動脈形成術	331
パルスオキシメーター	73
反応性高血圧	172
非虚血性腸管虚血	296
非侵襲的陽圧換気	178, 189
非侵襲的陽圧人工呼吸	6, 7
ビソプロロール	251, 397
肥大型心筋症	99
ビリルビン	46
貧血	99
不安	377
フィッティング	264
腹腔内圧の腎機能に対する影響	31
服薬	405
アドヒアランス	404
浮腫	63
不整脈源性右室異形成症	327
プレホスピタルケア	168
フロートラックシステム	164, 345
フロセミド	2, 58, 200
プロプラノロール	252
分布容積	241

平均左房圧 160
平均肺動脈楔入圧 134
ヘパリン 294, 295
ヘモグロビン酸素解離曲線 69
補助循環 302

■ ま行

マスク 264
慢性血栓塞栓性肺高血圧症 328
慢性腎臓病 100
慢性心不全 20
　急性増悪 167, 224
　認定看護師 380
ミルリノン 223
モルヒネ 415

■ や行

薬剤特性 8
薬物治療 404
有効逆流弁口面積 145, 146
陽圧換気 261
抑うつ 377

■ ら行

ラシックス 58
ランジオロール 244, 251, 252
リオシグアト 331
リズムコントロール 322
リドカイン 245
利尿薬 198, 329
　抵抗性 204, 286, 287, 288
リバースリモデリング 398
両心補助人工心臓 303
臨床上うっ血 28
リンパ管 26, 93
ループ利尿薬 58, 200, 297, 330
レジスタンストレーニング 375
レジストリー 7
レニン-アンジオテンシン系抑制薬 2

連続心拍出量 162
肋骨横隔膜角 93

■ A

ACC/AHA ガイドライン 296
ACE 阻害薬 395
AFFIRM 試験 249
ALP 46
ALT 43
APCO（arterial pressure-based cardiac output） 164
ARB 395
AST 43
ASV 178
ATTEND（acute decompensated heart failure syndromes）レジストリー 1

■ B

β 遮断薬 2, 397, 398, 399
BiPAP（bilevel PAP） 178
BNP 96, 371
BNP・NT-proBNP ガイドによる心不全治療 104
BTB（Bridge to Bridge） 306
BTC（Bridge to Candidacy） 306
BTD（Bridge to Decision） 306
BTR（Bridge to Recovery） 306
BTT（Bridge to Transplant） 305
BUN 55

■ C

CAM-ICU（Confusion Assessment Method for the Intensive Care Unit） 388
cardiac failure 173
CARRESS-HF 試験 288
CCO（continuous cardiac output） 162
CCU 380

索引 421

CHDF	286, 287, 291, 292, 294	HFrEF	117
CLN（centrilobular necrosis）	49	HIT	294, 295
CO（cardiac output）	160		
CPAP	190	**I**	
CPOT（Critical-Care Pain Observation Tool）	384	IABP（intra-aortic balloon pumping）	267, 279, 375
CS 1	391	INTERMACS Profile 分類	308
CS 5	327	IPPV	260
CVP	50, 52	離脱	263
CVVH	287	IRF（improving renal function）	35

D

decongestion	65
diastolic augmentation	268
DT（Destination Therapy）	306

J

J-Land 試験	252
JSPEN	359

E

EBM（evidence-based medicine）	10
ECMO	277
ECUM	286, 287, 291, 294
ESC ガイドライン	297

K

Kerley の B line	25, 92
Killip 分類	320, 321
KIM-1（kidney injury molecule-1）	37

L

Likert スケール	62
LOS（low output syndrome）	162, 342

F

fast pathway	22
Fick 法	160
Fontan 循環	327
Forrester 分類	171
Framingham うっ血性心不全診断基準	61

M

mixing zone	279

N

NAG（N-acetyl-β-D-glucosaminidase）	37
NGAL（neutrophil gelatinase-associated lipocalin）	37
NIPPV	7, 189, 260, 391
離脱基準	195
Nohria-Stevenson 分類	64, 172, 192, 334
NRS（Numerical Rating Scale）	384
NT-proBNP	96

G

γ-GTP	46
GFR	100

H

HAP（hospital-acquired pneumonia）	350
HF-ACTION 試験	374
HFpEF	117

nutmeg liver	45			
NYHA	375			

■ O

overfeeding　　　　　　　　　361

■ P

PAD guideline　　　　　　　　383
PCPS　　　　　　　　　　　　277
　合併症　　　　　　　　　　281
　適応　　　　　　　　　　　280
　離脱　　　　　　　　　　　281
PDE Ⅲ 阻害薬　　　　　　220, 330
PDE Ⅴ 阻害薬　　　　　　　　331
PEEP　　　　　　　　　　178, 190
permissive underfeeding　　　　361
PISA（proximal isovelocity surface area）　　　　　　　　　　148
POCT（point of care testing）　104
PRIS　　　　　　　　　　　　387
PRP　　　　　　　　　　　　345

■ Q

QOL　　　　　　　　372, 412, 413
QT 延長　　　　　　　　　　244
　原因　　　　　　　　　　　240

■ R

RAAS 系　　　　　　　　294, 295
RACE 試験　　　　　　　　　249
RACE Ⅱ 試験　　　　　　　　250
RASS（Richmond Agitation-Sedation Scale）　　　　　　　　　386
refeeding syndrome　　　　　　364
RI（resistance index）　　298, 299
RST　　　　　　　　　　　　336

■ S

SBT（spontanenous breathing trial）　　　　　　　　　　354
slow pathway　　　　　　　　　22
ST 上昇型心筋梗塞　　　　　　320
SvO_2　　　　　　　　　　　162
SVV（stroke volume variation）　165
Swan-Ganz カテーテル
　　　　　　　156, 171, 294, 298
systolic unloading　　　　　　　268

■ T

TAPSE　　　　　　　　　　　140
tethering　　　　　　　　144, 145
transient elastography 法　　　　51

■ U

Unload 試験　　　　　　　　　288

■ V

VA ECMO　　　　　　　　　277
VAD 管理中の合併症　　　　　315
VAE（ventilator-associated event）　　　　　　　　　　352
Valsalva 負荷　　　　　　　　127
VAP（ventilator-associated pneumonia）　　　　　　　350
VAS（visual analog scale）　　　62
vascular failure　　　　　　　　173
VAT（ventilator-associated tracheobronchitis）　　　　353
vena contracta　　　　　　　　148

■ W

WHF（worsening heart failure）　55
　判定法　　　　　　　　　　56
　予測　　　　　　　　　　　58
WRF（worsening renal function）　　　　　　　　　　　34

ここが知りたい
急性心不全の救急・集中治療管理   ©

発　行	2016年3月20日	1版1刷
	2017年5月1日	1版2刷

編著者　佐　藤　幸　人

発行者　株式会社　中外医学社
　　　　代表取締役　青　木　　滋

〒162-0805　東京都新宿区矢来町62
　　　電　話　03-3268-2701（代）
　　　振替口座　00190-1-98814番

印刷・製本 三報社印刷（株）　　　〈MM・YT〉
ISBN 978-4-498-13638-0　　　Printed in Japan

JCOPY　〈(社)出版者著作権管理機構 委託出版物〉

本書の無断複写は著作権法上での例外を除き禁じられています．複写される場合は，そのつど事前に，(社)出版者著作権管理機構（電話 03-3513-6969，FAX 03-3513-6979，e-mail: info@jcopy.or.jp）の許諾を得てください．